编委会

EDITORIAL

何晓琴　厦门市妇幼保健院

何韶铮　福建医科大学附属第二医院

沈小玲　福建医科大学附属漳州市医院

沈浩霖　福建医科大学附属漳州市医院

张伟娜　福建医科大学附属漳州市医院

张　蓉　中国人民解放军联勤保障部队第909医院

陈玉华　福建医科大学附属漳州市医院

陈志坚　福建医科大学附属漳州市医院

陈顺姬　福建医科大学附属漳州市医院

陈晓琼　福建医科大学附属漳州市医院

陈惠君　福建医科大学附属漳州市医院

陈惠娥　福建医科大学附属漳州市医院

陈碧容　福建医科大学附属漳州市医院

林　宁　福建省立医院

林雨菲　福建医科大学附属漳州市医院

柯晓丽　福建医科大学附属漳州市医院

钟晓红　厦门市妇幼保健院

姜立新　上海交通大学医学院附属仁济医院

翁剑鸣　福建医科大学附属漳州市医院

黄艳丽　漳州市芗城区妇幼保健院

黄桂梅　福建医科大学附属漳州市医院

黄淑慧　福建医科大学附属漳州市医院

廖建梅　福建医科大学附属漳州市医院

其他参编人员

吴小凤　福建医科大学附属漳州市医院

序 |

现代影像医学发展日新月异，超声新技术、新设备层出不穷，在临床医疗、科研等方面发挥了不可替代的重要作用，众多有志的年轻医师纷纷加入其中。福建医科大学附属漳州市医院是一家拥有2768张床位的三级甲等综合性医院，超声医学科是该院重点学科，每年接诊超声检查人数达43万人次，杨舒萍教授及其团队在多年超声影像医学的临床、教学、科研等诸方面积累了丰富的经验，取得令业界瞩目的业绩，先后在各类专业杂志上发表论文数百篇，在人民卫生出版社等出版社出版超声专著5部，取得多项专利，获得多项国家及福建省自然科学基金课题立项，成为闽西南地区颇具影响力的超声医学重镇。

超声影像技术具有规范性、实践性，为能使年轻超声医师更好地规范化培训和尽快掌握妇科超声影像诊断技能，杨舒萍教授及其团队历经数年时间研究，精心总结多年临床超声实践经验，广泛收集整理经典病例，编写出这部图文近70万字的著作，我深为漳州市医院超声医学科的年轻医生担当有为、团队协作的精神所震撼，也令我深感后生可畏和鼓舞。

我有幸先睹为快，在此我谈谈研读此书的一些体会。

杨舒萍教授及其团队推出这部新作的主要内容：上篇详细介绍妇科超声规范、共识与新技术在妇产科的应用；中篇着重阐述妇科常见病的超声表现、新技术的临床应用和临床案例分析；下篇主要介绍妇科的介入超声诊断和治疗。此书具有以下几个特点：（1）规范性。规范是质量的前提，该书第一章系统地介绍了国内外妇科超声的标准术语、共识、指南，体现了标准化和规范性；（2）先进性。该书不仅介绍了常规二维超声和彩色多普勒超声在妇科的应用，还介绍了三维超声、超声造影、超声弹性成像、介入超声等新技术的应用成果和经验，充分体现超声医学的先进性，体现微创治疗与超声新技术有机结合的精准性；（3）实用性。该书系统而全面，翔实而新颖，注重临床案例分析，体现临床思维方式。既重视理论阐述，又突出实用性;（4）增值性。该书不仅采用现代互联网技术拓展相关知识，而且还采用二维码技术来展示案例的动态视频图像，图文并茂，实现增值服务。

值得一提的是，这本书在编写过程中还特别邀请福建省内外几位著名的妇科超声专家参与撰写，编著者不仅将自身的研究成果与丰富的临床经验相结合，还汲取了大量国内外文献中的精华和研究成果，实现了临床和基础相结合，普及与提高兼顾，使本书增色不少。

杨舒萍教授邀请我为此书做序，我感到非常荣幸，祝贺《现代妇科超声诊断与治疗》的出版！作为妇科超声医学的重要工具书和参考书，我期待这本书在推动超声医学专科能力建设、学科建设进程以及为培养年轻超声医学工作者，发挥出重要作用。

中国超声医学工程学会介入专业委员会常务副会长
中国医师协会超声医师分会学科建设和管理专业、妇产专业
委员会副主任委员
福建省超声医学工程学会会长
泉州医学高等专科学校校长
二级教授
吕国荣

超声影像技术以其特有的无创、实时、简便、准确等优势，已成为临床各科疾病诊断不可缺少的重要手段。随着超声医学工程技术的飞速发展，三维超声、四维超声、超声造影等超声新技术的出现，显著提高了对疾病诊断的敏感性和准确性。福建医科大学附属漳州市医院是一家三级甲等综合性医院，超声医学科是医院的重点学科，多年来在超声影像医学的临床、教学、科研等诸方面，尤其在妇科疾病超声诊断和治疗方面，积累了丰富的经验并取得了突出的业绩。在学科带头人杨舒萍教授的率领下，科室人员先后在各类专业杂志上发表论文数百篇，在人民卫生出版社等出版社出版超声专著5部，获得多项国家及福建省自然科学基金课题立项并取得多项专利。

为能使年轻超声医师更好地规范化培训和尽快掌握妇科超声影像诊断与治疗技能，杨舒萍教授及其团队历经3年时间研究、提炼及总结临床妇科超声实践经验，在国内妇科超声同道的通力协作下，并参阅了国内外最新权威文献，编写出《现代妇科超声诊断与治疗》这部专著。

本书分为上、中、下三篇，上篇为妇科超声检查规范，内含妇科超声的专家共识及分类，三维超声、四维超声、盆底超声、超声造影及超声弹性成像等妇科超声检查新技术；中篇主要描述妇科疾病的超声声像图特征，鉴别诊断要点，同时结合新技术进行分析诊断；下篇主要介绍了介入超声在妇科的应用，包括穿刺硬化治疗、高强度聚焦超声、微波消融及射频治疗等。书中在部分章节还绘制了电脑简图便于读者更直观地学习，同时对典型及疑难病例配有实时动态超声图像，利于读者全面掌握疾病的诊断。

        本书具有如下特色：妇科超声检查规范，尽可能囊括目前妇科超声共识及分类。妇科超声检查新技术，将基础知识和发展中的理论、新技术有机结合，融入对疾病的描述中，使读者了解各种妇科超声新技术的适用情况，合理地选择相应的检查新技术。在病例描述中，注重与新技术相结合，进行超声鉴别诊断，建立临床逻辑思维方法，提高诊断效率。此外，本书中加入了大量二维码，扫码后可观看典型实用的病例动态视频，有利于读者对内容的理解。

        在编写本书的过程中，我们得到国内多位超声专家、前辈及广大同仁的指点和帮助。由于编者水平所限，本书错漏之处在所难免，恳请广大专家与读者指正。

编 者

2021 年 6 月

目 录

CONTENTS

中篇 妇科疾病超声诊断

下篇 妇科介入超声

第十一章 介入超声概述...372

第十二章 妇科含液病变治疗...376

上篇

妇科超声检查共识

SHANGPIAN

FUKE CHAOSHEN JIANCHA GONGSHI

第一章　妇科超声检查规范

第一节　子宫肌层和子宫肿物超声检查 MUSA 共识

一、概述

子宫形态超声评估（morphological uterus sonographic assessment，MUSA）专家共识指利用灰阶超声、彩色/能量多普勒和三维超声成像描述和报道正常子宫肌层及肌层病变声像图特征的术语、定义以及测量规范的共识声明。规范的术语和定义是进行各项前瞻性研究的基础，尤其是进行利用超声表现对子宫肌层不同病理改变的风险预测。MUSA 具有很高的临床应用及临床研究价值，具体表现在：①正常子宫肌层及其病变超声检查报告的标准化可提高不同检查者和同一检查者检查结果的可重复性，从而提高内、外科治疗疗效评估的准确性，同时有利于不同影像学检查结果的对比。②可靠的良性预测对于安全选择微创技术，如选择性子宫动脉栓塞术、子宫肌瘤切除术或腹腔镜下子宫肌瘤剔除术来治疗子宫肌瘤是至关重要的。③在科研方面，通用术语是荟萃分析进行对比、合并数据的基础。本章将 MUSA 共识子宫肌层和肌层病变超声特征的规范描述、测量以及术语进行总结，以便于临床应用和研究。本章主要介绍子宫肌层最常见的两种病变，包括子宫肌瘤（详见第二节）及子宫腺肌病（adenomyosis，AM）。

二、正常子宫肌层规范化描述

（一）子宫的测量

可采用经腹（transabdominal sonogram，TAS）或经阴道（transvaginal sonogram，TVS）的方法。高分辨力 TVS 有利于对子宫肌层进行细致评估，但对于超出盆腔的病变，应结合 TAS。适当的充盈膀胱可推开肠管，有利于充分地显示子宫。TAS 图像质量受肥胖、瘢痕组织及后位子宫的影响。利用 TVS 从两个互相垂直的切面对子宫进行动态扫查，同时利用探头或检查者的自由手轻微加压来评估子宫活动度并筛查特定部位有无压痛。

子宫测量及体积计算通常不包括子宫颈，若有特殊要求（如进行术前评估），则应分别报告子宫总长度及子宫颈长度（cervical，c）（图 1-1-1A~B）。

在纵切面上测量子宫长径（d1），d1= 宫底浆膜层至宫腔底部长度（a）+ 宫腔底部至宫颈内口长度（b）（图 1-1-1A）。

在纵切面上测量最大前后径（d2），即 AP（anteroposterior diameter）（图 1-1-1C）。

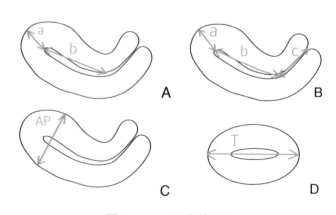

图 1-1-1　子宫的测量

A&B. 子宫纵切面测量子宫长径及子宫颈长度；C. 子宫纵切面测量最大前后径；D. 子宫横切面测量最大横径

a：宫底浆膜层至宫腔底部长度；b：宫腔底部至子宫颈内口长度；c：子宫颈长度；AP：子宫最大前后径；T：子宫最大横径

在横切面上测量最大横径（d3）即 T（transverse diameter），见图 1-1-1D。

子宫体积计算：V（cm³）=d1（cm）×d2（cm）×d3（cm）×0.523。

（二）子宫肌层的测量

子宫肌层前后壁厚度的测量应包括内膜-肌层交界区(junctional zone, JZ)，但不包括内膜。在纵切面上，于同一张图片上分别在前后壁肌层最厚处垂直于内膜进行测量，并计算前后壁厚度比值，正常前后壁厚度对称，比值约等于 1。必要时也可在横切面上，甚至冠状面上进行测量。

（三）子宫内膜-肌层交界区

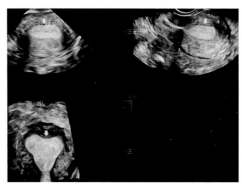

在子宫横切面上，内膜-肌层交界区是紧贴内膜的低回声带，由纵向和环形紧密排列的平滑肌纤维构成。在同一切面上垂直于内膜测量 JZ 厚度及肌层厚度，在对子宫整体观察后（最好在三维超声下）选取 JZ 最厚及最薄处分别测量（图 1-1-2）。JZ 的超声描述包括规则、不规则、中断、不可见/不可测量或同时包含以上几点（图 1-1-3）。

使用三维经阴道超声分别在横断面、矢状面及冠状面上观察 JZ（箭头及虚线）。

图 1-1-2　子宫内膜-肌层交界区

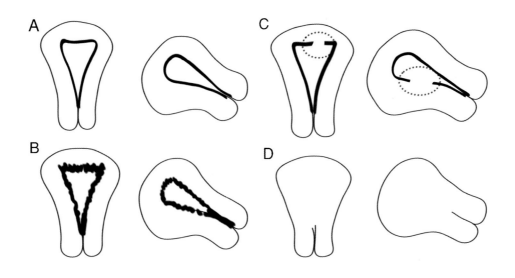

图 1-1-3　冠状面及矢状面上 JZ 的形态

A. 规则；B. 不规则；C. 中断；D. 不可见

根据研究需要，需对不规则的 JZ 进行描述，包括回声（如囊性区、高回声点等）和位置（前、后、左、右、底部），更细致的描述取决于具体研究方案。具体包括以下两点：①JZ 的不规则程度可使用厚度差（the difference between the maximum and minimum JZ thickness, JZDIF），即同一矢状切面 JZ 最厚处（JZmax）与最薄处（JZmin）的差值表示，具体公式为：JZDIF=JZmax−JZmin，其程度大致可分为 < 50% 或 ≥ 50%，既可用于整体，也可用于局部描述。②JZ 的中断可能为子宫内膜浸润所致，内膜的收缩对 JZ 的形态及厚度也有一定影响，中断的范围以 < 50% 或 ≥ 50% 表示，同样可用于整体或局部描述。

三、子宫肌层及肌层病变的描述

（一）子宫肌层及病变

1. 描述肌层回声：均匀或不均匀，若为不均匀应详细说明原因（如囊肿、声影等）。

2. 描述病变范围为局部或弥漫性、病变边界清晰（如肌瘤）或不清晰（如 AM）。

3. 每个病变需描述部位（前壁、后壁、左、右侧壁、宫底）、大小、位置（边界清晰的病变，根据 FIGO 子宫肌瘤分型标准），但边界不清晰的病变有时难以描述。

4. 肌层病变大小测量：测量三条互相垂直的最大经线，并分别测量病变边缘距浆膜及内膜的距离。病变边界不清难以测量大小，则主观估计病变占子宫肌层比例，< 50% 为局部病变，≥ 50% 为弥漫性病变。

5. 病变的描述：

（1）病变回声：分为均质和不均质两类。均质〔均匀和（或）对称〕分为等回声、高回声、低回声，并可与周边肌层比较进行半量化评估，具体分为极低回声（－－）、低回声（－）、等回声、高回声（＋）、极高回声（＋＋）（图 1-1-4）。不均质包括混合回声、有回声区、囊性回声区，病变中的囊性成分可表现为无回声、低回声、毛玻璃样或混合回声（图 1-1-5）。

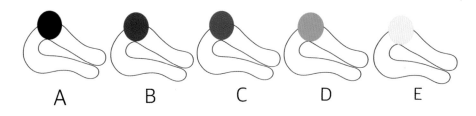

图 1-1-4　均质病变回声的半量化描述
与周边肌层比较，A. 为极低回声；B. 低回声；C. 等回声；D. 高回声；E. 极高回声

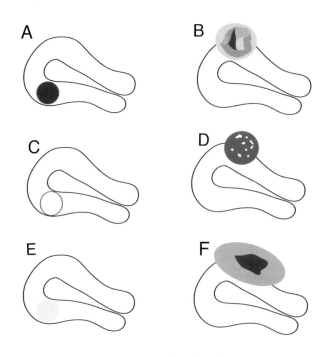

图 1-1-5　不同类型的病变回声
A. 均质的病变分为低回声；B. 等回声；C. 高回声；D. 不均质的病变可为混合回声；E. 有回声区；F. 囊性回声区

（2）病变边缘：与周边肌层比较，分为不清晰、低回声、高回声。

（3）病变形态：圆形、非圆形（椭圆、分叶、不规则）。

（4）声影：分为侧方声影、后方声影、扇形声影。扇形声影表现为线样低回声区与高回声区相间，可能由于肌层中存在微小囊肿所致。

（二）病变中特殊情况

1.肌层内囊肿：多为圆形，呈无回声、低回声、毛玻璃样和混合回声，周边可有高回声环；一些囊肿为多个微小囊肿簇集而成（图1-1-6A）。

2.肌层内高回声岛：可为规则、不规则、边界不清，需报告其数量及最大直径（图1-1-6B）。

3.内膜下高回声线或团（lines or buds）：存在于JZ带中，几乎与宫腔垂直，并且与内膜相延续，需要与内膜下高回声斑（spots）鉴别（图1-1-6C）。

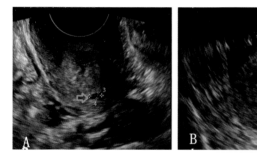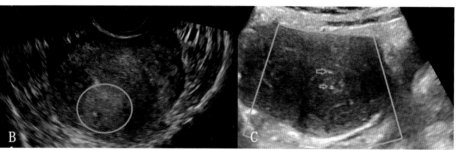

图1-1-6　子宫肌层病变中特殊情况声像图
A.肌层内囊肿；　B.肌层内高回声岛；　C.内膜下高回声斑

（三）子宫肌层和肌层病变的血流情况

1.解剖：子宫动脉体支发出弓状动脉环绕子宫肌层外1/3并平行于浆膜层，弓状动脉发出大量分支，垂直进入肌层，称放射状动脉（图1-1-7）。

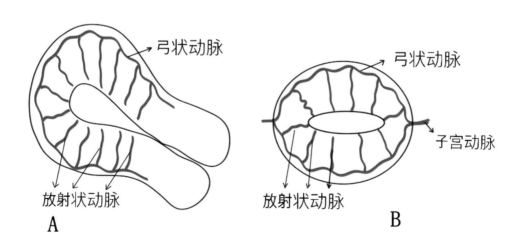

图1-1-7　子宫肌层血流
A.环形的弓状动脉；　B.与弓状垂直的放射状动脉

2.检查子宫血流时，能量多普勒优于彩色多普勒，因前者能更好地显示子宫肌层内小血管的低速血流。

3.根据感兴趣区调节取样框大小；多普勒增益调节至最灵敏而无溢出；推荐将速度标尺调节至3~9cm/s。

4.子宫肌层血流模式分为均匀、不均匀，肌层病变血流模式分为周边环绕、内部或混合性。

5.肌层病变多普勒血流评分（color score）：

主观评为1~4分：无血流记做1分，少血流记做2分，等血流记做3分，血流丰富记做4分。评估内容包括血管化占病变范围及血流色彩亮度（具体评分描述及方法见表1-1-1）。评估过程中应注意以下几点：①当病变不均匀（如含液性或坏死）时，评价范围为实性部分。②当病变有广泛的不均匀的血管化时，应在血流最丰富处评分，同时记录该部分病变所占比例。③穿支血流定义为垂直于宫腔或浆膜层且穿入病变的血流，常见于AM。

表 1-1-1　肌层病变多普勒血流评估

肌层病变多普勒血流评估	描述	评估
整个子宫肌层		
整体血流模式	均质或不均质	—
病变		
血管数量（均质）	血流评分（血管化占病变范围及血流色彩亮度）	无血流（1），少血流（2），等血流（3），血流丰富（4）
血管数量（不均质病变）	应在血流最丰富处评分	无血流（1），少血流（2），等血流（3），血流丰富（4）
血流位置	有血流信号实性部分所占比例 与周边肌层的血流比较，病变血流模式（应对周边血流及内部血流分别进行评分）	0~100% 分为少血流、等血流与多血流
血管的形态	血管数量	单条或多条
	血管大小	粗大且均等、细小且均等，粗细不均
	分支	规则、不规则或无分支
	血流方向	垂直或不垂直于内膜

四、子宫腺肌病分类术语及描述

（一）概述

当子宫内膜腺体及间质侵入子宫肌层时，称子宫腺肌病。病理学上子宫腺肌病，可分为弥漫性及局灶性，局灶性腺肌病不等同于腺肌瘤。AM的危险因素包括：多产次、高雌激素暴露（月经初潮早、月经周期短、体重指数高）、既往宫腔操作史及既往妇产科手术史。AM的症状和体征包括下腹痛、月经过多、不规则子宫出血、痛经和性交困难。查体患者常有盆腔压痛伴弥漫性子宫增大。目前研究认为AM为不孕症的重要因素，考虑原因可能为AM导致JZ增厚，致使体外受精胚胎着床率下降。同时，AM患者妊娠早期流产率较高，可能的机制包括 AM 导致子宫肌纤维蠕动紊乱、精子运输改变、增多的子宫内膜炎症因子对胚胎的毒性作用以及子宫内激素环境的改变。

（二）发病机制

目前 AM 的产生存在三种理论：①目前认可度最高的是子宫自动损伤和修复机制（uterine auto-traumatisation and the mechanism of tissue injury and repair，TIAR），即子宫内膜细胞通过改变或缺失的 JZ 向下生长、内陷进入子宫肌层，通过平滑肌纤维束的子宫内膜细胞侵袭性增强，使其平滑肌纤维束组织内聚力减弱，从而导致子宫腺肌病的发生（图 1-1-8A）。②第二个理论为"新生理论"，该理论认为子宫腺肌病病灶可能起源于肌层内胚胎苗勒管残余物的化生改变，其在成人子宫肌层内建立异位子宫内膜组织（图 1-1-8B）。③第三个理论为"从外到内的入侵理论"，即成年子宫内膜和间充质干细胞可经月经逆行后转移到子宫肌层，进一步分化，形成子宫腺肌病（图 1-1-8C）。

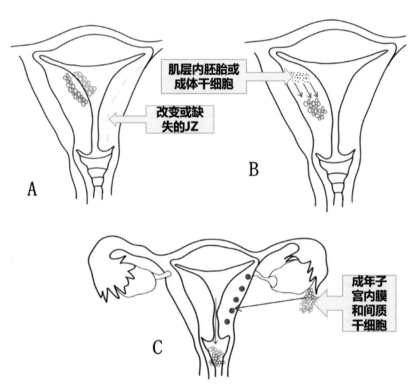

图 1-1-8　3 种 AM 形成的理论和潜在机制

A. 子宫自动损伤和修复机（TIAR）；B. 新生理论：肌层内胚胎或成体干细胞的化生；C. 从外到内的入侵理论：成年子宫内膜和间质干细胞可经月经逆行后转移到子宫肌层

（三）临床病理

1. 大体观：严重子宫腺肌病的大体特征包括子宫体弥漫性增大伴平滑肌增生 / 肥大，肌层膨胀束状，呈漩涡状小梁样，界限模糊。

2. 镜下观：由腺体和间质组成的子宫内膜组织，呈大小不等的病灶，随意分散于子宫平滑肌。

（四）MUSA 子宫腺肌病的分类术语及描述

①子宫呈球状均匀增大。②肌层不对称增厚。③内膜下高回声线或团。④多发小囊性区域（圆形或条状）。⑤穿支血流。⑥高回声岛。⑦ JZ 不规则。⑧扇形声影。⑨ JZ 中断（图 1-1-9）。

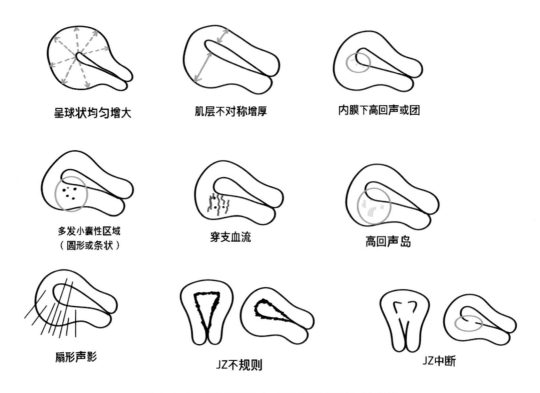

图 1-1-9　子宫腺肌病典型的超声征象示意图

2018 年，Ryan 等利用超声征象与组织学特性的相关性将 AM 超声征象分为三组，即"腺"或异位子宫内膜腺体和间质，"肌病"或肌组织增生 / 肥大，肌层血管化（图 1-1-10），该研究认为同一组超声征象出现越多，则诊断 AM 的准确性就越大。

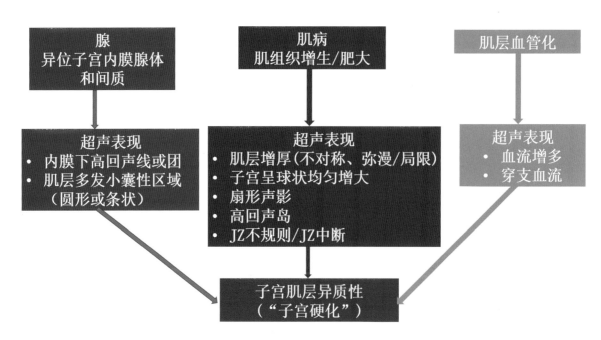

图 1-1-10　基于组织学特性的 AM 超声征象分类流程图

五、子宫腺肌病超声分类与报告系统

（一）子宫腺肌病超声分类与报告系统的构建

子宫腺肌病的超声特征反映了组织学特征，超声检查或组织学检查所见不同形态的类型可能反映疾病发展的不同阶段，从而对患者的症状、生育能力、产科结局和治疗选择方面产生不同影响。因此，有必要对子宫腺肌病的超声诊断进行一个国际公认的、统一的分类。继 MUSA 对子宫腺肌病超声征象术语进行统一规范后，2019 年 Van dB 等提出了子宫腺肌病超声分类与报告系统（sonographic classification and reporting system of adenomyosis，AM-SCRS）。具体方法如下。

1. 判断有无 AM：首先，判断子宫肌层声像图正常或者存在异常，若存在异常，根据 MUSA 判断其为 AM、子宫肌瘤或子宫肉瘤。

2. 位置：每个病变均需从矢状切面和横切面两个切面描述所在位置（前壁、后壁、左侧壁、右侧壁、宫底），必要时也通过三维超声重建冠状面来增加诊断信息。

3. 鉴别（弥漫或局灶）：应在矢状切面估算 AM 病变与其周围正常子宫肌层的比例来确定 AM 是局灶性还是弥漫性。具体方法：①病变周长 25% 以上被正常子宫肌层包绕，则考虑局灶性 AM，反之则考虑弥漫性 AM。②如果 AM 病变无法鉴别局灶或弥漫性，则判定为弥漫性。③若局灶病变与弥漫性病变并存，则称为"混合型"。④若局灶性 AM 边界清晰，病灶周边完整环绕增生的肌层组织，则称为"子宫腺肌瘤"（图 1-1-11）。

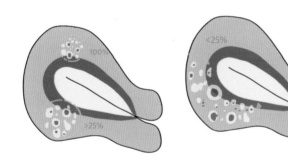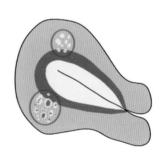

图 1-1-11　弥漫性、局灶性 AM 及子宫腺肌瘤的鉴别

从左往右：局灶性 AM（病变周长 25% 以上被正常子宫肌层包绕，即绿色虚线的总和 > 病变周长的 25% 以上）；弥漫性 AM（病变周长 25% 以下被正常子宫肌层包绕）；子宫腺肌瘤：病灶周边完整环绕增生的肌层组织

4. 有/无囊性区域：不论 AM 为何种分型（弥漫性、局灶性、子宫腺肌瘤、混合型）均应判断有无存在囊性区域。囊性子宫腺肌病是指存在可测量的子宫肌层囊肿，囊肿最大直径 ≥ 2mm。囊肿内部通常为无回声或低回声，周边可见高回声环。只需测量囊肿的最大直径，并报告周边有无高回声环。

5. 累及的子宫分层：AM 发病机制不同，子宫各层受累的数量和类型也不同，则所出现的临床表现也可能不同。以 JZ 及子宫弓形动脉为界，由内往外将子宫的层面分为 3 层：仅仅累及 JZ 层，为类型 1；仅仅累及子宫中间肌层（JZ 及子宫弓形动脉之间），为类型 2；仅仅累及子宫外肌层（浆膜下肌层，子宫弓形动脉及浆膜层之间，包括浆膜层），为类型 3。若是累及两个以上层面，则记录为类型 1-2，类型 2-3，类型 1-3。若是侵犯到浆膜层，则可引起浆膜层连续性中断，因此对于类型 3 的 AM，需记录子宫浆膜层与膀胱或与肠管的相对活动度（图 1-1-12）。

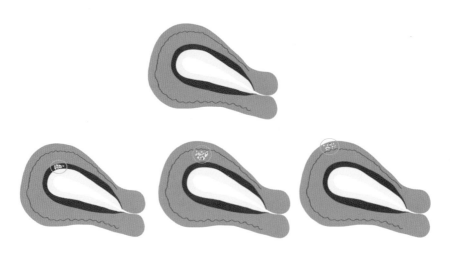

图 1-1-12 累及的子宫分层示意图

6.病变程度：根据子宫体受累的比例主观评估AM的程度，具体分为轻度（＜25％）、中度（25%~50%）、严重（＞50%）。对于同一个子宫不同部位的子宫腺肌病病变，应估计不同病变的体积之和。

7.病灶的范围：需选取病灶最大切面测量其最大径线，多发病灶应分个测量。对于弥漫性 AM，应同时记录所在部位子宫肌层厚度。

子宫内膜呈黄色，JZ（内肌层）呈深灰色，位于血管弓（红色）和 JZ 之间的中肌层呈灰色；位于血管弓和浆膜之间的外肌层（浆膜下）也呈灰色，浆膜呈蓝色。

综合 1~7 点，AM 超声分类与报告系统步骤如下：①利用 MUSA 标准鉴别有无 AM。② AM 的定位。③鉴别 AM 的局灶性及弥漫性疾病。④囊性与非囊性病变的鉴别。⑤子宫肌层受累的判定。⑥区分 AM 程度（轻、中、重度）。⑦病灶大小的测量。同时应记录患者所处的月经周期和当前激素使用情况。具体流程见图 1-1-13。

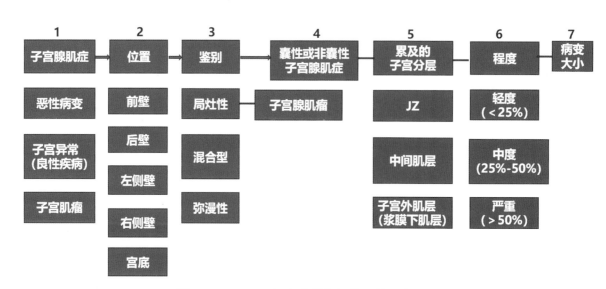

图 1-1-13 AM 超声分类与报告系统流程图

（二）子宫腺肌病超声分类与报告系统的应用

案例 1：

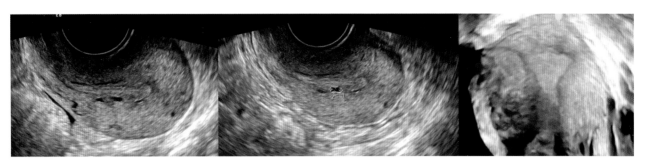

图 1-1-14　一例 AM 患者超声声像图

是 / 否 AM（参照 MUSA）	定位	局灶 / 弥漫	囊性 / 非囊性	判定子宫受累分层（类型）	程度	病灶大小测量	描述
是	后壁	局灶	囊性	1 型	25%~50%	2cm	弥漫 1 型囊性后壁 AM 程度：中度 最大径：2cm

案例 2：

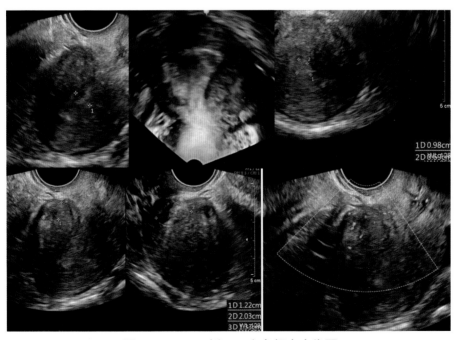

图 1-1-15　一例 AM 患者超声声像图

是 / 否 AM	定位	局灶 / 弥漫	囊性 / 非囊性	判定子宫受累分层（类型）	程度	病灶大小测量	描述
是	前壁后壁	混合性	非囊性	1~2 型	> 50%	3.3cm	混合 1~2 型非囊性前、后壁 AM 程度：重度 最大径：3.3cm

六、子宫腺肌病治疗措施及临床价值

（一）AM 治疗措施

AM 的方法包括药物治疗和手术治疗。

1. 药物治疗：药物包括促性腺激素释放激素激动剂、口服避孕药、米非司酮、雄激素类衍生物、孕激素类（包括左炔诺孕酮宫内缓释系统）、芳香化酶抑制剂、环氧化酶 II 抑制剂、细胞因子调控、受体干预和基因治疗。

2. 手术方式：手术治疗分为保守手术和根治手术。根治手术即为子宫切除术。保守手术包括子宫内膜切除术、子宫腺肌瘤病灶切除术、盆腔去神经支配治疗术、腹腔镜下子宫动脉阻断术、子宫动脉栓塞术、高强度聚焦超声消融治疗及 H 型病灶切除术联合术中即时放置左炔诺孕酮宫内缓释系统。保守手术的优势在于可以维护患者内分泌及盆底解剖结构，并在一定程度上保留患者的生育能力。本节简单介绍 AM 的保守性手术。

（1）经腹或腹腔镜子宫腺肌病病灶切除术：适用于年轻、有生育要求的局限性子宫腺肌病患者，术前利用影像学检查明确病变范围，术中尽可能将异位的病灶组织完全切除干净。但由于 AM 病灶多为弥散性、与周围肌层界限不清的特点，理论上该方法不能完全切除病灶，这也是术后复发、部分患者临床症状不能改善的主要原因。

（2）子宫内膜切除术：该技术适用于无生育要求的患者，切除厚度应包括内膜全层及内膜下 2~3mm 肌层。若病灶范围较为广泛、侵入肌层范围较深，则单纯行内膜切除术治疗效果差。

（3）腹腔镜子宫神经去除术：通过阻断神经传导通路，从而阻断痛觉神经冲动信号传导，从而达到改善临床症状的目的。适用于希望保留子宫的患者又有缓解痛经及慢性盆腔疼痛要求的患者。主要并发症为腹泻、便秘、阴道干燥、性交不适或极度兴奋等。

（4）子宫动脉栓塞术：子宫动脉栓塞术（uterine artery embolization，UAE）是血管性介入治疗的一种，其作用机制是通过栓塞子宫供血动脉，使子宫内病灶缺血坏死。局限性为易栓塞不彻底，导致复发。术后并发症有栓塞后综合征、卵巢功能早衰、感染、短期阴道流血、妊娠并发症及异位胎盘等。

（5）超声引导下经皮微波消融（详见第十二章第二节）。

（6）高强度聚焦超声（high intensity focused ultrasound，HIFU）（详见第十二章第二节）。

（二）临床价值

随着影像学技术的发展，AM 的诊断不再局限于子宫切除术的患者。在超声技术方面，宫腔声学造影可以清晰显示 AM 患者从子宫内膜层延伸至子宫肌壁的条状无回声区，但是该技术不能显示子宫的整体状况。宫腔镜联合超声检查可直接观察子宫腔，并可识别与 AM 相关的一系列子宫内膜征象，如子宫内膜超血管化、子宫内膜缺损和黏膜下出血性囊肿，并在超声引导下对怀疑 AM 的部位进行活检。目前多项研究将经阴道超声弹性成像用于鉴别肌瘤和 AM，但是对于两种病变弹性值变化是矛盾的。Liuet 则认为，AM 的弹性与病灶纤维化程度以及 AM 患者症状的严重程度成正相关，同时认为这种改变与激素受体的表达水平有关。然而另一研究认为 AM 弹性成像硬度较低。研究结果的不一致可能表明 AM 存在不同亚型。目前，弹性成像还未应用于临床实践。

2015 年 MUSA 提供了 AM 二维超声及三维超声形态的标准化术语，为 AM 临床诊疗过程及科研创建了良好开端。2019 年，超声专家小组首次提出 AM 超声分类与报告系统，为研究 AM 患病率、临床症状、药物或外科治疗效果评估以及 AM 对生育和妊娠结局的影响，提供了规范的术语及操作流程。从临床的角度来看，理想的影像技术不仅要能准确地诊断病变，而且要有助于判断最佳治疗方式。而该 AM 系统与 AM 临床表现、AM 损害的程度与患者症状的严重程度之间的关系仍未得到验证。此外，约三分之一的 AM 患者表现为无症状或合并有子宫肌瘤或子宫内膜异位症等其他共病，也使得 AM 系统的临床应用更加困难。因此，将危险因素、体征、症状和超声表现进行整合来创建一种新的超声子宫腺肌病分类和报告系统是非常有必要的。当然，这将需要范围更广的多学科多中心研究进一步验证。

综上所述，超声子宫腺肌病分类和报告系统能更好地从超声影像学角度来评估 AM 对患者的影响，从而为临床医生提供更加详细的超声依据，但是在指导临床制订治疗方案、手术方式及范围的选择、疗效的预测及评价应用方面，还需进一步研究来验证。

参考文献

[1] Van den Bosch T，Dueholm M，Leone FP，et al. Terms，definitions and measurements to describe sonographic features of myometrium anduterine masses：a consensus opinion from the morphological uterus sonographic assessment（MUSA）group [J]. Ultrasound Obstet Gynecol，2015，46（3）：284–298.

[2] Van den Bosch T，M de Bruijn A，A de Leeuw R，et al. Sonographic classification and reporting system for diagnosing adenomyosis [J]. Ultrasound Obstet Gynecol，2019，53（5）：576–582.

[3] Lee JS，Hong GY，Lee KH，et al. Safety and efficacy of Ultrasound-Guided High-Intensity Focused ultrasound treatment for uterine fibroids and adenomyosis [J].Ultrasound Med Biol，2019，45（12）：3214–3221.

[4] Benetti-Pinto CL，Mira TAA，Yela DA，et al. Pharmacological treatment for symptomatic adenomyosis：a systematic review [J].Rev Bras Ginecol Obstet，2019，41（9）：564–574.

[5] Grace Younes，Togas Tulandi. Effects of adenomyosis on in vitro fertilization treatment outcomes：a meta-analysis [J].Fertil Steril，2017，108（3）：483–490.

[6] Cunningham RK，Horrow MM，Smith RJ，et al. Adenomyosis：a sonographic diagnosis[J]. Radiographics，2018，38（5）：1576–1589.

[7] Chapron C，Vannuccini S，Santulli P，et al. Diagnosing adenomyosis：an integrated clinical and imaging approach [J]. Hum Reprod Update，2020，15;26（3）：392–411.

[8] Liu X，Ding D，Ren Y，et al. Transvaginal elastosonography as an imaging technique for diagnosing adenomyosis [J].Reprod Sci，2018，25（4）：498–514.

[9] Stoelinga B，Hehenkamp WJK，Nieuwenhuis LL，et al. Accuracy and reproducibility of sonoelastography for the assessment of fibroids and adenomyosis，with magnetic resonance imaging as reference standard [J]. Ultrasound Med Biol，44（8）：1654–1663.

（吕国荣　王霞丽）

第二节 国际妇产科联盟（FIGO）子宫肌瘤分类

一、概述

（一）发病因素

子宫肌瘤发病机制确切病因尚未明了，可能与下述因素有关：

1. 性激素水平、遗传易感性和干细胞功能失调有关。因肌瘤好发于生育年龄，青春期前少见，绝经后萎缩或消退，提示其发生可能与女性性激素相关。生物化学检测证实肌瘤中雌二醇的雌酮转化明显低于正常肌组织；肌瘤中雌激素受体浓度明显高于周边肌组织，故认为肌瘤组织局部对雌激素的高敏感性是肌瘤发生的重要因素之一。

2. 研究还证实孕激素有促进肌瘤有丝分裂、刺激肌瘤生长的作用。细胞遗传学研究显示，25%~50%子宫肌瘤存在细胞遗传学的异常，包括 12 号和 14 号染色体长臂片段相互换位、12 号染色体长臂重排、7 号染色体长臂部分缺失等。子宫肌瘤患者的女性一级亲属患病风险增高。单卵双胎女性都发生子宫肌瘤的概率远高于双卵双胎女性。

3. 分子生物学研究提示，子宫肌瘤是由单克隆平滑肌细胞增殖而成，多发性子宫肌瘤是由不同克隆细胞形成。

（二）临床病理

1. 大体观：子宫肌瘤颜色呈灰白色或略带红色，切面平滑肌束纵横交织呈旋涡状纹理及编织样结构。较大的肌瘤有时为多个肌瘤结节聚合在一起，可呈不规则形状。子宫肌瘤也可表现出类似恶性肿瘤的蔓延或转移方式形成播散性平滑肌瘤，或向血管内生长甚至可到达心脏内形成血管内平滑肌瘤。子宫肌瘤常见的退行性变有萎缩、透明变性、黏液变性、囊性变、红色变性、脂肪变性和钙化等。

2. 镜下观：典型的子宫肌瘤是由平滑肌分化的细胞组成的良性肿瘤。镜检时肿瘤的平滑肌细胞为大小一致的长梭形、纺锤形、细胞界限不清楚；细胞核呈温和一致的长杆状，核的两端圆钝，状似"雪茄烟"；染色质细小，分布均匀，可见小核仁，有丰富纤细的嗜酸性胞质。肌瘤细胞常纵横交错，排列成编织的束状或旋涡状，失去正常肌层的层次结构。肌瘤周边正常肌层常因受压萎缩形成分界清楚的"包膜"，因其并非真正的纤维性包膜而称为假包膜。

子宫肌瘤是子宫平滑肌组织增生而形成的良性肿瘤，是女性最常见的良性肿瘤。子宫肌瘤的大小、数目及生长的部位可以极不一致，而使子宫的大小及形态殊异，临床症状也不尽相同。传统分类为按照生长部位、肌瘤与子宫壁的关系进行分类。按生长部位分为宫体肌瘤及宫颈肌瘤，按肌瘤与子宫壁的关系分为肌壁间肌瘤、黏膜下肌瘤、浆膜下肌瘤及阔韧带肌瘤。

随着医学技术的发展，传统的分类方法难以满足临床需要，需要进一步细化分类。目前，采用比较多的是国际妇产科联盟（the International Federation of Gynecology and Obstetrics，FIGO）子宫肌瘤分类方法。子宫肌瘤诊治的专家共识也是采用此分类方法。

二、子宫肌瘤 FIGO 分类的分类术语及描述

子宫肌瘤 FIGO 分类示意图（图 1-2-1）。

黏膜下肌瘤：肌瘤向宫腔方向生长，突出于宫腔，表面仅为子宫内膜覆盖，黏膜下肌瘤易形成蒂，在宫腔内生长犹如异物，常引起子宫收缩，肌瘤可被挤出宫颈外口而突入阴道。该分类以是否带蒂，及突入宫腔＞50%来进行黏膜下肌瘤的细化分类，分为0、1、2型。0型：带蒂黏膜下肌瘤（图 1-2-2）；1型：无蒂，肌瘤突入子宫腔内＞50%（图1-2-3）；2型：肌瘤突入子宫腔内≤50%（图1-2-4）。

肌壁间肌瘤：肌瘤位于子宫肌壁间，周围均被肌层包围。

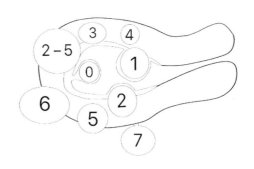

图 1-2-1 子宫肌瘤 FIGO 分类示意图

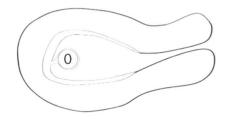

图 1-2-2 子宫肌瘤 0 型示意图
带蒂黏膜下肌瘤

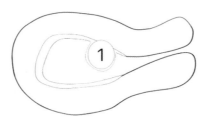

图 1-2-3 子宫肌瘤 1 型示意图
无蒂，肌瘤突入子宫腔内 > 50%

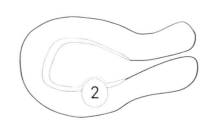

图 1-2-4 子宫肌瘤 2 型示意图
肌瘤突入子宫腔内 ≤ 50%

浆膜下肌瘤：肌瘤向子宫浆膜面生长，并突出于子宫表面，肌瘤表面仅由子宫浆膜覆盖。

以是否靠近内膜，既不凸向浆膜，也不凸向黏膜，≥50%位于肌壁间或者<50%在肌壁间，分为3、4、5型。肌瘤完全在肌壁间但靠近内膜为3型（图 1-2-5）；肌瘤完全在肌层内，既不凸向浆膜，也不凸向黏膜为4型（图 1-2-6）；肌瘤≥50%位于肌壁间为5型（图 1-2-7）；肌瘤<50%在肌壁间为6型（图1-2-8）；若瘤体继续向浆膜面生长，仅有一蒂与子宫相连，称为带蒂浆膜下肌瘤，分为7型（跨壁肌瘤的分类取决于其和内膜和浆膜表面的关系，优先考虑和内膜的关系，其次是和浆膜的关系）（图 1-2-9）。

其他特殊类型肌瘤分为8型：为和子宫肌层无关的肌瘤，如子宫颈、圆韧带或阔韧带的肌瘤（肌瘤位于子宫体侧壁向宫旁生长突出于阔韧带两叶之间）。

混合型平滑肌瘤（同时累及子宫内膜和浆膜层的子宫肌瘤）：用两个以连字符-连接起来的数字来表示，通常第一数字表示肌瘤与子宫内膜的关系，后一个数字表示肌瘤与浆膜的关系，如2~5（图1-2-10）。

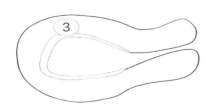

图 1-2-5 子宫肌瘤 3 型示意图
肌瘤完全在肌壁间但靠近内膜

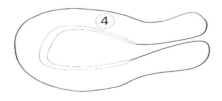

图 1-2-6 子宫肌瘤 4 型示意图
肌瘤完全在肌层内，既不凸向浆膜，
也不凸向黏膜

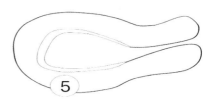

图 1-2-7 子宫肌瘤 5 型示意图
肌瘤 ≥ 50% 位于肌壁间

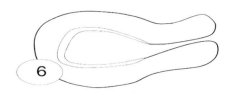

图 1-2-8　子宫肌瘤 6 型示意图
肌瘤 < 50% 在肌壁间

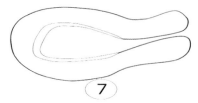

图 1-2-9　子宫肌瘤 7 型示意图
带蒂浆膜下肌瘤

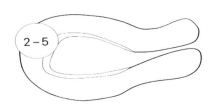

图 1-2-10　子宫肌瘤混合型示意图

三、子宫肌瘤 FIGO 分类超声客观评价指标的构建及应用

（一）子宫肌瘤 FIGO 9 型分类的构建

大部分子宫肌瘤都没有临床症状，不是异常子宫出血主诉的原因。子宫平滑肌瘤又很常见，促使 FIGO 月经病组（FMDG）创立了一级、二级和三级分类系统。初级分类系统只反映是否存在子宫肌瘤，可通过超声检查确定，而不论其位置、数量和大小。在二级分类系统中，临床医生需要区分黏膜下肌瘤和其他部位的肌瘤，因为前者更容易引起异常子宫出血。

三级分类系统针对的是内膜下或黏膜下肌瘤，最初由 Wamsteker 等人提出，后被欧洲人类生殖和胚胎协会采纳。育龄期异常子宫出血病因的 PALM-COEIN 分类系统把肌壁间和浆膜下肌瘤也作为一类，包括带蒂浆膜下肌瘤。如果一个肌瘤既邻近内膜又贴近浆膜，那么它首先应归为黏膜下肌瘤，然后是浆膜下肌瘤，两者间可用连字符隔开。该分类尚不包括肌瘤的大小、数目、位置（如位于宫底、子宫下段或子宫颈）。

根据 FIGO 9 型分类的构建，分型与临床症状及体征相结合，0~2 型的肌瘤常表现为经期延长、经量增多或淋漓出血，多数患者发生继发性贫血，也可有痛经、阴道排液或分泌物增多等症状。较小的 3~8 型肌瘤可无症状，肌瘤较大时也可压迫膀胱、直肠、输尿管等出现相应压迫症状，如尿频、排便困难等，也可自己触及下腹部包块。浆膜下肌瘤蒂扭转时可出现急性腹痛，肌瘤红色变性时可发生腹痛伴发热。肌瘤影响宫腔形态或压迫输卵管时可导致不孕。盆腔触及增大、质硬及外形不规则的子宫是子宫肌瘤的常见体征。

（二）子宫肌瘤 FIGO 9 型分类的应用

子宫肌瘤的影像学诊断方法主要包括超声及 MRI 检查，偶会用到 CT 检查。超声检查是诊断子宫肌瘤的常用方法，具有较高的敏感性和特异性；阴道超声对肌瘤诊断准确率更高，阴道超声诊断子宫肌瘤的敏感度及特异度分别为 90% 及 87%。3D 超声及超声造影可提高肌瘤诊断准确性，尤其是对于子宫黏膜下肌瘤的诊断。

经阴道超声检查最常用。但对超出盆腔的肿物、肥胖及无性生活女性适用传统的经腹壁超声检查。经直肠超声检查可用于不宜行经阴道超声的患者，如阴道出血、阴道畸形、阴道萎缩、阴道脱垂及无性生活的女性。三维超声的图像逼真，能明确肌瘤与子宫内膜及肌壁的关系，宫内有节育器时不会影响对黏膜下肌瘤的诊断，是超声诊断的优势，对肌瘤大小的估测值也较二维超声更可靠，对较小的黏膜下肌瘤诊断敏感性更佳。

超声检查：超声检查时肌瘤多呈类圆形或椭圆形低回声的实性结节，单发或多发，大多界限清楚。较大肌瘤的内部回声不均，可见片状低回声。肌瘤周围有较清晰的直条状血流，同时还表现为半环状、环状及弓状血流信号（图1-2-11），肌瘤实质内可有稀疏或丰富点状、短线状、细条状和小分支血流或无血流信号（图1-2-12）。

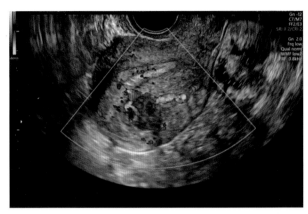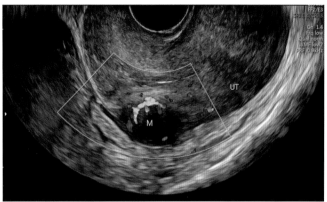

图 1-2-11　子宫肌瘤周围血流信号

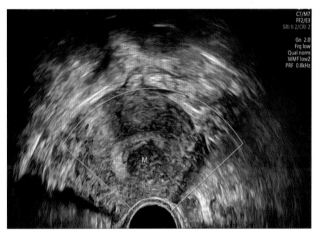

图 1-2-12　子宫肌瘤实质内血流信号

（三）超声子宫肌瘤 FIGO 9 型分类的应用

对子宫肌瘤进行分层评估：0、1、2 型是对黏膜下肌瘤的细化分类，也是易引起患者月经改变及不孕的类型，最初来源于欧洲妇科内镜学会（European Society of Gynecological Endoscopy，ESGE）子宫肌瘤分型。具体超声子宫肌瘤 9 型分类应用举例如下（图1-2-13~图1-2-22）。

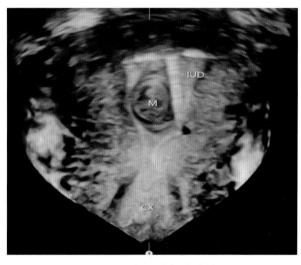

图 1-2-13　子宫肌瘤超声声像图 0 型

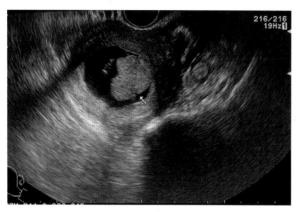
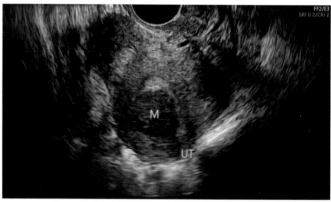

图 1-2-14 子宫肌瘤超声声像图 1 型

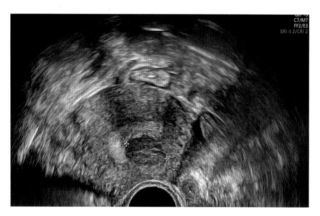

图 1-2-15 子宫肌瘤超声声像图 2 型
子宫肌瘤无蒂黏膜下肌瘤，向肌层扩展 > 50%

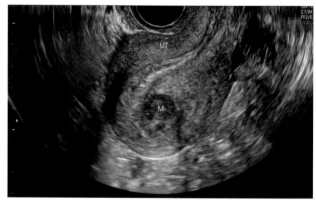

图 1-2-16 子宫肌瘤超声声像图 3 型
子宫肌瘤肌壁间肌瘤，位置靠近宫腔

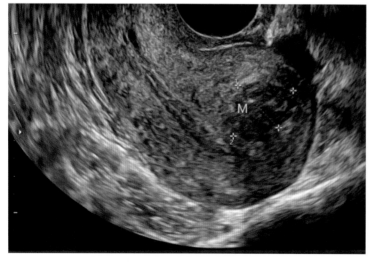

图 1-2-17 子宫肌瘤超声声像图 4 型
肌壁间肌瘤，位置靠近子宫浆膜层

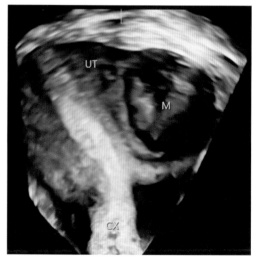

图 1-2-18 子宫肌瘤超声声像图 5 型
肌瘤突出浆膜 ≤ 50%

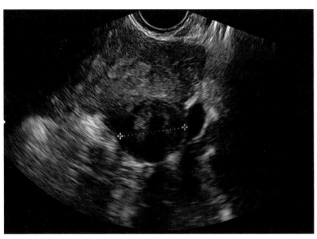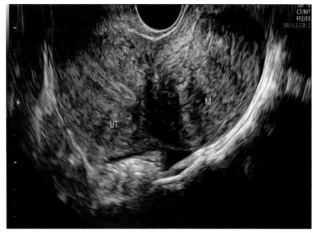

图 1-2-19 子宫肌瘤超声声像图 6 型

子宫肌瘤突出浆膜 > 50%

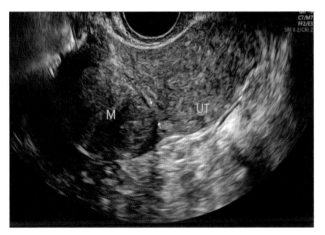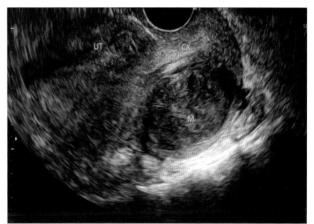

图 1-2-20 子宫肌瘤超声声像图 7 型

肌瘤完全位于浆膜下（有蒂）

图 1-2-21 子宫肌瘤超声声像图 8 型

子宫颈肌瘤

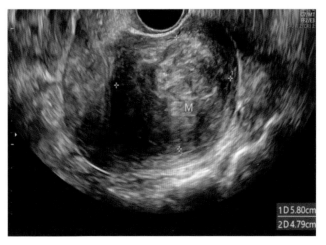

图 1-2-22 子宫肌瘤超声声像图混合型

子宫肌瘤（2~5）

四、子宫肌瘤 FIGO 分类治疗措施及临床价值

各种部位的肌瘤均可通过手术进行治疗。

（一）手术适应证

1. 因肌瘤导致月经过多，致继发贫血。

2. 严重腹痛、性交痛或慢性腹痛、有蒂肌瘤扭转引起的急性腹痛。

3. 肌瘤体积大压迫膀胱、直肠等引起相应症状。

4. 因肌瘤造成不孕或反复流产。

5. 疑有肉瘤变。

（二）手术途径

1. 经腹手术（包括腹腔镜和开腹两种术式）：经腹子宫肌瘤剔除术适用于有生育要求、期望保留子宫者。具体选择腹腔镜还是开腹手术，取决于术者的手术操作技术和经验，以及患者自身的条件。对于肌瘤数目较多、肌瘤直径大（如>10cm）、特殊部位的肌瘤、盆腔严重粘连手术难度增大或可能增加未来妊娠时子宫破裂风险者宜行开腹手术。

2. 宫腔镜手术：适合于 0 型黏膜下肌瘤；1、2 型黏膜下肌瘤，肌瘤直径 ≤ 5.0cm；肌壁间内突肌瘤，肌瘤表面覆盖的肌层 ≤ 0.5cm；各类脱入阴道的子宫或子宫颈黏膜下肌瘤。

3. 经阴道手术：可行子宫切除术及子宫肌瘤剔除术。

（三）手术方式

目前的有关肌瘤的手术方式有肌瘤切除术及子宫切除术。

1. 肌瘤切除术：适用于希望保留生育功能的患者，包括肌瘤经腹剔除、黏膜下肌瘤和突向宫腔的肌壁间肌瘤宫腔镜下切除、及突入阴道的黏膜下肌瘤阴道内摘除。术后有残留或复发可能。

2. 子宫切除术：不要求保留生育功能或疑有恶变者，可行子宫切除术，包括全子宫切除和次全子宫切除。术前应行宫颈细胞学检查，排除子宫颈鳞状上皮内病变或子宫颈癌。发生于围绝经期的子宫肌瘤要注意排除合并子宫内膜癌。手术可经腹、经阴道或经宫腔镜及腹腔镜进行。若选择腹腔镜手术行肌瘤剔除或子宫次全切除，需要使用粉碎器取出切除的肌瘤或子宫体，因此，术前应尽可能排除子宫肉瘤或合并子宫内膜癌，并向患者及家属说明其风险。

黏膜下子宫肌瘤因位置特殊多需要手术治疗，不同类型的黏膜下子宫肌瘤手术选择上有差异。0~2 型属于子宫黏膜下肌瘤，因为压迫宫腔出现较明显的经量增多或引起不孕，往往需要手术治疗。由于子宫黏膜下肌瘤比较小时宫腔镜手术相对容易，故建议尽早手术。宫腔镜下子宫肌瘤切除术（transcervical resection of myoma，TCRM）是治疗子宫黏膜下肌瘤及部分3型肌瘤的首选手术方法，在临床上得到广泛应用。随着宫腔镜技术及腹腔镜技术的发展，传统的子宫肌瘤分类方法难以满足临床需要，有必要进一步细化分型，以期评估不同分型的子宫肌瘤对患者的影响以及治疗方法的选择。

0 型位于宫腔内，易于宫腔镜切除，并发症少；1、2 型宫腔镜切除难度依次增加，术中并发症出血以及再次手术的机会增加。3、4、5 型为肌壁间肌瘤的细化；6、7 型为浆膜下肌瘤的细化，更适合腹腔镜手术切除；目前对于 3 型子宫肌瘤也可尝试超声引导下宫腔镜下切除，但对术者手术技巧要求极高。相比于 3 型及 4 型子宫肌瘤，6 型及 7 型子宫肌瘤腹腔镜下切除，操作相对容易。2~5 型肌瘤为既突向宫

腔又突向腹腔的肌瘤，其突出的部分均小于肌瘤直径的 1/2；8 型为特殊类型或特殊部位的肌瘤，治疗需要个体化。当同时存在 0~7 型多发肌瘤，可选择宫腔镜联合腹腔镜手术进行肌瘤切除或宫腔镜联合开腹手术切除。

（四）临床价值

详细的分类一定程度上能更好地从超声影像学角度来评估肌瘤对患者的影响，也能为临床选择治疗方式提供重要的超声诊断依据，有利于宫腔镜及腹腔镜手术难易程度的判定及各种手术方式的选择及评估。

南氏等利用三维超声 Omniview 联合 VCI 成像技术在黏膜下子宫肌瘤分型中的价值，按照欧洲宫腔镜学会黏膜下肌瘤的分类标准对肌瘤进行分型对 63 例黏膜下子宫肌瘤回顾性分析，诊断的敏感度为 92.06%，尤其对 2 型诊断具有明显优势，具有较好的临床应用价值。

许氏等回顾性分析 89 例子宫黏膜下肌瘤患者的临床资料，依据国际妇产科联盟推荐的子宫肌瘤分类标准将患者分为 A 组（0 型，27 例）、B 组（1 型，39 例）和 C 组（2 型，23 例）。结果 89 例患者均在超声监护下完成宫腔镜子宫黏膜下肌瘤切除术，无中转腹腔镜或开腹手术。3 组术中均无子宫穿孔的并发症发生。

特别需要注意的是，在子宫肌瘤 FIGO 分类中的贯穿整个肌层病变的分类将根据其与子宫内膜和浆膜表面的关系进行分类。首先，要注意子宫内膜关系，其次是浆膜关系。也就是当一个肌瘤毗邻子宫内膜和浆膜时，它首先按黏膜下层分类，然后按浆膜下层位置分类，这两个数字用连字符隔开。

张氏等按照 2011 年国际妇产科联盟（FIGO）发布的子宫肌瘤分类标准，根据肌瘤与子宫肌壁的关系进行分型，分析并总结宫腔镜下子宫肌瘤切除术的临床实践。影像学评估对于子宫黏膜下肌瘤的诊断十分重要，主要是应用经阴道彩色超声检查和盆腔磁共振检查，需要对肌瘤的大小、位置与宫腔及子宫浆膜层的关系进行详细的评估，是术前做出肌瘤分型的重要依据，尤其是对于 3 型子宫肌瘤，是术前准确预测手术切入口的方法，同时也是鉴别肌瘤与腺肌瘤的重要方法。

综上所述，子宫肌瘤 FIGO 分类对肌瘤进行详细的分类，一定程度上能更好地从超声医学角度来评估，为临床制订治疗方案、手术方式及范围的选择、疗效的预测及评价具有重要的指导意义。

附：

欧洲妇科内镜学会（European Society of Gynecological Endoscopy，ESGE）子宫肌瘤分型

ESGE 分型按肌瘤与子宫肌层的关系，将黏膜下肌瘤分为 3 种类型

有蒂，未向肌层扩展为 0 型；

向肌层扩展＜ 50% 为 I 型；

向肌层扩展＞ 50% 为 II 型。

参考文献

[1] 谢幸，孔北华，段涛 . 妇产科学（第 9 版）[M]. 北京：人民卫生出版社，2018.

[2] Munro MG，Critchley HO，Fraser IS. FIGO Menstrual Disorders Working Group. The FIGO classification of causes of abnormal uterine bleeding in the reproductive years[J].Fertil Steril，2011，Jun；95（7）：2204–8，2208.e1-3.

[3] Wamsteker K，Emanuel MH，de Kruif JH. Transcervical hysteroscopic resection of submucous fibroids

for abnormal uterine bleeding：results regarding the degree of intramural extension.[J]. Obstetrics & Gynecology，1993，82（5）：736.

[4] 郎景和，白文佩，陈春林，等.子宫肌瘤的诊治中国专家共识 [J].中华妇产科杂志，2017，52（12）：793-800.

[5] 张慧英，薛凤霞.子宫肌瘤的分型及临床决策 [J].中国实用妇科与产科杂志，2019，35（8）：857-860.

[6] 南凤娟，张静，李琪，等.三维超声 Omniview 联合 VCI 成像技术在黏膜下子宫肌瘤分型中的价值 [J].医学影像学杂志，2019，29（7）：1188-1190.1194.

[7] 许锋，顾小燕，王素敏，等.子宫黏膜下肌瘤 89 例宫腔镜手术效果 [J].江苏医药，2018，44（12）：1431-1434.

[8] 张颖，郭瑞霞.宫腔镜下子宫肌瘤切除术的临床实践 [J].实用妇产科杂志，2019，35（11）：805-807.

（廖建梅　陈惠君）

第三节　子宫内膜和宫腔内病变超声检查 IETA 共识

一、概述

任何突入到子宫腔内的病变都称为宫腔内病变，包括子宫内膜病变或源于肌层的病变。近年来因子宫内膜病变就医的患者越来越多，从而也提高了临床医生对子宫内膜病变的认识与注意。超声检查是目前临床筛查子宫内膜病变的首选方案。一般认为，子宫内膜厚度增加是子宫内膜病变最早的超声表现。超声检查正常子宫内膜回声及厚度随月经周期发生变化。

月经期（月经周期第 1~4 天）：内膜由回声不均匀变为均匀整齐的带状中、高回声，宫腔线呈线状高回声，内膜厚度为 2~3mm。

增殖期（月经周期第 5~14 天）：内膜呈"三线征"，由宫腔线和内膜基底层与子宫前后壁间的界线构成，内膜呈均匀低回声，又分为增殖早、中、晚期，增殖早期（第 5~7 天）内膜厚度为 5~6mm，增殖中期（第 8~10 天）内膜厚度为 7~8mm，增殖晚期（第 11~14 天）内膜厚度约 10mm。

分泌期（月经周期第 15~28 天）：内膜呈均匀的中、高回声，内膜厚度可达 13mm。

常见的子宫内膜病变有子宫内膜增生、子宫内膜息肉、子宫内膜癌等，患者的临床表现主要为不规则的阴道出血。近年来，经阴道超声及宫腔声学造影检查大大提高了准确诊断和处理子宫内膜病变的能力。对于绝经后出血的女性，单纯测量子宫内膜厚度即可预测子宫内膜癌的风险高低。无论是否使用激素替代治疗，子宫内膜厚度为 4mm 或更薄者患子宫内膜癌的可能性降低。而对于高危人群的女性，即子宫内膜厚度为 5mm 或更厚者，使用灰阶和多普勒超声成像，甚至进一步宫腔声学造影，评估子宫内膜形态和血管生成，可以用来进一步完善病变的良恶性风险的评估。

源于肌层的宫腔内病变主要有黏膜下肌瘤等，临床表现主要为月经过多、经期延长等，经阴道超声扫查表现为子宫内膜变形或有实性突起，呈低回声由肌层向宫腔突出。宫腔声学造影可更清晰地显示肌瘤原发部位、基底部大小及血供情况等。

二、术语及描述

2008 年，国际子宫内膜肿瘤研究小组（IETA）于芝加哥的世界妇产超声大会成立，目的是对描述宫腔超声表现的术语和定义进行统一，并提出子宫内膜厚度和宫腔内病变标准化测量的建议。IETA 共识可用于描述灰阶超声、彩色血流成像和宫腔声学造影下子宫内膜和宫腔的超声特征，统一子宫内膜及宫腔内病变的测量标准，使得相关科研工作更具可比性及参考价值。

（一）检查技术

1.扫查方式：

经阴道超声检查：适用于大部分女性。

经腹部超声检查：适用于存在较大的肌瘤或子宫较大等情况。

经直肠超声检查：适用于不宜行经阴道检查（无性生活史、阴道痉挛或继发阴道狭窄等），同时经腹部检查显示不良者。

2.子宫内膜检查时机：

绝经前女性：增生早期（月经周期第 5~7 天）。

绝经后及激素替代疗法女性：末次使用黄体酮后 5~10 天。

无用药者，检查时间无特殊要求。

3.扫查方法与技巧：每次对子宫的检查都应该从识别膀胱和子宫颈开始。记录子宫的位置并进行测量。扫查从子宫颈到宫角的（斜）横切面，以及从子宫颈到宫底的矢状切面。在建立了整个子宫的概览后，放大图像，只显示子宫体。放大倍率应该尽可能的大，焦点放在感兴趣的区域。一般来说，子宫内膜很容易显示。当子宫位置不佳（特别是长轴）或子宫变形（子宫内膜异位症或术后粘连）引起内膜观察困难，可用手加压腹部或充盈膀胱，检查时可以从宫颈管开始追踪子宫内膜。尽可能使子宫内膜和声束之间的夹角呈 90°，以优化图像质量。如果看不到子宫内膜，宫腔内生理盐水或凝胶灌注也有助于子宫内膜的显示。

（二）定量评估

子宫内膜应在正中矢状切面内膜最厚处测量，包括双层子宫内膜。适当放大图像，卡尺应放置在子宫内膜 - 肌层交界面处，并应测量垂直于子宫内膜中线的最厚处（图 1-3-1A）。双层总厚度的测量结果应以毫米为单位，四舍五入到小数点后一位。当存在宫腔积液时，分别测量两个单层内膜的厚度并相加（图 1-3-1B）。如果子宫内膜不对称增厚，则分别测量前后两层内膜的最厚处并分别报告。当子宫内膜不能完整显示时，就应描述为无法测量，不必尝试测量。

如果存在宫腔内病变，应测量包括病变在内的子宫内膜总厚度（图 1-3-2）。然而，如果明确为黏膜下肌瘤，则子宫内膜厚度不应包括肌瘤。宫腔内病变应测量三条相互垂直的径线，以毫米为单位，四舍五入到小数点后一位。病变的体积可以用公式（d1 × d2 × d3 × 0.523）计算。如果考虑手术切除肌瘤，还应测量肌瘤边缘与浆膜的距离。

宫腔积液量在纵切面、积液面积最大切面上测量（图 1-3-3）。

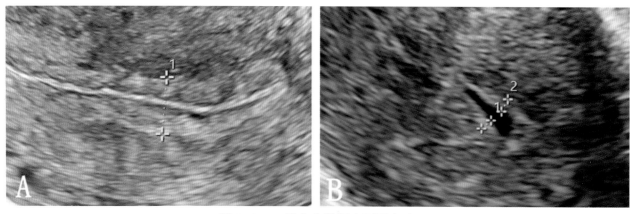

图 1-3-1 子宫内膜厚度测量方法

A. 正中矢状切面内膜最厚处测量；B. 存在宫腔积液，分别测量两个单层内膜厚度

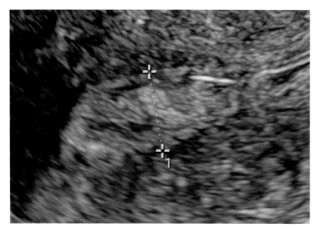

图 1-3-2 子宫内膜厚度测量

包括病变在内的子宫内膜总厚度

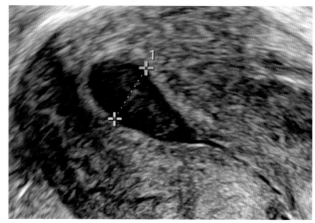

图 1-3-3 宫腔积液测量

（三）定性评估

子宫内膜形态的评估包括子宫内膜回声、子宫内膜线和子宫内膜 - 肌层交界面的评估。

1. 回声：以子宫肌层回声为参照，分为高回声、等回声、低回声。

均匀：整个月经周期中各时期内膜呈三线或均质性高回声、低回声、等回声，前后壁内膜对称，以及绝经后单线样内膜（图 1-3-4）。

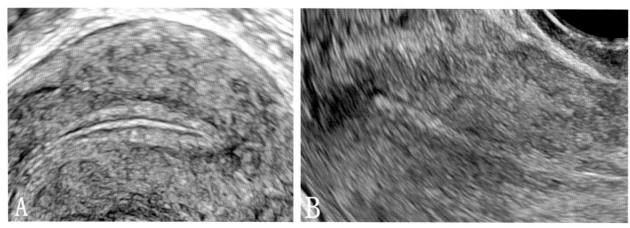

图 1-3-4 子宫内膜回声均匀

A. 内膜呈"三线征"，回声均匀；B. 绝经后单线样内膜

不均匀：回声不均质、前后壁不对称、出现囊样结构（图 1-3-5）。

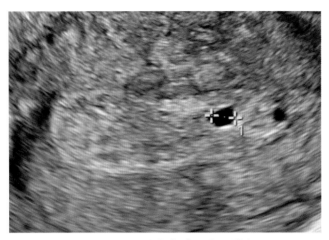

图 1-3-5　子宫内膜回声不均匀
游标所示，可见囊样结构

2. 内膜线形态（图 1-3-6）：

线状：内膜中央见高回声直线。

非线状：内膜中见高回声波浪线。

不规则或未显示：内膜线不能明确显示。

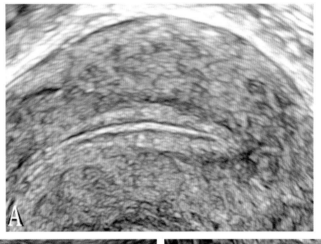

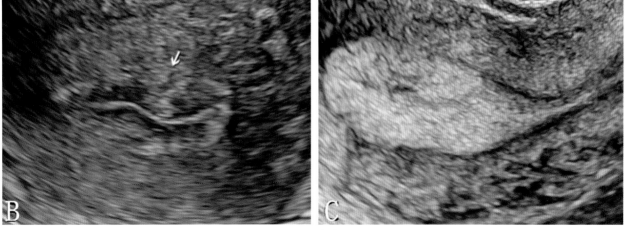

图 1-3-6　内膜线形态
A. 线状；B. 非线状；C. 未显示

宫腔内病变与子宫内膜之间的界面形成高回声"亮线"（图 1-3-7）。

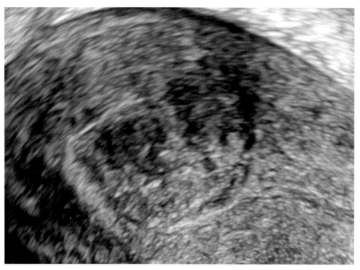

图 1-3-7　宫腔内占位与内膜间形成高回声"亮线"

3. 子宫内膜 – 肌层交界面：应描述为规则、不规则、中断或未显示（图 1-3-8）。

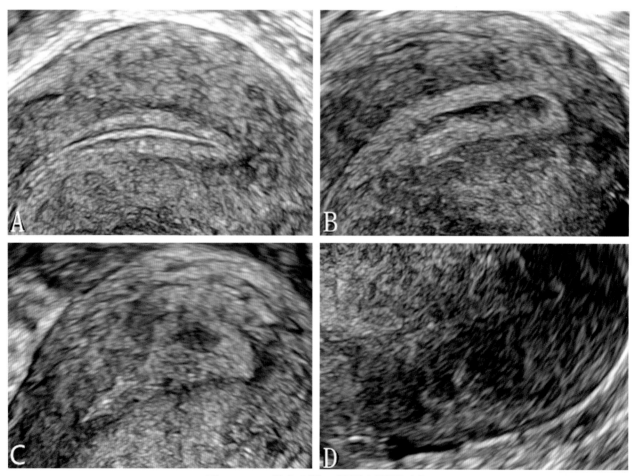

图 1-3-8　子宫内膜 – 肌层交界面形态
A. 规则；B. 不规则；C. 中断；D. 未显示

4.粘连：是指穿过子宫内膜腔的或薄或厚的组织束，不包括先天异常（图1-3-9）。粘连通常具有类似于肌层的回声；与子宫壁相连，未被子宫内膜覆盖。若有粘连，进行宫腔声学造影时宫腔常不能完全扩张。

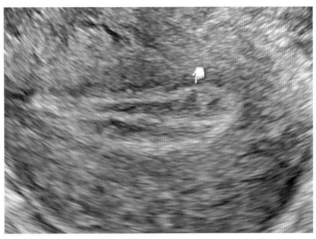

图 1-3-9　宫腔粘连

5. 宫腔积液：描述为无回声或低回声、磨玻璃样或混合回声（图 1-3-10）。

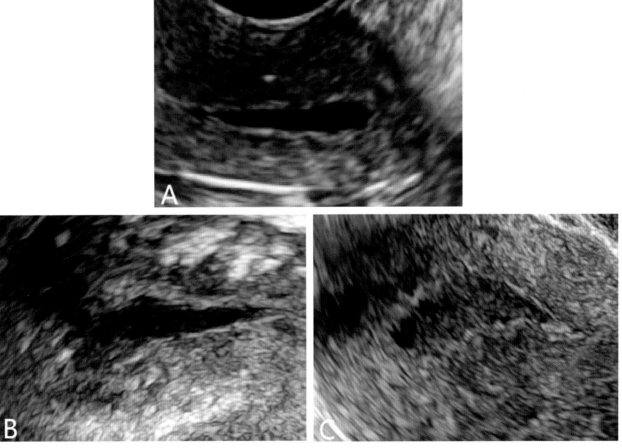

图 1-3-10　宫腔积液
A. 无回声或低回声；B. 磨玻璃样；C. 混合回声

（四）血流评估

彩色和能量多普勒取样框应包括子宫内膜及其周围的肌层。彩色增益调节至无噪声的最大灵敏度：放大倍率和设置应进行调整，以确保血流的最大灵敏度（超声频率至少5.0MHz，脉冲重复频率0.3~0.9kHz，壁滤波30~50Hz，彩色能量多普勒增益应降低至所有彩色伪影消失）。

子宫内膜的血流信号评估借鉴卵巢肿瘤的国际卵巢肿瘤分析小组（IOTA）的血流评分（图1-3-11）。该评分是一个主观的半定量评估。

1分：内膜无血流信号；

2分：内膜见少量血流信号；

3分：内膜见适量血流信号；

4分：内膜见丰富血流信号。

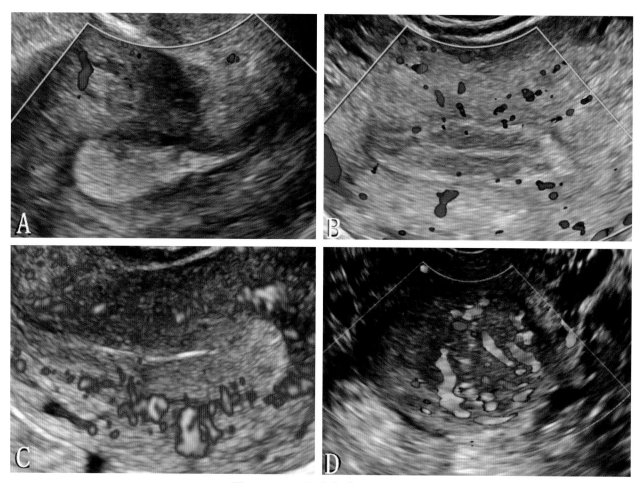

图 1-3-11 子宫内膜血流评分
A. 1分（内膜无血流信号）；B. 2分（内膜见少量血流信号）；C. 3分（内膜见适量血流信号）；D. 4分（内膜见丰富血流信号）

据报道，子宫内膜内的血管模式与是否存在供养血管或有其他特殊模式有关。供养血管是指穿过内膜-肌层交界面的一条或多条血管（动静脉皆可）。供养血管在子宫内膜内可有分支，表现为有序或无序/混乱。供养血管可表现为单一血管，有或无分支。多条供养血管可能在子宫内膜-肌层交界面有一个起源点，也可能有多个起源点。子宫内膜内的其他血管模式包括散在血流（子宫内膜内散在彩色信号，但不穿过子宫内膜-肌层交界面）和环状血流。

（五）宫腔声学造影评估

宫腔声学造影是将液体灌注到宫腔内以作为阴性对比剂。可采用生理盐水或凝胶灌注宫腔声学造影。使用与上述相同的定义评估子宫内膜和宫腔内形态特征。

1.宫腔充盈情况：

扩张良好：液体使宫腔明显充盈；

扩张差：宫腔稍充盈；

无扩张：宫腔内未见液体。

2.子宫腔壁评估：

光滑：宫腔内壁的子宫内膜表面规则；

皱褶状：有子宫内膜皱褶（多个增厚的起伏区域，皱褶有规则的轮廓）；

息肉状：宫腔内壁有较深的凹陷；

不规则：宫腔内壁呈"菜花状"或"锯齿状"。

（六）宫腔内病变评估

任何突向子宫腔内的病变都为宫腔内病变，包括子宫内膜病变和源于肌层的病变。子宫内膜损伤的程度是根据子宫内膜受累面积的百分比来计算的。这个百分比是由超声医师主观估计的。如果病变的基底大于内膜面积的25%，则定义为弥漫性病变；如果不到25%，则定义为局灶性病变（图1-3-12）。局灶性病变的类型取决于子宫内膜水平处病变基底部最大直径（a）与病变最大径（b）的比值。如果a/b比值＜1，则为有蒂；如果≥1，则为无蒂（图1-3-13）。

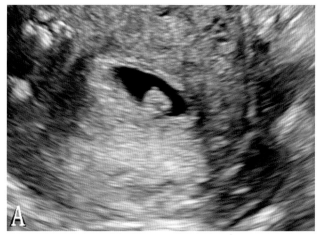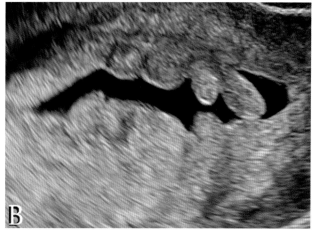

图1-3-12　子宫内膜损伤程度
A.局灶性病变；B.弥漫性病变

病灶的回声定义为均匀或不均匀；后者包括囊样结构（见上述超声检查）。

病变的外形定义为规则或不规则（如尖刺状或菜花状）。

源于子宫肌层的宫腔内病变（黏膜下肌瘤）还需评估病变突入到宫腔的回声和比例（分型）。回声可均匀或不均匀。根据肌瘤最大径线切面对黏膜下肌瘤进行分型（图1-3-14）：

0型（G0）：肌瘤完全位于腔内，有蒂且无壁内延伸；

1型（G1）：无蒂肌瘤，腔内突入部分≥50%；

2型（G2）：腔内突入部分＜50%。

血流评分（主观评估从1到4分）、病变内是否存在供养血管或其他血管模式描述同前所述。

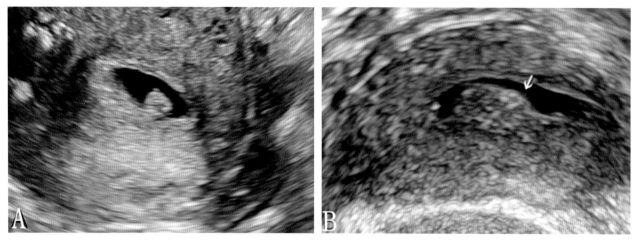

图1-3-13 宫腔内局灶性病变类型
A.有蒂；B.无蒂

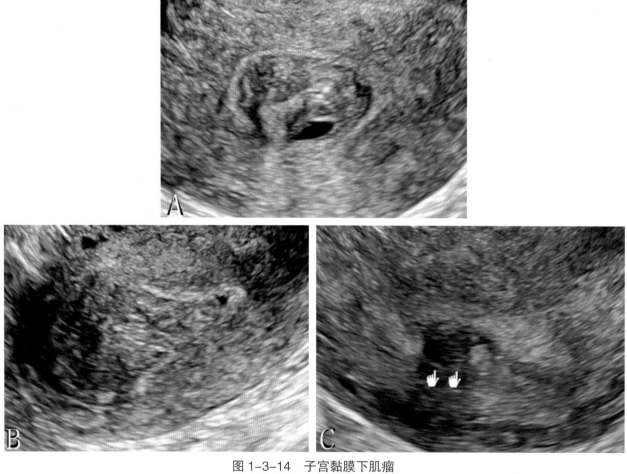

图1-3-14 子宫黏膜下肌瘤
A.0型；B.1型；C.2型

三、IETA 共识的构建及临床应用

（一）IETA 共识的构建

大多数关于宫腔超声检查的研究报道都属小型研究，结果不一，有时甚至相互矛盾，尤其是宫腔声学造影。造成这种结果不一致的原因，很可能是因为描述超声声像的定义和术语不同；也可能是由于样本量小，研究人群可能会有所不同。用于描述子宫内膜和宫腔超声声像的术语和定义缺乏标准化，使得小型研究的荟萃分析毫无意义，小型研究的结果无法推广。因此，需要大量的多中心研究来明确超声检查子宫内膜形态和血管生成的作用，以区分不同子宫内膜和宫腔内病变的病理类型。IETA 术语和定义可能构成前瞻性研究的基础，以根据超声表现预测不同的子宫内膜病变的风险。

目前，由于不同文献中作者使用不同的术语来描述相同的结构和可疑病变，导致不同研究发表的结果之间很难进行比较。标准化的术语将使未来不同子宫内膜研究之间具有可比性，并促进多中心研究。众所周知，子宫内膜厚度是一个重要的病变预测因素，一旦能确定研究人员正在观察相同的结构和评估相同的形态学特征，子宫内膜的形态学或许也同样可用于病变预测。

（二）IETA 共识的临床应用

1. 子宫内膜厚度测量：子宫内膜厚度测量在临床各方面均起着至关重要的作用。育龄期妇女测量排卵周期内膜厚度，可用于评估孕卵着床的成败。辅助生殖技术通常采用经阴道超声来监测内膜厚度及内膜的血流信号等指标评估内膜情况。对于绝经后无症状阴道流血患者，内膜厚度大于 5mm 时应警惕子宫内膜病变（图 1-3-15）。

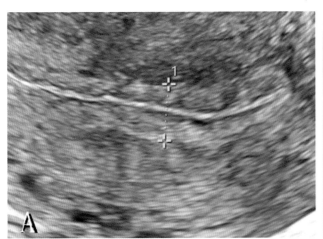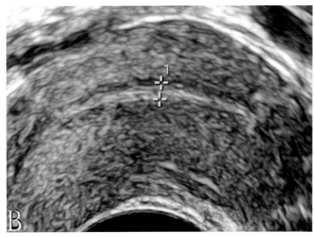

图 1-3-15　子宫内膜厚度测量
A. 孕龄期女性；B. 绝经后女性

2. 子宫内膜增生：根据国际妇科病理协会（ISGP，1998 年）分型，子宫内膜增生可分为单纯型增生、复杂型增生和不典型增生。单纯型增生的内膜回声多呈均匀高回声，CDFI 内膜内无明显血流信号；复杂型增生的内膜内可见散在小囊状或筛孔状无回声区；不典型增生的内膜增厚，回声不均，可见斑状增强回声和低回声相间，内膜基底层与子宫肌层分界清晰，内膜外形轮廓规则。CDFI 检测复杂型或不典型增生内膜内可有条状血流信号。子宫内膜增生症超声表现并无明显特异性，多数情况需结合临床不规则阴道流血、异常子宫出血病史考虑。复杂型或不典型增生与早期子宫内膜癌鉴别十分困难，需行诊断性刮宫获得病理诊断（图 1-3-16）。

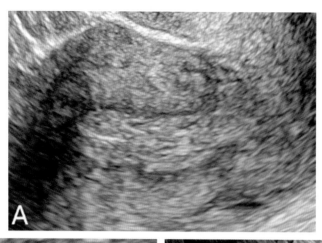

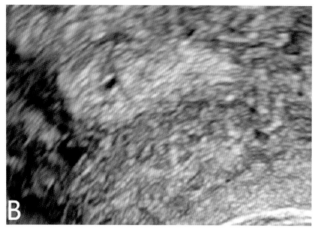 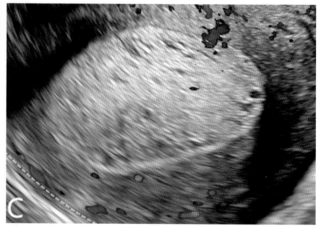

图 1-3-16 子宫内膜增生
A.单纯型增生；B.复杂型增生；C.不典型增生

　　3.子宫内膜癌：子宫内膜癌的病因不明，好发于绝经后女性，约90%的患者出现阴道流血或排液症状。早期子宫内膜癌行超声检查内膜增厚不明显，诊断困难。随病情进展子宫内膜增厚明显，育龄期内膜厚度大于12mm，绝经后大于5mm，内膜不规则增厚，增厚内膜病灶区可呈低回声或高低不均杂乱回声，也可呈不均高回声。当癌肿缺血坏死时，病灶内部出现低回声区。可合并宫腔积液，宫腔内见无回声区及散在低回声。当病变累及肌层时，病灶处内膜基底层与肌层分界不清。CDFI大部分癌肿内部或周边可见彩色血流信号（图1-3-17），PW可检测到异常低阻动脉血流频谱，阻力指数常低至0.4以下。

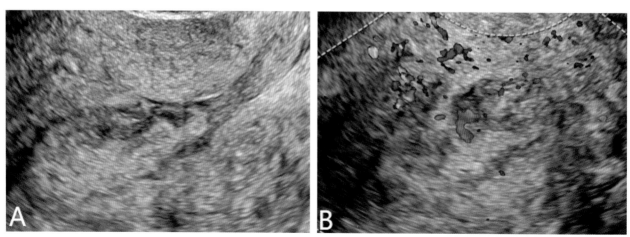

图 1-3-17 子宫内膜癌
A.内膜不规则增厚；B.癌肿内部可见彩色血流信号

4. 子宫内膜息肉：子宫内膜息肉是妇科较为常见的良性病变，可单发或多发。临床症状主要为阴道不规则出血或月经过多，育龄期女性可造成不孕，也有一些患者无明显临床症状。息肉位于子宫内膜内，回声为中等或稍高回声，边界清晰，可呈水滴状、舌形、梭形或椭圆形，病灶部位宫腔线消失或变形，内膜基底线正常。较大的息肉可延伸至宫颈管内。息肉发生囊性变时其内可见细小无回声区。CDFI 可显示较大的息肉可显示条状彩色血流信号自息肉蒂部至息肉内。宫腔声学造影可清晰显示宫腔内占位，多单发或多发子宫内膜息肉而获得准确诊断（图 1-3-18）。子宫内膜息肉的最佳超声检查时间在月经周期第 10 天以内，若子宫内膜息肉与子宫内膜息肉样增生难以鉴别时，可在月经刚结束时复查，确诊需行诊断性刮宫或宫腔镜检查。

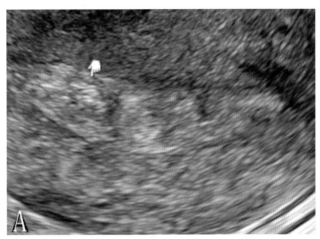

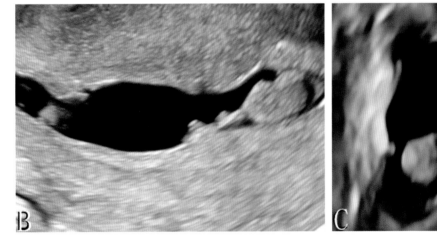
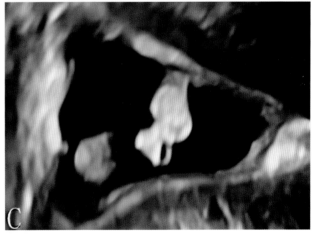

图 1-3-18　子宫内膜息肉

A. 病灶部位宫腔线消失；B. 宫腔声学造影显示宫腔内占位；C. 三维超声可更直观显示宫腔内占位

5. 子宫黏膜下肌瘤：黏膜下肌瘤子宫肌层内低回声结节向宫腔突出或完全位于宫腔内，子宫内膜变形，带蒂黏膜下肌瘤可脱入宫颈管内形成宫颈管内实性占位。CDFI 显示肌瘤周边假包膜内环状或半环状血流信号，并由分支进入瘤体内部；带蒂黏膜下肌瘤蒂部可显示供血血管（图 1-3-19）。黏膜下肌瘤突向宫腔的程度难以准确判断时，可以采用宫腔声学造影了解肌瘤占据宫腔的情况，指导临床制订治疗方案。

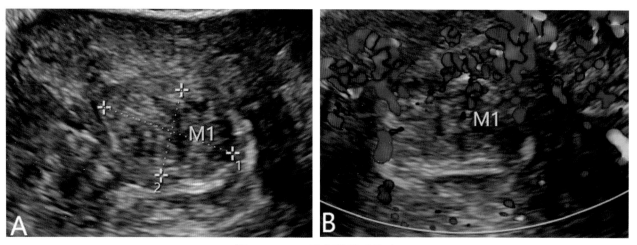

图 1-3-19　子宫黏膜下肌瘤
A. 肌瘤向宫腔突出；B.CDFI 显示肌瘤血流由肌层进入瘤体内部

6. 宫腔粘连：宫腔粘连常发生于创伤后或术后，常规超声诊断困难。宫腔声学造影有助于诊断。宫腔部分粘连时，子宫内膜厚薄不均，粘连处内膜菲薄、内膜缺损、基底线不连续。宫腔广泛粘连则内膜菲薄呈不均匀线状，局部内膜线中断，内膜无周期性改变（图 1-3-20）。

7. 宫腔积液：宫腔积液可由宫颈粘连、先天性生殖系统畸形、宫颈占位、炎症等原因引起超声表现为宫腔内无回声区或低回声区（图 1-3-21）。

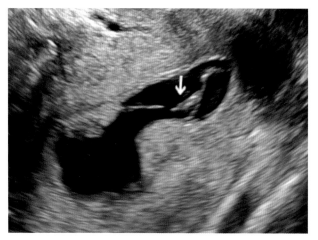

图 1-3-20　宫腔声学造影显示宫腔粘连

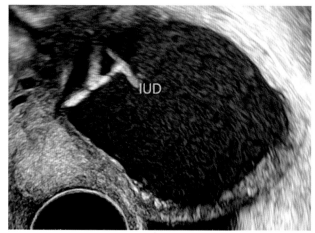

图 1-3-21　节育器嵌顿于宫颈合并宫腔积液

四、临床价值

子宫内膜和宫腔内病变的确诊主要依靠病理诊断，但诊断性刮宫或宫腔镜组织学活检均为有创性操作，不如超声方便、简单。超声作为无创性检查手段，对病例的初步诊断有重要意义。超声检查能清楚显示子宫内膜及宫腔内结构，可较准确地测量内膜的厚度并检出很小的病变，对病变的性质给予较准确的提示，指导临床医师选择正确的方案，减少不必要的有创操作。超声检查还可对子宫内膜癌的肌层浸润程度和病变范围做出判断，对临床医师选择手术方式和治疗方案有指导意义。

　　Kabil Kucur 等应用 IETA 分型预测宫腔内病变中子宫内膜能量多普勒超声的作用，研究发现单一血管有或无分支模式在诊断子宫内膜息肉的敏感性、特异性、阳性和阴性预测值是 66.67%、98.28%、96.3% 和 81.43%；多条血管单一起源点模式对子宫内膜癌的诊断价值分别为 42.86%、91.11%、27.27% 和 95.35%；子宫内膜肌层交界面多起源点型对其他非特异性子宫内膜的诊断价值分别为 81.25%、89.23%、78.79% 和 90.62%；散在血流型诊断子宫内膜增生为 88.89%、88.64%、44.4%、98.73%；环状血流型诊断黏膜下肌瘤为 80%、100%、100%、97.75%。由此可见 IETA 提出的描述子宫内膜多普勒超声特征的术语是有临床价值且合理的。Alcázar 等使用离线三维容积获得子宫内膜血流量，评估 IETA 血流评分的重复性。研究结果表明，无论检查人员经验如何，使用 3D 容积确定 IETA 血流评分，以评估子宫内膜血管生成的可重复性都很高。Epstein 等对 IETA 共识命名的子宫内膜癌的超声特征进行前瞻性多中心研究，研究的目的是使用 IETA 共识术语来描述子宫内膜癌的超声特征与肿瘤分期和分级的关系。研究发现，在子宫内膜样肿瘤中，高分化、中分化和低分化的肿瘤在形态特征上存在明显差异。随着肿瘤分级和分期的增加，肿瘤越大，血流评分越高，子宫内膜 – 肌层交界面规则或回声均匀的可能性越小。研究还发现，血流评分随着肿瘤分级和分期的增加而增加。研究表明，使用 IETA 术语描述的超声形态学特征与肿瘤的级别和分期有关，并且在高风险和低风险癌症中的表现不同。Van den Bosch 等使用 IETA 术语描述异常子宫出血女性的各种子宫内膜病变的典型超声特征，为有异常子宫出血的女性子宫内膜和宫腔的超声检查结果提供了有指导意义的、临床相关的、循证的数据。一些易于评估的超声特征将可能使子宫内膜癌发生率下降。

　　在日常工作中，我们应尽可能使用 IETA 共识中的术语及定义来进行描述，熟悉和掌握子宫内膜和宫腔内病变的相关术语及测量规范，逐步提升妇科超声的总体诊断水平。

参考文献

[1] 谢幸，孔北华，段涛 . 妇产科学（第 9 版）[M]. 北京：人民卫生出版社，2018.

[2] 中国医师协会超声医师分会 . 中国妇科超声检查指南 [M]. 北京：人民卫生出版社，2017.

[3] Leone FPG，Timmerman D，Bourne T，et al. Terms，definitions and measurements to describe the sonographic features of the endometrium and intrauterine lesions：a consensus opinion from the International Endometrial Tumor Analysis（IETA）group[J]. Ultrasound Obstet Gynecol，2010，35：103–112.

[4] Munro MG，Critchley HO，Fraser IS；FIGO Menstrual Disorders Working Group. The FIGO classification of causes of abnormal uterine bleeding in the reproductive years[J].Fertil Steril.，2011，Jun；95（7）：2204–8，2208.e1-3.

[5] Kabil Kucur S，Temizkan O，Atis A，et al. Role of endometrial power Doppler ultrasound using the international endometrial tumor analysis group classification in predicting intrauterine pathology[J]. Arch Gynecol Obstet，2013，288（3）：649–654.

[6] Alcázar JL，Pascual MÁ，Ajossa S，et al. Reproducibility of the International Endometrial Analysis Group Color Score for Assigning the Amount of Flow Within the Endometrium Using Stored 3-Dimensional Volumes[J]. J Ultrasound Med，2017，36（7）：1347–1354.

[7] Epstein E，Fischerova D，Valentin L，et al. Ultrasound characteristics of endometrial cancer as defined by International Endometrial Tumor Analysis（IETA）consensus nomenclature：prospective multicenter study[J]. Ultrasound Obstet Gynecol，2018，51（6）：818–828.

[8] Van den Bosch T，Verbakel JY，Valentin L，et al. Typical ultrasound features of various endometrial pathology described using the International Endometrial Tumor Analysis （IETA）terminology in women with abnormal uterine bleeding[J]. Ultrasound Obstet Gynecol，2020，10.1002/uog.22109.

（廖建梅　陈惠君）

第四节　附件肿瘤超声诊断 IOTA 共识及 GI-RADS 分类

一、附件肿瘤超声诊断 IOTA 共识

（一）概述

2000 年，国际卵巢肿瘤研究组（international ovarian tumor analysis，IOTA）通过使用标准化的术语和定义描述了附件病变的形态特征，并规定了各项指标的测量方法。

（二）IOTA 分类术语及描述

1. 附件病变形态特征：

（1）囊壁：薄壁：囊壁厚度＜ 3mm；厚壁：囊壁厚度≥ 3mm（图 1-4-1）。

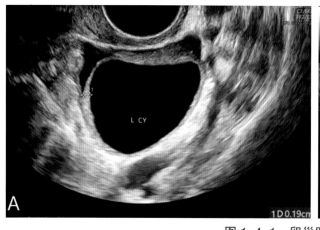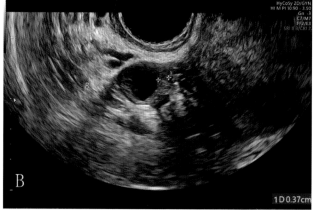

图 1-4-1　卵巢肿瘤囊壁声像图
A. 为薄壁；B. 为厚壁

（2）分隔：薄分隔：分隔厚度＜ 3mm；厚分隔：分隔厚度≥ 3mm（图 1-4-2）。

（3）乳头状突起：囊壁上高度为≥ 3mm 的实性突起（图 1-4-3）。乳头突起分为光滑和不规则两类。

（4）实性组织：实性肿块或囊壁分隔上超过 10mm×10mm 的实性部分。增厚的囊壁、正常卵巢及囊肿分隔都不属于实性组织。实性组织与血凝块的鉴别可通过探头施压观察其内部运动情况，以及使用彩色多普勒观察内部血流，内部有血流为实性结构；或者超声造影鉴别；如无法鉴别，则暂定其为实性组织（图 1-4-4）。

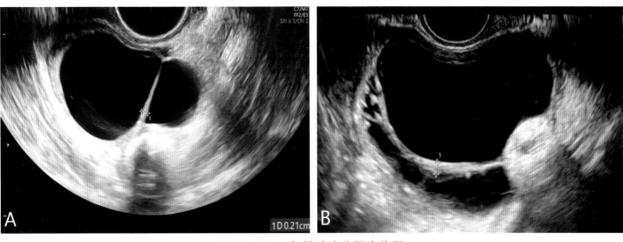

图 1-4-2 卵巢肿瘤分隔声像图

A.为薄分隔；B.为厚分隔

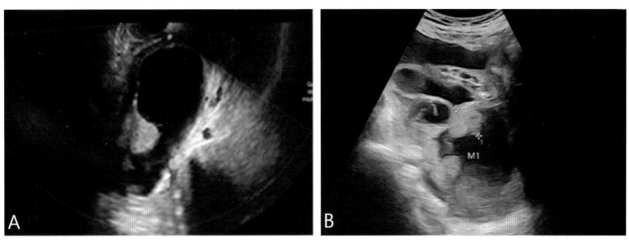

图 1-4-3 卵巢肿瘤乳头状突起声像图

游标处为乳头状突起

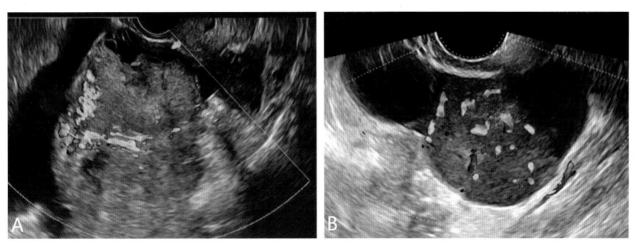

图 1-4-4 卵巢实性病变声像图

A&B.为肿块内实性组织，彩色多普勒显示肿块内部丰富的血流信号

（5）囊内容物：无回声、低回声、磨玻璃状、出血性或混合性回声（图 1-4-5）。

（6）声影（图 1-4-6）。

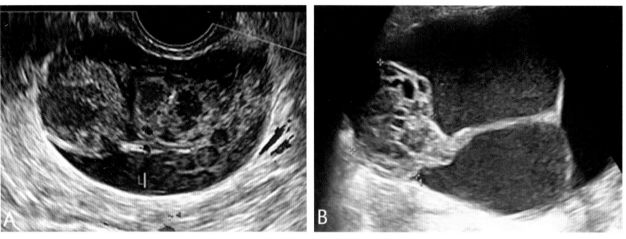

图 1-4-5　卵巢肿瘤混合性回声声像图
A. 彩色多普勒显示肿瘤混合回声内未见明显血流信号；B. 为卵巢肿瘤呈混合性回声

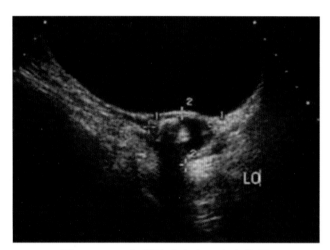

图 1-4-6　卵巢肿瘤内高回声声像图
肿块内高回声伴后方声影

（7）腹腔积液（图 1-4-7）。

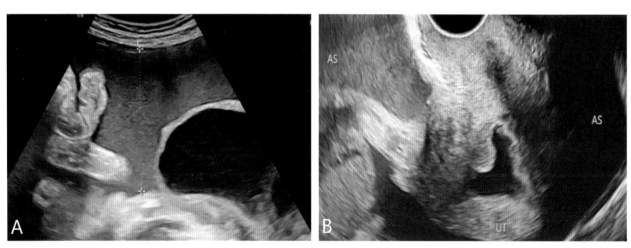

图 1-4-7　腹腔积液

2. 附件病变分类：病变根据以上形态特征分为6类

（1）单房性囊肿：囊肿无完全性分隔、实性组织及壁结节（图1-4-8）。

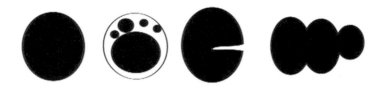

图1-4-8　单房性囊肿示意图

（2）单房囊实性肿瘤：囊肿无完全性分隔，有实性组织和（或）壁结节（图1-4-9）。

（3）多房性囊肿：囊肿有完全性分隔，无实性组织及壁结节（图1-4-10）。

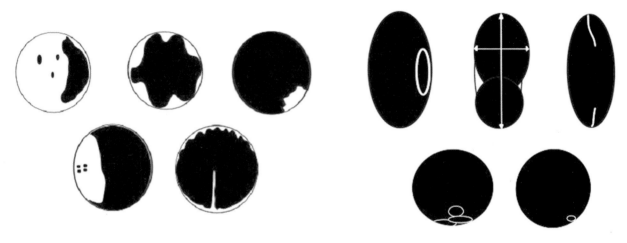

图1-4-9　单房囊实性肿瘤示意图　　　　　　　　图1-4-10　多房性囊肿示意图

（4）多房囊实性肿瘤：囊肿有完全性分隔，有实性组织和（或）壁结节（图1-4-11）。

（5）实性肿瘤：实性结构达病变80%及以上（图1-4-12）。

（6）不可分类肿瘤：难以观察及评价。

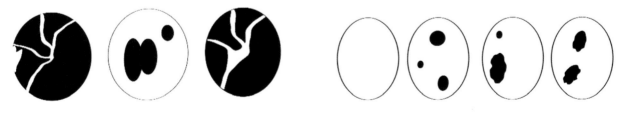

图1-4-11　多房囊实性肿瘤示意图　　　　　　　　图1-4-12　实性肿瘤示意图

（三）IOTA分类的构建及应用

1. IOTA分类的病变测量：

（1）病变大小：测量三个相互垂直的最大径线，以毫米（mm）为单位。

（2）分隔：使分隔与声束垂直，在分隔最厚处（非交接处）测量。

（3）壁结节：应同时测量基底宽度及突入囊腔高度（图1-4-13）；记录结节数量（1/2/3或多个）。

（4）记录囊腔数量。

（5）实性部分：测量囊实性病变中最大的实性部分的三个相互垂直的最大径线；一些肿瘤的壁结节也是其最大的实性结构。

（6）腹腔积液：在子宫矢状面上测量积液最大液深，以毫米（mm）为单位。

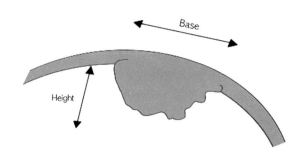

图1-4-13　壁结节测量示意图

（7）血流情况：记录血流时间平均最大流速（TAMXV）、收缩期峰值流速（PSV）、搏动指数（PI）、阻力指数（RI）。血流评分（color score）1分：无血流；2分：少量血流；3分：适量血流；4分：丰富血流。

国际卵巢肿瘤研究组2000年的共识对附件的病变进行了术语及形态特征的规范定义，并规定了相应的测量方法，初步统一附件的病变分类。但是该共识尚无标准来诊断卵巢良恶性肿瘤，直到2008年国际卵巢肿瘤研究组（IOTA）提出了简单的几条标准来诊断卵巢良恶性肿瘤。

（四）IOTA分类风险分层评估及治疗措施

2008年国际卵巢肿瘤研究组（IOTA）提出简单的几条标准诊断卵巢良恶性肿瘤。IOTA卵巢肿瘤诊断简易法则作为诊断卵巢良恶性肿物的简易标准，有助于经验欠缺的超声医师诊断水平的提高（表1-4-1）。

表1-4-1　IOTA简易法则

恶性征象	良性征象
M1 不规则实性肿瘤	B1 单房性囊肿
M2 腹水	B2 存在实性部分（实性部分最大径 < 7mm）
M3 至少4个乳头状结构	B3 存在声影
M4 不规则、多房囊性肿瘤（最大径 ≥ 100mm）	B4 光滑的多房性肿瘤（最大径 < 100mm）
M5 丰富的血流信号	B5 没有血流信号

有一个或多个恶性征象且没有良性征象判断为恶性肿瘤；有一个或多个良性征象且没有恶性征象判断为良性肿瘤；既没有良性征象也没有恶性征象，或既有良性征象又有恶性征象的判断为不确定性肿瘤。

孟氏等在202例可以应用此标准的肿瘤中，灵敏度为81.8%（95%CI：71.6%~92.0%），特异度为95.9%（95%CI：92.6%~99.2%）。简易标准最大的优势就是简便，便于使用，产生结果迅速，对恶性肿瘤的判断特异度高，灵敏度较高，不需要计算机软件，因此该标准可能成为帮助缺乏经验的超声科医师鉴别卵巢良恶性肿瘤最理想的工具。IOTA简易标准对鉴别卵巢良恶性肿瘤方面具有较高价值，但是不能适用于所有卵巢肿瘤。

刘氏对463例卵巢肿瘤进行了研究，高年资医师IOTA确认良性及恶性的卵巢肿瘤共411例（411/463，88.77%），不能确定性质的52例（52/463，11.23%）。IOTA简单法则对卵巢良恶性肿瘤的诊断效能较高。IOTA简单法则不存在经验依赖性，但不适合全部卵巢肿瘤的评价。

目前超声医生对卵巢肿瘤的认识的总结，出现了几个预测卵巢肿瘤良恶性的模型，除了上述的国际卵巢肿瘤分析组织进一步提出的简易标准包括 5 条超声表现提示恶性，5 条超声表现提示良性。还有：①恶性风险指数（RMI），主要包括血清 CA125 值、绝经与否和超声表现；陈氏等用 IOTA 简易标准在 152 个卵巢肿瘤病例中的灵敏度、特异性，分别为 73.7%、79.1%，而联合 RI 及 CA125 诊断的灵敏度为 88.5%，特异性为 92.3%，准确度为 90.75%，阳性预测值为 88.5%，阴性值为 92.3%。IOTA 简易标准可用于卵巢肿瘤定性诊断，不适用所有卵巢肿瘤，无法适用此标准的患者可联合 RI 以及 CA125 辅助诊断，以提高诊断效能。②国际卵巢肿瘤分析组织提出并证实的 Logistic 回归模型（LRl 和 LR2），鉴别良恶性卵巢肿瘤效果非常好；朱新艳等用 IOTA 简易标准、Logistic 模型对于非良性卵巢肿瘤有较高诊断符合率。

二、妇科影像报告数据系统（GI-RADS）

（一）概述

2009 年，Amor 等将美国放射学会（American College of Radiology，ACR）颁布的乳腺影像报告和数据系统（breast imagingreporting and data system，BI-RADS）应用于妇科超声领域，提出了类似的报告系统，称为妇科影像报告和数据系统（gynecologic imaging reporting and data system，GI-RADS），旨在规范附件肿块的超声描述并对其恶性程度进行危险度分层。2011 年 Amor 等报道一项多中心对 GI-RADS 应用研究，结果证实 GI-RADS 鉴别卵巢肿瘤的灵敏度、特异度、阳性预测值及阴性预测值为 99.1%、85.9%、71.1%、99.6%。现今已证实其能有效地评估附件肿块的恶性风险，且有利于指导医师的临床决策。关于 GI-RADS 超声分类与 IOTA 分类的关系，2013 年陈秋月等将 GI-RADS 与 IOTA 诊断效能进行比较，发现敏感性及特异性分别为 GI-RADS：96.5% 及 94.2%，IOTA：95.0% 及 94%，两者相当，但是 GI-RADS 能全面评估卵巢肿瘤。

（二）超声 GI-RADS 分类术语及描述

1.肿块：附件肿块分为两种。一种是肿块周边围绕部分正常的卵巢组织，这种情况下卵巢大小的测量应包括肿块在内，病变的范围仅限于肿块而不包括周围的卵巢组织；有时肿块周边未见正常的卵巢组织，那么肿块与卵巢的大小是一致的。另一种是肿块独立于卵巢之外，与卵巢有分界（如输卵管积水），这时应分别测量卵巢与肿块的大小。

2.形态学特征：

（1）囊壁：

1）薄壁：囊壁厚度 < 3mm。

2）厚壁：囊壁厚度 ≥ 3mm（图 1-4-14）。

（2）分隔：

1）薄分隔：分隔厚度 < 3mm。

2）厚分隔：分隔厚度 ≥ 3mm（图 1-4-15）。

（3）乳头状突起：定义为囊壁上高度 ≥ 3mm 的实性突起（图 1-4-16）。需要注意的是，皮样囊肿内的高回声和子宫内膜样囊肿的泥样沉积不属于乳头状突起。乳头状突起分为光滑和不规则两类。

（4）实性：实性肿块或囊壁、分隔上超过 10mm×10mm 大小的实性部分（图 1-4-17）。弥漫性的囊壁增厚、正常卵巢实质及规则的分隔不属于实性范畴。实性肿块也分为光滑和不规则两类。

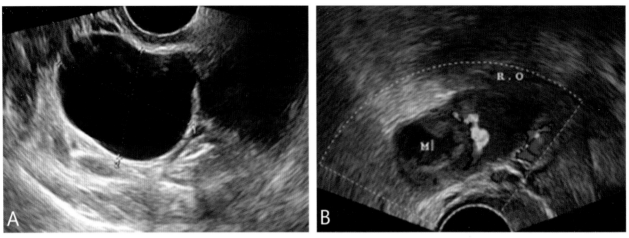

图 1-4-14　附件肿块的囊壁
A. 卵巢系膜囊肿的薄壁；B. 卵巢黄体的厚壁

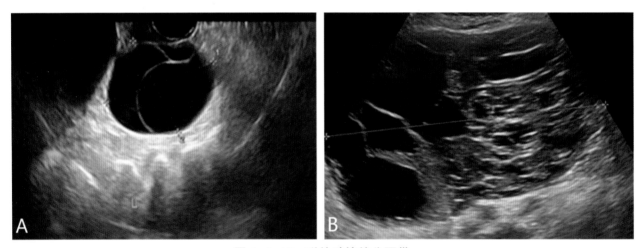

图 1-4-15　附件肿块的分隔带
A. 卵巢浆液性乳头状囊腺瘤薄分隔带；B. 卵巢交界性浆液性囊腺癌厚分隔带

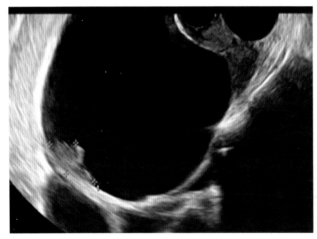

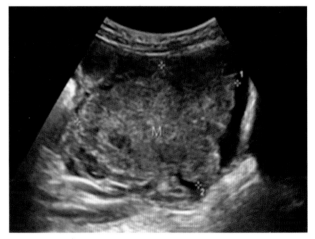

图 1-4-16　卵巢浆液性乳头状囊腺瘤的乳头状突起　　　图 1-4-17　卵巢浆液性癌实性肿块

（5）囊性内容物：

1）无回声。

2）低回声：如卵巢黏液性肿瘤的均质低回声。

3）磨玻璃样改变：如卵巢巧克力囊肿内均质的弥散性回声。

4）囊腔内线样结构或星形、蜘蛛网状回声：见于卵巢出血性囊肿。

5）混合回声：常见于卵巢畸胎瘤（图1-4-18）。

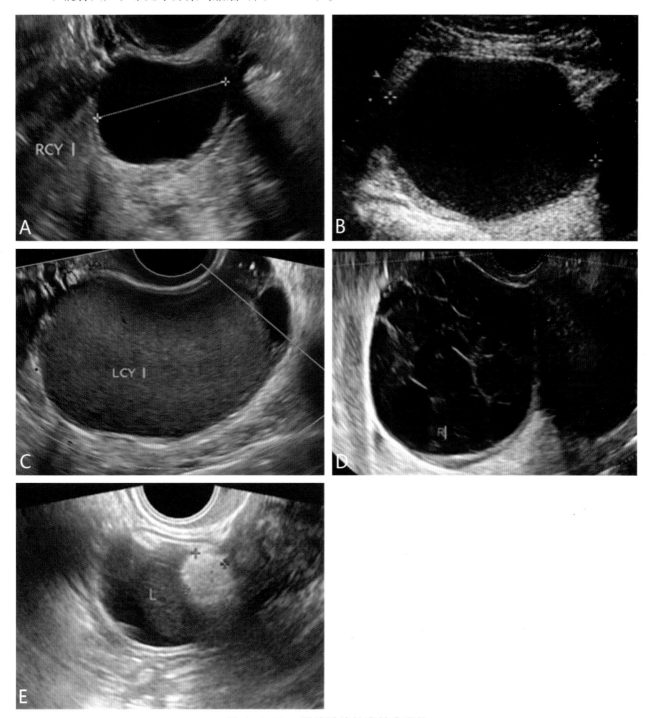

图1-4-18　附件肿块的囊性内容物

A.卵巢囊肿无回声；B.卵巢黏液性囊腺瘤低回声；C.卵巢巧克力囊肿磨玻璃样改变；D.卵巢出血性囊肿线样结构；E.卵巢畸胎瘤混合回声

（6）声影：组织结构后方回声失落的区域（图 1-4-19）。

（7）腹水：为道格拉斯窝以外的腹腔游离液体（图 1-4-20）。

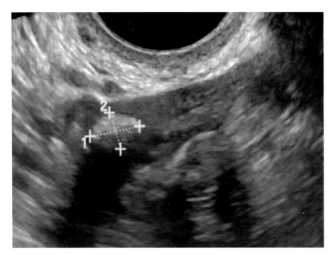

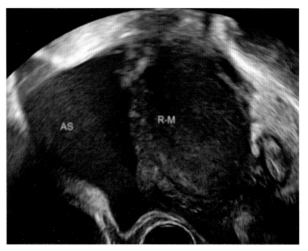

图 1-4-19　卵巢畸胎瘤声影　　　　　图 1-4-20　盆腔粒细胞肉瘤合并腹水

3. 血流特征：

（1）血流分布：

1）周围型：血流分布在肿块囊壁或实性肿块周边。

2）中央型：血流分布在分隔、乳头状突起、实性区域或实性肿瘤中央（图 1-4-21）。

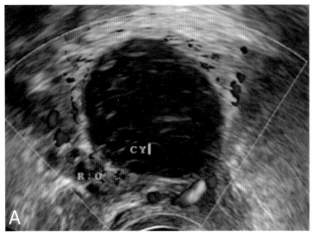

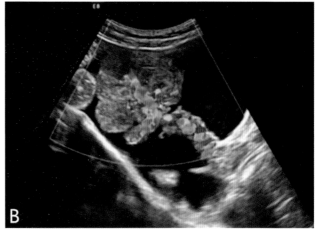

图 1-4-21　附件肿块的血流分布

A. 卵巢黄体囊肿周围型血流；B. 卵巢浆液性癌中央型血流

（2）血流丰富程度：

1）1 分：无血流。

2）2 分：少量血流。

3）3 分：中等量血流。

4）4 分：丰富血流（图 1-4-22）。

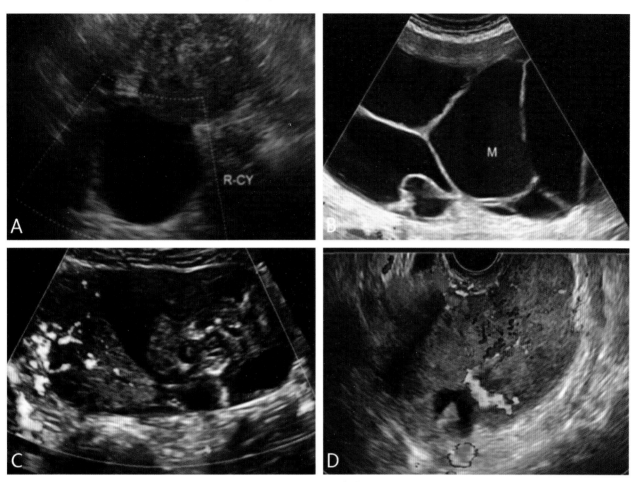

图 1-4-22 附件肿块的血流

A.卵巢囊肿无血流；B.卵巢浆液性乳头状囊腺瘤少量血流；C.部分未成熟性畸胎瘤血流中等；D.卵巢浆液性囊腺癌丰富血流

（三）GI-RADS 超声客观评价指标的构建及应用

Amor 等对二维超声检查发现附件区肿块，通过观察其大小、囊壁厚、分隔厚、内部回声、实性、腹水，结合检查肿物血供情况和血流频谱的 RI 值，对恶性肿瘤恶性风险进行分层评估。

总结附件肿块恶性征象主要包括：①大乳头状突起。②厚分隔（≥3mm）。③实性部分占优势。④中央型血流。⑤最低RI<0.5。⑥腹水。

GI-RADS分类定义：①1类：确定良性，双侧卵巢显示正常且未见明显附件区肿块。②2类（图1-4-23）：很可能良性，如卵巢卵泡囊肿、黄体囊肿、出血性囊肿。③3类（图1-4-24）：可能良性，如单纯卵巢囊肿、卵巢畸胎瘤、巧克力囊肿、卵巢冠囊肿、输卵管积水、带蒂肌瘤、盆腔炎性肿块。④4类：可疑恶性，除外2~3类病变，且同时具有以上1~2个恶性征象（图1-4-25）。⑤5类：恶性可能性大，肿块有3个及3个以上恶性征象（图1-4-26）。

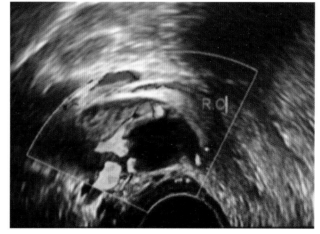

图 1-4-23 GI-RADS 2 类：卵巢黄体

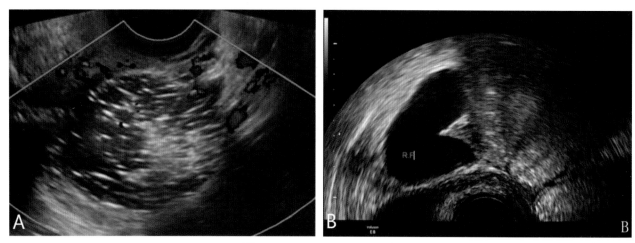

图 1-4-24　GI-RADS 3 类

A. 卵巢囊性畸胎瘤；B. 输卵管积水

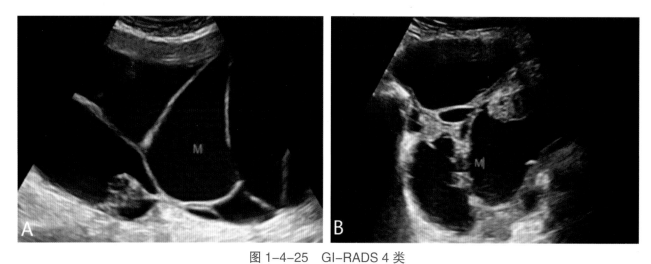

图 1-4-25　GI-RADS 4 类

A. 卵巢浆液性囊腺瘤：大乳头状突起（1 个恶性征象）；B. 卵巢黏液性囊腺瘤：厚分隔，大乳头状突起（2 个恶性征象）

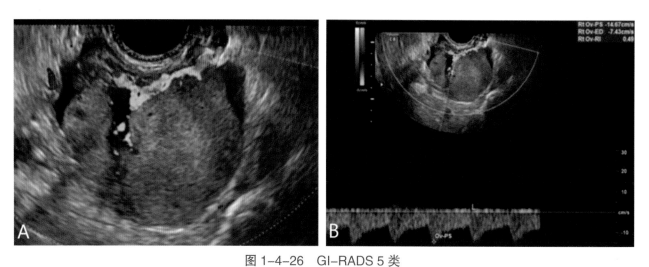

图 1-4-26　GI-RADS 5 类

A. 卵巢转移瘤：实性部分占优势，腹水；B. 同一病例，频谱分析呈低阻血流频谱（4 个恶性征象）

（四）GI-RADS 超声风险分层评估及应用效果

卵巢肿瘤超声风险分层评估见表 1-4-2。

表 1-4-2 附件肿块良恶性风险度分类

GI-RADS 分类	恶性可能性	描述
1 类	0%	确定良性
2 类	< 1%	很可能良性
3 类	1%~4%	可能良性
4 类	5%~80%	可疑恶性
5 类	> 80%	可能恶性

（1）1 类——确定良性：恶性可能性 0。双侧卵巢显示正常且未见明显附件区肿块。

（2）2 类——很可能良性：恶性可能性 < 1%。随访至肿块消失。

（3）3 类——可能良性：恶性可能性 1%~4%。可随访，症状明显或随访进行性增大，应予手术切除或介入治疗。

（4）4 类——可疑恶性：恶性可能性 5%~80%。可行 CT、MR 和肿瘤相关标志物检测进一步确诊，必要时手术治疗。

（5）5 类——可能恶性：恶性可能性 > 80%。可行 CT、MR 和肿瘤相关标志物检测进一步确诊，或手术治疗。

刘氏等比较超声国际卵巢肿瘤研究组（IOTA）简单法则与妇科影像报告与数据系统（GI-RADS）诊断卵巢肿瘤的价值，发现 IOTA 简单法则和 GI-RADS 分类对卵巢良恶性肿瘤的诊断效能相当且均较高。IOTA 简单法则不存在经验依赖性，但不适合全部卵巢肿瘤的评价。

黄氏等比较超声妇科影像报告和数据系统（GI-RADS）分类与恶性风险指数 4（RMI 4）鉴别卵巢良恶性肿块的价值。通过回顾性分析经病理证实的 342 例卵巢肿块患者的资料，以 GI-RADS 分类 1~4a 类为良性，4b~5 类为恶性，RMI 4 取 450 作为界值，判定良恶性肿块，并与病理结果对照，计算 GI-RADS 分类与 RMI 4 诊断卵巢良恶性肿瘤的效能。结果 GI-RADS 分类与 RMI 4 鉴别诊断卵巢良恶性肿块的敏感度分别为 70.71%（70/99）、53.54%（53/99），特异度分别为 98.77%（240/243）、95.47%（232/243），阳性预测值分别为 95.89%（70/73）、82.81%（53/64），准确率分别为 90.64%（310/342）、83.33%（285/342），ROC 曲线 AUC 分别为 0.91、0.81，差异均有统计学意义（P 均 < 0.05）。超声 GI-RADS 分类鉴别卵巢良恶性肿块的价值优于 RMI 4。

参考文献

[1] Timmerman D，Valentin L，Bourne TH，et al. Terms，definitions and measurements to describe the sonographic features of adnexal tumors：a consensus opinion from the International Ovarian Tumor Analysis（IOTA）Group. Ultrasound Obstet Gynecol，2000，16（5）：500-505.

[2] Timmerman D，Testa A C，Bourne T，et al. Simple ultrasound-based rules for the diagnosis of ovarian

cancer[J]. Ultrasound in obstetrics & gynecology：the official journal of the International Society of Ultrasound in Obstetrics and Gynecology，2008，31（6）：681-690.

[3] 孟璐，王鑫璐，史铁梅. IOTA 简易标准鉴别卵巢良恶性肿瘤的价值 [J]. 中国临床医学影像杂志，2015，26（7）：502-504.

[4] 朱新艳，耿京，唐军. 超声联合 IOTA 简易标准及 Logistic 回归模型对卵巢交界性肿瘤预测价值 [J]. 中国超声医学杂志，2016，32（10）：932-934.

[5] 陈念，周凯，胡义刚，等. IOTA 简易标准联合 RI 及 CA125 对卵巢肿瘤定性诊断临床价值 [J]. 医学影像学杂志，2018，v.28（05）：817-820.

[6] 刘婧，陈秋月，吕国荣. 超声国际卵巢肿瘤研究组简单法则与妇科影像报告与数据系统分类诊断卵巢肿瘤的比较 [J]. 中国医学影像技术，2017，33（5）：739-742.

[7] Amor F，Vaccaro H，Alcazar JL，et a1.Gynecologic imaging reporting and data system-a new proposal for classifying adnexal masses on the basis of sonographic findings [J]. Ultrasound Med，2009，（28）：285-291

[8] Amor F，Alca'zar JL，Vaccaro H，et al. GI-RADS reporting system for ultrasound evaluation of adnexal masses in clinical practice：a prospective multicenter study[J]. Ultrasound Obstet Gynecol，2011，（38）：450-455.

[9] 杨舒萍，吕国荣，沈浩霖. 超声影像报告规范与数据系统解析 [M]. 北京：人民卫生出版社，2019.

[10] 陈秋月，吕国荣. GI-RADS 分类在妇科附件肿块诊断中的应用 [J]. 中国超声医学杂志，2013，29（6）：527-530.

[11] 黄冰冰，陈秋月，吕国荣. 比较超声妇科影像报告和数据系统分类与恶性风险指数 4 鉴别卵巢良恶性肿块的价值 [J]. 中国医学影像技术，2019，35（4）：569-572.

（杨舒萍　李婷婷）

第五节　先天性生殖道发育异常的分类

一、概述

女性生殖道异常是女性生殖系统异常中最为常见的一类先天畸形。其致病因素尚不十分明确，目前认为与生殖细胞染色体异常、怀孕期间性激素药物的使用等因素密切相关。对于胚胎发育期间的生殖系统异常，目前较为一致的认识是由于苗勒管或副中肾管、泄殖腔等组织在某些内源性或外源性因素的影响下，在分化、发育、演变等过程中发生改变，导致与正常解剖结构产生偏差。近年常用的女性生殖道异常的分类主要有：美国生育协会（American Fertility Society，AFS）分类、VCUAM 分类、欧洲人类生殖与胚胎学会（ESHRE）及欧洲妇科内镜学会（ESGE）分类等。本节采用 ESHRE/ESGE 分类进行阐述。

二、ESHRE/ESGE 先天性生殖道发育异常分类及术语描述

（一）子宫发育异常

1. UⅠ畸形子宫：除纵隔子宫外所有子宫外部形态正常，但宫腔形态异常的子宫。其亚分型为：①UⅠaT型子宫：子宫外部轮廓形态正常但宫腔狭窄，其子宫侧壁增厚，宫体与宫颈比例为 2 ∶ 1。②UⅠb 幼稚型子宫：虽宫腔狭窄但子宫侧壁未增厚，宫体与宫颈比例为 1 ∶ 2。③UⅠc 其他：包括所有较小的宫腔形态异常。

2. UⅡ纵隔子宫：双侧副中肾管融合后其中隔吸收不良而致，子宫轮廓正常，但子宫底的中线内凸，其突出的厚度超过了宫壁的 50%，称为纵隔子宫。其亚分型为：①UⅡa 不完全型纵隔子宫：纵隔将宫腔部分分离，纵隔在宫颈内口之上。②UⅡb 完全型纵隔子宫：纵隔将宫腔完全分离，纵隔直至宫颈内口甚至可超过宫颈内口。

3. UⅢ双角子宫：包括所有融合异常的子宫。不仅子宫外形发育异常，并且宫底中线部向宫腔突出，突出的厚度超过了宫壁肌层的 50%。其亚分型为：①UⅢa 不完全型双角子宫：宫体部分分离，但凹陷未达宫颈内口。②UⅢb 完全型双角子宫：宫体完全分离。③UⅢc 双角纵隔子宫：同时存在融合异常和吸收异常，其宫底的中部凹陷厚度超过了宫壁的 150%。

4. UⅣ单角子宫：仅单侧子宫发育。其亚分型为：①UⅣa 伴残角宫腔：即对侧存在有功能性的残角宫腔，双侧可相通或不相通。②UⅣb 不伴残角宫腔：对侧可无残角，或对侧存在无功能性的残角宫腔。

5. UⅤ发育不全：子宫发育不良，未有良好的宫腔。其亚分型为：①UⅤa 伴残角宫腔：拥有单侧或双侧的功能性残角宫腔。②UⅤb 不伴残角宫腔：发育不全伴或不伴无功能性残角宫腔。以上各种子宫异常分类详见表 1-5-1。

表 1-5-1　ESHRE/ESGE 子宫异常分类

主要分型	描述	亚分型	
U 0	正常子宫		
U Ⅰ	畸形子宫	a T 型	
		b 幼稚型	

续表

主要分型	描述	亚分型	
		c 其他	
U Ⅱ	纵隔子宫	a 不完全型	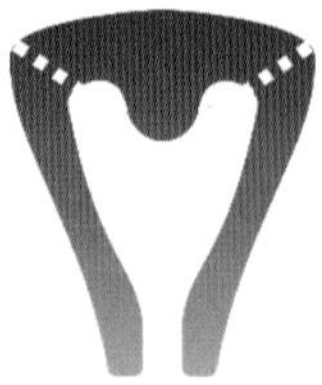
		b 完全型	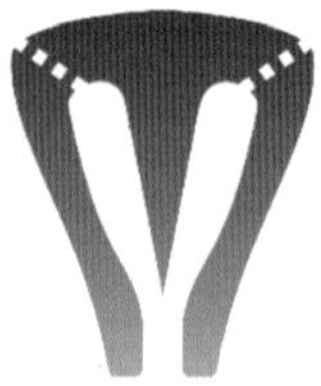
U Ⅲ	双角子宫（包括双角纵隔子宫）	a 不完全型	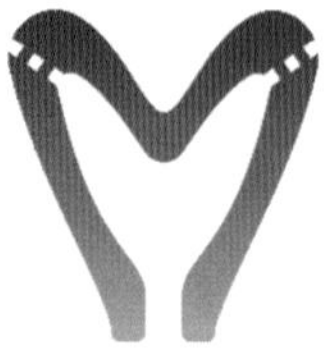
		b 完全型	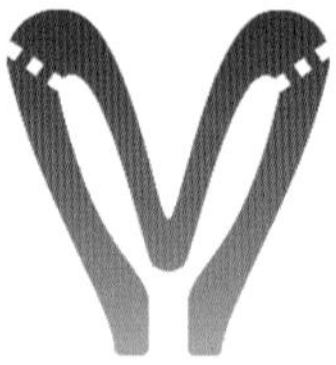
		c 双角纵隔子宫	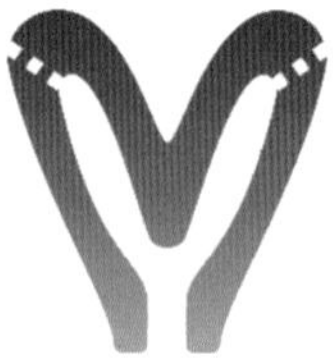
U Ⅳ	单角子宫	a 伴残角宫腔（相通或不相通）	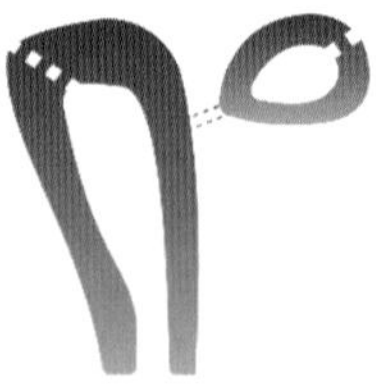
		b 不伴残角宫腔（无残角或残角无宫腔）	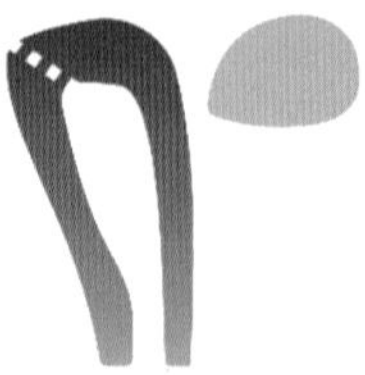

续表

续表

主要分型	描述	亚分型	
U V	发育不全	a　伴残角宫腔（单侧或双侧）	
		b　不伴残角宫腔	
U VI	未分类型		

（二）子宫颈与阴道异常分类

子宫颈异常主要有：

1. 纵隔子宫颈：子宫颈吸收异常，子宫颈的外形正常，但其内有一纵隔。

2. 双（正常）子宫颈：子宫颈融合异常，可见两个圆形子宫颈，其可完全分开或不完全分开。

3. 单子宫颈发育不全：虽单侧子宫颈有发育，但对侧子宫颈发育不全或对侧子宫颈缺如。

4. 子宫颈发育不全：子宫颈形成缺陷或完全型子宫颈发育不全。

阴道异常主要有：

1. 非阻塞性阴道纵隔：阴道内有一纵隔，未造成阴道阻塞，完全型非阻塞性阴道纵隔即双阴道。

2. 阻塞性阴道纵隔：纵隔偏向一侧，使该侧阴道阻塞，经血可潴留形成阴道侧方包块。

3. 阴道横隔或（和）处女膜闭锁：阴道横隔为阴道内有一横隔，可位于阴道任何部位，多为不完全型。处女膜闭锁是泌尿生殖窦上皮重吸收异常所致，处女膜完全无孔隙。

4. 阴道发育不全：阴道形成缺陷或完全型阴道发育不全。以上子宫颈和阴道异常分类详见表 1-5-2。

表 1-5-2　ESHRE/ESGE 子宫颈或阴道异常分类

共存分型	描述
C0	正常子宫颈
C1	纵隔子宫颈
C2	双（正常）子宫颈
C3	单子宫颈发育不全
C4	子宫颈发育不全
V0	正常阴道
V1	非阻塞性阴道纵隔
V2	阻塞性阴道纵隔
V3	阴道横隔或（和）处女膜闭锁
V4	阴道发育不全

三、先天性生殖道发育异常分类超声客观评价指标的构建及应用

（一）ESHRE/ESGE 先天性生殖道发育异常分类的构建

先天性生殖道发育异常与不孕、孕妇反复性流产、胎儿宫内生长受限等密切相关。从人们对先天性生殖道发育异常发生认识以来，一直努力探索建立一个高效、易行的分类系统，使医学知识系统化，以便临床医生间的交流。从 1988 年的 AFS 分类，到 2005 年的 VCUAM 分类，从 2011 年的 Acien 分类再到 2013 年 6 月发布的 ESHRE/ESGE 分类，到目前为止，先天性生殖道异常已经提出了多种分类系统。但是，据报道，这些分类中有些分类存在着先天性生殖道异常无法分类的情况，有些系统类别的定义也不甚明确。因此，欧洲人类生殖和胚胎学会（ESHRE）和欧洲妇科内镜学会（ESGE）最近共同发表了新的较为完善的 ESHRE/ESGE 女性生殖道先天性异常分类系统，该分类是为解决临床工作需要，以胚胎学、解剖学为基础的专家共识，能较好反映出目前临床医生的认识。

（二）ESHRE/ESGE 先天性生殖道发育异常分类的应用

生殖道畸形的影像学检查方法主要包括 MRI 及超声检查。MRI 虽已被广泛应用于生殖道畸形检查，并有很高的准确性，但 MRI 费用较高，检查时间长。超声检查具有方便快速、无创性、价格低廉、可重复性等优点，仍是目前常用检查手段。超声检查主要有腹部超声、经阴道二维超声、经阴道实时三维超声、经直肠二维超声、经直肠实时三维超声。其中，以经阴道实时三维超声的诊断准确率最高，其在获取子宫冠状切面、评价子宫形态与宫腔状态具有独特优势。但对于不适用经阴道超声的患者而言，腹部超声与经直肠超声亦可作为较好的检查方法。

1. 子宫发育异常：

超声表现：①幼稚子宫（infantile uterus）：子宫轮廓正常，回声均匀，各径线值小于正常值，宫体与宫颈比例为 1 : 2，内膜薄但可见内膜与宫腔线回声（图 1-5-1）。②纵隔子宫（uterus septus）：横切面可见宫底处增宽，浆膜面无异常，子宫内膜回声分成两团（条）高回声，中间有组织分隔，其回声与子宫肌层回声相似（图 1-5-2~ 图 1-5-4）。③双角子宫（uterus bicornis）：横切可见羊角状的两个宫体，拥有独立的内膜，内膜在宫体的中下段或者宫颈处合在一起，并与宫颈相连，矢状切可见一宫颈回声并与一阴道线相通（图 1-5-5）。④单角子宫（uterus unicornis）：子宫呈牛角样，在正常的一侧可探及卵巢，另一侧或可探及实性或中空样条状物，与宫腔可交通或不交通（图 1-5-6）。

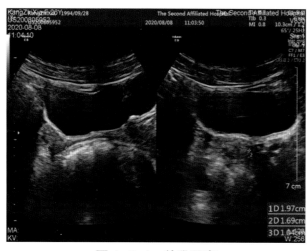

图 1-5-1　幼稚子宫

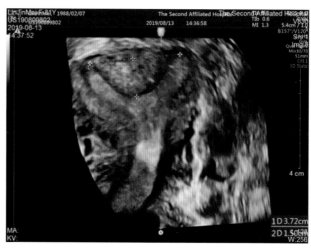

图 1-5-2　不完全纵隔子宫

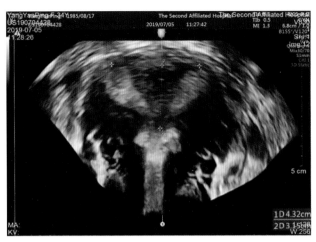

图 1-5-3 完全纵隔子宫（单子宫颈）

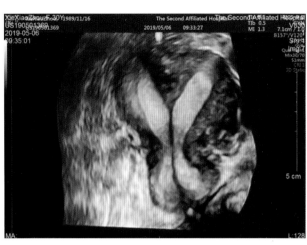

图 1-5-4 完全纵隔子宫（双子宫颈）

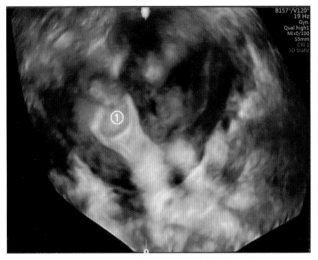

图 1-5-5 双角子宫三维超声图像
①为黏膜下肌瘤

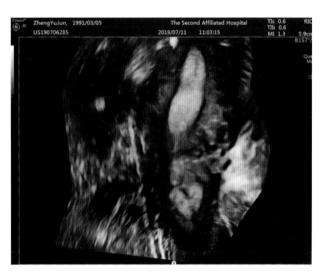

图 1-5-6 左侧单角合并右侧残角子宫

2. 子宫颈和阴道发育异常：

超声表现：①纵隔子宫颈（septeta cervix）：子宫颈形态、体积正常，中间可见分隔，仅一个宫颈管，管腔与宫腔延续。②双（正常）子宫颈（cervical duplication）：子宫颈形态饱满，体积增大，中间可见分隔，有两个宫颈管，一侧宫颈管腔与宫腔延续，另一侧可延续或不延续（图 1-5-4）。③非阻塞性阴道纵隔（unlack longitudinal vaginal septum）：阴道横切面可见两侧清晰阴道线，两侧阴道回声类似，中间可见分隔，完全分隔即为双阴道。④阻塞性阴道纵隔（obstructive vaginal mediastinum）：阴道横切面可见正常一侧有清晰阴道线，另一侧阴道腔内可见伴细密点状液性区，阴道内可见分隔偏向一侧。

四、ESHRE/ESGE 先天性生殖道发育异常分类治疗措施及临床价值

先天性生殖道发育异常的治疗措施主要是通过手术治疗。妇科内镜的出现，使得先天性生殖道发育异常的治疗进入了一个崭新阶段。传统的治疗手段是开腹手术。目前，子宫畸形的相关手术多在宫腔镜下完成，联合腹腔镜辅助。但值得注意的是，并非所有的先天性生殖道发育异常的患者都需要治疗。

（一）手术适应证

手术适应证为疑是或已诊断为子宫畸形，并符合以下至少一项症状者：①自然流产2次以上者。②原发性不孕者。③宫腔积血、周期性腹痛或急腹症症状。

（二）手术方式

由于生殖道发育异常种类较多，手术方式也较多，本节简要介绍几种常见的生殖道发育异常宫腔镜手术方法。

1.宫腔镜子宫纵隔电切术：

（1）不完全纵隔子宫电切术：用针状电极从纵隔尾端开始电切，沿双侧输卵管口连线的假想平面横向左右交替切开纵隔，术中避免偏离这一平面切入子宫前壁或后壁的肌层，导致术中大出血或子宫穿孔等并发症。

（2）完全纵隔电切术：完全纵隔子宫电切术需注意两侧宫腔是否相通。不相通需切开纵隔使得两侧宫腔相通后再进行纵隔切除，两侧宫腔相通者从子宫颈内口开始纵隔切除。

2.宫腔镜T型子宫成形术：垂直于子宫侧壁从宫底向峡部切开子宫侧壁，术后可选择在宫腔内放置球囊等防止宫腔粘连，并使用雌孕激素周期治疗以促进内膜生长。

其他生殖道发育异常手术还包括宫腔镜不全双角子宫成形术、宫腹腔镜完全双角子宫融合术等。

Theodoros D. T等学者认为ESHRE/ESGE分类是一种新的明确和系统的分类。利用输卵管造影、经腹超声、宫腔超声造影、经阴道二维或三维超声、经直肠二维或三维超声、MRI、宫腔镜和腹腔镜等方法有助于对某一特定异常进行正确诊断和分类。

Spiezio Sardo等学者通过对AFS系统未分类的病例的系统回顾研究，认为ESHRE/ESGE分类的全面性为其使用增加了客观的科学依据。ESHRE/ESGE女性生殖道异常分类系统可作为制订诊断和治疗指南的工具，进一步促进日常临床实践。

可见，ESHRE/ESGE分类或可弥补AFS系统分类的不足，某种程度上来说能够更好地从超声医学方面来诊断，为临床的治疗以及手术方式的选择、预后的评价具有重要的指导意义。

参考文献

[1] Grimbizis GF，Gordts S，Di Spiezio Sardo A，et al.The ESHRE/ESGE consensus on the classification of female genital tract congenital anomalies[J].Hum Reprod，2013，28（8）：2032-2044.

[2] The American Fertility classifications of adnexal adhesions，distal tubal occlusion，tubal occlusion secondary to tubal ligation，tubal pregnancies，mullerian anomalies and intrauterine adhesions[J].Fertility and Sterility，1988，49（6）：944-955.

[3] 梁炎春，姚书忠.ESHRE/ESGE关于先天性女性生殖道发育异常的分类共识[J].国际生殖健康/计划生育，2014，33（1）：68-71.

[4] 孙红梅，邹凌霄，黄欢，等.2013年ESHRE/ESGE关于纵隔子宫分类共识的临床实践解读简[J].国际妇产科学杂志，2017.44（3）：268-270.

[5] 边立华，孟元光.女性生殖系统发育异常的诊断与治疗[J].中国妇产科临床杂志，2017，18（2）：182-183.

[6] 夏恩兰. 子宫畸形的诊治 [J]. 中国实用妇科与产科杂志，2018（4）：367–371.

[7] 王轶男，朱兰. 女性生殖道发育异常分类介绍 [J]. 实用妇产科杂志，2015，31（2）：81–83.

[8] 王素敏，顾小燕，许锋. 宫腔镜子宫纵隔切开术治疗纵隔子宫 [J]. 中国实用妇科与产科杂志，2018，34（4）：371–374.

[9] Mikos T，Gordts S，Grimbizis GF. Current knowledge about the management of congenital cervical malformations：a literature review[J]. Fertility and Sterility，2020，113（4）：723–732.

[10] Obstetricsgynaecology TDTO，Obstetriciangynaecologist PDP，Obstetricsgynaecology GFGO.Surgical management of congenital uterine anomalies（including indications and surgical techniques）[J].Best Practice and Research Clinical Obstetrics and Gynaecology，2019，59：66–76.

[11] Di SSA，Campo R，Gordts S，et al. The comprehensiveness of the ESHRE/ESGE classification of female genital tract congenital anomalies：a systematic review of cases not classified by the AFS system[J].Human Reproduction，2015，30（5）：1046–1058.

[12] 胡哲霞，张雪玲，马静，等.胎儿处女膜闭锁合并子宫阴道积液一例[J].中华围产医学杂志，2020，23（12）：828–830.

[13] 徐生芳，岳松虹，杨来虎，等. 先天性阴道发育异常的 MRI 影像表现 [J]. 医学影像学杂志，2019，29（01）：165–168.

[14] 司浩，谢志红. 高位不全阴道横隔 7 例临床分析 [J]. 现代妇产科进展，2017（1）：52–54.

[15] 秦川，杨德民，李晨. 超声诊断双宫颈、单宫体畸形 1 例 [J]. 中国医学影像学杂志，2003，011（006）：438.

[16] 王宇，吕金津，刘敏，等. 经腹联合腔内三维超声对阴道斜隔综合征的诊断价值 [J]. 中国妇产科临床杂志 2016，17（4）：309–312.

[17] 李荐德. 双子宫双宫颈畸形合并一侧宫颈闭锁超声误诊 1 例 [J]. 中国超声医学杂志，2008，000（0S1）：114–115.

[18] 徐生芳，岳松虹，杨来虎，等.先天性阴道发育异常的MRI影像表现[J].医学影像学杂志，2019，29（01）：165–168.

（何韶铮　吴慧玲）

第六节　盆腔子宫内膜异位症 IDEA 共识

一、概述

（一）发病概况

子宫内膜异位症（简称内异症）是妇科常见病和多发病，对育龄女性健康质量和生活质量均有很大影响，其发病率约为5%，近年的资料显示有进一步升高趋势。子宫内膜异位症可发生在盆腔的各个部位，尤其多发于卵巢、盆腔腹膜、Douglas 陷凹、直肠、直肠乙状结肠、宫骶韧带、阴道、膀胱。目前认为子宫内膜异位症可分为 3 种类型：腹膜型、卵巢巧克力囊肿和深部浸润型子宫内膜异位症（deeply infiltrating endometriosis，DIE）。许多学者认为这三种类型的子宫内膜异位症实际上是不同的病理生理过程。子宫内膜异位症的发病机制迄今尚未阐明，就 DIE 而言，主要有两种学说，即经血倒流学说和化生学说。大多数学者认为 DIE 是由于子宫内膜腺上皮和间质细胞随女性经期的经血倒流到达盆腔腹膜，而不同特质的内膜细胞黏附种植于腹膜表面，在周围异常的激素水平、炎性因子和免疫机制的共同作用下，新生血管形成，病变向腹膜深部浸润生长，并刺激深部的纤维结缔组织或平滑肌组织增生共同形成结节，此所谓经血倒流学说。化生学说则指腹膜或苗勒管残迹上的细胞向子宫内膜细胞化生，形成 DIE。

2016 年国际深部子宫内膜异位症分析研究学组（international deep endomeriosis analysis group，IDEA）就子宫内膜异位症不同表型的超声学术语、定义及测量方法发布专家共识，要求利用非侵入性的影像学检查方法精确地描述子宫内膜异位病灶的位置和侵袭程度，并建议针对子宫内膜异位症患者建立专业的治疗中心。IDEA 认为这项共识的实施将有助于进一步推进未来 DIE 的有关研究工作。

（二）临床表现

DIE 的临床表现与病变部位密切相关。阴道直肠隔和宫骶韧带内异症患者常主诉经期下腹、腰骶部疼痛，呈持续性，有时加剧，月经来潮前及来潮初疼痛最剧，月经干净后缓解。深部性交痛是此类患者常有的症状。部分患者可有经量增多和经期延长，表现为月经前后点滴出血。妇科检查子宫直肠陷凹和宫骶韧带可及触痛性结节。异位的子宫内膜侵入肠壁形成包块，压迫直肠，产生里急后重等感觉，可有盆腔痛、直肠痛、周期性直肠出血、腹泻、便秘及性交痛，明显时可导致肠梗阻。直肠指检可触及肠壁肿块，触痛明显，黏膜光滑完整。泌尿道内异症可侵犯膀胱和输尿管全层，还可侵犯肾脏。症状多表现为与月经周期有关的尿路刺激症状，如尿频、尿急及排尿困难。累及肾脏者症状最为隐匿，以月经期腰痛和血尿为主。累及输尿管者则多表现为经期肾功能不良、腰腹疼痛及血尿，伴有高血压者提示存在上尿路梗阻。累及膀胱者则以尿频、膀胱区疼痛、尿痛和血尿为主要表现，经期明显或加重，但也可仅表现为膀胱阴道区不适或经期不适症状。

DIE 主要位于子宫直肠陷凹如宫骶韧带、子宫直肠窝、阴道直肠隔、阴道穹隆、直肠或乙状结肠壁。因此，一般所说的 DIE 多指子宫直肠陷凹的内异症病灶。宫骶韧带、阴道穹隆、阴道直肠隔以及直肠的内异症病变引起的痛经及盆腔疼痛的程度是浅表型或卵巢型内异症的 3~5 倍，且与浸润深度及腹膜下病灶的大小正相关，此外盆腔粘连的范围也是引起疼痛症状的重要因素。DIE 与临床疼痛症状密切相关可能有以下原因：①深部浸润的结节，在月经期体积增大或在性生活外力作用下，压迫位于该部位的感觉神经而导致疼痛。② DIE 病灶中神经纤维的分布较周围组织增加，有明显的基质细胞和神经纤维束浸润。③内异症病变在向深部浸润生长过程中引起局部的炎症反应以及致痛因子增加。

二、DIE 的分类术语和描述

DIE 系指具有功能的子宫内膜生长侵犯腹膜深处及盆腔脏器，若侵犯组织的深度超过 5mm，即可称为 DIE。DIE 病灶分布的主要范围是以子宫直肠陷凹为中心，下界为阴道直肠隔，上界为子宫骶骨韧带，后界为直肠，前界为从阴道上 1/3 至宫颈后甚至子宫峡部后下的区域。DIE 就其分布范围而言，多位于宫颈后，但部分病灶可位于前盆腔，主要侵犯膀胱壁。

IDEA 建议有关机构和专业人士采纳共识中提出的相关术语和定义，进而对子宫内膜异位症超声下病变位置、范围形成统一的命名规则。鉴于对病灶的部位进行准确的定位是评估治疗方案和治疗效果的前提和根本，IDEA 要求利用非侵入性的影像学检查方法精确地描述子宫内膜异位病灶的位置和侵袭程度。IDEA 共识的实施亦有赖于术前系统的病情评估分析。

目前还没有一个统一的分类方法，各种分类方法都有一定的不足之处。下面介绍两种常见的分类方法。

1. Chapron 的 DIE 病灶部位 4 级分类法：①前盆腔型：膀胱 DIE。②后盆腔型：子宫骶骨韧带 DIE；阴道 DIE；肠道 DIE。③单个病灶型 DIE：病灶未累及阴道；病灶累及阴道。④多个病灶型 DIE。

2. Donnez 等的 3 型分类法：① I 型为阴道直肠隔病灶。② II 型为阴道后穹隆病灶。③ III 型为沙漏形状病灶。

除了关于 DIE 病变、盆腔粘连，子宫腺肌病、子宫内膜异位症的影像学相关定义、测量标准，IDEA 共识还详细阐述了关于如何采集病史，进行临床查体、超声学检查，以及对可疑或确诊的子宫内膜异位症患者进行超声学检查的方法。

三、IDEA 关于 DIE 超声客观评价指标的构建和应用

（一）病史采集

对所有可疑，尤其具有典型临床症状的子宫内膜异位症患者，均应详细询问病史。特别注意以下要点：年龄，身高，民族，阴道流血特点（规律性、不规律阴道流血或无阴道流血），末次月经时间，既往子宫内膜异位症病变手术史（包括手术方式，治疗效果），既往子宫肌瘤切除术或剖宫产手术史（这些因素增加膀胱 DIE 病变发生率），子宫内膜异位症家族史，既往子宫内膜异位症非手术治疗情况（药物种类、剂量、效果），是否合并不孕症及患有不孕症时间，不孕症治疗情况及治疗结果，疼痛情况（痛经、性交疼痛、排尿困难、便秘、慢性盆腔痛），便血和（或）血尿。病史采集过程中应仔细询问并记录症状起始及持续时间，同时如果可能的话，让病人使用视觉模拟量表或 0~10 数字评分量表来记录疼痛强度。

（二）DIE 的诊断

在手术之前先明确 DIE 的部位非常重要，因为这与治疗效果和手术切除的彻底性明显相关。可以通过询问症状、妇科检查和术前辅助检查来获取相应的资料。疼痛和不孕是 DIE 的主要症状，其临床表现如痛经、深部性交痛、周期性下腹痛及肠道和泌尿道症状与病灶所在部位关系密切。通过仔细询问症状表现可了解相应病灶的部位。应该了解疼痛症状与月经周期的关系，在月经期是否加重，使用抑制卵巢功能的药物是否可以减轻疼痛症状。

1. 妇科检查：应当在盆腔超声检查前进行一次全面的盆腔检查，以明确是否存在阴道、直肠子宫内膜异位病灶。盆腔检查包括妇科双合诊或三合诊及阴道窥器检查（明确是否有阴道或宫颈 DIE 病灶）。仔细检查评估子宫的活动度，固定性和（或）子宫质地。当发现有盆腔特异性压痛点时，应当进行仔细检查。

窥器检查时在后穹隆见到紫蓝色结节是 DIE 的典型特征，然而有些患者病灶并不典型，可见到淡红色，易发生接触性出血的病灶，或者是在后穹隆部位黏膜增厚、僵硬。有时后穹隆黏膜看起来甚至是非常正常的表现。经阴道双合诊检查可触及痛性结节，但有些患者并没有结节存在，只可感到宫骶韧带不对称增粗、变硬和触痛。必要时三合诊检查可更清晰地感觉到结节病灶的存在。超过 85% 的 DIE 患者阴道黏膜并没有明显病变，在双合诊检查时，约 87% 的患者可触及结节。因此，即使妇科检查全部正常，也不能排除 DIE 的存在。

2.超声检查：IDEA 发表这份共识的目的在于制定子宫内膜异位症超声学检查标准，规范子宫内膜异位症病灶超声检查、测量方法，统一相关术语（包括子宫内膜异位症其他表现形式，如子宫内膜异位症、子宫腺肌病、盆腔粘连）。这份共识同时适用于临床及科学研究，IDEA 认为相关超声标准的制订有利于推进科学研究的进展，并提高临床治疗水平。

（1）经阴道超声：随着子宫内膜异位症药物治疗的推广，越来越多的患者可免于或延迟接受手术治疗。经阴道超声（transvaginal ultrasound，TVS）是盆腔子宫内膜异位症尤其深部浸润性子宫内膜异位症（DIE）诊断的首选方法。需要指出的是，在利用经阴道超声进行盆腔深部浸润性子宫内膜异位症检查时，无论病灶位置，检查结果的特异性、灵敏度均有较大的个体异质性。有经验的检查者结合患者病史、盆腔查体情况，可极大地提高DIE超声诊断准确性。Hudelist等专家发表的一份Meta分析提出，无论是否进行检查前的肠道准备，经阴道超声检查是直肠乙状结肠DIE病灶术前可靠的、准确无创的检查方法。虽然经阴道超声检查对于特定位置的DIE病灶，在诊断方面具有极大的优越性。但由于在描述病变解剖位置及病变范围方面缺乏统一的标准，经阴道超声在实际应用中尚面临许多问题。

对可疑有子宫内膜异位症病变的患者进行超声学检查，其目的在于寻找相关临床症状背后的病因，描述病变位置，并在进行药物或手术治疗前评估病变严重程度。现在已发表有多种超声学检查方法，但没有一种方法是被证实确实有效，IDEA 共识提出四步超声检查法，对检查顺序并没有严格要求，但每一步都不可或缺。

第一步：常规检查子宫及双附件（包括子宫腺肌病以及卵巢内异症囊肿情况）。子宫活动度可评估为：正常，活动度减低或固定。应寻找是否存在子宫腺肌病，系统测量其大小，明确子宫腺肌瘤数目及其超声学形态（图 1-6-1）。关于卵巢内异症囊肿，应该从三个维度描述其大小，并描述囊肿的数量以及超声下的特点（图 1-6-2），超声描述应使用曾经发表的"国际卵巢肿瘤研究术语"。不典型的卵巢内异症囊肿超声特点如图 1-6-3 所示。

卵巢子宫内膜异位囊肿通常伴随其他子宫内膜异位病变，如粘连，深部浸润性内异症。卵巢"亲吻征"（kissing ovaries sign，图 1-6-4）提示存在严重的盆腔粘连。存在卵巢"亲吻征"的患者，异位症累及肠管、输卵管的概率分别为 18.5% 、92.6%，普通患者分别为 2.5%、33%。

卵巢子宫内异症囊肿在妊娠期间可能出现蜕膜化，超声下与卵巢恶性肿瘤难于鉴别（图 1-6-5）。这时候寻找其他内膜异位病灶对明确卵巢子宫内异症囊肿的诊断至关重要，从而避免非必要手术。

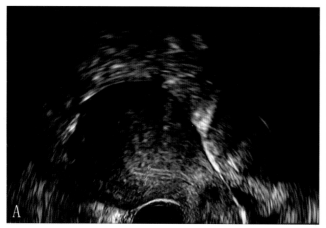 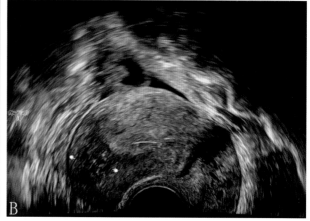

图 1-6-1 子宫腺肌瘤超声图像

A.子宫腺肌病，子宫前位，宫体增大，肌壁回声增粗，后壁增厚；B.子宫腺肌瘤，子宫前位，宫底部局灶性低回声团块

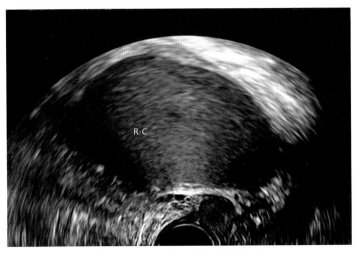

图 1-6-2　单纯囊肿超声图像
囊肿内回声呈磨玻璃样

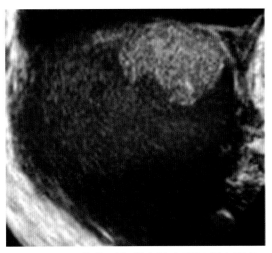

图 1-6-3　非典型卵巢内异症囊肿超声图像
单房、磨玻璃样回声，伴实性乳头样突起，
彩色评分为 1 或 2，乳头内没有血流信号。
（原图摘自 IDEA 共识，Utrasound Obstet
Gynecol，2016，48：318-332）

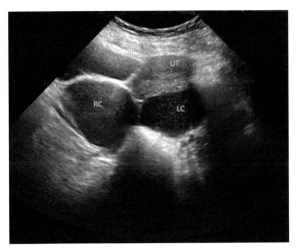

图 1-6-4　两侧卵巢子宫内异症囊肿（RC 和
LC）超声图像
显示卵巢"亲吻征"，RC 和 LC 在子宫直肠陷
凹中附着，彼此固定

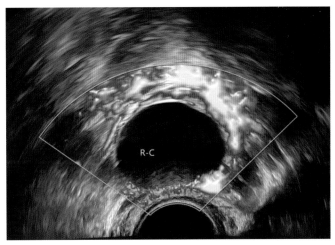

图 1-6-5　妊娠期间卵巢内异症彩色血流表现
彩色多普勒超声图像显示妊娠期卵巢子宫内异症囊肿，
血流信号丰富

　　第二步：TVS 检查"软指标"，即特殊部位的触痛以及卵巢的活动度。超声软指标的存在增加了如粘连等并发症的发生率。通过对子宫、卵巢施加压力，可用以判断卵巢是否与子宫、盆壁、宫骶韧带间存在粘连。同时，如果经阴道超声探头或腹部徒手触诊发现卵巢或子宫固定于周围组织〔如阔韧带、子宫直肠陷凹，膀胱、直肠和（或）壁层腹膜〕，也考虑存在粘连。当发现有盆腔积液时，在卵巢（合并或不合并有卵巢囊肿）与子宫或子宫直肠陷凹的腹膜之间可出现微小组织粘连带。

　　当存在子宫腺肌瘤或盆腔子宫内膜异位症，常常会累及输卵管。粘连可影响输卵管正常走形，子宫内膜异位病灶可能造成输卵管阻塞或远端输卵管粘连，进而出现输卵管积液。基于这些原因，在行超声检查时应当寻找是否有输卵管积液、输卵管积血或囊肿形成。

第三步：利用以实时超声检查为基础的滑动征评估子宫直肠陷凹状况。以前位子宫为例（图 1-6-6 A~B），将一只手置于腹部固定子宫体，利用经阴道探头轻推宫颈，观察直肠前壁是否沿子宫后壁滑动及观察直肠前壁是否沿子宫颈后方滑动。如果两个部位的滑动征均为阳性，表示子宫直肠陷凹未受侵犯；如果两个部位中任一个部位滑动征为阴性，则表示子宫直肠陷凹受侵犯。后位子宫的实时超声检查略有不同（图 1-6-6 C~D）。将一只手置于腹部固定子宫下段，轻推阴超探头，观察直肠前壁是否沿子宫后壁宫底滑动及观察乙状结肠前壁是否沿子宫下段前壁滑动。如果两个部位的滑动征均为阳性，表示子宫直肠陷凹未受侵犯，如果两个部位中任一个部位滑动征为阴性，表示子宫直肠陷凹受侵犯。

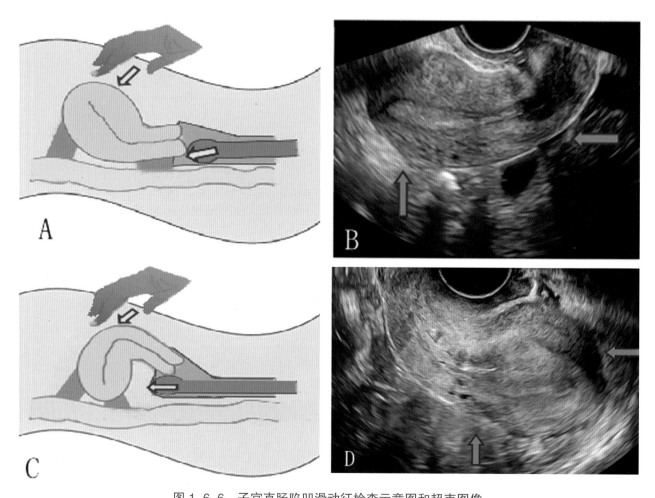

图 1-6-6　子宫直肠陷凹滑动征检查示意图和超声图像

前位子宫（A、B）和后位子宫（C、D）中引出"滑动证"，超声图像中箭头所示为观察滑动征的部位

第四步：评估前盆腔和后盆腔的 DIE 结节。检查盆腔前半部分时，将阴道超声探头放置于子宫颈前唇。如果结合患者症状考虑存在膀胱内膜病变，检查前应当嘱患者不要完全排空膀胱。膀胱轻度充盈有利于对膀胱壁进行检查评估，明确是否有子宫内膜异位结节存在。最后，检查者将阴道超声探头放置于子宫颈后唇，并沿阴道壁轻轻滑动，进行盆腔后半部分的检查。一些专家提倡在检查前一天晚上进行肠道准备，并在检查前 1h 给予灌肠。但这并不是必须的，并且目前尚没有关于肠道准备对经阴道超声肠道深部浸润性子宫内膜异位症检查结果的前瞻性研究。近年的 Meta 分析认为无论是否进行肠道准备，对直肠乙状结肠深部浸润性子宫内膜异位症诊断结果没有影响。

（2）检查部位：主要为盆腔前半部分的膀胱、子宫膀胱反折区、输尿管，以及盆腔后半部分的宫骶韧带、阴道后穹隆、直肠前壁、直肠乙状结肠连接部位、乙状结肠等部位。

膀胱：膀胱子宫内膜异位病灶多发于膀胱基底部、膀胱顶，在膀胱轻度充盈的时候进行超声检查，可降低假阴性结果。IDEA 建议将膀胱划分为 4 个区域（图 1-6-7）：①膀胱三角区，位于两侧输尿管开口内侧 3cm，两侧输尿管口与尿道内口之间光滑的三角形区域。②膀胱基底部，邻近阴道和阴道上方宫颈。③膀胱顶，膀胱基底部上方，位于腹膜内。④腹膜外膀胱。图 1-6-8 为各区域的 DIE 病灶。图 1-6-9 显示膀胱基底部的 DIE 超声图像。

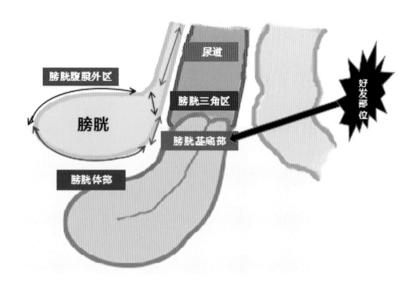

图 1-6-7　膀胱的四个区域

4 个区域包括膀胱三角区、膀胱基底部、膀胱体部和膀胱腹膜外部分，膀胱基底部和体部之间的分界点是膀胱子宫陷凹

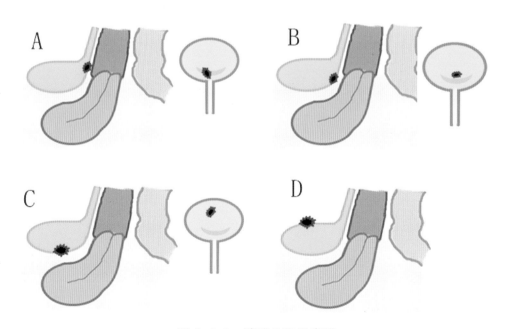

图 1-6-8　膀胱 DIE 示意图

显示位于以下位置的 DIE 病灶：A. 膀胱三角区；B. 膀胱基底部；C. 膀胱体部；D. 膀胱腹壁外区

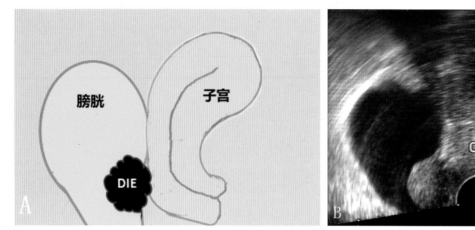

图 1-6-9　膀胱基底部 DIE

示意图 A 和超声图像 B 显示 DIE 病灶最常见位置膀胱基底部

二维超声可发现膀胱壁的子宫内膜异位病灶，应在 3 个垂直平面测量病灶范围。只有当膀胱肌层受累时，才可诊断膀胱 DIE，浅部病变仅累及膀胱浆膜层。

子宫膀胱陷凹：可以利用滑动征评判该区域是否受累。将阴道超声探头放置于宫颈前唇，检查者将手放置于耻骨弓上，用阴道探头推动子宫颈前唇，如果膀胱不能在子宫前壁自由滑动，考虑存在局部病变（图1-6-10）。但既往剖宫产手术史的患者，约1/3合并局部粘连，因此滑动征阴性并不是瘢痕子宫病人盆腔子宫内膜异位症诊断的必要证据。

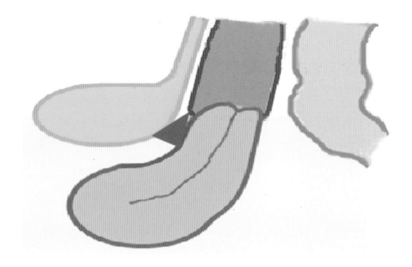

图 1-6-10　子宫膀胱陷凹病变的位置

如果膀胱不能在子宫前壁上方自由移动，则"滑动征"为阴性，考虑子宫膀胱陷凹存在病变

输尿管：应常规对输尿管远端进行检查。经阴道超声下矢状切面寻找尿道开口，然后将探头向盆腔后壁移动，明确输尿管走形，后向上寻找至侧盆壁、髂血管分叉处。输尿管通常表现为长的管状低回声结构，外壁呈现高回声，自膀胱底后壁向髂血管方向延伸。可通过观察输尿管的蠕动对其通畅性进行判断。子宫内膜异位病灶压迫或阻塞输尿管会造成输尿管扩张，超声下需测量输尿管远端开口与该段输尿管 DIE病灶之间距离（图1-6-11）。当考虑存在输尿管病变时，术前需全面评估输尿管情况。

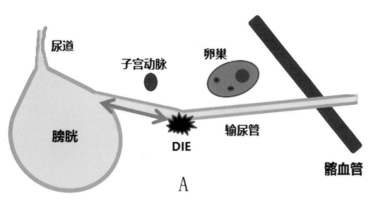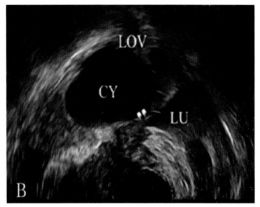

图 1-6-11　输尿管 DIE

A.显示从输尿管远端开口到该段输尿管 DIE 病灶之间距离的测量（蓝色双向箭头）；B.显示 DIE 阻塞远端输尿管，可见近端输尿管积水

　　所有 DIE 患者，都应行经腹肾脏超声检查，寻找有无输尿管狭窄情况。因为输尿管 DIE 患者可能没有典型的临床症状，且在检查中容易被忽略。应用超声诊断标准评估肾脏积水程度，对有症状的输尿管积水患者，需紧急放置支架以避免肾脏功能的进一步损伤。

　　阴道直肠隔：当有 DIE 病灶存在时，超声下直肠、阴道间高回声带消失。一些学者交替应用"RVS DIE"及"rectovaginal DIE"描述阴道直肠隔部位的 DIE 病变。阴道直肠隔特指直肠阴道间的解剖部位，而阴道直肠隔部位 DIE 是指发生在阴道隔区域的子宫内膜异位病灶，包括阴道、直肠、阴道直肠隔（图 1-6-12）。目前尚未在直肠阴道部位子宫内膜异位症相关术语方面形成统一标准。部分学者认为阴道直肠隔部位子宫内膜异位病灶是指直肠、阴道后穹隆部位的浸润性子宫内膜异位病灶，可能蔓延至阴道直肠隔。另外一些学者则提出直肠阴道部位子宫内膜异位症是指初期直肠阴道隔部位发生的子宫内膜异位结节，可能蔓延至阴道和（或）直肠。孤立的阴道直肠隔子宫内膜异位症较为罕见。

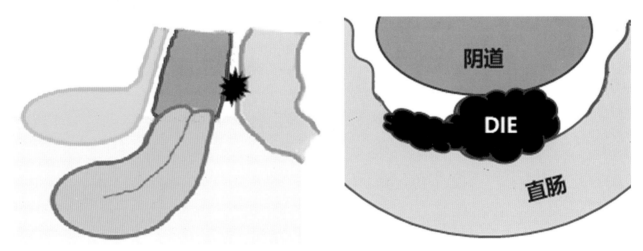

图 1-6-12　阴道直肠隔 DIE

示意图显示阴道直肠隔 DIE 病灶侵入直肠前壁和阴道后壁

　　IDEA 共识提出，当用经阴道超声在直肠阴道间隙中发现 DIE 病灶时，如果病灶在子宫颈后唇下缘沿线以下（腹膜线以下），则可以诊断阴道直肠隔 DIE（RVS DIE）（图 1-6-13）。孤立的阴道直肠隔 DIE 病灶非常罕见（图 1-6-14），阴道直肠隔 DIE 病灶通常为阴道后壁（图 1-6-15）和（或）直肠前壁（图 1-6-16）内异病灶的延伸。经阴道超声检查提高了阴道后壁、阴道直肠隔部位 DIE 病灶的检出率。超声

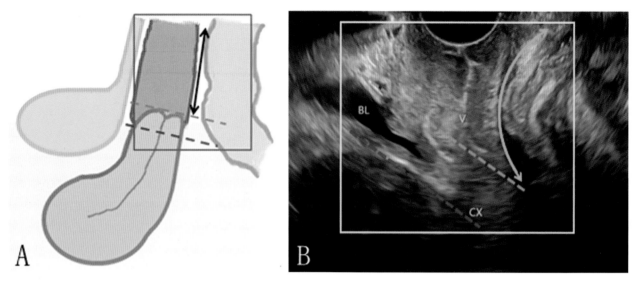

图 1-6-13 阴道直肠隔 DIE

示意图 A 和超声图像 B 显示阴道直肠隔（RVS）；RVS 由双向箭头表示，蓝色虚线穿过子宫颈后唇下缘，阴道后穹隆位于蓝色虚线和红色虚线之间

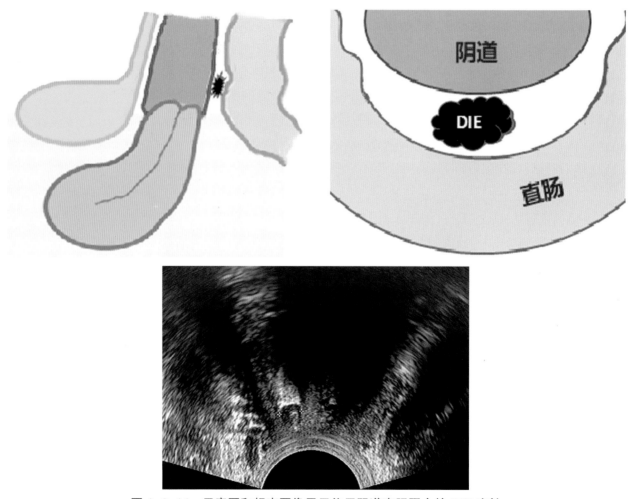

图 1-6-14 示意图和超声图像显示位于阴道直肠隔中的 DIE 病灶

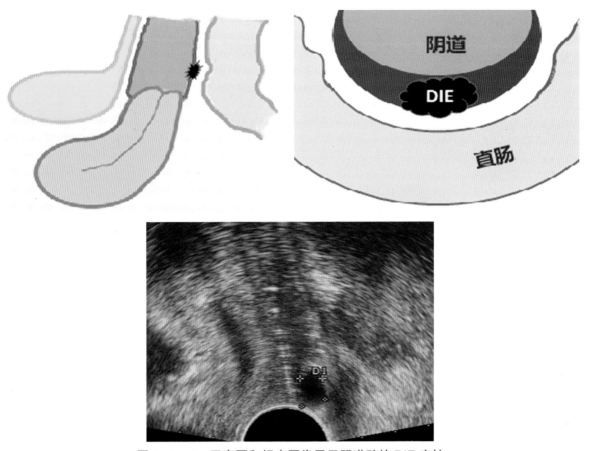

图 1-6-15 示意图和超声图像显示阴道壁的 DIE 病灶

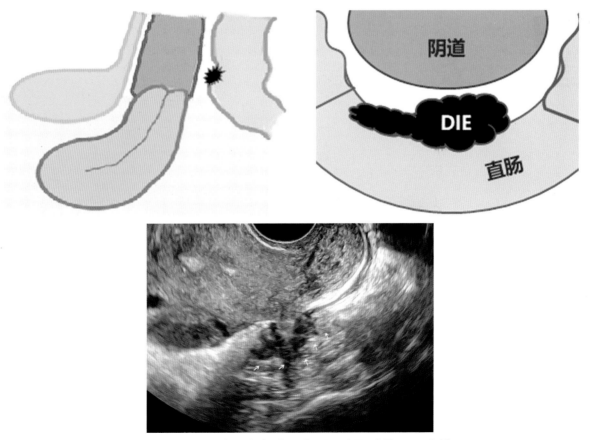

图 1-6-16 示意图和超声图像显示直肠壁的 DIE 病灶

下除了需要测量 DIE 结节的大小，同时还需测量病变下缘与肛门间的距离，明确 DIE 病灶累及范围，是否同时累及直肠、阴道、直肠阴道隔。手术时，低位的阴道直肠隔病灶可能会出现严重手术并发症，如瘘管形成。

阴道壁：当行阴道超声检查，在直肠阴道部位发现子宫直肠陷凹（Douglas陷凹）下缘下方和（或）宫颈后唇下缘上方部位发现子宫内膜异位病灶，应考虑可能有子宫内膜异位病灶累及阴道后穹隆和（或）阴道侧穹隆（图1-6-15）。阴道后穹隆病灶表现为阴道后穹隆局部增厚，或出现阴道壁不连续的低回声结节，低回声结节可以是均质性的或不均质性的，伴或不伴有大的囊性区域（图1-6-17）。结节周围也可伴有囊性结构围绕。应在三个相互垂直的平面测量阴道壁DIE病灶范围。

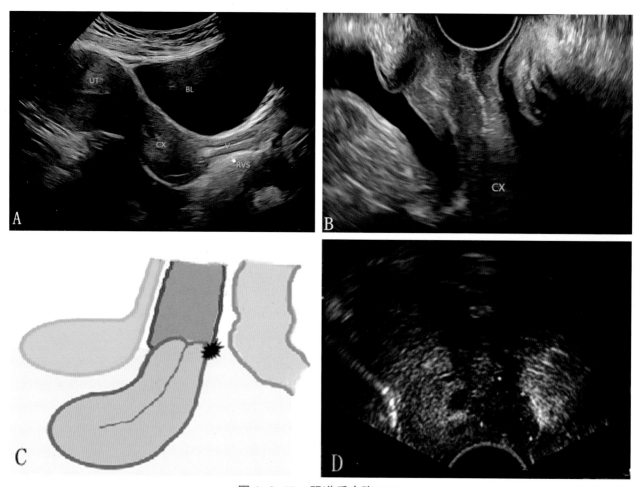

图 1-6-17　阴道后穹隆 DIE

A. 经腹部正常的阴道壁超声图像；B. 经阴道正常的阴道壁超声图像；C 示意图和 D 超声图像显示阴道后穹隆 DIE 病灶

阴道直肠结节（"空竹"样结节）：阴道后穹隆的子宫内膜异位病灶延伸入直肠前壁时会形成沙漏样或空竹样结节（图1-6-18）。阴道后穹隆病灶与直肠前壁病灶大小基本一致，超声下可发现二者之间存在细小连接。病变位于子宫直肠陷凹的腹膜下方，病变体积通常相对较大（平均直径3cm）。图1-6-19为经阴道超声在子宫峡部后方直肠表面探及 DIE 病灶，腹腔镜手术证实。

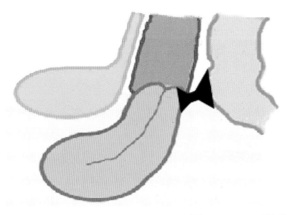
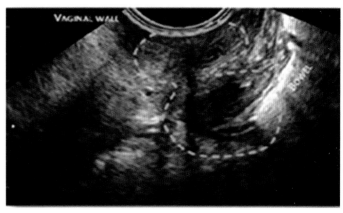

图 1-6-18　阴道直肠 DIE 示意图和超声图像

显示位于阴道后穹隆的 DIE 的"空竹样"结节浸润延伸至直肠前壁。（超声图像摘自 IDEA 共识，Utrasound Obstet Gynecol，2016，48：318-332）

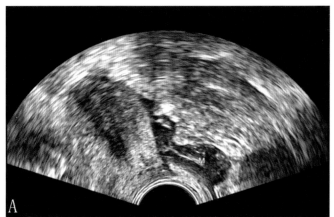
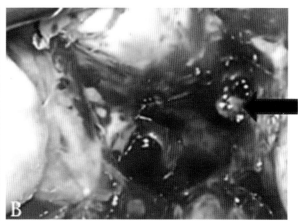

图 1-6-19　阴道后穹隆 DIE 结节

A. 经阴道超声检查显示子宫峡部后方直肠表面探及低回声包块，边界欠规则；B. 腹腔镜手术图见阴道后穹隆 DIE 结节。箭头所指为 DIE 病灶

子宫骶韧带：通常情况下，子宫骶韧带超声较难显示（图 1-6-20A）。探头置于阴道后穹隆，在子宫矢状面两侧摆动，如看到子宫骶韧带旁异常低回声团块，则可能存在子宫骶韧带 DIE（图 1-6-20B）。声像图表现为子宫骶韧带旁低回声区，边界规则或不规则。病灶可能是孤立的，也可能侵犯阴道或其他组织。取子宫骶韧带宫颈插入点的横切面测量宫骶韧带厚度（图 1-6-20C），部分患者的子宫骶韧带 DIE 病灶位于子宫颈后方（图 1-6-20D），超声下表现为子宫颈后方局部圆形增厚。应在三个垂直平面测量宫骶韧带 DIE 病灶范围。图 1-6-21 和图 1-6-22 显示子宫骶韧带 DIE 病灶。

直肠、直肠乙状结肠连接部位、乙状结肠：肠管 DIE 病变通常累及直肠前壁、直肠乙状结肠连接部位和（或）乙状结肠，经阴道超声检查可发现并诊断相关病变（图 1-6-23）。肠管 DIE 病变可以是单发、多灶性（多发病灶累及同一段肠管）或多中心性〔多发病灶累及多个肠管，如小肠、大肠、盲肠、回盲部和（或）阑尾区〕。虽然经阴道超声检查可用于多灶性直肠 DIE 病变检查，目前尚没有具体描述其生物学行为的文章发表。CT 或 MRI 检查可用于多中心性及多灶性肠道子宫内膜异位症诊断。

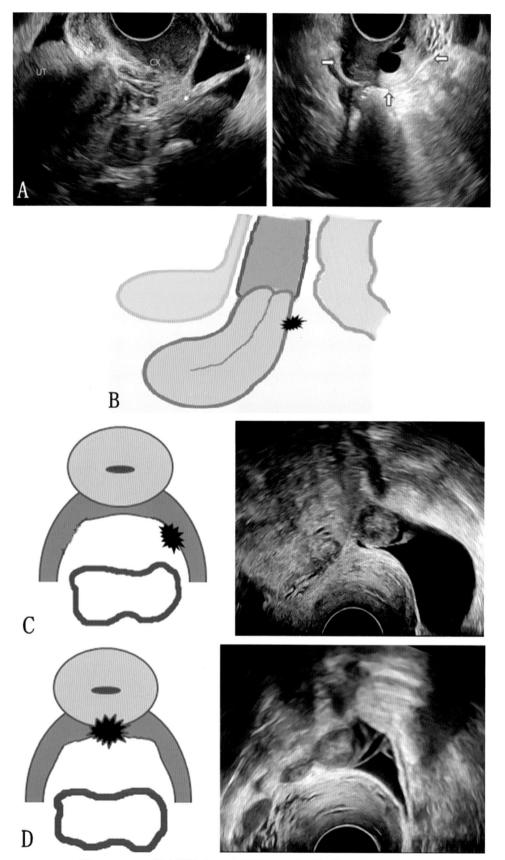

图 1-6-20　超声图像和示意图显示子宫骶韧带及其 DIE 病灶

A. 正常子宫骶韧带纵切面和横切面超声图像，箭头所指处条状高回声为子宫骶韧带；B. 子宫骶韧带 DIE 在矢状面中段示意图；C. 横切面：DIE 在左侧的子宫骶韧带中的位置；D. 横切面：子宫骶韧带 DIE 在子宫颈后方的位置

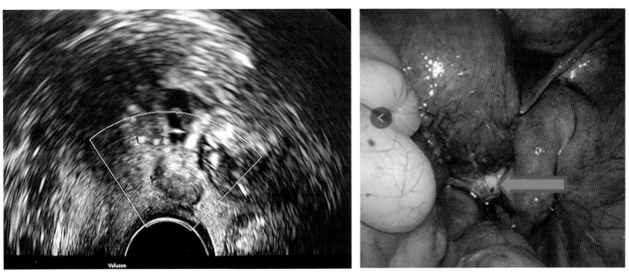

图 1-6-21　子宫骶韧带 DIE

超声图像显示紧靠子宫峡部后壁 DIE 结节，腹腔镜手术见双侧骶韧带增厚、僵硬，箭头所指为 DIE 病灶

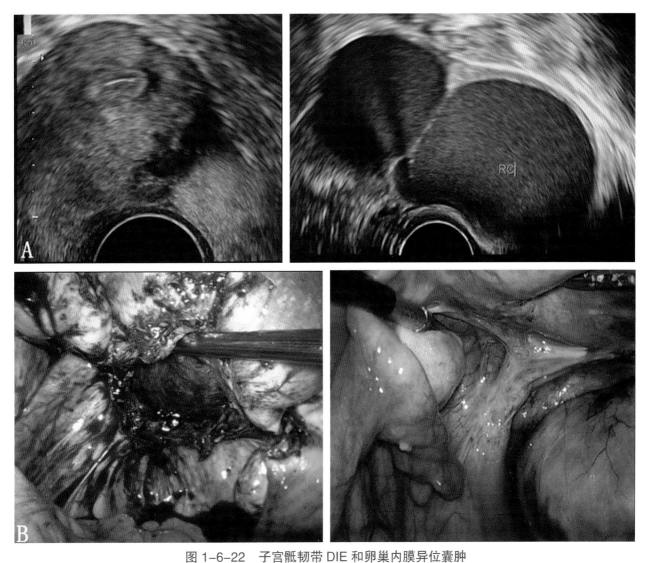

图 1-6-22　子宫骶韧带 DIE 和卵巢内膜异位囊肿

A.超声图像显示子宫后壁 DIE 结节和右侧卵巢内膜异位囊肿；B.腹腔镜手术显示子宫直肠陷凹 DIE 结节和卵巢内膜异位囊肿

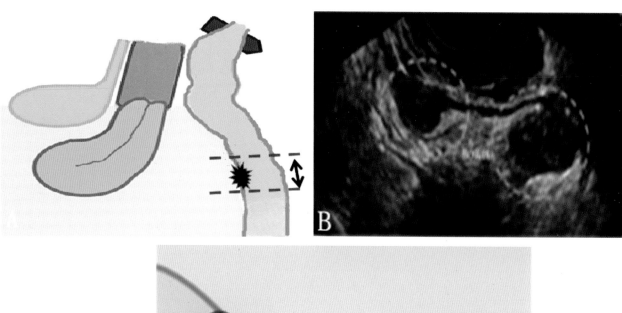

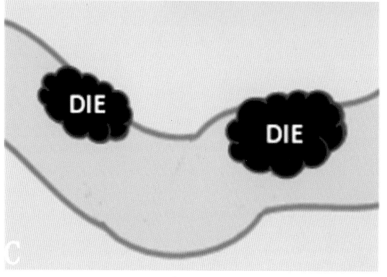

图 1-6-23　直肠 DIE

A. 示意图显示直肠前壁上部 DIE；B&C. 示意图和经阴道超声图像显示直肠多灶性 DIE（超声图像摘自 IDEA 共识，Utrasound Obstet Gynecol, 2016, 48: 318-332）

　　肠壁 DIE 病灶通常表现为肠管的固有肌层增厚，或低回声结节，伴或不伴有强回声斑点、边缘模糊。依据肠道病变的形态类型可将其划分为 6 类（图 1-6-24），超声下肠道病变表现为低回声，部分病灶一侧较为菲薄，类似"彗星"，直肠或直肠乙状结肠的固有肌层失去正常形态，表现为局部结节，可能伴随管腔狭窄、粘连，常称为"印第安头饰"征或"鹿角"征，病变大小各异。图 1-6-25 为超声检测和腹腔镜手术呈现的肠壁 DIE 病灶。

　　Chapron 等专家提出，盆腔后半部分 DIE 病灶多发于宫骶韧带、阴道后穹隆、直肠前壁、直肠乙状结肠连接部位、乙状结肠。超声检查需明确病变数目、大小及其解剖位置。超声下深部浸润病灶表现为肠管或阴道壁上局部低回声增厚，或低回声实性结节，外形各异。

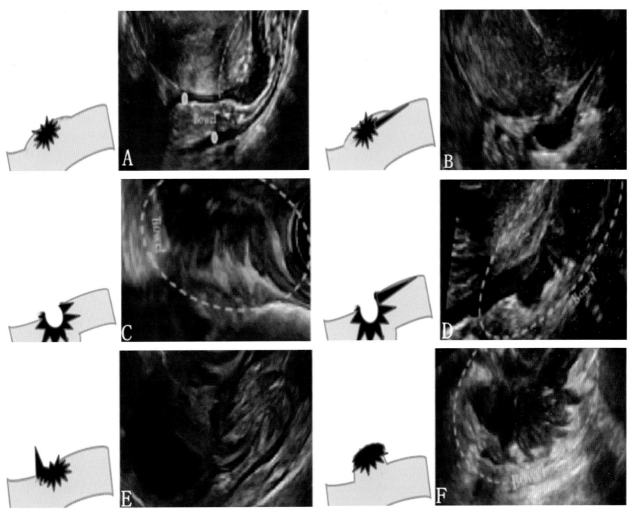

图 1-6-24 肠道 DIE 的示意图和相应的超声图像

A. 常见的 DIE 结节，无尖峰；B.逐渐缩小的 DIE 结节，如"尾巴"，也称"彗星征"；C.DIE 结节有向肠腔突出的尖刺，也称"印第安头饰"征或"鹿角征"；D. DIE 结节向肠腔突出的尖刺（印第安头饰 / 鹿角征）并逐渐变窄，如尾巴"彗星征"；E. DIE 结节向肠腔明显突出（印第安头饰 / 鹿角征），并外在性回缩（可见黏膜褶皱），也称"卷袖征"；F. DIE 结节和外在性回缩（卷袖征）（超声图像摘自 IDEA 共识，Utrasound Obstet Gynecol，2016，48：318-332）

  IDEA 推荐在行超声检查时，依据 DIE 病变累及的肠管节段进行描述。将发生在宫骶韧带插入宫颈部位以下肠管的 DIE 称为低位直肠前壁病变，该部位以上的病变称为高位病变（腹腔镜下可以直视），发生在宫底水平的病变称为直肠乙状结肠连接部位 DIE 病变，宫底水平以上的病变称为乙状结肠前壁 DIE 病变（图 1-6-26）。应在三个垂直平面测量直肠和（或）直肠乙状结肠 DIE 病变范围，并测量病变下缘与肛门间的距离。

  由于肠道 DIE 病变可能同时累及多个不同节段，当发现直肠或直肠乙状结肠病变时，应仔细检查以寻找是否同时合并其他部位病变。前期研究资料表明，直肠部位的 DIE 患者中大约 54.6% 同时合并另一处肠道病变。

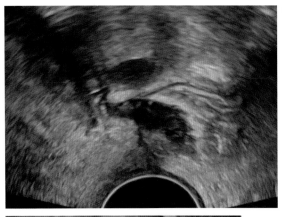
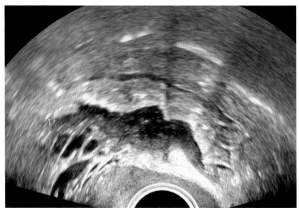
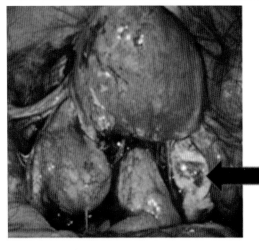

图 1-6-25 肠壁 DIE
超声图像显示子宫下段后壁肠管表面 DIE 包块；腹腔镜手术见肠壁 DIE（箭头所指），子宫后壁与肠管粘连，双侧骶韧带增厚、僵硬，直肠窝完全封闭

IDEA 共识的前半部分详细阐述了子宫直肠陷凹病变的超声诊断。依据病变累及一侧或双侧，IDEA 将其划分为部分性、完全性，局部超声检查滑动征阴性。另外，有经验的专家还可以明确子宫直肠陷凹病变的水平，以前位子宫为例，病变位于子宫颈后方水平（子宫的下 1/3），子宫中后水平（中 1/3）和（或）宫底后方水平（上 1/3）。对于后位子宫，判断病变位于宫底后方水平、子宫中前方水平和（或）子宫前壁下方水平（图 1-6-27）。

（3）病变的测量：IDEA 认为应在三个相互垂直平面系统性的测量所有子宫内膜异位结节及 DIE 病变大小，包括测量病变长度、厚度及宽度（图 1-6-28）。这种测量方法适用于膀胱、阴道直肠隔、阴道、宫骶韧带、直肠前壁及直肠乙状结肠的 DIE 病变。

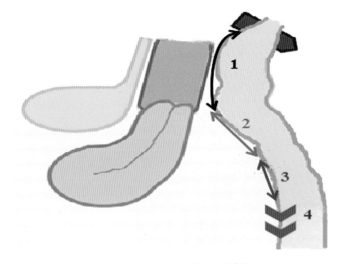

图 1-6-26 DIE 受累肠管部位
示意图显示超声检查在直肠和乙状结肠段之间的区别，用于确定 DIE 病变的位置：低位直肠前壁"1"；高位直肠前壁"2"；直肠乙状结肠交界处"3"；乙状结肠前壁"4"

另外，对于发生在输尿管的子宫内膜异位病变，测量输尿管远端开口距离 DIE 病灶引起输尿管狭窄段之间的距离至关重要，输尿管狭窄可继发于病灶的外部压迫或内部浸润。一旦明确了输尿管狭窄的位置，利用测量器测量该节段距离输尿管远端开口的距离（图 1-6-11）。

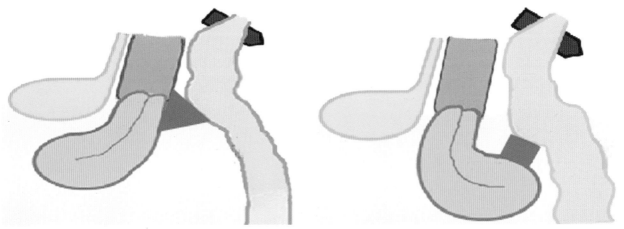

图 1-6-27　前位子宫和后位子宫的子宫直肠陷凹示意图

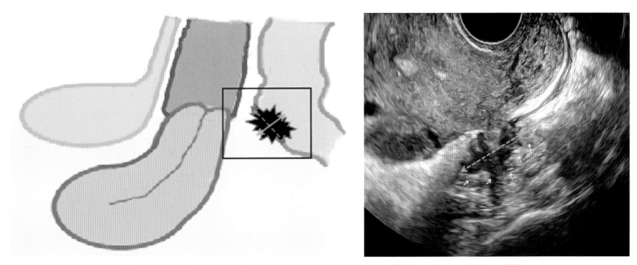

图 1-6-28　示意图和超声图像显示肠壁 DIE 结节的长径和前后径测量

当肠管存在多灶性的 DIE 病变，应在正中矢状切面上自头端向尾端测量受累肠管的总长度（图 1-6-29）。需注意的是当直肠乙状结肠子宫内膜异位病灶引起肠管挛缩，可能导致病变厚度的过度测量，而对病变实际长度估计不足（图 1-6-30）。这在 MRI 检查中被称为"蘑菇帽"征，行经阴道超声检查时也会有类似发现。

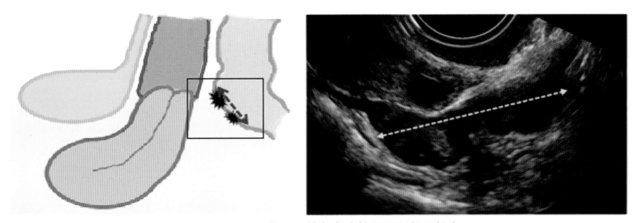

图 1-6-29　肠道 DIE 的多发病灶累及肠段总长度

如示意图和超声图像所示，应测量从头端到尾端的总长度（超声图像摘自 IDEA 共识，Utrasound Obstet Gynecol, 2016, 48: 318-332）

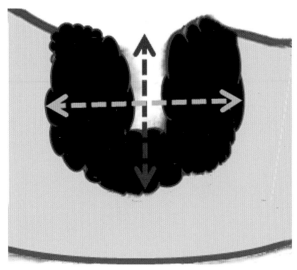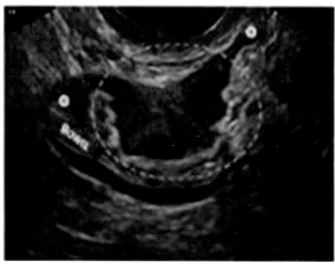

图 1-6-30　显示"蘑菇帽"征的示意图和超声图像

直肠乙状结肠内 DIE 结节的内缩会高估病变的真实厚度，而在某些情况下则会低估受病变影响的肠段的真实长度（超声图像摘自 IDEA 共识，Utrasound Obstet Gynecol, 2016, 48: 318-332）

　　对发生在肠管的 DIE 病变，同时还应测量病变部位距离肛门之间的长度（图 1-6-31）。可利用经肠道超声进行病变部位距离肛门间长度的测量，将腔内超声探头经肛门放入肠道，探头顶端置于病灶处，回撤探头前检查者可用手指在探头上肛门处标记作为指示点，测量标记点距离探头顶端的距离。也可利用经阴道超声大致估计病变下缘距离肛门之间的距离。当存在多处肠管病变，应测量肛门与最顶端病变之间的距离。

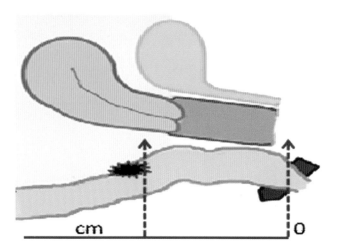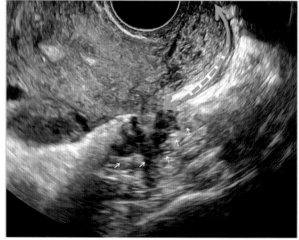

图 1-6-31　示意图和超声图像显示从肛门边缘到肠道 DIE 病变的距离的测量

　　如前所述，子宫内膜异位症可发生在盆腔的各个部位，图 1-6-32 大致描述了前盆腔、后盆腔可能发生 DIE 病变的部位。

　　（4）其他超声检查：常用的主要有以下几种方法。

　　彩色多普勒超声：虽然彩色多普勒超声在子宫内膜异位囊肿诊断方面的价值已得到大家认可，目前尚没有关于其应用于 DIE 病变检查方面的研究。彩色多普勒超声可用于肠道 DIE 病变与恶性肿瘤的鉴别诊断，据此我们推荐将彩色多普勒超声作为肠管 DIE 病变的鉴别检查方法。

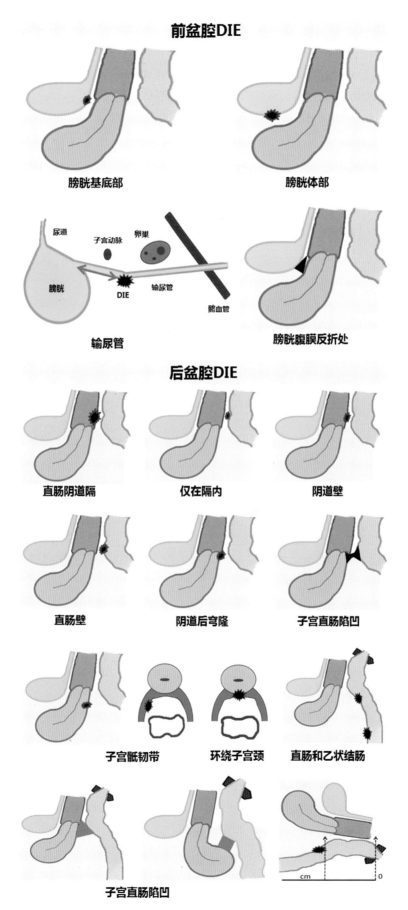

前盆腔DIE

膀胱基底部　　　　　膀胱体部

尿道　子宫动脉　卵巢

膀胱　DIE　输尿管

髂血管

输尿管　　　　　膀胱腹膜反折处

后盆腔DIE

直肠阴道隔　　　仅在隔内　　　阴道壁

直肠壁　　　阴道后穹隆　　　子宫直肠陷凹

子宫骶韧带　　环绕子宫颈　　直肠和乙状结肠

子宫直肠陷凹

cm　　　　0

图 1-6-32　示意图显示 DIE 位于前盆腔和后盆腔的位置

压力指导性的超声检查：在进行压力指导性的超声检查时，经阴道超声探头与周围阴道壁组织间可留有或不留有声窗，配合检查者的动作，以判断检查部位的软硬度。

经直肠超声检查：经直肠超声检查的优点在于可发现 DIE 侵犯直肠壁的情况，术前了解直肠壁有无受侵犯对决定手术方式非常重要，如果患者有以下情况，就应该进行直肠超声检查。①月经期直肠刺激症状。②月经期直肠出血。③临床检查怀疑直肠壁有侵犯。④病灶直径超过 3 厘米。如果怀疑直肠壁受侵犯，术前就应作好充分肠道准备。

直肠超声造影：与经阴道超声检查相比，直肠超声造影需注射造影剂，在超声引导下将造影剂经导管注入直肠。该检查方法具有较好的耐受性，并可协助评估肠腔狭窄的程度。

经阴道超声造影检查：行经阴道超声检查时，可利用生理盐水或油性液体作为造影剂。将 60~120ml 生理盐水经 Floey 尿管注入阴道，经阴道超声探头底部有专门设计的压力环，内含大约 40ml 生理盐水，以防止生理盐水外溢。生理盐水在超声探头与周围阴道组织之间形成声窗，并对阴道壁形成压力。这种检查方式有利于对阴道壁及前后阴道穹隆进行更为全面的检查（图 1-6-33）。

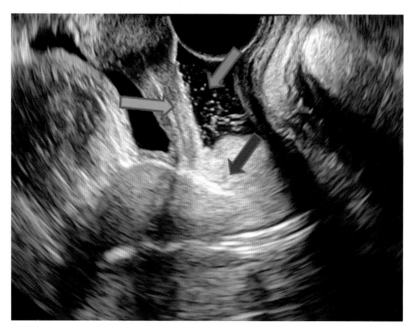

图 1-6-33　阴道内注入生理盐水的超声图像
蓝色箭头指处为注入生理盐水的阴道，绿色箭头指处为阴道前壁，红色箭头指处为子宫颈

当以油性液体作为造影剂，首先用 20ml 注射器向阴道后穹隆注入 20~50ml 造影剂，然后再放置超声探头。油性液体形成的声窗利于对盆腔后半部分进行检查。注射器抽取造影剂及向阴道内注射造影剂时应仔细操作，尽量避免产生气泡。将造影剂注入阴道，完全充填阴道后穹隆。现有研究表明，尚没有患者需重复注射造影剂。

利用经阴道超声进行经直肠超声检查：如果无法进行阴道超声检查，如患者没有性生活时，或经阴道超声检查无法达到检查目的，必要时可进行经直肠超声检查。

经阴道三维超声成像：现有的一项研究表明，三维（3D）超声成像可用于除外肠道的盆腔后半部分，如宫骶韧带、阴道、阴道直肠隔等组织发生的 DIE 病变诊断。但三维超声成像无法估计盆腔脏器的活动度，也无法描绘盆腔内的压痛点。

经会阴三维超声检查：现有研究未发现较之二维超声检查，经会阴三维超声在 DIE 疾病的诊断、描述方面具备优越性。但有研究报道，经会阴三维超声可作为阴道直肠隔部位子宫内膜异位症有效、可重复利用的检查方法。Guerriero 等专家建议将经会阴三维超声检查作为 DIE 结节的检查方法，因为其在描绘结节外形、边缘形态方面具备优越性。

三维直肠超声成像：现有研究未发现三维直肠超声成像在 DIE 疾病的诊断、描述方面具备优越性。但最近一项研究提出其与 MRI 检查结果具有高度一致性。

经阴道弹性成像：目前鲜少有关于经阴道弹性成像用于 DIE 疾病诊断的研究报道，DIE 结节通常意味着组织的硬度增加。

对检查有宫旁浸润的患者，应该进行双肾超声检查除外肾盂输尿管积水，必要时进行静脉肾盂造影（IVP）明确梗阻部位及肾血流图检查评估肾功能受损情况。

（5）其他检查：主要有磁共振成像（MRI）检查、膀胱镜检查等。

MRI 检查：MRI 检查的优点是对整个盆腔脏器，无论是前盆腔或后盆腔均可同时检查，这有两点原因：① DIE 主要位于子宫后方，经阴道超声不能很好检查的地方。② DIE 如果位于膀胱，MRI 的诊断会优于阴道超声检查。尽管 MRI 对子宫骶骨韧带的诊断比较敏感，但对肠道的侵犯程度判断相对较不敏感。图 1-6-34 为 MRI 检查探及的 DIE 病灶。

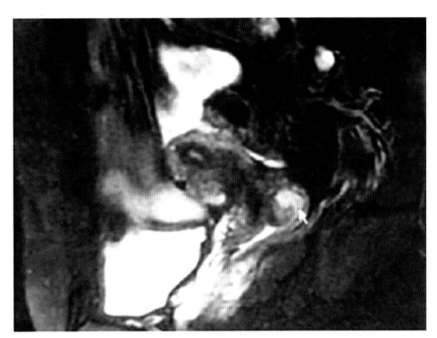

图 1-6-34　MRI 影像显示阴道后穹隆片状异常信号（白色箭头所指处）
结节局限于子宫颈，边界欠清。直肠前壁低信号带连续，宫旁脂肪间隙存在。腹腔镜手术证实为 DIE 病灶

膀胱镜检查：如果怀疑膀胱子宫内膜异位症，应行膀胱镜检查，但是如果膀胱镜检查无异常，并不能排除膀胱子宫内膜异位症的存在。膀胱镜检查还可判断病灶与输尿管膀胱开口的关系，以便决定手术方式。

相关检测：血清 CA125 测定对 DIE 诊断有一定的参考意义，尤其术前血清 CA125 升高者，随诊血清 CA125 的变化可以作为判断手术疗效和预测复发的一项指标。

四、DIE 的治疗措施及临床价值

前文已经述及对 DIE 病灶的准确定位是评估治疗方案和临床疗效的基础，现有研究已充分证实经阴道超声检查在卵巢子宫内膜异位症及 DIE 病变诊断方面的价值，当考虑存在严重类型的 DIE 病变或子宫直肠陷凹病灶时，结合经阴道超声检查结果可协助制订全面的手术治疗方案。目前，DIE 的治疗主要有以下几种措施。

（一）药物治疗

迄今缺乏针对 DIE 的特殊药物，但现有的药物治疗方案仍有积极的临床意义。DIE 的药物治疗原则及其药物种类与其他类型的内异症无异，治疗的目的在于缓解病情或作为手术前后的辅助治疗。药物治疗有助于缓解疼痛、缩小病灶，但往往于停药后复发。目前常用的药物包括丹那唑、高效孕激素、内美通、促性腺激素释放激素类似物（GnRH-α）、左炔诺孕酮宫内释放系统以及丹那唑宫内环等。

药物治疗的适应证：①病变广泛，手术风险大，切除困难，手术前先用药物使病灶萎缩，减少术中出血，提高手术成功率。②既往已手术治疗多次，症状复发。③由于各种原因导致手术延期。需要强调的是，术前用药本身并不能改善手术预后，但术后继续药物治疗可延缓病情复发。

（二）手术治疗

DIE 较其他类型内异症更加强调手术治疗。手术目的在于去除 DIE 病灶，剥离粘连，缓解疼痛，延缓复发，并修复病变部位正常解剖关系及生理功能，促进生育能力恢复。

1. 手术方式：手术方式的选择，经腹腔镜手术还是开腹手术不仅取决于 DIE 病灶分期，亦与操作者的经验和技术有关。不同的手术方式对于缓解疼痛、控制病情，无论腹腔镜抑或开腹病灶切除术都显示出明显疗效，但对生育功能的影响尚无明确的证据。预后方面，两种方式手术后内异症复发的概率基本类似，5 年后复发率均约 19%。

临床上，腹腔镜手术的优势显而易见。腹腔镜手术采用膀胱截石位，便于在会阴部操作，术中暴露子宫后方的解剖结构，放入阴道探头和直肠探头辨别相应的解剖结构。由于腹腔镜的放大作用，亦比较容易进入腹膜后间隙，手术视野更为清晰，更容易观察和辨别阴道直肠隔等特殊部位的病灶。同时，手术创伤较小、粘连轻微、疼痛较轻，术后康复较快。

一次手术将 DIE 病灶完全切除是获得良好疗效的关键。DIE 病灶的分布决定手术方式和范围。膀胱部分切除术用于治疗膀胱子宫内膜异位症。尽管这一手术可在腹腔镜下完成，但如果病灶位于输尿管开口处，术中需要行输尿管膀胱植入术时，仍以开腹手术为妥。

当病灶位于子宫骶骨韧带时，腹腔镜手术切除病灶非常有效。为避免损伤输尿管，在切除病灶时首先应将输尿管分离出来。经膀胱镜置入输尿管导管有助于输尿管的分离及避免损伤。如果病灶较大，有时需要将直肠侧窝分离。如果病灶累及双侧子宫骶骨韧带，就应切除双侧韧带。反之，如果病灶仅累及一侧子宫骶骨韧带，则切除患侧即可。此种情况下，病灶往往不累及阴道壁，因此没有必要切除部分阴道壁。如果病灶累及阴道壁，可经腹腔镜或经阴道切除病灶。此时先分离直肠旁间隙，将直肠壁从阴道壁游离，然后将阴道壁上的病灶切除。

对于肠道子宫内膜异位症，应根据患者年龄、是否希望妊娠、过去手术情况、及肠道 DIE 的特征（位置、数量、侵犯肠壁的大小和范围、距离肛门的长度、是否伴随其他部位 DIE 存在）、盆腔粘连程度和范围以及手术者的经验来决定手术方式和途径，处理方式的关键取决于病灶是否侵犯肠壁肌层。如果病灶只是位于肠道浆膜面，未累及肌层，则不需要进行任何肠道手术。无论是开腹手术还是腹腔镜手术均可用于对肠道子宫内膜异位症的治疗。

　　肠道 DIE 的手术方式主要有以下几种：①腹腔镜下肠表面病灶切除：位于肠浆膜表面的表浅子宫内膜异位症病灶可用剪刀切除，如用电凝分离必须小心，它可以引起热损伤，导致迟发性肠穿孔。在病灶切除后，对表面的创面可间断缝合。②腹腔镜下肠壁全层碟型切除：对于病灶侵犯肠壁全层的患者，可采用肠壁全层碟型切除。将肠壁沿病灶纵向切开，但可横向缝合，以避免肠腔狭窄。肠黏膜可用连续缝合，浆肌层可用丝线间断缝合两层。③部分肠切除（经腹腔镜或开腹手术）：部分肠切除可经腹腔镜或开腹手术完成，只需把肠壁的子宫内膜异位症病灶去除即可。肠部分切除主要适用于单个病灶大于 3cm，单个病灶侵犯肠壁肌层超过 50%，或者超过 3 个病灶侵犯肠壁肌层。术时要分离直肠旁间隙，游离直肠，不必将病灶从肠壁分出。最好贴近直肠壁分离纤维脂肪组织，肠系膜分离不要太远，距病灶 2cm 即可。用直线切割吻合器将肠管远端切除，近端自耻骨联合上小切口脱出腹腔，然后切除病灶，再用肠管吻合器将肠管两断端吻合，在盆腔灌满水后经肛门注入气体可检查吻合口有无漏孔。

　　2. 手术并发症：常见的并发症为输尿管损伤和吻合口瘘。手术时先游离出输尿管，有利于避免伤及输尿管。其他并发症包括直肠阴道瘘形成、会阴部脓肿和暂时性肠激惹征等。当病灶广泛累及子宫骶韧带者，尚可能损伤支配膀胱的神经，引起术后尿潴留和排尿困难。消化道常见的并发症为腹泻或便秘、排便困难。

　　IDEA 共识综合了妇产科临床医生、腹腔镜外科医生、妇产科超声专家、影像学专家各自的不同意见，详细描述了对可疑有子宫内膜异位病变的女性盆腔系统性超声检查的方法，以及相关的定义和测量方法。目前，由于在描述解剖结构、位置方面缺乏统一的命名标准，尚难以对已发表的文献进行比对分析。IDEA 希望共识中涉及的相关术语、定义能够在世界各个医疗中心得到推广，进而统一超声下子宫内膜异位症病变位置、范围的规范命名，并认为相关术语标准化的制定必将大大推进多中心研究工作的进行。

参考文献

[1] Guerriero S，Condous G，van den Bosch T，et al. Systematic approach to sonographic evaluation of the pelvis in women with suspected endometriosis，including terms，definitions and measurements：a consensus opinion from the International Deep Endometriosis Analysis（IDEA）group [J]. Ultrasound Obstet Gynecol，2016，48（3）：318-332.

[2] 王曼顿，戴毅，夏宇，等 . 深部浸润型子宫内膜异位症的影像诊断研究进展 [J]. 中国医学影像学杂志，2017，25（8）：628-631.

[3] Kanno K，Andou M，Oyama K，et al. Laparoscopic Ureteral Reimplantation for Obstructive Megaureter with Deeply Infiltrating Endometriosis. J Minim Invasive Gynecol [J]，2018，25（3）：372-373.

[4] Zheng YM，Peng C. Incidence of deeply infiltrating endometriosis among 240 cases of pelvic endometriosis and analysis of its clinical and pathological characteristics.Zhonghua Fu Chan Ke Za Zhi [J]，2020，55（6）：384-389.

[5] Kiyoshi Kanno，Masaaki Andou. Laparoscopic Ureteral Reimplantation for Obstructive Megaureter.The Joumal of Minimally Invasive Gynecology [J] 2017，29：372-73.

[6] Abrao MS, Petraglia F, Falcone T, et al.Deep endometriosis infiltrating the recto-sigmoid: critical factors to consider before management [J]. Hum Reprod Update, 2015, 21: 329-339.

[7] 马明. 观察超声诊断深部浸润型子宫内膜异位症（DIE）累及不同盆腔组织的价值 [J].中国医疗器械信息，2020，26（20）：121-123.

[8] 沙恩波，王立旻，王慧，等. 经阴道彩色多普勒超声对深部浸润型子宫内膜异位症的诊断 [J]. 中国生育健康杂志，2019，30（2）：135-138.

[9] 宫玉晶. 经阴道彩色多普勒超声对深部浸润型子宫内膜异位症患者的诊断价值 [J]. 中国医药指南，2020，18（27）：77-81.

（刘敏）

第七节　输卵管性不孕诊治的指南、共识及解读

一、概述

不孕（育）症是一种由多种病因导致的生育障碍状态，是生育期夫妇的生殖健康不良事件，女性无避孕性生活至少 12 个月而未孕称为不孕症，对男性则称为不育症。不孕症患者临床并不少见，不孕夫妇占已婚夫妇的 7%~15%，其中，女性不孕占 40%~50%。不孕症中以女性因素为主，而女性不孕的首要原因是不同程度的输卵管阻塞。文献报道，不孕的众多因素中，输卵管源性不孕占较大比例，为 30%~50%。输卵管性不孕是指由于各种因素形成输卵管管壁肌肉收缩功能及上皮纤毛蠕动减弱或输卵管粘连、积水及阻塞等，引起输卵管伞端拾取卵子及运送受精卵进入宫腔着床的功能丧失，导致女性不孕。引起不孕的输卵管病变包括输卵管近端梗阻、远端梗阻、全程阻塞、输卵管周围炎、输卵管功能异常和先天性输卵管畸形。

近年来，对于输卵管性不孕的治疗正在被新兴的辅助生殖技术替代，由于治疗结局与诊断的准确性、病变的特征、医疗手段的供给以及患者的个人意愿都密切相关，个体化的治疗方案是大势所趋，2013 年英国国家卫生与临床评价研究所（National Institute for Health and Clinical Excellence，NICE）提出输卵管性不孕诊治指南。2015 年美国生殖医学会（American Society for Reproductive Medicine，ASRM）提出输卵管性不孕诊治专家共识。2018 年中华医学会生殖医学分会根据目前我国国情，参考分析了国内外的相关循证证据，提出了输卵管性不孕诊治的中国专家共识。

（一）流行病学

据统计，输卵管因素占妇女不孕的 14%。输卵管阻塞包括近端（离子宫最近）、中段或远端（离子宫最远）。近端（子宫输卵管）梗阻发生在 10%~25% 的输卵管疾病妇女。

子宫输卵管造影（hysterosalpingography，HSG）检查结果显示：输卵管因素不孕中约有 40% 为输卵管近端阻塞，约 35% 为输卵管远端阻塞。近年来，由于腹腔镜技术在不孕症患者中应用的不断普及，输卵管因素对女性生育功能的影响备受关注，现已证实输卵管因素是造成女性不孕症的主要原因之一。输卵

管疾患在腹腔镜或宫腔镜检查中可以表现为：输卵管粘连、输卵管积水及输卵管阻塞，其中输卵管阻塞可以发生在近端，也可以发生在远端，甚至整个输卵管。

（二）病因

输卵管疾病包括由感染、子宫内膜异位症和既往手术引起的输卵管阻塞和盆腔粘连。输卵管性不孕的高危因素包括盆腔炎性疾病、异位妊娠史、盆腹部手术史、阑尾炎、宫腔操作史、子宫内膜异位症。其中，盆腔感染性疾病（pelvic infectious diseases，PID）引起的盆腔粘连是导致输卵管性不孕的主要原因。

引起 PID 的高危因素包括患者的不洁性生活、抵抗力下降、创伤性检查或治疗、妊娠相关感染等。引起 PID 的病原体有两个主要来源：①内源性病原体，来自寄居于阴道内的菌群，包括需氧菌及厌氧菌，可以仅为需氧菌或厌氧菌感染，但以需氧菌及厌氧菌混合感染多见。②外源性病原体，主要为性传播疾病的病原体，主要是淋病奈瑟菌、沙眼衣原体及支原体。淋病奈瑟菌、沙眼衣原体感染几乎占 PID 的1/3~1/2。结核杆菌也是导致 PID 的常见病原体。

输卵管发育异常比较罕见，是副中肾管头端发育受阻，常与子宫发育异常同时存在。其中，影响受孕的主要为输卵管缺失及输卵管发育不全。输卵管发育不全多表现为输卵管细长弯曲，肌肉不同程度的发育不全，无管腔或管腔部分通畅造成不孕。

子宫内膜异位症约占女性不孕症的 5%。它的定义是子宫腔外出现子宫内膜组织，引起腹膜病变、粘连和卵巢囊肿，并伴有盆腔疼痛、痛经和不孕症。

二、评估输卵管通畅的术语及描述

（一）评估输卵管通畅程度的方法

（1）子宫输卵管造影（HSG）。

（2）超声子宫输卵管造影（hysterosalpingo-contrast-ultrasonography，HyCoSy）。

（3）宫腔镜下插管通液。

（4）腹腔镜下亚甲蓝通液。

（5）输卵管镜检查。

（6）生理盐水灌注超声检查（saline infusion sonography，SIS）。

（二）评估输卵管通畅程度的术语描述

（1）子宫输卵管造影（HSG）是诊断输卵管通畅性的首选。①输卵管通畅：对比剂顺畅进入输卵管内，大量对比剂快速弥散入盆腔，复查时管腔内无对比剂残留。②输卵管通而不畅：对比剂进入输卵管内较缓慢并弥散入盆腔，严重者需加压后对比剂才能进入盆腔，复查时管腔内见对比剂残留。③输卵管阻塞：对比剂停留在阻塞的部位，盆腔内无对比剂弥散。

（2）超声子宫输卵管造影（HyCoSy）评估输卵管通畅性有一定价值。①输卵管通畅：注入造影剂无明显阻力、无反流、患者无明显不适。造影剂强回声自宫角迅速向输卵管移动，输卵管全程充满造影剂强回声，走行自然、柔顺，管径粗细均匀、光滑；伞端可见大量造影剂溢出。卵巢周围环状强回声带，子宫周围及盆腔内造影剂弥散均匀。②输卵管不通：推注造影剂时阻力较大，须加压推注，停止加压后可见造影剂部分或全部反流，患者有明显不适或下腹痛感。造影剂在宫腔内滚动、宫腔充盈饱满宫角圆钝，输卵管全程不显影或中远端部分不显影或远端膨大，伞端无造影剂溢出。卵巢周围无环状强回声带，子宫周围及盆腔内未见造影剂回声。

（3）宫腔镜下插管通液可作为排除假性近端梗阻的一种检查方式。①输卵管完全通畅：注药阻力小或无明显阻力感觉，或经加压注射后阻力感觉明显减轻或消失。镜下无输卵管口气泡溢出或药液逆流。②部分通畅：注药中遇到一定阻力，镜下观察输卵管口存在气泡溢出或少量药液逆流等现象。③阻塞：注药中阻力感明显，镜下出现输卵管口溢出大量气泡或存在大量药液逆流等现象。

（4）腹腔镜下亚甲蓝通液是目前评估输卵管通畅性最准确的方法，但因操作复杂、价格昂贵等原因不作为首选。轻度输卵管远端梗阻腹腔镜下表现为输卵管轻度积水、输卵管管腔轻微扩张（≤3cm）、管壁柔软、黏膜皱襞存在且输卵管内膜丰富、周围粘连疏松等轻度损害。重度输卵管远端梗阻腹腔镜下表现为输卵管管腔明显扩张、管壁增厚纤维化、伞端纤毛缺失和管周广泛致密粘连。

（5）输卵管镜可作为评估输卵管功能的补充手段，但作为常规诊断手段证据不足。

（6）生理盐水灌注超声检查（SIS）是一种使用液体和超声来确定输卵管通畅的检查。因其准确性差，目前少用。

三、评价指标的构建及应用

（一）NICE 输卵管性不孕的诊治指标的构建

NICE 输卵管性不孕诊治指南指标的构建，对于所有的研究领域，研究设计中把最不受偏倚影响的证据都包括在内。尽可能使用最高水平的证据，所有的论文都使用指南评估，并使用已发表的系统回顾或Meta 分析。如果以上都没有，选择其他适当的实验性或观察性研究。对发表的文章进行方法学评估，并使用现有的最佳证据来组成和支持这些建议。每个临床问题都选择最高水平的证据。根据证据等级对检索到的证据进行分级（表 1-7-1）。

表 1-7-1　证据等级

等级	证据
1a	随机对照试验的系统回顾和 Meta 分析
1b	至少一项随机对照试验
2a	至少一项设计良好的非随机对照研究
2b	至少一项其他类型设计良好的准实验研究
3	设计良好的非实验性描述性研究，如对照研究、相关性研究或病例研究
4	专家委员会报告或意见和（或）专家临床经验

每个临床问题都选择可以获得的最高水平的证据。对于疗法或治疗的问题，最高水平的证据是随机对照试验（randomised controlled trials，RCT）、Meta 分析或单个随机对照试验。对于预后问题，队列研究可能是最好的证据水平，这相当于 b 级的建议。然而，这不应该被认为是较低的推荐等级，因为它代表了这类临床问题所能获得的最高水平的证据。对于诊断性试验，如果需要了解试验的疗效，则使用试验评价研究；但如果需要评估试验在管理和结果方面的有效性，则使用来自随机对照试验或队列研究的证据。所有检索的文章均采用已发表的指南进行方法学评价。在适当的情况下，如果存在与某一主题相关的系统回顾、Meta 分析或 RCT，则排除设计较差的研究。

（二）输卵管性不孕的诊断指标的应用

1. HSG：HSG方便、廉价，创伤较腹腔镜小。目前可以检查输卵管近端和远端的阻塞（图1-7-1），显示峡部的结节性输卵管炎，了解输卵管的细节并评估输卵管周围的炎症情况。但HSG缺点为具有放射性，术后需避孕3个月，亦可因输卵管痉挛造成梗阻的假象，需常规做碘过敏试验以避免过敏反应。一旦进入血管可形成油栓，并可诱发急性盆腔炎。

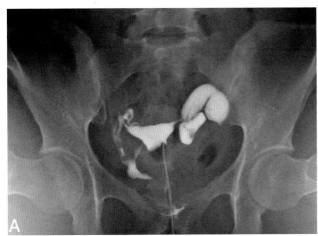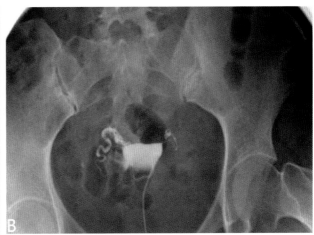

图1-7-1　HSG输卵管碘油造影图
A.左侧输卵管梗阻并积水，右侧输卵管通而不畅；B.左侧输卵管梗阻，右侧输卵管通畅

NICE三项研究的荟萃分析得出，HSG检测输卵管阻塞的敏感性和特异性分别为0.65（95%CI 0.50~0.78）和0.83（95%CI 0.77~0.88）（证据等级2b）。另一项研究的结果表明输卵管造影可以作为无盆腔感染史夫妇的筛查试验，如果有异常，则需进行腹腔镜检查（证据等级2b）。输卵管造影提示存在梗阻时，只有38%的女性可以通过腹腔镜检查得到证实。因此，子宫输卵管造影并不是输卵管阻塞的可靠指标。然而，当输卵管造影提示输卵管通畅时，94%的妇女可以通过腹腔镜检查得到证实，因此输卵管造影是输卵管通畅的可靠指标。一项对23项检测评价研究的Meta分析发现，在诊断输卵管病变时，使用酶联免疫吸附试验（ELISA）、免疫荧光或微免疫荧光的衣原体抗体检测的鉴别能力与HSG相当。

ASRM HSG使用水溶或脂溶性造影剂，是评估输卵管通畅的传统和标准方法，可能有一些治疗方面的作用。输卵管造影可以检查近端和远端输卵管闭塞，显示峡部的结节性输卵管炎，显示有潜在预后价值的输卵管结构细节，当造影剂的溢出延迟或呈包裹性时，可以分别提示输卵管包茎或输卵管周围粘连的存在。HSG的阳性预测值和阴性预测值分别为38%和94%。研究表明输卵管近端梗阻需要进一步评估以排除由短暂的输卵管、子宫肌层收缩或导管位置引起的伪影。

2. HyCoSy：HyCoSy是近20年来新兴的检查手段，所用的造影剂主要有过氧化氢溶液、0.9%氯化钠液 - 空气混合液、结晶氧、过氧化碳酰胺、爱诺维（Echovist）及声诺维（SonoVue）等。传统的HyCoSy采用常规超声检查技术，造影剂大多为过氧化氢溶液，造影剂气泡较大，造影维持时间短、造影剂与周围组织对比较差，难以观察行走迂曲的输卵管腔及伞端造影剂溢出情况，易受到盆腔气体干扰，影响判断的准确性。目前国内常用的造影剂为SonoVue，提高了信噪比，造影效果和图像质量得到显著改善，延长了显影时间。该检查方式可自动采集机体子宫及双侧输卵管空间立体走形形态，且三维造影成像无需手动检查。此外经阴道实时三维输卵管造影检查可全方位、多视角观察子宫、双侧输卵管及盆腔情况，观察输卵管走形及宫腔形态，并对输卵管通畅性进行分析判断，判断通畅或者梗阻（图1-7-2）。

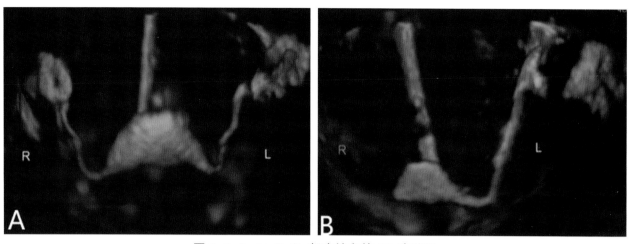

图 1-7-2 HyCoSy 超声输卵管 3D 造影图

A.后位子宫，双侧输卵管通畅；B.后位子宫，左侧输卵管通畅，右侧输卵管梗阻仅显示至右侧宫角

与 HSG 相比，HyCoSy 无放射性，对子宫黏膜下肌瘤、宫腔息肉、宫腔粘连等病变的诊断有更高的敏感性。对于怀疑有子宫内膜病变的患者，或患者对 HSG 的放射性有顾虑时，可选择有经验的超声医生行 HyCoSy 检查。HyCoSy 该检查通过向宫腔内注入正向造影剂，在超声监测下实时观察造影剂通过宫腔、输卵管的情况及盆腔内造影剂弥散情况。因其造影剂不溶解于血液，可通过肺循环排出，检查时并无放射性，安全性高，逐渐在全国开展及应用。随着超声技术发展，超声造影与腹腔镜输卵管通液术的诊断一致率（92.9%）、超声造影的敏感性（93.8%）和特异性（92.2%）逐渐升高。

NICE HyCoSy 评价研究显示超声造影与输卵管造影及腹腔镜下染色通液有良好的统计可比性和一致性（证据等级 1b）。HyCoSy 耐受性良好，可以作为一种适合门诊病人的替代方案（证据等级 1b）。进行超声造影在检测输卵管阻塞方面比生理盐水更有效（证据等级 1b）。

3.宫腔镜下输卵管插管通液：ASRM 宫腔镜下插管通液可以对 HSG 提示的输卵管近端梗阻进行确认和排除。宫腔镜可直接观察到患者的宫腔情况（图 1-7-3），可在检查的同时给予治疗，合并有宫腔病变的患者可选择宫腔镜下插管通液评估输卵管通畅性。

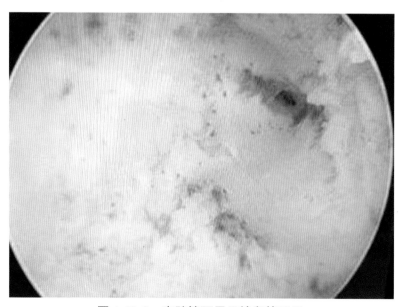

图 1-7-3 宫腔镜下显示输卵管开口

4. 腹腔镜下亚甲蓝通液：ASRM 腹腔镜下亚甲蓝或靛胭脂稀溶液通液可显示输卵管通畅或近端或远端输卵管阻塞。该检查还可以识别和纠正输卵管因素，如输卵管包茎或输卵管周围粘连。其他创伤较小的方法，如子宫输卵管造影可能无法识别这些因素。

腹腔镜检查可作为其他检查手段发现可疑输卵管病变的确诊方法，对同时合并生殖系统病变需要腹腔镜手术处理者可直接选择腹腔镜下亚甲蓝通液术作为检查手段（图 1-7-4）。但腹腔镜诊断也有 3% 左右的假阳性率，存在价格昂贵、需要住院及可能面临手术相关的并发症等问题。

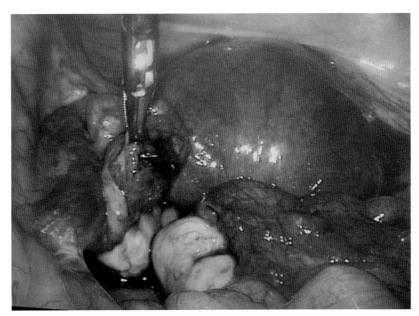

图 1-7-4　腹腔镜下输卵管亚甲蓝通液
腹腔镜下亚甲蓝通液，双侧输卵管通畅

NICE 一项队列研究比较 HSG 和腹腔镜的预后意义，使用调整生育力率比率，即有特定特征的女性单位时间内自然妊娠的概率，与没有这个特征的女性相比。与 HSG 相比，腹腔镜检查发现的输卵管病变对未来的生育能力有更强的影响。

5. 输卵管镜检查：输卵管镜的定义是经阴道对输卵管进行显微内镜检查，直接观察整个输卵管腔。1990 年由 Kerin 首先应用，经阴道观察输卵管间质部到伞端的管腔黏膜形态，以期直接发现输卵管病变，减少患者侵入性治疗。输卵管镜可配合腹腔镜更全面地评估输卵管功能。

NICE 由于输卵管镜检查输卵管正常的女性自发妊娠率（27.6%）高于轻度或重度输卵管病变的女性（11.5% 至 0%），因此输卵管镜检查可能是一种更具鉴别性的检查方法。在另一项研究中，90% 接受输卵管镜检查的女性改变了管理计划，24% 自然受孕（证据等级 3）。然而，还需要进一步的诊断评估研究，而输卵管镜的技术问题限制了该程序在常规临床实践中的应用。

ASRM 输卵管镜、宫腔镜选择性输卵管插管将证实或排除输卵管造影或腹腔镜输卵管通液提示的任何近端输卵管阻塞，并通过特殊的导管系统提供可能的再通矫正手段。

6. 生理盐水灌注超声检查：是一种使用液体和超声来确定输卵管通畅的检查。虽然输注生理盐水后输卵管囊内出现液体可观察到通畅，但该试验不能区分单侧或双侧通畅。

四、临床价值

NICE 可行子宫输卵管造影（HSG）来排除输卵管阻塞，因为这是一个可靠的排除输卵管阻塞的检查。如果有条件，应该考虑使用超声子宫输卵管造影（HyCoSy）检查输卵管阻塞，因为这是一种有效的替代子宫输卵管造影的方法。对于有并发症的女性应接受腹腔镜检查和染色，以便同时评估输卵管和其他盆腔病变。除非有临床提示，否则不应将宫腔镜作为女性初次检查的一部分，因为子宫异常的手术治疗对提高妊娠率的有效性尚未确定。

对于输卵管显微手术和腹腔镜输卵管手术，一项随访3年的队列研究报告，接受输卵管手术的女性比不接受输卵管手术的女性怀孕率更高（接受手术的女性为29%，不接受手术的女性为12%，$P < 0.05$）（证据等级2b）。一项病例系列研究报道，27%、47%和53%的近端输卵管阻塞的女性在手术后1年、2年和3.5年顺利分娩（证据等级3）。病例系列随访显示，远端输卵管闭塞手术后女性的活产率为20%~30%（证据等级3）。另一篇对5个病例系列研究（$n=118$）的描述性综述报道，在接受近端输卵管闭塞的输卵管角吻合术的女性中，每次妊娠的累积异位妊娠率为8%（证据等级3）。几个病例系列报道，输卵管手术后的妊娠率与体外受精（external fertilization，IVF）后的妊娠率相当，有膜状粘连、轻度远端输卵管阻塞或近端输卵管阻塞（证据等级2b-3）。

对于输卵管置管或插管，一项RCT（$n=273$）报道选择性输卵管造影对近端输卵管阻塞的诊断优于腹腔镜下染色通液（证据等级1b）。对于适当选择的患者，选择性输卵管造影联合输卵管插管可作为近端输卵管梗阻的一种观察和治疗途径。一项系统回顾，包括10个队列和11个其他观察性研究的观察性研究，关于选择性输卵管造影和输卵管置管（$n=482$名女性），以及4个关于宫腔镜输卵管置管治疗近端输卵管阻塞的观察性研究（$n=133$名女性）。宫腔镜下输卵管置管比选择性输卵管造影加输卵管置管有更高的妊娠率（宫腔镜下49%，输卵管造影21%）（证据等级2b-3）。接受选择性输卵管造影加输卵管置管术的女性中有3%~9%发生异位妊娠（证据等级2b-3）。

输卵管积水是指在存在远端输卵管梗阻时输卵管扩张，可能由多种原因引起，在接受体外受精的女性中，输卵管积水与早期流产、着床不良和怀孕率有关，可能与子宫内膜容受性改变有关（证据等级2b）。对于在体外受精治疗前进行输卵管积水手术，一项对3个随机对照试验的系统综述显示，与未接受IVF治疗的女性相比，IVF前有输卵管积水的女性行腹腔镜输卵管切除术等输卵管手术，显著提高了活产率和妊娠率（证据等级1a）。两组间异位妊娠、流产、治疗并发症或植入的发生率无显著差异。

对于患有轻度输卵管疾病的女性，输卵管手术可能比不治疗更有效。对于近端输卵管阻塞的女性，可以选择输卵管造影加输卵管导管或宫腔镜输卵管插管，因为这些治疗可以提高受孕的机会。输卵管积水的女性应该在IVF治疗前接受输卵管切除术，最好是腹腔镜手术，因为这可以提高活产的机会。

个体化方案的治疗效果很大程度上依赖于医生对于输卵管病变的理解、诊断和其手术水平，希望将来开展更多基于本病的临床研究，为输卵管性不孕的诊治提供高质量证据。

附

中华医学会生殖医学分会输卵管性不孕诊治的中国专家共识采用推荐意见分级评估、制定及评价（Grading of Recommendation Assessment Development and Evaluation，GRADE）方法对证据和推荐意见进行分级，就输卵管性不孕的诊断、输卵管性不孕辅助生殖治疗及外科手术的选择策略、输卵管梗阻的手术治疗及术后助孕时机选择、辅助生殖治疗中输卵管积水的处理和输卵管梗阻治疗后输卵管妊娠的治疗五个方面进行循证论述。

1. GRADE 分级方法包括：

（1）证据等级：

A 高质量的证据，包括随机对照的系统评价、随机对照研究、全或无病例；

B 队列研究的系统评价、队列研究或较差的随机对照研究、"结果"研究及生态学研究；

C 病例对照研究的系统评价、病例对照研究；

D 单个病例系列研究；

E 未经明确讨论或基于生理学、实验室研究或"第一原则"的专家意见。

（2）推荐等级：

1）有良好和连贯的科学证据支持，强烈推荐或强烈反对；

2）有限的或不连贯的证据支持，推荐或反对；

GPP（专家讨论推荐）。

2. 子宫输卵管通畅度检查：

（1）推荐首选 X 线下子宫输卵管造影（HSG）（证据等级 A）；

（2）可推荐超声下子宫输卵管造影（证据等级 B）；

（3）不建议诊断性腹腔镜下通液检查作为常规检查（证据等级 B）；

（4）如果不孕女性有盆腹腔疾病史（如盆腔炎、异位妊娠史或子宫内膜异位症的症状、体征等）可考虑进行诊断性腹腔镜检查（证据等级 GPP）。

参考文献

[1] National Collaborating Centre for Women's and Children's Health （UK）. Fertility：Assessment and Treatment for People with Fertility Problems [M]. London：Royal College of Obstetricians & Gynaecologists；February 2013.

[2] Practice Committee of the American Society for Reproductive Medicine. Diagnostic evaluation of the infertile female：a committee opinion [J]. Fertil Steril，2015，103（6）：e44–e50.

[3] 林小娜，黄国宁，孙海翔，等. 输卵管性不孕诊治的中国专家共识 [J]. 生殖医学杂志，2018，27（11）：1048–1056.

[4] Gerard M Honoré，Holden AEC，Schenken RS . Pathophysiology and management of proximal tubal blockage.[J]. Fertility & Sterility，1999，71（5）：785–795.

[5] Practice Committee of the American Society for Reproductive Medicine. Role of tubal surgery in the era of assisted reproductive technology：a committee opinion[J]. Fertil Steril，2015，103（6）：e37–e43.

[6] Broeze KA，Opmeer BC，Van Geloven N，et al. Are patient characteristics associated with the accuracy of hysterosalpingography in diagnosing tubal pathology? An individual patient data meta-analysis [J]. Hum Reprod Update，2011，17（3）：293–300.

[7] Wang Y，Qian L. Three- or four-dimensional hysterosalpingo contrast sonography for diagnosing tubal patency in infertile females：a systematic review with meta-analysis [J]. Br J Radiol，2016，89（1063）：20151013.

[8] Alcázar JL，Martinez-Astorquiza Corral T，Orozco R，et al Three-Dimensional Hysterosalpingo-Contrast-Sonography for the Assessment of Tubal Patency in Women with Infertility：A Systematic Review with Meta-

Analysis [J]. Gynecol Obstet Invest，2016，81（4）：289–295.

[9] 张炜，夏和霞．输卵管性不孕的病因和流行病学 [J]. 实用妇产科杂志，2011，27（8）：561–563.

[10] 周力学，杨冬梓．输卵管性不孕的诊断方法和评价 [J]. 实用妇产科杂志，2011，27（8）：563–566.

[11] 王莎莎，李叶阔，程琪，等．经阴道三维超声造影重建技术评价输卵管通畅性的初步探讨 [J]. 中国超声医学杂志，2010，26（10）：932–934.

[12] Wang W，Zhou Q，Gong Y，et al.Assessment of fallopian tube fimbria patency with 4-dimensionalhysterosalpingo-contrast sonography in infertile women [J]. J Ultrasound Med，2017，36（10）：2061–2069.

[13] 官文征，王秀霞．输卵管性不孕症诊治的规范化 [J]. 实用妇产科杂志，2020，36（5）：335–338.

[14] 张奥华，徐净，黄泽萍.经阴道实时三维超声造影与X线造影评价输卵管通畅性的比较[J].实用医学杂志，2015，31（2）：204–206.

（林宁）

第二章　妇科超声检查新技术

第一节　子宫及卵巢超声造影

一、概述

超声造影（contrast-enhanced ultrasonography，CEUS）是利用与人体软组织回声特性明显不同，或将声特性阻抗显著差别的物质注入体腔内、管道内或血管内，以增强对脏器或病变的显示以及血流灌注信息。超声造影使微血管的灌注情况得以显示，有助于肿瘤或组织的活性成分的判别。随着超声造影技术的进步与不断完善，经阴道三维超声造影联合运用三维成像与超声造影技术，突破原先单一二维超声造影的局限，实现连续多切面成像、立体空间显示卵巢肿瘤的微血管灌注情况，及其与周边组织的关系，并更好地显示肿瘤内部的小分隔及乳头样病变。经阴道三维超声造影对卵巢肿瘤良恶性的鉴别诊断效能与磁共振（MR）检查相当，两者的结果对比一致性优。

二、适应证及禁忌证

（一）适应证

1. 子宫肌层与宫腔肿物的鉴别：在常规超声基础上，更多地了解子宫肌瘤、腺肌病及宫腔占位病变（内膜息肉、黏膜下肌瘤、胚胎组织物残留等）超声诊断信息，提高诊断及鉴别诊断能力。

2. 子宫恶性肿瘤：提高超声检查的敏感性和特异性，帮助了解肿瘤浸润范围、程度和周围脏器侵犯情况。

3. 妊娠相关疾病：如异位妊娠、胎盘植入、滋养细胞疾病等，通过异常血流的检测，提高诊断价值、指导临床治疗和疗效观察。

4. 盆腔内肿块：帮助判断组织来源，确定物理性质（囊性、实性），鉴别良恶性。

5. 盆腔炎性病变的诊断和疗效观察。

6. 超声介入中应用：引导穿刺活检，指导局部消融治疗及疗效评估。

（二）禁忌证

1. 患有严重颅脑及心脏疾患。

2. 精神疾病患者。

3. 对造影剂过敏的患者。

4. 妊娠期、哺乳期女性。

5. 严重的阴道炎症。

三、检查方法

根据检查需要，选择经腹部或经阴道探头，腹部探头频率为 2.5~4.0MHz，阴道探头频率为 5.0~9.0MHz。

1. 造影前常规超声检查：采用经腹部及经阴道（必要时经直肠）方式联合检查，了解子宫及附件区域一般情况。

2. 超声造影检查：

（1）造影剂及造影条件设置：造影剂的制备及注射参考造影剂说明书。造影剂经外周静脉团注，推荐剂量经腹部检查为 1.2~2.4ml，经阴道检查的推荐剂量为 2.0~4.8ml。造影条件的设置要求图像能够达到最优化，并获得充分的组织抑制，保持足够的深度穿透力，调节 MI 为 0.04~0.08，聚焦点置于病灶底部水平，增益调节以二维灰阶背景回声刚刚消失、膀胱后壁界面隐约可见为准。

（2）造影检查步骤：①将切面固定于目标区域，切换到造影成像模式，调节超声造影成像条件。②注射造影剂并开始计时，当造影剂微泡到达目标时，缓慢扇形扫查整个病灶，观察造影剂灌注情况。③连续存储超声造影 120s 内的图像，如有必要也可连续存储 3~5min 的图像。④若对病变区进行时间－强度曲线定量分析，应固定探头于感兴趣区，全程记录灌注过程。

四、注意事项及观察内容

（一）检查前及检查时注意事项

1. 经腹部超声造影时，应适度充盈膀胱。经阴道超声造影前应排空膀胱。

2. 根据目标病灶大小及位置选择扫查方式。

3. 选择常规超声显示血流最丰富的区域为目标。对于附件区囊实性肿块，则选择病灶的实性部分为目标。并建议显示部分子宫肌层或卵巢组织作为参照。

4. 注射造影剂针头直径 ≥ 20G，避免注射时因机械冲击发生微泡破裂，影响造影效果。

5. 需二次注射的患者，间隔时间至少 10min 以保证循环中的微泡已清除。

（二）观察内容

关于子宫和附件肿块超声造影评价方法及指标，目前尚无统一标准，参照文献报道及多中心的研究结果，中国超声造影临床应用指南建议采用定性的观察方法进行分析，鉴别肿块良恶性时，可同时进行时间－强度曲线定量分析作为补充。

1. 时相划分：分为增强早期和增强晚期。增强早期指子宫动脉开始灌注至子宫肌层完全灌注，逐渐增强达峰值的过程；增强晚期指自子宫肌层峰值强度开始消退至造影前水平的过程。

2. 观察指标：观察并记录病灶增强时间、增强水平和造影剂分布形态特征。开始增强时间为从注入造影剂至观察目标内出现增强的时间，并以子宫肌层为参照，分为早增强、同步增强及迟增强。增强水平以子宫肌层为参照，分为高、等、低及无增强，当病灶增强水平不一致时，以最高增强部分为准。造影剂分布主要分为均匀和不均匀。

3. 时间－强度曲线：定量分析记录病灶内造影剂从出现（开始）增强、强度达到高峰、开始消退以及持续增强的整个过程，并分析开始增强时间、达峰时间、峰值强度、半廓清时间、曲线下面积等参数。

五、临床应用

（一）子宫

1.正常子宫的超声造影表现：实时超声造影可清晰显示子宫内动脉的循环灌注特征。注射造影剂后10~20s，子宫动脉主干及其分支首先灌注呈高增强。随之子宫肌层增强，增强顺序为浆膜层→肌层（外→内）→内膜层，子宫颈与子宫体同步或稍晚于宫体增强。造影剂分布均匀，肌层强度高于内膜层。消退顺序与之相反，即子宫内膜先消退，子宫肌层及子宫颈随后同步消退（图2-1-1）。

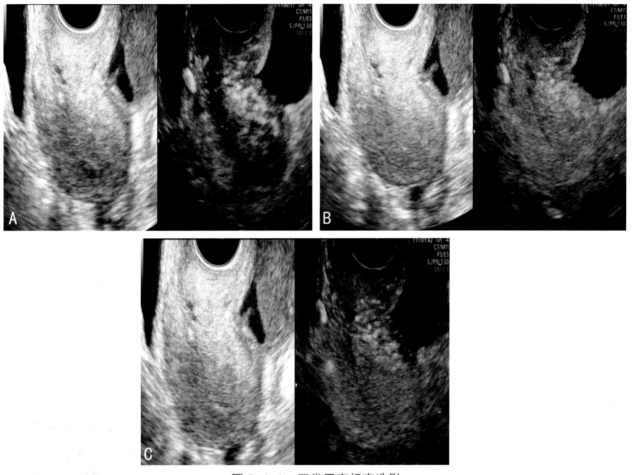

图 2-1-1　正常子宫超声造影

A.造影剂注射17s时，子宫肌层与子宫颈增强后，子宫内膜仍未强化；B.造影剂注射27s时，子宫肌层、子宫颈与子宫内膜三者呈等增强；C.造影剂注射后79s时，子宫内膜消退，其消退时间早于子宫肌层和子宫颈肌层。

2.子宫肌瘤与子宫腺肌病超声造影表现：

（1）子宫肌瘤：造影结果因子宫肌瘤类型、部位、患者年龄、有无变性等不同而存在较大差异。肌壁间肌瘤有假包膜时，包膜首先增强呈包绕的环状，随后造影剂进入瘤体内部，表现为均匀性等增强或高增强。小的肌瘤包膜增强不明显，瘤体呈均匀性增强。消退时顺序相反，瘤体内部造影剂消退较正常肌层快，表现为相对低增强，而假包膜消退相对较慢呈稍高增强，可较好勾画出瘤体边界，清晰显示肌瘤数目、大小和位置。有蒂的黏膜下肌瘤，蒂部血管首先增强，并伸入宫腔，再显示由其分支血管包绕肌瘤周边并进入瘤内，瘤体呈均匀性增强（图2-1-2）。无蒂的黏膜下肌瘤则表现为基底部出现枝状或丛

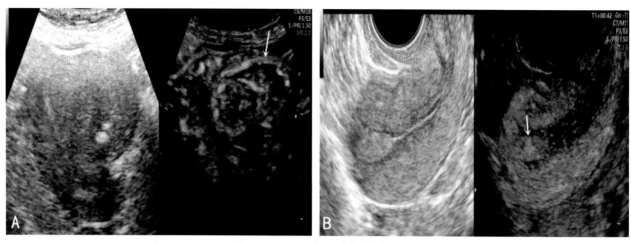

图 2-1-2　子宫肌瘤超声造影

A. 箭头所示，造影剂注射 16s 时，病灶包膜首先增强呈包绕的环状，随后造影剂进入瘤体内部；B. 箭头所示，子宫黏膜下肌瘤的超声造影

状滋养血管的增强，并迅速向宫腔内膜侧的瘤体充盈。浆膜下肌瘤或阔韧带肌瘤，增强早期先显示与宫体相连的瘤蒂血管，再发出分支环绕并伸入瘤体，增强时间与子宫肌层基本一致，表现为同步灌注，增强强度可高于或等于肌层，体积大的多呈低增强。

　　肌瘤玻璃样变性及囊性变时，变性区域无造影剂灌注，其余部分仍有肌瘤典型的灌注及消退特点。肉瘤样变时，可见多条滋养血管呈不规则分支状同时灌注，瘤体内造影剂分布明显不均匀，并见大片充盈缺损区，消退时无明显包膜感，病灶区与肌层分界不清。

　　（2）子宫腺肌病：子宫腺肌病根据病变分布的范围，分为弥漫性和局限性两种。超声造影时肌层病变区灌注表现为多样化，开始灌注时间可较正常子宫提前、同步或延后，整个病变区呈非均匀性、多灶性增强，与周围正常肌层分界模糊（图 2-1-3）；消退时，病变区和周围肌层几乎同时消退。子宫腺肌病不形成假包膜，整个造影过程均未见明显的周边环状增强，与子宫肌瘤明显不同，可为两者的鉴别诊断提供依据。

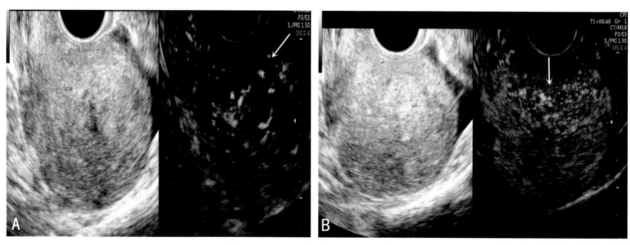

图 2-1-3　子宫腺肌病超声造影

A. 箭头所示，开始灌注时间可较正常子宫提前，病灶内可见树枝状增强；B. 箭头所示，整个病变区呈非均匀性增强，与周围正常肌层分界模糊

3. 子宫内膜息肉：内膜息肉由肌层内子宫动脉分支发出的细条状滋养血管供血，内膜组织则通过螺旋动脉供血，供血途径的不同决定了内膜息肉超声造影的表现。超声造影时内膜息肉开始增强时间等于或稍晚于子宫肌层，早于子宫内膜，呈整体快速增强，增强强度与子宫肌层基本一致，高于子宫内膜增强水平（图 2-1-4）。继发囊性变时，增强早期可见不均匀增强，并见蜂窝状无灌注区。

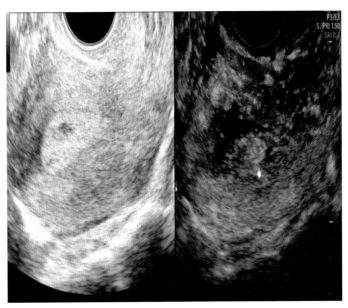

图 2-1-4　子宫内膜息肉超声造影
指标为子宫内膜息肉开始增强时间等于子宫肌层，早于子宫内膜，增强强度与子宫肌层基本一致

4. 子宫内膜癌：早期常规超声检查多无异常，或仅有内膜增厚，超声造影多无灌注异常。随着癌肿浸润进展，中晚期内膜癌超声造影显示明显的灌注异常。增强早期，病变的内膜组织显示快速高增强，开始增强时间、达峰时间明显早于周围正常肌层（图 2-1-5）。消退时，癌肿区域造影剂减退快，呈相对低增强，与周围正常肌层分界相对清晰。造影剂的强度分布变化，勾画出病变范围及侵入肌壁的深度与范围，对临床治疗和分期有一定指导意义。

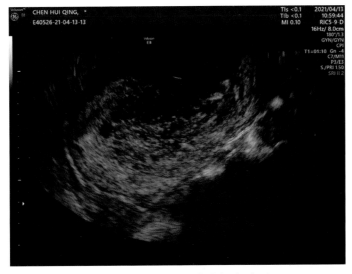

图 2-1-5　子宫内膜癌超声造影
增强早期，病变的内膜组织显示快速高增强，开始增强时间、达峰时间明显早于周围正常肌层

5. 子宫颈癌：子宫颈癌的超声造影表现取决于病程发展的不同阶段。超声造影对于子宫颈癌的诊断具有较高的准确率，Ⅱ期以上癌肿在增强早期呈现为早于宫体的快速不均匀性高增强，迅速达到高峰，形成环状及团状高增强造影表现，与子宫体形成明显界限；增强晚期造影剂消退快于子宫体，呈低增强（图2-1-6）。即使对于Ⅰb期子宫颈无明显形态变化的患者，超声造影仍可提示局部血流灌注异常。对于浸润范围的判断，超声造影同样有较高的准确率，子宫体与子宫颈癌病变区造影时形成的分界，有助于识别子宫颈癌的病变范围及浸润程度，为子宫颈癌的不同临床分期提供影像学依据。

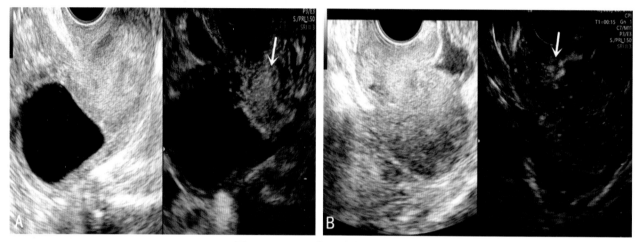

图2-1-6　子宫颈癌超声造影

A&B箭头所示，增强早期，呈早于子宫体的快速不均匀性高增强，迅速达到高峰，形成团状高增强造影表现，与子宫体形成明显界限

6. 妊娠相关病变：

（1）胎盘粘连与植入（图2-1-7）：超声造影显示胎盘组织灌注，可定位残留胎盘位置、大小、与子宫肌壁的界限，判断植入的部位与程度。残留病灶可以呈高增强，提示血供丰富；可以呈无增强，提示病灶为乏血供或有机化。超声造影对剖宫产切口处胎盘植入亦有较高的敏感性和准确性，能清楚显示胎盘植入的部位、与子宫切口周边肌层的关系以及相邻浆膜层的厚度，判断植入的程度。这类病例几乎都需要子宫动脉栓塞后行清宫术，超声造影为临床治疗与判断预后提供了重要信息。

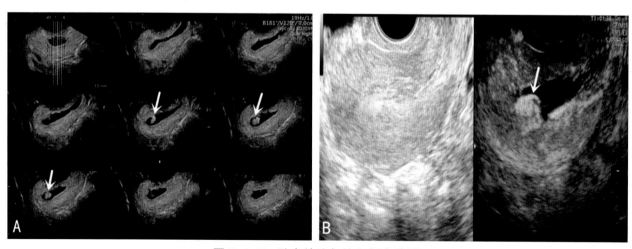

图2-1-7　胎盘粘连与植入超声造影

A. 箭头所示，胎盘残留：残留病灶呈高增强；B. 箭头所示，胎盘植入：病灶呈高增强，植入子宫后壁肌层

（2）宫内血块：宫腔内血凝块在二维超声上可显示为杂乱回声，也可显示为均匀或不均匀的中高回声，很难明确是否为单纯的血凝块，但因其内无血流灌注，故超声造影表现为病灶区始终无造影剂灌注，与周围宫壁组织边界清晰。

（3）妊娠滋养细胞肿瘤：包括侵蚀性葡萄胎和绒毛膜癌等。超声造影表现为离心式灌注，即由病灶区域一点或多点早期快速高增强，强度高于周围肌层，并向周边快速灌注，或呈肌层内杂乱血管多点多中心向周边快速灌注，并持续增强，消退较晚。CDFI 显示血流缺乏的区域，超声造影表现为无增强或低增强。

7. 子宫造影临床应用效果：高氏等对 112 例疑诊子宫内膜疾病患者行经静脉超声造影检查，全部病例经不同手段获得病理结果，比较分析不同时相的超声造影图像特征。研究结果子宫内膜病变不同病理类型超声造影图像具有不同的特征，能提高子宫内膜病变诊断的准确率，为临床提供重要参考信息。

黄氏等研究结果表明超声造影对 IB 期以上的子宫颈浸润癌诊断的准确率为 97.56%，对浸润范围的评估其准确率可达 87.5%。张新玲等行超声造影评价子宫颈癌浸润周围组织的情况，超声造影与磁共振检查结果比较无显著性差异。

杨氏等对 62 例子宫肌瘤、19 例子宫腺肌瘤及 5 例子宫肉瘤的患者进行超声造影检查并分析其声像图特点。结果增强早期，子宫肌瘤主要表现为周边血管首先灌注呈环状高增强，后呈分枝状进入瘤体内部，继而整个瘤体呈均匀或不均匀等增强，变性区域则无增强；增强晚期呈周边环状高增强，内部低增强，边界清晰。子宫腺肌瘤早期主要表现为与肌层同步的多血管放射状不均匀等增强晚期造影剂消退呈不均匀低增强，边界不清。子宫肉瘤主要表现为与肌层同步的不均匀高增强，内部可见大片无增强区域；后期病灶区域造影剂无明显消退。研究结果超声造影可清楚显示子宫肌层肿瘤的形态学特征，为鉴别诊断提供有用的信息。

（二）卵巢

1. 正常卵巢超声造影表现：造影剂注射后 16~20s，卵巢中央髓质部分开始增强，继而向周围皮质部分增强。整体增强后卵巢皮质部分多呈"多囊状"无增强区，壁环状增强，具有一定特征。后期造影剂逐渐消退，髓质部分仍呈持续性高增强，皮质部分强度明显减弱。绝经期卵巢增强强度弱，皮质呈现稀疏低增强，"多囊状"结构不明显。

2. 卵巢非赘生性囊肿超声造影表现：卵巢非赘生性囊肿包括滤泡囊肿、黄体囊肿、内膜囊肿等，常规超声检查声像图典型，多不需超声造影进一步检查。部分囊肿由于囊内感染、出血等病理生理变化，可表现为囊内有乳头状结节或呈混合性、类实质样改变，超声造影则清晰显示单纯性囊肿的结构特征，囊壁及囊内分隔均匀增强，囊壁光滑，厚薄一致，内部类实性区域无造影剂灌注（图 2-1-8）。

3. 卵巢良性肿瘤超声造影表现：

（1）卵巢浆液性、黏液性囊腺瘤：肿块包膜最先灌注，囊壁呈环状、半环状均匀性增强，囊壁的内外缘勾画得较二维超声更为清晰、光整，厚薄一致，并呈持续性增强，囊内无造影剂灌注。包块内有分隔时，分隔呈现与囊壁同步或缓慢的增强，分隔完整，强度或高或低，厚薄均匀。囊壁有乳头状凸起或小结节时，呈现与囊壁及分隔基本同步、强度接近的增强模式（图 2-1-9）。

超声造影显示乳头状结构有增强可视为特殊的肿瘤内分支、肿瘤末梢血管灌注和肿瘤生长的标志，但不能据此鉴别肿瘤的良恶性。

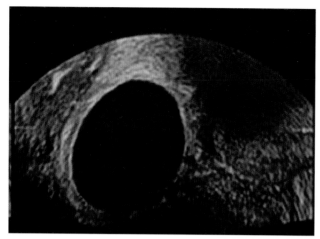

图 2-1-8　黄体超声造影
囊壁增强光滑，内部无造影剂灌注

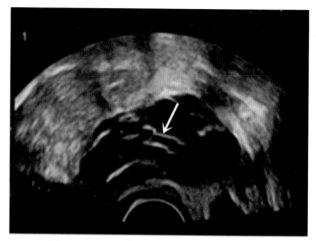

图 2-1-9　卵巢浆液性囊腺瘤超声造影
箭头所示，囊腺瘤分隔与囊壁增强接近

（2）成熟性畸胎瘤：囊壁灌注呈缓慢、节段性增强，内壁略毛糙，外形规整，边界清晰，囊内脂肪组织、毛发等所形成的强回声及类实性中等回声区均无增强，分隔带可见增强，呈低增强（图 2-1-10）。另外成熟型畸胎瘤伴甲状腺成分或神经胶质成分时，内部实质区可见造影剂暗淡充盈，充盈晚于子宫肌层，消退早于子宫肌层。

（3）卵巢良性实性肿瘤：包括卵巢纤维瘤、卵泡膜细胞瘤等，超声造影显示瘤体内造影剂呈中低强度的均匀性增强，开始增强时间晚于子宫肌层，多呈周围向中央的向心性增强，消退则早于子宫肌层，并见包膜呈环状、半环状增强（图 2-1-11）。瘤体内一般不出现异常的粗大血管。部分瘤体内部可见无造影剂灌注区。

时间-强度曲线定量分析：始增时间与宫体接近或晚于宫体，曲线上升支缓慢，峰值强度多低于子宫肌层，消退后呈持续低增强。

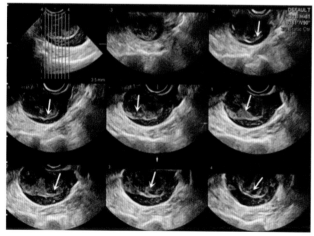

图 2-1-10　成熟性畸胎瘤超声造影
包块外形规整，边界清晰，箭头处囊壁及分隔带可见增强，呈低增强

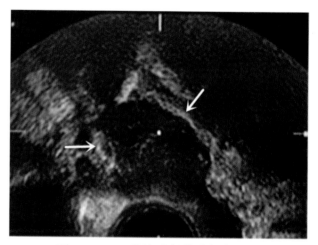

图 2-1-11　卵泡膜纤维瘤超声造影
箭头处包膜呈环状、半环状增强

4. 卵巢恶性肿瘤超声造影表现：常规超声多呈实性或囊实混合性。实性肿瘤形态不规则，边缘不整齐，内部回声不均匀，后方常有衰减；囊实性肿瘤的内部液性区域不规则，壁厚薄不均，分隔粗细不一，囊内可见不规则结节状、团块状实性组织。与其他恶性肿瘤一样，卵巢恶性肿瘤内部新生血管数量明显增多，分布不规则，分支紊乱，血管结构不完善，基底膜不完整，缺乏平滑肌层，存在大量动 – 静脉瘘。这些新生血管的异常改变构成了不同于良性肿瘤的微循环特征，为超声造影评价肿瘤的灌注模式提供了病理学依据。

（1）囊实性恶性肿瘤：增强早期，瘤体囊壁、分隔及实性部分呈快速高增强。开始增强时间早于宫体，峰值强度高，完全消退较晚，呈持续性增强（图 2-1-12）。

（2）实性恶性肿瘤：瘤体快速高增强，开始增强时间早，消退较晚并呈持续性增强；瘤体内可见粗大血管进入，血管数量多，形态扭曲不规则，走行紊乱，造影剂多以瘤体内粗大血管为中心向周围灌注扩散，呈不均匀性增强（图 2-1-13）；瘤体包膜不清，有坏死液化时，瘤体内可见不规则无灌注区。

时间 – 强度曲线定量分析：开始增强时间早，达峰时间短，峰值强度高，完全消退时间长，时间 – 强度曲线下面积大。其中，峰值强度和曲线下面积具有更高的诊断准确性，可作为较好的鉴别参数。时间 – 强度曲线的分析是客观的，重复性好可以缩小观察者之间的差别。

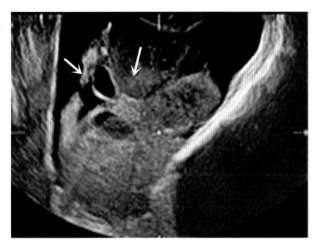

图 2-1-12　卵巢浆液性囊性癌超声造影
箭头所示，瘤体囊壁、分隔及实性部分呈高增强

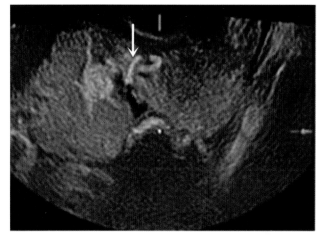

图 2-1-13　卵巢浆液性囊腺癌超声造影
箭头所示，瘤体内粗大血管进入，血管数量多，形态扭曲，走向紊乱

（3）卵巢转移癌：卵巢转移癌超声造影表现具有多样性，基本具备卵巢恶性肿瘤的增强特征。来源于胃肠道的卵巢转移癌常有如下表现：注入造影剂后肿瘤内部较大的供血动脉首先增强，而后向周边分支扩散（图 2-1-14），肿瘤灌注血管呈"树枝状"。伴盆壁转移时，癌肿浸润部位和增厚腹膜呈现与恶性肿瘤相同的灌注特点。

5. 卵巢及卵巢肿瘤蒂扭转超声造影表现：完全扭转时，病灶区始终未见造影剂灌注；部分扭转时，病灶区实性部分或整个病灶可见造影剂灌注延迟，早期表现为不均匀性高增强，晚期呈低

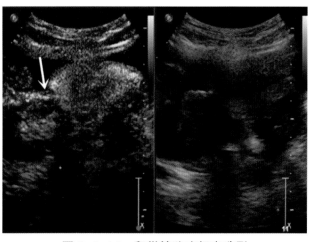

图 2-1-14　卵巢转移瘤超声造影
箭头所示，肿瘤内较大供血动脉先增强，后向周边扩散

增强。超声造影实时显示扭转蒂的微循环状况，可帮助判断扭转的形成及扭转程度，为临床治疗方式的选择提供依据。

6. 卵巢造影临床应用效果：廖氏等分析 114 例卵巢肿瘤患者，对卵巢肿瘤病灶多切面、立体空间肿瘤微血管的灌注情况、走形分布、肿块的边界及与周围组织的关系进行详细记录，并结合临床表现及手术病理结果，总结分析卵巢肿瘤三维超声造影声像图的特征，并与 MRI 检查结果进行对比。结果从灵敏度、特异度、阳性预测值和阴性预测值及准确率方面进行对比，三维超声造影与 MRI 检查为 96.2%vs 98.1%、87.1%vs 87.11%、86.2%vs 86.4%、96.4%vs 98.2%、91.2%vs 92.1%。两者的诊断结果一致性检验 Kappa 值为 0.91，$P < 0.001$。研究结果表明，三维超声造影在鉴别卵巢肿瘤良恶性的效能与 MRI 相当，且诊断结果高度一致，三维超声造影具有较高的诊断价值。

许氏等对常规超声发现的 101 个可疑恶性的附件区肿瘤术前进行 IOTA 简单评价法分类，同时进行超声造影检查，以病理结果作为金标准，分析比较二者诊断效能。研究结果显示，超声造影相比 IOTA 简单评价法和二者联合在鉴别附件区肿物良恶性方面具有较高的诊断效能。

（三）盆腔炎症

盆腔炎症的不同阶段，超声检查呈现不同的表现。急性输卵管炎的声像图多无明显改变，或仅见输卵管增粗，盆腔少量积液，缺乏特异性，超声造影也多无异常表现。当病灶区充血水肿，大量浆液纤维渗出积聚，与周围组织粘连，形成炎性肿块、盆腔脓肿或输卵管积水积脓，三维超声检查表现为边界不清、内部回声杂乱的混合性包块，声像图上常难以与其他附件包块鉴别。超声造影时，盆腔脓肿增强早期脓肿囊壁及分隔呈现厚环状、粗条状高增强，脓液部分无造影剂灌注，呈蜂窝样无增强区，增强后期包块增强水平逐渐下降，包块内仍呈多房状无增强区（图 2-1-15），颇有特征，有助于与其他性质的包块鉴别，也为指导临床治疗、引导穿刺引流和疗效评估提供了影像学依据。盆腔结核常规超声检查见盆腔内包块广泛粘连，病灶边界不清，超声造影多能显示包块内环形增强，形态似肠管断面，增强部位多为输卵管壁，因其内包含大量结核性肉芽肿而增强。炎性输卵管积水同样显示纺锤形、腊肠样或扭曲的管状无增强区，并显示增强的管壁回声。

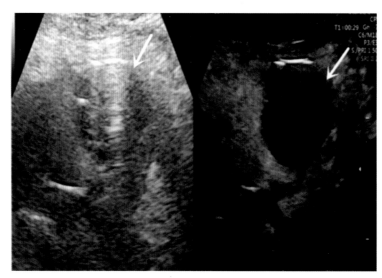

图 2-1-15 剖宫产后盆腔脓肿超声造影
箭头所示，二维超声边界不清，内部回声杂乱；箭头所示，造影时包块内无增强

临床应用效果：木尼拉·帕尔哈提回顾性分析 95 个附件区囊性灶的常规超声、二维超声造影及三维超声造影，研究发现炎性肿块和囊腺类肿瘤的超声造影表现有差异（$P < 0.05$），超声造影技术较常规超声更能清晰地显示囊壁和囊内的真实回声，明确肿块的物理性质；在鉴别诊断炎性肿块和囊腺类肿瘤方面，三维超声造影提供了更多的诊断信息。

（四）盆腔血肿

盆腔血肿，超声检查表现为边界不清、内部回声杂乱的混合性包块，声像图上常难以与其他附件包块鉴别。超声造影时，盆腔血肿增强早期囊壁呈现厚环状高增强，血肿内部无造影剂灌注，增强后期包块增强水平逐渐下降，包块内仍无灌注（图 2-1-16），有助于与其他性质的包块鉴别，也为指导临床治疗、引导穿刺引流和疗效评估提供了影像学依据。

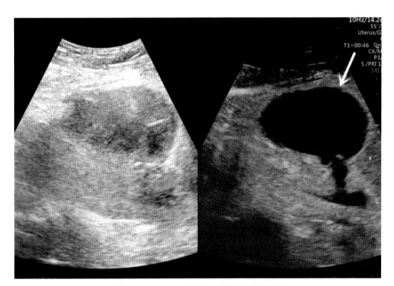

图 2-1-16　盆腔血肿超声造影
剖宫产后盆腔包块造影：箭头所示，病灶内未见造影剂灌注

陈明等采用床旁常规超声和超声造影联合应用对 30 例腹部钝性伤腹膜后血肿疑诊患者进行检查，对其诊断效能与金标准进行对比，结果以增强 CT 及手术结果作为金标准，该联合检查的敏感度为 88.9%，特异度为 100%，阳性预测值 100%，阴性预测值 85.7%，总准确率为 93.3%。

（五）输卵管病变

有关输卵管病变的静脉超声造影临床研究和报道较少。输卵管妊娠时，二维超声可见一侧附件区妊娠囊样结构或强回声团，超声造影呈厚环状均匀增强，有一定特征。周围形成不规则混合回声包块时，包块内多无造影剂灌注，提示血块包绕。

输卵管通畅性检查详见本章第三节。

（六）介入诊疗中的应用

超声造影引导下进行穿刺活检，能准确确定穿刺取材的部位，保证取材的满意度。穿刺时，将造影增强区域确定为靶点，在该区域取材，取得有活性组织的比例明显提高，从而提高妇科肿瘤诊断的准确性，同时减少穿刺次数，减少了术后并发症。

子宫肌瘤、子宫腺肌瘤局部消融治疗中，超声造影能够实时显示病变区的微循环状况，在术前、术中及术后发挥重要作用。术前，超声造影可清晰显示肌瘤的部位、大小，以及与子宫内膜的关系，指导制订消融治疗方案；术中及术后，可准确识别已处于无血供状态的变性坏死组织，指导对残留区域的再次消融，治疗后随访有助于观察病灶的缩小和转归。

参考文献

[1] 中国医师协会超声医师分会.产前超声和超声造影检查指南 [M].北京：人民军医出版社，2013.

[2] 中国医师协会超声医师分会.中国超声造影临床应用指南 [M].北京：人民卫生出版社，2017.

[3] 王燕，高军喜，苏力担卡扎·仇曼，等.三维与二维超声造影在胰腺癌与肿块型胰腺炎的诊断价值 [J].中国超声医学杂志，2017，33（5）：58–60.

[4] 郭利清，杨舟.超声造影、CT、MRI 在卵巢肿瘤临床应用比较 [J].中国 CT 和 MRI 杂志，2016，14（10）：92–95.

[5] Xiang H，Huang R，Cheng J，et al. Value of three-dimensional contrast-enhanced ultrasound in the diagnosis of small adnexal masses. [J].Ultrasound in Medicine and Biology，2013，39（5）：761–768.

[6] 王霞丽.GI-RADS 分类联合 3D-CEUS 鉴别卵巢肿瘤的价值 [D].福建医科大学，2017.

[7] 廖建梅，杨舒萍，王霞丽，等.经阴道三维超声造影与磁共振检查在诊断卵巢肿瘤中的应用比较 [J].中国超声医学杂志，2019，35（11）：1011–1014.

[8] 高俊飞，谯朗.子宫内膜病变超声造影图像特征分析 [J].中国超声医学杂志，2019，3（12）：1120–1122.

[9] 黄冬梅，张新玲，宋倩，等.超声造影与普通超声对不同分期宫颈癌的诊断价值 [J].中山大学学报（医学科学版），2008，29（6）：737–740.

[10] 张新玲，郑荣琴，黄冬梅，等.超声造影在宫颈癌分期诊断中的应用探讨 [C].中国超声医学工程学会全国妇产及计划生育超声医学学术会议，2010.

[11] 杨丽新，徐士丞，陈莹，等.超声造影评估子宫肌层肿瘤的形态学特征 [J].解剖学研究，2018，40（6）：514–516.

[12] 许爱玲，聂芳，高峻，等.超声造影和国际卵巢肿瘤分析组织（IOTA）简单评价法鉴别诊断附件区肿瘤良恶性的价值比较 [J].中华超声影像学杂志，2018，27（11）：986–990.

[13] 木尼拉·帕尔哈提，向红，胡蓉，等.二维及三维超声造影与常规超声诊断附件区囊性肿块的比较研究 [J].新疆医科大学学报，2018，41（2）：158–160+165.

[14] 陈明，陈红，王康健，等.床旁常规超声及超声造影联合应用在腹膜后血肿中的诊断价值 [J].中华急诊医学杂志，2016，25（4）：512–514.

（廖建梅　柯晓丽）

第二节　宫腔三维成像

一、概述

宫腔经阴道三维超声成像检查是一种新型的超声检查方法，此技术为非侵入性的诊断技术开辟了一个新的领域。三维超声成像原理是将连续三个不同正交平面的二维图像进行计算机处理，得到一个重建的有立体的图形。宫腔经腔内三维超声切面成像可获得子宫的冠状切面，冠状面图像为与探头表面平行的图像，常规二维超声是不能获得此切面，冠状面能够清楚地显示子宫及内膜形状，正常的子宫内膜和宫腔呈倒置的三角形图像，因此可以诊断单角子宫、残角子宫、双角子宫、不完全或完全纵隔子宫、弓形子宫等子宫先天畸形。宫腔三维超声冠状面直观显示子宫肌壁回声情况，宫内节育器的位置，子宫内膜息肉、黏膜下肌瘤的立体形态，宫腔粘连带的一般情况。三个相互垂直的平面同时显示于监视器上，通过图像的平移和旋转可以明确子宫肌瘤与宫腔的关系，明确子宫内膜癌侵犯子宫肌层的范围，为子宫内膜癌的分期提供证据。

三维成像技术虽然具有客观性、直观性、后期可重复分析等优点，但目前三维超声尚不能替代二维超声，而它能克服二维超声空间显像的不足，为一些复杂声像结构的判断提供了大量辅助信息，并对某些疾病的诊断起到二维超声无法替代的作用，成为二维超声技术的重要辅助手段。

二、宫腔解剖

子宫位于骨盆中央，是以平滑肌为主的肌性空腔器官。子宫腔呈一上宽下窄的倒三角形，容量为5ml。子宫上部较宽，称子宫体，其上端隆突部分称子宫底，宫底两侧为子宫角，与输卵管相通，子宫下部较窄呈圆柱状，称子宫颈。在子宫体与子宫颈之间形成最狭窄的部分称子宫峡部。宫颈内腔呈梭形，上端称子宫内口，连接子宫峡部，下端称子宫外口，连接阴道顶端（图2-2-1）。宫腔由内膜包绕，内膜由单层柱状上皮和固有层组成，固有层又分为基底层和功能层，基底层与肌层相接，功能层含有较多分泌细胞和纤毛细胞，受卵巢功能影响发生周期性变化，因此内膜厚度会随着激素水平的不同而变化（图2-2-2）。

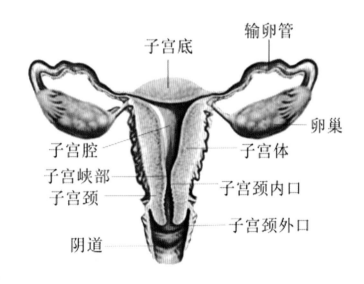

图2-2-1　宫腔冠状面解剖图

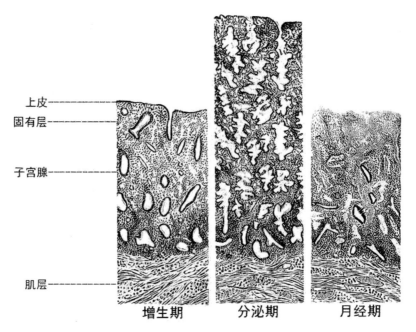

图 2-2-2　子宫内膜周期性变化病理图

月经期（1~4d），增生期（5~14d），分泌期（15~28d）

三、子宫腔经阴道三维超声检查适应证及超声检查规范

（一）宫腔经阴道三维超声检查适应证

1. 对于患者肥胖、子宫严重前倾前屈、后倾后屈或位置发生偏移时二维超声无法清晰显示宫腔及内膜的情况。

2. 诊断大部分子宫的先天畸形并加以分型（单角子宫、残角子宫、双角子宫、不完全或完全纵隔子宫、弓形子宫等）。

3. 了解宫腔内节育器形状、位置的基本情况。

4. 评估子宫穿孔的程度。

5. 直观显示宫腔占位并可鉴别诊断（如子宫内膜息肉、黏膜下肌瘤的鉴别）。

6. 多角度进行观察宫腔粘连数目及部位的空间关系。

7. 早期发现子宫内膜病变，尤其对绝经后女性。

8. 评估子宫内膜癌是否侵犯子宫肌层及侵犯程度。

（二）宫腔经阴道三维超声检查规范

1. 检查前准备：

（1）阴道无严重出血。

（2）检查前患者需排空膀胱及直肠。

（3）取截石位，臀部垫高，双膝弯曲。

（4）探头表面涂无菌耦合剂，外套无菌避孕套。

2. 检查仪器：选择配有经阴道超声二维、三维容积成像功能的超声诊断仪，腔内容积探头的频率5.0~9.0MHz。

3.检查方法及操作步骤：

（1）常规经阴道二维超声检查：将探头置于阴道内，显示子宫标准的正中矢状面，观察子宫颈、宫壁、宫腔及内膜的基本情况（图2-2-3），横断面观察子宫内膜的延续情况及宫角基本情况并把内膜回声、内膜厚度、有无宫腔占位作为重点观察的项目（图2-2-4）。

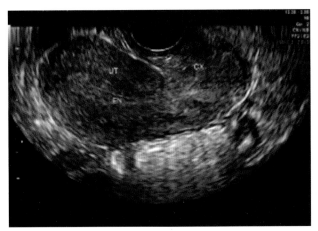

图2-2-3　经阴道二维超声子宫正中矢状面
UT：子宫　EN：内膜　CX：子宫颈

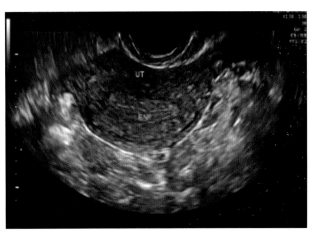

图2-2-4　经阴道二维超声子宫正中横断面
UT：子宫　EN：内膜

（2）三维超声扫查：在获得清晰的二维图像后，固定探头，开启3D模式，选择感兴趣区，结合每一位患者情况调节容积取样框，确定适当大小的立体盒，并将容积取样边框绿色线尽可能与子宫内膜保持平行，嘱患者屏住呼吸，按3D键自动扫描；三维图像采集结束后，屏幕上自动显示三个相互垂直的平面，初始平面为矢状面时，左上角A平面对应矢状面，右上角B平面对应横断面，左下角C平面对应冠状面（图2-2-5），三个平面可通过调节X、Y、Z轴以改变感兴趣区的位置以获得最佳的冠状面，选择适当的观察角度及适当的显示模式获得直观的立体图像，来观察宫腔的形态、内膜厚度、回声是否均匀、宫腔占位及节育器等基本情况。多次重复重建高质量的三维超声图像，实时观察，达到满意图像方可结束检查。正常子宫的三维声像图表现为子宫轮廓呈倒置的梨形，宫壁与内膜分界清晰可见，内膜轮廓呈倒立的三角形，回声均匀，较宫壁回声强（图2-2-6）。

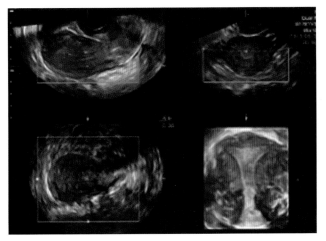

图2-2-5　子宫经阴道三维成像
初始平面为矢状面时，左上角A平面对应矢状面，右上角B平面对应横断面，左下角C平面对应冠状面，右下角为通过调节后获得的最佳冠状面

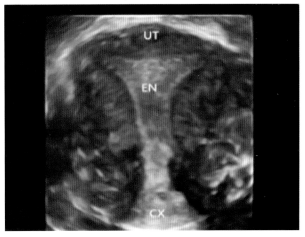

图2-2-6　正常子宫经阴道三维超声声像图
UT：子宫　EN：内膜　CX：子宫颈

四、宫腔经阴道三维超声临床应用

（一）子宫先天畸形

因胚胎发育过程中苗勒管受到内外因素影响出现发育异常、成管失败、融合异常及纵隔吸收障碍而形成，不同时期的发育障碍，形成了不同类型的子宫畸形。子宫畸形的临床表现主要为原发性不孕、闭经、流产或早产、胎盘位置异常和产后出血等，危害性极高，其诊断治疗已成为妇产科临床医生所关注的焦点问题之一。常见的子宫畸形如下。

1.单角子宫或合并残角子宫：一侧苗勒管完全或不完全发育停滞，形成单角或合并残角子宫。

三维超声：仅有一侧发育良好的角状宫体，宫腔内膜呈"半月"形或"柳叶"状（图2-2-7），如对侧有残角子宫，子宫底外部轮廓凹陷深度＞1.0cm，可见实性类似肌层回声团块与正常侧相连可伴有或无内膜回声（图2-2-8）。

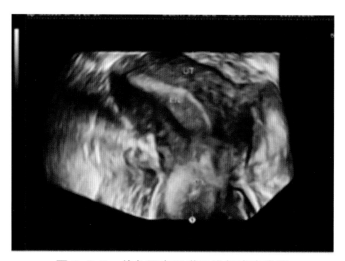

图2-2-7　单角子宫阴道三维超声声像图

三维冠状切面显示子宫外形偏小，可见右侧宫角，左侧宫角未探及，宫腔内膜线偏右侧，呈"半月"形

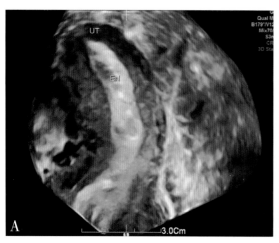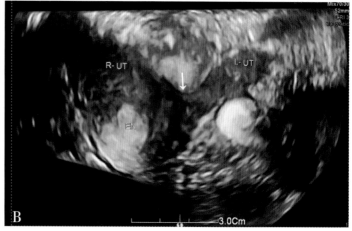

图2-2-8　右侧单角子宫并左侧残角子宫经阴道造影三维超声声像图

A.宫体矢状面造影三维成像显示子宫外形尚正常，仅可见右侧宫角，宫腔内膜线弯向右侧，呈"半月"形；B.宫体横断面三维成像显示宫底凹陷深度（约1.3cm）＞1.0cm（箭头示），右侧宫角及内膜可见，于左侧可见一实性中等回声团的残角子宫（L-UT）与宫底肌壁相连，内部回声与宫体肌壁回声基本一致，其内未见内膜线与右侧宫腔相通

2. 双角子宫：双侧苗勒管发育至正常但宫角部未完全融合，形成双角子宫。

三维超声：子宫底外部轮廓向内凹陷，且凹陷深度＞1.0cm，两个发育良好的角状宫体，两侧内膜顶点连线距浆膜层距离＜0.5cm 或越过宫底浆膜层，子宫体下段及宫颈未见明显异常（图 2-2-9）。

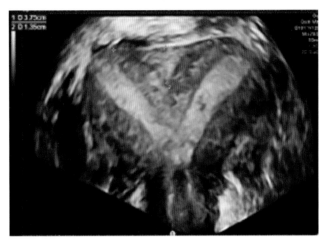

图 2-2-9　双角子宫经阴道三维超声声像图

三维冠状切面显示宫底部浆膜层中央部凹陷明显，凹陷深度（约 1.35cm）＞1.0cm，两侧宫角分开呈"羊角"状突起，两侧内膜顶点连线距浆膜层距离（约 0.12cm）＜0.5cm，宫体下段及子宫颈未见明显异常

3. 不完全或完全纵隔子宫：两侧苗勒管发育和融合正常，但中隔吸收障碍，根据中隔是否达到子宫颈水平将其分为完全纵隔子宫和不全纵隔子宫。

三维超声：子宫底外部轮廓同正常子宫，宫底浆膜层无凹陷或有轻微凹陷（深度＜1.0cm），子宫内存在纵隔且纵隔顶点与双侧子宫内膜形成的夹角为锐角（＜90°），两角之间距离一般＜4.0cm。不完全纵隔子宫可见两内膜在宫腔中部或下部相互融合，可终止于宫颈内口上任何部位，夹角处距两侧宫角内膜顶点连线中点的垂直距离＞1.0cm（图 2-2-10）；完全纵隔子宫两内膜自宫体延伸至宫颈内口甚至外口，两宫腔互不相通（图 2-2-11）。

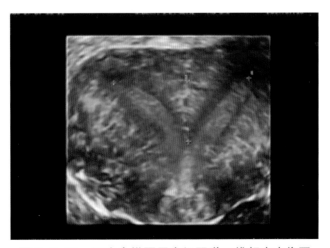

图 2-2-10　不完全纵隔子宫经阴道三维超声声像图

三维冠状切面显示子宫外形与正常子宫相似，宫底部较宽，宫底浆膜层无凹陷，宫底部肌层突向宫腔形成肌性分隔（长 2.5cm），将子宫腔分为相对对称的两部分，每部分有各自的内膜回声，向两侧宫角延伸，两角之间的距离（约 3.9cm）＜4.0cm，可见两内膜在宫腔下部融合，终止于子宫颈内口上方，呈 Y 字形，两内膜夹角＜90°，夹角处距两侧宫角内膜顶点连线中点的垂直距离（约 2.3cm）＞1.0cm

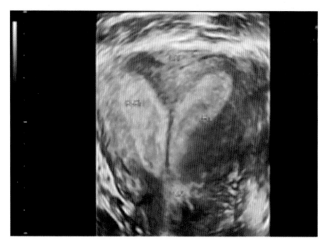

图 2-2-11 完全纵隔子宫经阴道三维超声声像图

三维冠状切面显示子宫外形与正常子宫相似，宫底部较宽，宫底浆膜层轻微凹陷深度（约 0.4cm）＜ 1.0cm，宫底部肌层突向宫腔形成肌性分隔，将子宫腔分为对称的两部分，每部分有各自的内膜回声，向两侧宫角延伸，两角之间的距离（约 2.9cm）＜ 4.0cm。子宫左右两部分内膜均自宫体延伸至子宫颈内口，两宫腔互不相通

4.弓形子宫：宫腔底部发育不良形成的子宫发育异常，宫腔形态与正常子宫差异不大，临床一般无症状，对生育不会造成较大影响。

三维超声：子宫外形基本正常，宫底浆膜层中央无明显凹陷，宫腔底部内膜呈弧形内凹，凹陷深度＜ 1.0cm，两侧内膜夹角＞ 90°（图 2-2-12）。

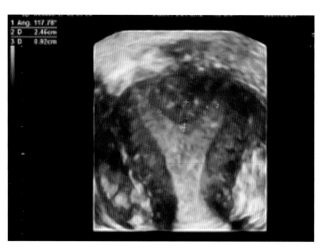

图 2-2-12 弓形子宫经阴道三维超声声像图

三维冠状面显示子宫外形基本正常，宫底浆膜层中央无明显凹陷，宫腔底部内膜呈弧形内凹，凹陷深度（约 0.9cm）＜ 1.0cm，两侧内膜夹角（约 117°）＞ 90°

（二）宫腔内节育器形状及位置的情况

宫内节育器（intrauterine device，IUD）作为我国育龄妇女经常使用的避孕方法，主要是通过引起子宫内无菌性炎症等作用达到避孕的效果，由于 IUD 放置时间及宫腔压力的相关影响会使其形状、位置发生变化，进而出现断裂、嵌入子宫肌层等情况，最终使得避孕失败。

1.宫腔内节育器位置正常：

三维超声：倒置三角形的宫腔中央可见各种形状的节育器强回声（图 2-2-13）。

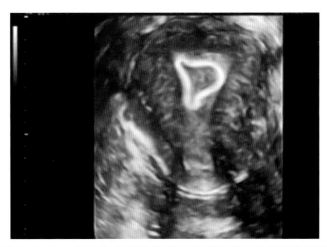

图 2-2-13　宫腔内节育器位置正常经阴道三维超声声像图

三维冠状面显示倒置三角形宫腔，正中央有一呈"宫型"IUD 强回声，边缘与宫腔三角形明显相切

2. 宫腔内节育器嵌入肌层：

三维超声：倒置三角形的宫腔内节育器嵌入肌层（图 2-2-14）。

3. 宫腔节育器位置下移：

三维超声：倒置三角形的宫腔内节育器强回声上缘与宫底浆膜层间距离 > 1.0cm（图 2-2-15）。

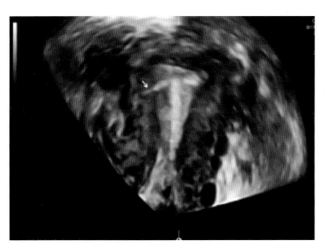 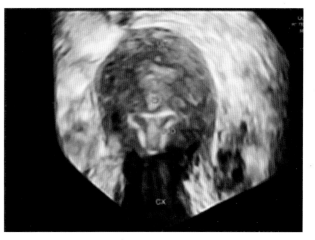

图 2-2-14　宫腔内节育器部分嵌入肌层经阴道三维超声声像图

三维冠状面显示倒置三角形宫腔，正中央有一呈"T"IUD 强回声，IUD 宫腔内稍偏移，右侧部分穿过内膜嵌入右侧肌层约 5.2mm（箭头示）

图 2-2-15　宫腔内节育器位置下移伴部分嵌入肌层经阴道三维超声声像图

三维冠状面显示倒置三角形宫腔，下段见一呈"宫型"IUD 强回声，IUD 上缘与宫底浆膜层之间的距离 3.7cm，其下端位于宫颈内口处。双侧部分穿过内膜嵌入肌层

（三）评估子宫穿孔的程度

子宫穿孔是妇产科较严重的一种并发症，最常见于各种宫腔内操作的手术，亦可发生于子宫某些病理病变，需要及时发现并正确处理，如未及时发现、及时治疗，会出现大出血、严重感染甚至休克等严重后果。

1. 不完全性穿孔：指穿孔未穿破浆膜层仅局限于子宫肌层。

三维超声：子宫肌层内见带状低或高回声，与宫腔相通（图2-2-16）。

2. 完全性子宫穿孔：指穿孔突破子宫浆膜层。

三维超声：子宫轮廓包膜线中断，肌层内可见低回声或高回声区，近端与宫腔相通，远端通过破损口与盆腔相通（图2-2-17）。

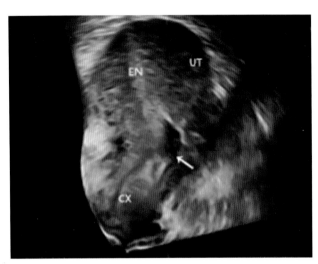 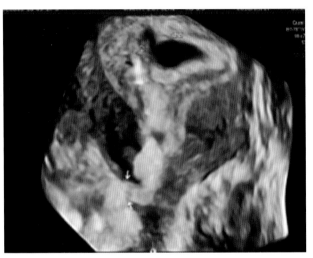

图2-2-16　不完全性子宫穿孔经阴道三维超声声像图
三维冠状面显示：子宫（UT）下段肌层内可见带状低回声（箭头示），与宫腔内膜（EN）相通

图2-2-17　完全性子宫穿孔经阴道三维超声声像图
三维冠状面显示子宫轮廓包膜线中断，肌层内可见高回声区（箭头示），近端与宫腔相通，远端通过破损口与盆腔相通

（四）直观显示宫腔良性病变

子宫内膜增生、子宫内膜息肉及黏膜下肌瘤是导致子宫出血的常见病因。

1. 子宫内膜增生：是腺体组织数量的增加，可出现结构的改变。

三维超声：宫腔呈倒置三角形、居中，增厚＞1.5cm，边缘规整，分布均匀（图2-2-18）。

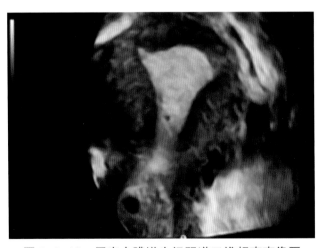

图2-2-18　子宫内膜增生经阴道三维超声声像图
三维冠状面显示宫腔呈倒置三角形、居中，内膜明显增厚（1.8cm），边缘规整，回声分布均匀

2. 子宫内膜息肉：是子宫内膜的腺体、间质、伴随血管过度生长所导致的增生，病理检查中会出现成束状或者成条索状的大血管，同时伴有间质纤维的增生；患者于月经干净后 3~5 天行超声检查。

三维超声：宫腔内膜面见呈圆形或椭圆形的高回声团块，边缘和子宫内膜之间有明显分界，内膜基底层无中断，宫腔内看到分离间隙（图 2-2-19）。

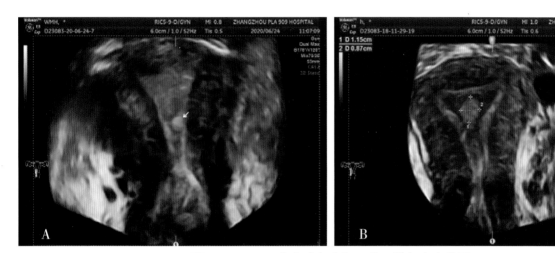

图 2-2-19 子宫内膜息肉经阴道三维超声声像图

A. 三维冠状面显示宫腔下段左侧壁椭圆形的高回声结节（箭头示）；B. 三维冠状面显示宫腔中央部椭圆形的高回声团块（测量标示）

3. 子宫黏膜下肌瘤：较为常见的一种良性肿瘤，好发于 30~50 岁女性群体，临床主要表现为子宫出血、腹部包块及白带增多等；子宫黏膜下肌瘤患者于月经前 5~7 天行超声检查。

三维超声：基底部起源于肌层，由肌层突向宫腔的异常回声团块，形态规则（图 2-2-20）。

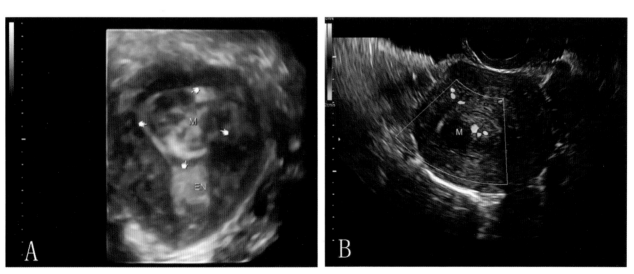

图 2-2-20 子宫黏膜下肌瘤经阴道三维超声声像图

A. 三维冠状面显示从子宫壁突向宫腔的不均质低回声团块（M 及箭头示），形态呈椭圆形，基底部起源于肌层，由肌层突向宫腔；B. 二维彩色多普勒血流示结节内部可见一血流信号由子宫后壁穿入

（五）宫腔粘连数目及部位的空间关系

宫腔粘连是由于多种原因引起的子宫内膜基底层损伤后，病理性修复而形成子宫腔或宫颈的粘连改变，致使患者出现不孕、反复流产、月经异常等症状，尽早对其做好相应的诊断，及时给予针对性治疗，对改善患者生活质量具有积极作用；患者于月经前5~7天行超声检查。

三维超声：宫腔正常倒三角形形态消失，内膜回声不均匀，呈不同程度缺损；合并宫腔积液时可见带状回声漂浮（图2-2-21，图2-2-22）。

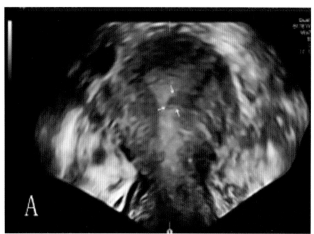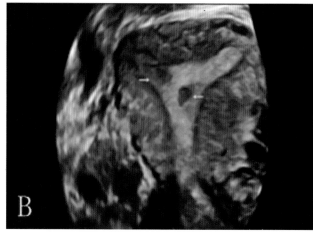

图2-2-21　宫腔粘连带经阴道三维超声声像图

A. B. 两图三维冠状面显示宫腔正常倒三角形形态消失，内膜回声不均匀，呈不同程度缺损，宫腔内见低回声粘连带（箭头示），宫腔边缘毛糙不光滑，宫腔侧壁成角

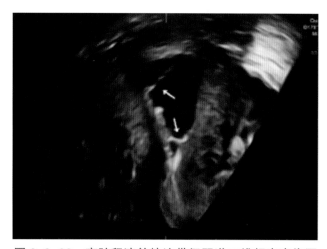

图2-2-22　宫腔积液并粘连带经阴道三维超声声像图

三维冠状面显示宫腔液性无回声区内可见数条带状强回声粘连带漂浮（箭头示），宫腔边缘毛糙不光滑

（六）子宫内膜癌侵犯子宫肌层程度

子宫内膜恶性病变是一种临床常见的妇科恶性疾病，多发于绝经后女性，该病早期无明显症状，患者多以阵发性下腹疼痛、阴道不规则出血或排液等症状就诊。

三维超声：宫体大，宫腔内可见异常回声团块，与宫壁界限不清。形状不规则常合并宫腔积液（图2-2-23，图2-2-24）。

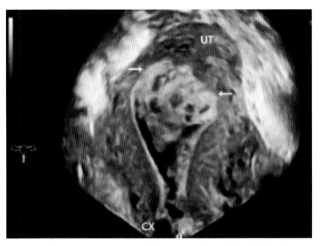

图 2-2-23　侵蚀性葡萄胎经阴道三维超声声像图

三维冠状面显示宫体大，宫腔内可见不均质高回声团块，内部可见许多筛状无回声区，其与后壁宫底部肌壁界限不清楚（箭头示），合并有宫腔积液

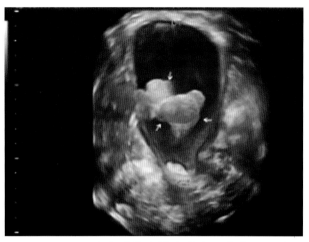

图 2-2-24　子宫内膜浆液性癌伴宫腔内大量积液三维超声声像图

三维冠状面显示子宫体增大，宫腔内充满液性无回声区，右侧壁见一突入宫腔呈分叶状的实性肿块（箭头示），基底较宽与宫腔内膜分界不清

参考文献

[1] 蔡爱露，刘守君. 妇产科三维超声诊断图谱 [M]. 沈阳：辽宁科学技术出版社，2003.

[2] 招小丽. 临床妇产科超声诊断学 [M]. 广州：广东科技出版社，2000.

[3] 强金伟. 妇科影像学 [M]. 北京：人民卫生出版社，2016.

[4] 谢红宁. 妇产科超声诊断学 [M]. 北京：人民卫生出版社，2005.

[5] 郑芳媛，周毓青，隋龙，等. 超声不同成像方法诊断子宫畸形的比较研究 [J/CD]. 中华医学超声杂志：电子版，2016，13（5）：353-360.

[6] 涂美琳，李敏，夏文霞. 经阴道三维宫腔声学造影诊断子宫内膜息肉的应用研究 [J]. 浙江医学，2015，37（16）：1403-1404.

[7] 张丽霞，于冰. 经阴道二维和三维超声对子宫腔内病变的诊断价值 [J]. 中华超声影像学杂志，2015，24（2）：140-143.

[8] 张海霞，朱学平，毛玲玲. 经阴道三维超声对宫腔粘连的诊断价值及误诊分析 [J]. 中国临床医学影像杂志，2013，24（2）：127-129.

[9] Casting N，Dari E，Chong T，et al.Mechanical and metabolic complications of hysteroscopy surgery report of retrospective study of 352 procedures [J]. Contracept Fertile Sex，1999，27（3）：210-215.

[10] 唐华，蒋鹏程，郝磐石，等. 子宫腔病变经阴道彩色多普勒超声误诊分析 [J/CD]. 中华医学超声杂志（电子版），2013，10（7）：560-563.

[11] 牟瑞雪，古丽娜尔·沙海，向红. 三维超声造影鉴别诊断良恶性子宫内膜病变 [J]. 中国医学影像技术，2014，30（12）：1901-1904.

[12] The American Fertility Society. The American Fertility Society classifications of adnexal adhesions，distal tubal occlusion，tubal occlusion secondary to tubal ligation，tubal pregnancies，müllerian anomalies and intrauterine adhesions [J]. Fertil Steril，1988，49（6）：944-955.

[13] Seshadri S，El-Toukhy T，Douiri A，et al. Diagnostic accuracy of saline infusion sonography in the evaluation of uterine cavity abnormalities prior to assisted reproductive techniques：a systematic review and meta-analyses [J].Human Reproduction Update，2015，21（2）：262.

（张蓉）

第三节　输卵管造影

一、概述

不孕症是常见的妇科疾病，子宫输卵管源性因素占不孕症女性的 25%~50%，是造成女性不孕的主要原因。准确及时地评估输卵管的通畅性有助于治疗方案的选择。子宫输卵管超声造影（hysterosalpingo-contrast sonography，HyCoSy）是在超声实时监测下，将造影剂通过置入宫腔的导管注入子宫腔和输卵管内，观察造影剂进入宫腔、在双侧输卵管内流动并从伞端溢出，继而包绕卵巢和弥散至盆腔的顺序，显示子宫和输卵管的形态、位置，发现宫腔和输卵管内病变、畸形以及评估输卵管通畅性的新兴造影技术。随着超声造影谐波成像及三维成像技术的发展，HyCoSy 技术日趋成熟，经阴道实时三维子宫输卵管超声造影可更加清晰显示输卵管在盆腔内的空间立体走行，更有利于输卵管通畅度的评估以及对输卵管功能的深入研究，进一步提高了输卵管的显示率和评估的准确性。HyCoSy 具有实时、动态、直观、无辐射、多维度综合评估等优势，目前已成为评估输卵管通畅性的重要检查方法，并在临床生殖领域广泛应用。

二、输卵管解剖

输卵管为一对细长而弯曲的管状肌性器官，在子宫的两侧被包在子宫阔韧带的上缘内而水平外行，全长 8~14cm，内侧与子宫角相通，外端游离，与卵巢相近，是卵子、精子和受精卵运行的管状通道和卵子、精子结合的场所。根据输卵管的形态可分为 4 部分，由子宫角向腹腔侧依次为间质部、峡部、壶腹部和伞部。间质部是位于子宫角部肌壁内的一段输卵管，长 1~1.5cm，管腔最窄，内径 0.5~1mm；峡部为间质部向远端延伸的部分，连接输卵管壶腹部，长 2~3cm，该处肌层最厚，管腔较细，内径 0.9~2mm；壶腹部为峡部向外延伸的膨大部分，长 5~8cm，管壁较薄，走形弯曲，是输卵管各部中最长、管径最粗的一段；伞部（漏斗部）为输卵管的末端，游离端呈漏斗状向外逐渐膨大，开口于腹腔，其周缘有多个呈放射状排列的指状不规则突起，覆盖卵巢表面，有"拾卵"作用，称输卵管伞（图 2-3-1）。

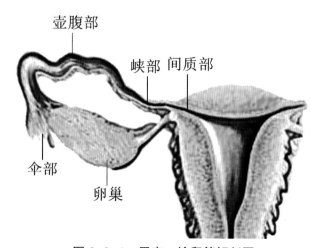

图 2-3-1　子宫、输卵管解剖图

三、输卵管超声造影检查适应证及输卵管超声造影检查规范

（一）输卵管超声造影检查的适应证

1. 不孕症中男方精液正常，女方疑有输卵管阻塞。

2. 不孕症中人工授精前输卵管通畅性评估。

3. 输卵管绝育术、再通术、成形术后或其他非手术治疗后的效果评估。

4. 下腹部手术史，疑输卵管卵巢周围粘连或输卵管不全闭锁者。

5. 输卵管妊娠保守治疗后的通畅性评估。

6. 经阴道超声无法清晰显示宫腔病变，如子宫肌瘤、息肉和粘连等。

7. 对碘过敏的患者。

（二）输卵管超声造影的检查规范

1. 检查前准备：

（1）月经干净后 3~7 天，检查前 3 天禁性生活。

（2）妇科检查，白带悬液检查，阴道清洁度检查。

（3）无全身性或心肺血管等重要器官疾病。

（4）了解病史和既往检查结果。

（5）检查告知及签署知情同意书。

（6）置管前肌内注射阿托品 0.5mg。

（7）宫腔置管：患者取膀胱截石位，常规消毒铺巾，宫腔置入 12G 双腔导管，气囊内注入生理盐水 1.5~2.0ml（图 2-3-2）。

2. 检查仪器：具备特异性造影成像技术的彩色多普勒超声诊断仪，配备经阴道二维和（或）三维容积超声造影探头。

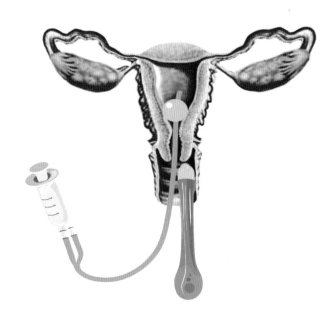

图 2-3-2　宫腔置入双腔导管

3.造影剂配制与给药途径：①声诺维（SonoVue）：注入5ml生理盐水将造影剂配制成乳白色微泡混悬液，造影时抽取2.5~5.0ml混悬液与生理盐水混合配制成20~40ml子宫输卵管超声造影剂进行造影。②生理盐水：宫腔和盆腔造影时，造影剂可采用生理盐水。③给药途径采用经宫腔置管内注入。

4.检查方法及操作步骤：

（1）常规经阴道二维超声检查：经阴道探头外罩消毒保护套，置入阴道内观察子宫附件、盆腔有无病变；子宫、卵巢的活动度和空间位置。调整宫腔内水囊的大小占宫腔容积的 1/3~1/2（图 2-3-3）。

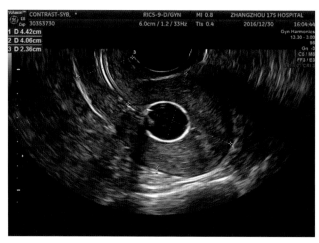

图 2-3-3　宫腔水囊位置

（2）显示宫底水平横切面，注入 5ml 生理盐水，观察宫腔及两侧宫角溢出情况，感受推注的阻力。

（3）三维预扫查定位造影平面，显示子宫横切面，启动 3D 模式键，进行 3D 预扫查，确保双侧卵巢及宫角部包含在容积扫描的范围内。启动造影模式键（contrast）进入造影模式。

（4）启动4D造影模式键，同时向宫腔内持续匀速推注造影剂进行实时三维超声造影并存储动态图（图2-3-4，视频2-3-1）。

（5）启动 3D 造影模式键，同时推注造影剂进行静态三维超声造影与图像存储（图2-3-5）。

视频 2-3-1

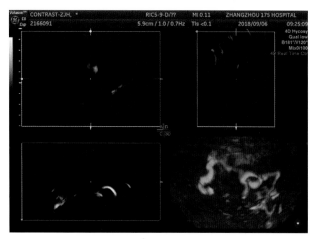

图 2-3-4　实时三维子宫输卵管造影图

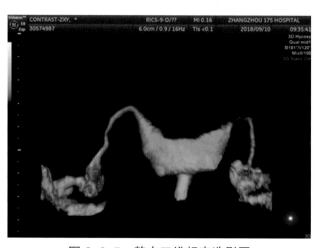

图 2-3-5　静态三维超声造影图

（6）观察双侧卵巢周围及盆腔造影剂弥散情况并存图（图2-3-6）。

（7）二维超声补充造影观察，在推注造影剂的同时应用二维超声追踪输卵管的走行，观察伞端造影剂溢出情况并存储动态图（图2-3-7，视频2-3-2）。

（8）宫腔生理盐水造影与图像存储，适当缩小水囊，经导管注入适量生理盐水冲洗宫腔，观察宫腔整体形态有无异常；宫腔内膜面的光整度及有无病变（图2-3-8）；在生理盐水充盈宫腔状态下进行宫腔三维成像与图像存储（图2-3-9）。

视频 2-3-2

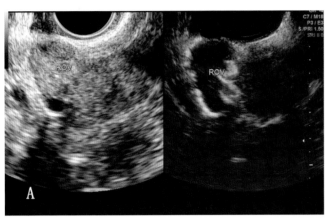
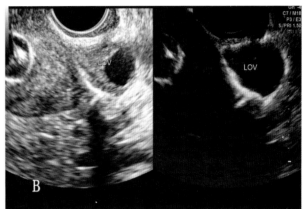

图 2-3-6　双侧卵巢周围造影剂环形包绕
ROV：右侧卵巢　LOV：左侧卵巢

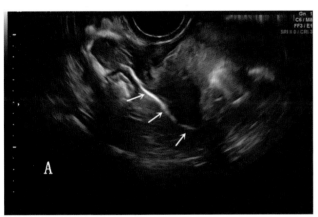
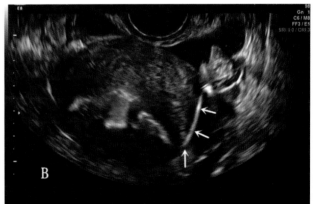

图 2-3-7　二维超声造影
A. 显示右侧输卵管走行（箭头示）；B. 显示左侧输卵管走行（箭头示）

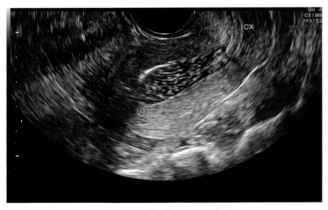
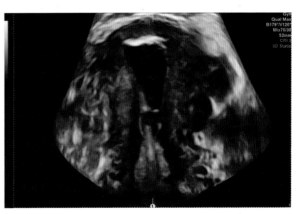

图 2-3-8　宫腔生理盐水造影　　　　　　　　图 2-3-9　宫腔水造影三维成像
UT：子宫；CX：子宫颈

（9）盆腔的观察与图像存储。在注入生理盐水后二维超声可观察到盆腔内有无粘连带及粘连带范围；并可在盆腔液区的衬托下观察输卵管伞端的形态、柔软度及周围有无粘连，有无伞端系膜囊肿（图2-3-10）。

（10）造影结束后，调出全部存储的造影图像进行分析评估，综合判断输卵管的通畅度和宫腔、盆腔病变情况。

（11）检查结束患者留观30min，无不良反应方可离开。

（12）造影后常规口服抗生素2~3天，并禁止性生活2周。

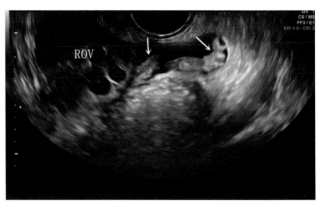

图2-3-10 盆腔水造影
观察双侧输卵管伞端柔软，指状突起显示清晰（箭头示）
ROV：右侧卵巢

四、输卵管超声造影临床应用

（一）输卵管通畅度评估

1. 输卵管通畅　注入造影剂无明显阻力、无反流、患者无明显不适。造影剂强回声自宫角迅速向输卵管移动，输卵管全程充满造影剂强回声，走行自然、柔顺，管径粗细均匀、光滑；伞端可见大量造影剂溢出。卵巢周围环状强回声带，子宫周围及盆腔内造影剂弥散均匀（图2-3-11~图2-3-14，视频2-3-1~视频2-3-3）。

视频2-3-3

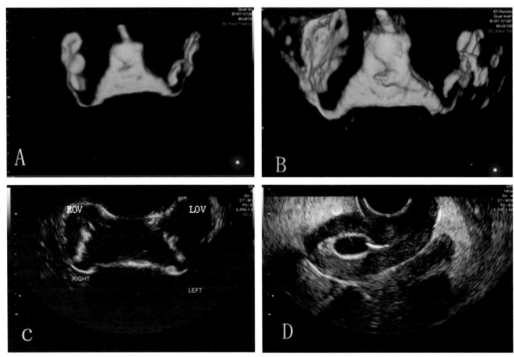

图2-3-11 双侧输卵管通畅
A.4D造影成像双侧输卵管全程显影；B.3D造影成像双侧输卵管全程显影；C.双侧卵巢造影剂环形包绕；D.子宫周围造影剂弥散均匀
ROV：右侧卵巢；LOV：左侧卵巢

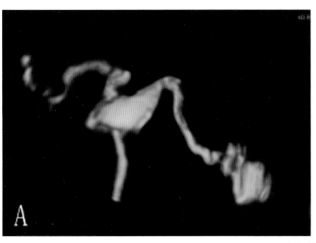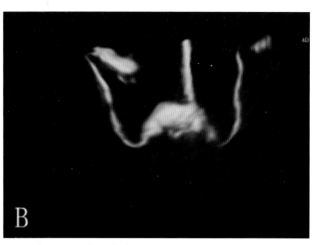

图 2-3-12　双侧输卵管通畅实时三维造影成像

A. 前位子宫；B. 后位子宫

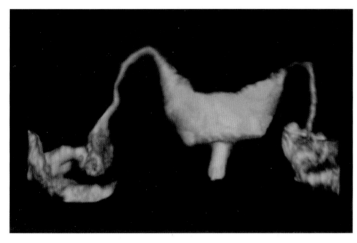

图 2-3-13　双侧输卵管通畅三维造影成像

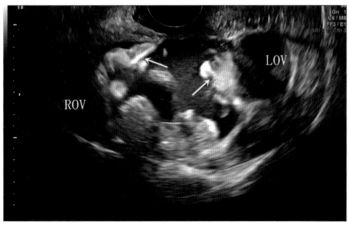

图 2-3-14　双侧输卵管通畅声像图

二维造影成像显示双侧输卵管伞端造影剂喷出（箭头示）

ROV：右侧卵巢；LOV：左侧卵巢

2. 输卵管不通：推注造影剂时阻力较大，须加压推注，停止加压后可见造影剂部分或全部反流，患者有明显不适或下腹痛感。造影剂在宫腔内滚动、宫腔充盈饱满宫角圆钝，输卵管全程不显影或中远端部分不显影或远端膨大，伞端无造影剂溢出。卵巢周围无环状强回声带，子宫周围及盆腔内未见造影剂回声（图 2-3-15~ 图 2-3-18，视频 2-3-4~ 视频 2-3-6）。

视频 2-3-4　　　视频 2-3-5　　　视频 2-3-6

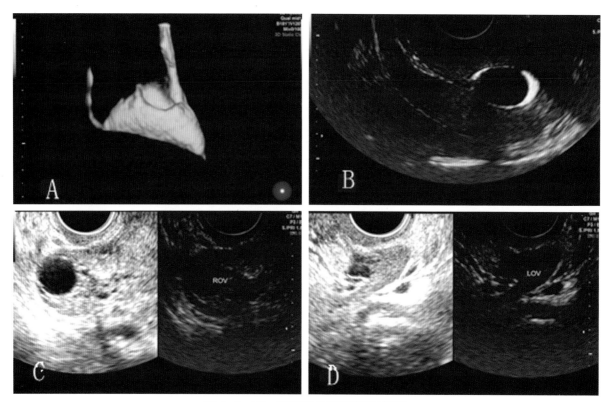

图 2-3-15 双侧输卵管不通声像图

A.右侧输卵管中远段未显影，左侧全程未显影；B.子宫周围无造影剂弥散；C.右侧卵巢周围无造影剂包绕；D.左侧卵巢周围无造影剂包绕

ROV：右侧卵巢；LOV：左侧卵巢

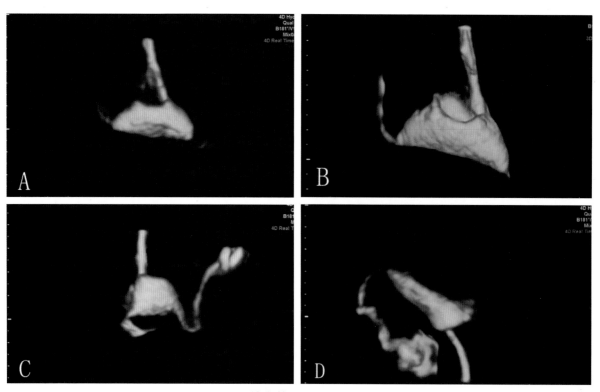

图 2-3-16 输卵管不通实时三维造影成像

A.双侧输卵管不通：双侧输卵管全程未显影；B.双侧输卵管不通：宫腔饱满宫角圆钝，右侧中远段未显影，左侧全程未显影；C.右侧输卵管不通：右侧中远段未显影，左侧通畅；D.左侧输卵管不通：左侧全程未显影，右侧通畅

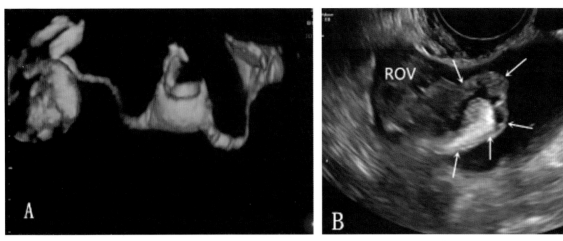

图 2-3-17　右侧输卵管不通（远端堵塞并积水）声像图

A. 三维造影成像显示右侧输卵管走行扭曲远端明显膨大；B. 二维超声造影显示右侧输卵管（箭头示），液区内可见造影剂强回声

ROV：右侧卵巢

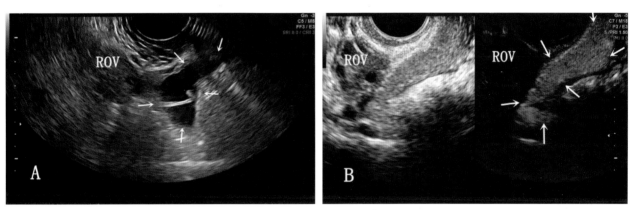

图 2-3-18　右侧输卵管不通（远端堵塞并积水）声像图

A. 二维超声显示右侧输卵管积水（箭头示）；B. 二维超声造影显示右侧卵巢周围无造影剂强回声包绕，积水增粗的输卵管内见造影剂强回声充盈（箭头示）

ROV：右侧卵巢

3. 输卵管通而不畅：注入造影剂时有阻力，少量反流，患者有轻度不适或下腹痛感。宫内造影剂流动缓慢，输卵管局部纤细或呈结节状，走行明显扭曲、盘旋、角状反折或远端逐渐膨大；伞端可见少量造影剂溢出。卵巢周围见半环状或不连续短条状强回声，子宫周围及盆腔内少量造影剂回声，弥散不均匀（图 2-3-19，图 2-3-20）。

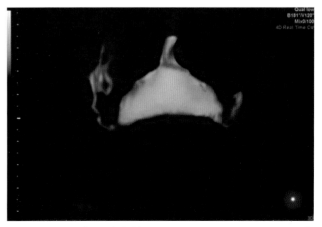

图 2-3-19　右侧输卵管通而不畅（左侧异位妊娠手术切除）三维造影成像

显示右侧输卵管纤细僵硬，走行明显扭曲

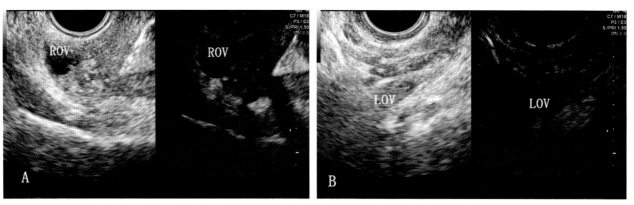

图 2-3-20　右侧输卵管通而不畅（左侧异位妊娠手术切除）声像图
A.右侧卵巢周围少量造影剂半环状包绕；B.左侧卵巢周围无造影剂包绕
ROV：右侧卵巢；LOV：左侧卵巢

（二）宫腔、盆腔病变诊断

1.子宫畸形：三维宫腔超声造影使宫腔膨胀后能获得满意的三维子宫图像，不仅能显示宫腔的形态特征及宫底外部轮廓，而且将两宫角至宫颈的解剖关系描绘得十分清晰，从而能对子宫畸形做出准确诊断。常见的有纵隔子宫、双角子宫、单角子宫、残角子宫等（图 2-3-21，图 2-3-22）。

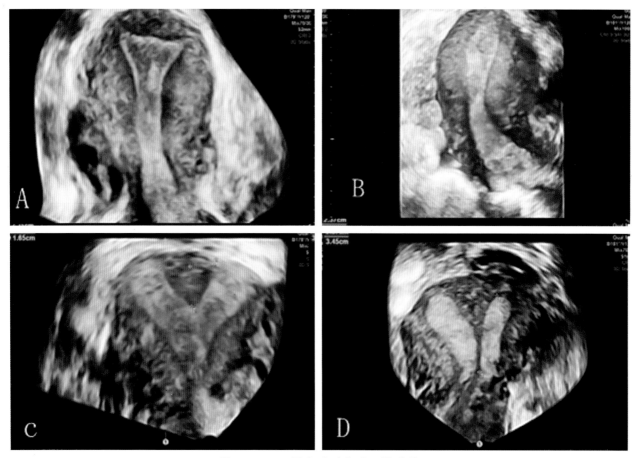

图 2-3-21　子宫畸形宫腔三维成像
A.正常子宫三维超声显示宫腔内膜呈倒三角形；B.单角子宫三维超声显示宫腔内膜呈管状并向一侧弯曲；C.不全纵隔子宫三维超声显示宫腔内膜呈 Y 形；D.完全纵隔子宫三维超声显示宫腔内膜呈 V 形

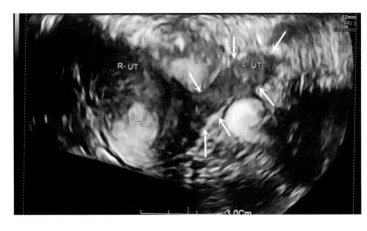

图 2-3-22　残角子宫宫腔三维造影成像
左侧残角子宫（箭头示）呈一肌性团块无宫腔内膜，三维造影成像显示无造影剂进入，右侧宫腔内见浓密的造影剂强回声
R-UT：右侧子宫；L-UT：左侧子宫；EN：宫腔内膜

2.子宫内膜息肉、黏膜下肌瘤：造影剂充盈宫腔后内膜面可见隆起性团块、大小不等，可多发。息肉多呈水滴状，回声较高与内膜界限清楚（图 2-3-23，视频 2-3-7）；黏膜下肌瘤多呈圆形，回声低可有衰减，肌瘤可致内膜基底层变形或中断。

视频 2-3-7

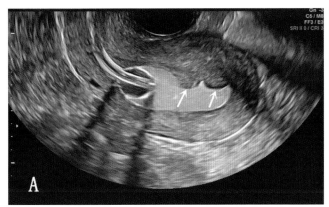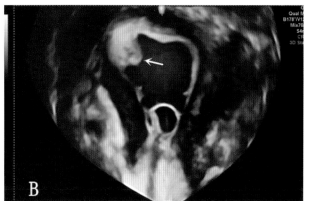

图 2-3-23　宫腔息肉声像图
A.宫腔造影后见多发息肉（箭头示）；B.宫腔水造影后三维成像显示息肉（箭头示）

3.宫腔粘连：造影剂充盈宫腔后可见条带状、网格状回声带，或宫腔局部内壁黏着，宫腔不能膨胀（图 2-3-24，视频 2-3-8）。

视频 2-3-8

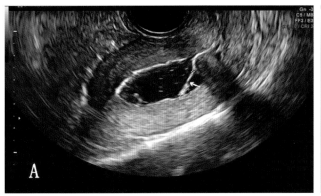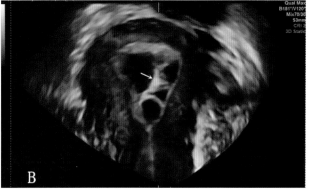

图 2-3-24　宫腔粘连声像图
A.宫腔水造影后见粘连带（箭头示）；B.宫腔水造影后三维成像显示粘连带（箭头示）

4.剖宫产术后瘢痕憩室：宫腔水造影后显示子宫前壁下段肌壁呈短棒状、三角形或楔形凹陷（图2-3-25）。

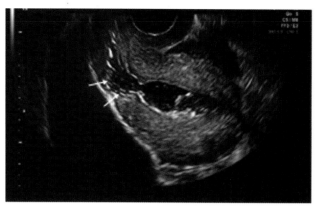

图2-3-25　剖宫产术后瘢痕憩室（箭头示）声像图

5.盆腔粘连：盆腔水造影后盆腔积液内显示见条、带状或网格状回声带（图2-3-26）。

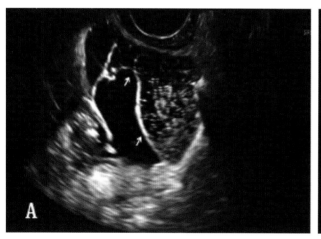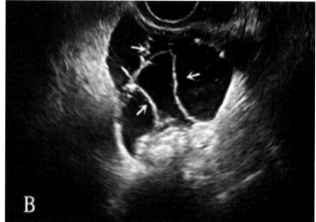

图2-3-26　盆腔粘连声像图
A.右侧盆腔粘连带（箭头示），造影剂弥散不均匀；B.左侧盆腔粘连带呈网格状（箭头示）

6.输卵管伞端系膜囊肿：盆腔水造影后输卵管伞端囊性无回声区，推挤探头可与输卵管伞端一起抖动（图2-3-27，视频2-3-9）。

视频2-3-9

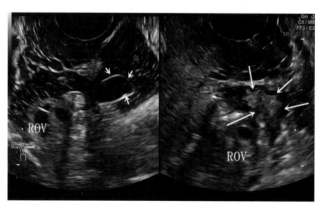

图2-3-27　盆腔超声水造影
显示右侧输卵管伞端系膜囊肿（短箭头示），右侧输卵管伞端指状突起显示清晰（长箭头示）；ROV：右侧卵巢

参考文献

[1] 谢幸，孔北华，段涛 . 妇产科学（第 9 版）[M]. 北京：人民卫生出版社，2018.

[2] 谢红宁 . 妇产科超声诊断学 [M]. 北京：人民卫生出版社，2005.

[3] 中国医师协会超声医师分会 . 中国超声造影临床应用指南 [M]. 北京：人民卫生出版社，2017.

[4] 王莎莎 . 子宫输卵管超声造影 [M]. 北京：军事医学科学出版社，2014.

[5] 邹彦，彭成忠，吕亚儿，等 . 子宫输卵管超声造影联合盆腔水造影在输卵管通畅性及伞端评估中的应用价值 [J/OL]. 中华医学超声杂志（电子版），2020，17（2）：124-130.

[6] 王伟群，周秋兰，黎月薇，等 . 经阴道四维超声造影联合宫腔通液术评价输卵管伞端通畅性的研究 [J]. 中华超声影像学杂志 .2017，26（8）：698-702.

[7] 李偲琦，刘焕玲，苏小薇，等 . 经阴道实时三维子宫输卵管超声造影改良法在评估不孕症患者输卵管伞端通畅性上的临床价值研究 [J]. 中国超声医学杂志 .2019，35（9）：840-844.

[8] Zhou L，Zhang X，Chen X，et al. Value of three-dimensional Hysterosalpinggo-contrast sonography with SonoVue in the assessmnt of tubal patency[J]. Utrasound Obstet Gynecol.2012，40（1）：93-98.

[9] Nsonwu-Anyanwu AC，Charles-Davies MA，Bello FA，et al.Cyrokine profile in Nigerians with tubal infertility [J].Cent Eur J immunol，2016，41（1）：101-106.

[10] 陈欣，罗红 . 超声造影对不同类型子宫发育异常及其输卵管伞端通畅性的评估 [J/OL]. 中华医学超声杂志（电子版），2020，17（2）：131-135.

（张蓉）

第四节　盆底超声

一、概述

女性盆底是由封闭骨盆出口的多层肌肉、筋膜、神经及盆腔脏器（膀胱、子宫等）组成，尿道、阴道和直肠贯穿其中。盆底支持结构的动态平衡是维持盆底功能的重要基础。当盆底支持组织出现缺陷、损伤及功能障碍时，引起的一系列疾病统称为盆底功能障碍性疾病（pelvic floor disorders，PFD），主要包括盆腔脏器脱垂（pelvic organ prolapsed，POP）、尿失禁（urinary incontinence，UI）和女性性功能障碍等，其中以 POP 与 UI 最为常见。

随着社会老龄化的进展和人们生活质量的提高，盆底功能障碍性疾病（PFD）已成为全球关注的公共卫生问题。在我国，作为中老年女性的常见病和多发病，PFD 严重影响健康和生活质量，已成为妇科泌尿学科诊治的重点疾病之一。既往对 PFD 诊断主要依据体格检查或妇科 POP-Q 评分，为临床提供的信息局限，而盆底影像学研究的迅速发展弥补了不足。盆底影像学检查中以四维盆底超声具有重复性好、无辐射、实时动态等诸多优点，实现了 PFD 的量化评估，为临床诊断及评估提供了更为客观的依据。四维超声成像能清晰观察盆底组织及其内部器官的结构，是一种全新的盆底疾病诊断方式。超声应用于 PFD 的探索始于 20 世纪 80 年代，传统的二维超声可以在矢状面、冠状面观察盆底结构，对一些典型的盆底疾病做出诊断，对盆底脏器的位置及功能状态进行初步评估，但二维超声无法显示轴平面，而轴平面是观察盆底结构的重要平面。随着四维超声技术的发展，四维超声能够自动获得容积数据，能利用多种观察模式（容积渲染模式、超声断层成像模式及多平面等模式）进行图像后处理，从而实现任意层面任意角度的观察。目前超声检查具有实时、简单、无辐射、可重复性好、易于被患者接受且能动态成像、对盆底复杂的结构建立高质量、清晰、动态的画面等优点，在 PFD 的检查中逐渐被广泛应用。

二、盆底解剖

骨盆的解剖包括骨骼、肌肉、韧带和器官，其中韧带、肌肉和筋膜组成了肌性 – 弹力系统以维持盆腔的形态及功能。女性骨盆前方为耻骨联合下缘，后方为尾骨尖，两侧为耻骨降支、坐骨升支及坐骨结节。筋膜为一种纤维肌性组织，它悬吊或加强器官，或者连接器官与肌肉；筋膜独立增厚的部分称为韧带。筋膜和韧带构成盆底结缔组织。结缔组织的损伤可引起盆腔器官脱垂，并影响器官的功能。可将盆底支持结构组织分为三个水平面。

结缔组织结构的三个水平（图 2-4-1）。

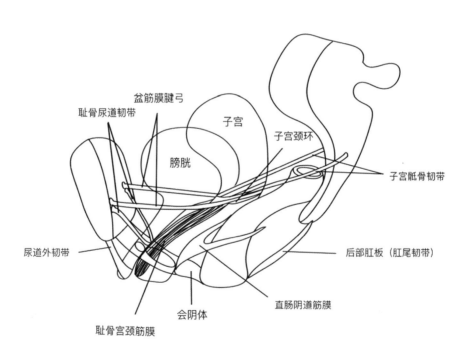

图 2-4-1　盆底结缔组织三个水平

盆底肌肉的三个水平（图 2-4-2）。

肛提肌群起最主要的盆底支撑作用。而肛提肌损伤被认为是盆底功能障碍的主要病因之一。肛提肌群根据起点位置，可分为髂尾肌、耻骨尾骨肌和耻骨直肠肌三部分。耻骨尾骨肌肌襻向前向上牵拉直肠，对直肠壶腹起承托作用；两侧髂尾肌与背侧耻骨尾骨肌纤维在盆腔底部形成棚架样的纤维结构，称为肛提肌板；最内侧的耻骨直肠肌围绕着尿道、阴道、直肠，于直肠背侧形成 "U" 形襻，是肛直肠环的主要组成部分；耻骨直肠肌包绕直肠 – 肛管连接处，并向前牵拉直肠，形成肛管直肠角（图 2-4-3）。

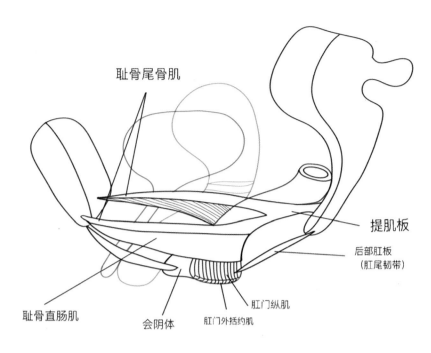

耻骨尾骨肌

提肌板

后部肛板
（肛尾韧带）

肛门纵肌

肛门外括约肌

会阴体

耻骨直肠肌

图 2-4-2　盆底肌肉组织三个平面

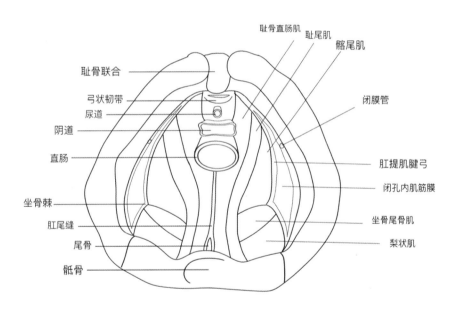

耻骨直肠肌　耻尾肌

髂尾肌

耻骨联合

闭膜管

弓状韧带

尿道

阴道

肛提肌腱弓

直肠

闭孔内肌筋膜

坐骨棘

坐骨尾骨肌

肛尾缝

梨状肌

尾骨

骶骨

图 2-4-3　盆底解剖上层肌肉示意图

　　盆底解剖结构在垂直方向上可分为前腔室、中腔室和后腔室。前腔室包括耻骨后间隙（Retzius 间隙、膀胱前间隙）、膀胱、尿道、阴道前壁，结构功能障碍主要是阴道前壁膨出，合并或不合并尿道和膀胱膨出；中腔室包括阴道穹隆和子宫，结构功能障碍表现为盆腔器官膨出性疾病，主要特征为子宫或阴道穹隆脱垂及子宫直肠陷窝疝的形成等；后腔室包括阴道后壁、直肠阴道隔、直肠、肛管和会阴体，结构功能障碍主要表现为直肠膨出和会阴体组织的缺陷（图 2-4-4）。

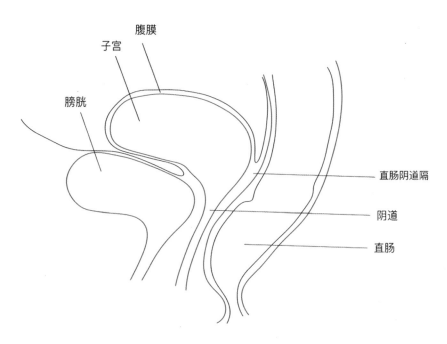

图 2-4-4　盆底解剖正中矢状切面

三、盆底超声检查适应证及超声检查规范

（一）盆底超声检查的适应证

1. 妊娠期及分娩后盆底功能障碍的一体化筛查及评估。

2. 产程监测。

3. 与女性前腔室异常相关的病变：①尿频、尿急、尿痛及排尿不尽等。②反复泌尿系统感染。③尿失禁或排尿困难。

4. 子宫脱垂。

5. 与后腔室异常相关的病变：①粪失禁。②排便困难及便意不尽等，如功能性便秘。

6. 阴道前壁、穹隆和（或）后壁脱垂。

7. 盆底肌损伤包括肛提肌及肛门括约肌等损伤的筛查。

8. 盆底康复治疗前后的评估。

9. 其他各种与盆底病变相关手术前后的检查及疗效评价：①阴道前壁和（或）后壁修补术。②盆腔植入材料如吊带及补片等手术。③全子宫切除和或次全子宫切除术后的患者。④盆腔肿瘤手术术后的盆腔检查。

10. 盆底炎性或肿瘤性病变等：如尿道及尿道周围病变；膀胱壁及膀胱炎性肿瘤性病变、膀胱结石等；直肠及其周围组织炎性或肿瘤性病变等。

11. 外伤累及盆腔脏器：如尿道、阴道、直肠等的检查。

12. 与盆底病变相关的慢性盆腔疼痛筛查。

13. 与盆底功能障碍性疾病相关的腹壁检查：如腹直肌分离等。

（二）盆底超声的检查规范

1. 检查前准备：

（1）检查前患者需排空膀胱及直肠。

（2）取截石位，双膝弯曲，脚跟靠近臀部；提前跟病人沟通好缩肛及 Valsalva 动作（即患者屏气用力向下加腹压动作）。

（3）探头表面涂抹无菌耦合剂，外罩无菌专用探头套，探头套外层表面需再次涂抹较多无菌耦合剂。

2. 检查方法及操作步骤：

经会阴盆底超声检查：二维超声检查结合三维/四维超声，分别在静息状态、收缩状态、Valsalva 状态下进行检查。

（1）二维超声扫查

1）将探头紧贴患者外阴处，显示盆底的标准正中矢状切面：主要包括前方的耻骨联合、尿道、膀胱颈；中间的阴道、子宫颈；后方的直肠壶腹部、肛管、直肠、直肠肛管连接部及肛管周围的肛门括约肌（图2-4-5）。注意，将探头置于受检者会阴处，中线上保持垂直放置；图 A 左边显示耻骨联合，探头表面距离耻骨联合不超过 1cm。在正中矢状面上可见尿道显示为黑色条带状，同时右上象限可见管状结构的肛管。残余尿量：测量膀胱最大径线及其与之垂直的径线，X × Y × 5.6= 残余尿量（ml），单位 cm。逼尿肌厚度：在膀胱顶部，取膀胱中线上的三个位置进行测量，测量膀胱壁内缘与黏膜表面的垂直距离。测量时膀胱残余尿量应小于 50ml。

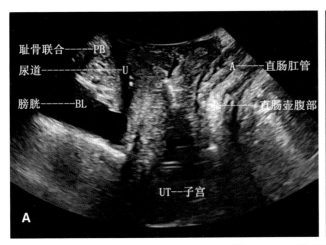 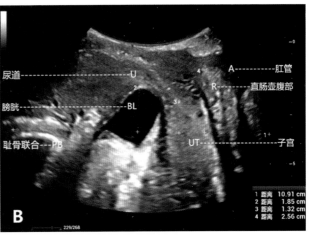

图 2-4-5 盆底正中矢状切面图

A.静息状态下盆底正中矢状切面图；B.Valsalva 动作时的盆底正中矢状切面图

2）静息状态下，应用二维超声观察各脏器的位置，随后嘱患者做最大 Valsalva 动作，观察盆腔脏器运动，此时盆腔脏器向背尾侧移动。图 2-4-6 双幅对比，静息状态的图 A 和最大 Valsalva 状态（时间大于等于6s）的图 B。

3）探头稍向左右侧移动，应用二维超声在旁矢状切面观察肛提肌的完整性（图 2-4-7）。

4）再次移动探头直到获得盆底正中矢状切面，嘱患者做盆底肌肉收缩动作，观察肛提肌收缩情况，此时，应显示盆腔脏器向头腹侧移动（图 2-4-8）。

5）将探头旋转 90° 横置，稍向后下方倾斜并适当加压，连续观察肛门括约肌的完整性（图 2-4-9）。

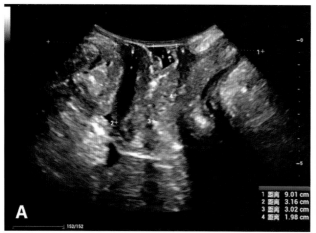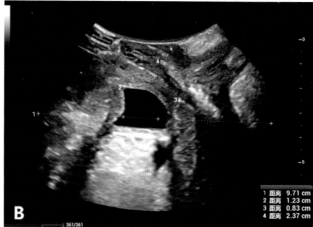

图 2-4-6　盆底正中矢状切面图

A.静息状态；B.最大 Valsalva 状态

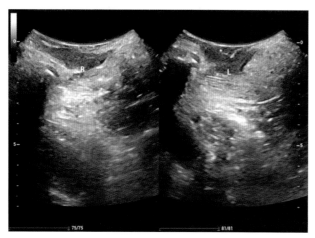

图 2-4-7　旁矢状切面二维超声图

观察肛提肌的完整性

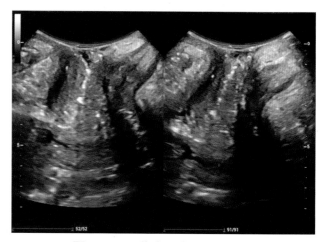

图 2-4-8　盆底正中矢状切面图

盆底肌静息及收缩动作时

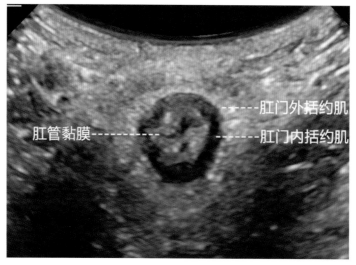

图 2-4-9　肛门括约肌横断面图

（2）三维/四维（3D/4D）超声扫查：

1）设定容积扫查角度为最大值，启用分屏模式显示（Render）图像，将取样框厚度调节至 0.5~2cm，绿线在屏幕上方，取样框需包括最小肛提肌裂孔平面，观察静息状态下及 Valsalva 动作后肛提肌的完整性及动态变化的情况，测量最大 Valsalva 动作时肛提肌裂孔面积（图 2-4-10）。

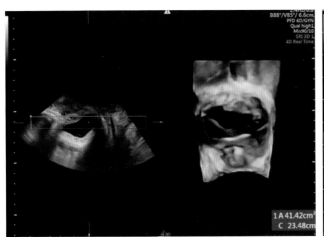
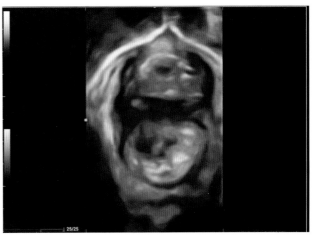

图 2-4-10 肛提肌裂孔超声图

Valsalva 动作时肛提肌裂孔面积测量

2）盆底肌收缩状态下，采用容积渲染模式（Render 模式）和（或）断层超声成像（TUI 模式），在轴平面观察肛提肌和肛门括约肌的完整性（图 2-4-11）。注意，确保耻骨联合显示在图像中。嘱受检者做缩肛动作，并确保肛提肌在视野内可见，有时需要对会阴施加压力。旋转 A 平面将肛提肌裂孔最小平面放置在取样框中间。旋转 C 平面图像至竖直状态，然后使用 TUI 模式，层间距采用 2.5mm，层数为 8 层。然后调整中间 3 幅图像，3 图中耻骨联合的表现为开放、闭合、闭合状态。评估中间 3 图肛提肌的完整性。若观察肛门括约肌则缩小二维扫查角度至 60°，探头逆时针旋转 90° 放置于阴道口，向肛管处倾斜探头以获得肛管的横切面。

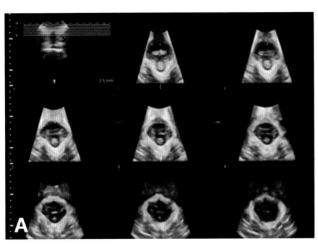
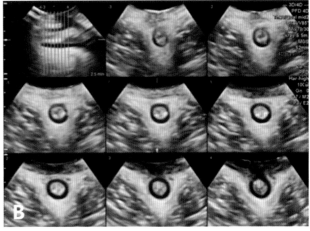

图 2-4-11 肛提肌和肛门括约肌断层超声图

A. 盆底肌收缩动作时肛提肌切面图，观察肛提肌完整性；B. 肛门括约肌切面图，观察肛门括约肌的完整性

四、盆底超声临床应用

前腔室病变：最早通过超声检查前腔室的参数为膀胱颈移动度（bladder neck descent，BND）。目前大部分学者认为膀胱过度活动是女性压力性尿失禁（stress urinary incontinence，SUI）发病的重要因素。而 BND 增加反映了膀胱过度活动，而过度活动通常伴随着膀胱后角开放。尿道内口漏斗形成反映尿道内口已松弛，尿道内括约肌的功能发生改变，通常与漏尿相关。

1. 盆底超声筛查前腔室异常：

（1）尿道周围病变：

1）尿道钙化（图 2-4-12A）。

2）尿道囊肿（图 2-4-12B）。

3）尿道憩室（图 2-4-13）。

通过静息状态及 Valsalva 动作观察囊肿同尿道之间的关系，有助于尿道憩室与尿道囊肿的鉴别诊断。

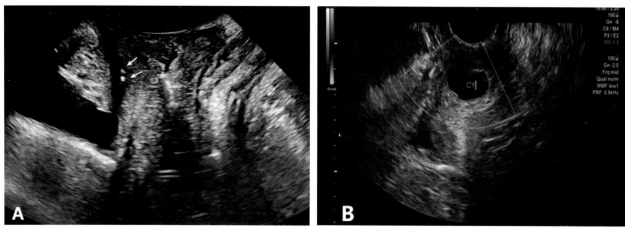

图 2-4-12　尿道钙化和尿道囊肿超声声像图

A. 经会阴正中矢状切面尿道内可见两个强回声钙化斑（箭头所示）；B. 尿道周围囊肿（旁矢状切面），尿道旁可见一类圆形无回声区（CY），边界清晰，与尿道不相通，后方回声增强

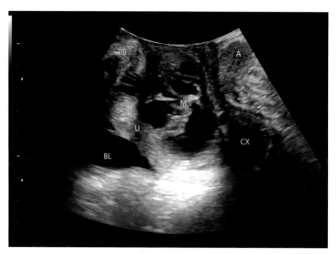

图 2-4-13　尿道憩室超声旁矢状切面图

尿道旁可见不规则性低回声，与尿道相通，为尿道憩室

（2）膀胱膨出：妊娠和分娩是导致膀胱膨出的重要原因，而更年期的女性由于盆底支持结构萎缩及膀胱周围筋膜薄弱也可导致膀胱膨出。参照 Green 提出的 X 线下膀胱膨出分型，通过经会阴超声检查，根据正中矢状切面下，静息状态及最大 Valsalva 动作时膀胱颈的活动度、膀胱后角的完整性及尿道旋转角度三个指标对膀胱膨出进行分型，共分为三种类型（图 2-4-14）。Al-Saadi 研究表明 SUI 患者的尿道旋转角高于对照组；肖汀等研究发现 SUI 患者的膀胱颈移动度与对照组相比差异明显；毛氏等研究发现经盆底超声检查对女性压力性尿失禁的分级具有参考意义。

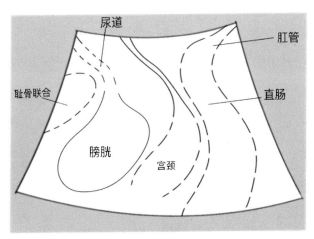

valsalva动作时的盆底正中矢状切面

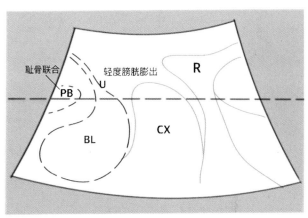

Ⅰ型膀胱膨出

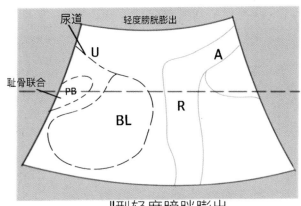

Ⅱ型轻度膀胱膨出

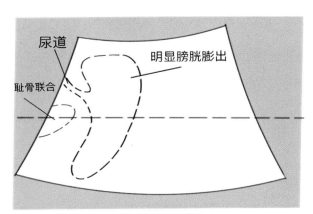

Ⅲ型膀胱膨出

图 2-4-14　Green 膀胱膨出分型示意图

1）Ⅰ型膀胱膨出：Valsalva 动作，膀胱颈达耻骨联合水平线或位于耻骨联合水平线以下，膀胱后角 ≥ 140°，尿道旋转角 < 45°（图 2-4-15，视频 2-4-1）。

2）Ⅱ型膀胱膨出（膀胱脱垂伴膀胱后角开放）：Valsalva 动作，膀胱颈达耻骨联合水平线或位于耻骨联合水平线以下，膀胱后角 ≥ 140°，尿道旋转角 ≥ 45°（图 2-4-16，视频 2-4-2）。

3）Ⅲ型膀胱膨出（膀胱脱垂伴完整的膀胱后角）：Valsalva 动作，膀胱最低点达耻骨联合水平线或位于耻骨联合水平线以下，膀胱尿道后角 < 140°，尿道旋转角 ≥ 45°（图 2-4-17，视频 2-4-3）。

视频 2-4-1

视频 2-4-2

视频 2-4-3

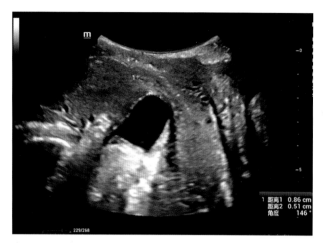

图 2-4-15 Ⅰ型膀胱膨出超声声像图

最大 Valsalva 动作，膀胱颈位于参考线以下，膀胱尿道后角＞140°，尿道旋转角＜45°（PB：耻骨，U：尿道，BL：膀胱，R：直肠壶腹部，CX：子宫颈）

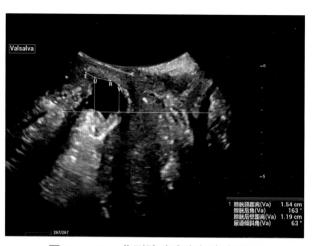

图 2-4-16 Ⅱ型膀胱膨出超声声像图

最大 Valsalva 动作，膀胱颈位于参考线以下，膀胱尿道后角＞140°，尿道旋转角＞45°

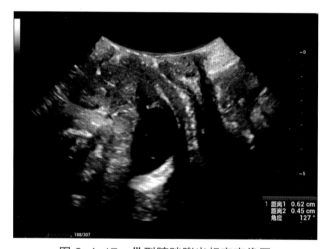

图 2-4-17 Ⅲ型膀胱膨出超声声像图

最大 Valsalva 动作，膀胱颈位于参考线以下，膀胱尿道后角＜140°，尿道旋转角＞45°（PB：耻骨，U：尿道，BL：膀胱）

（3）前腔室植入材料的评估：高建松等报道盆底超声能够为经阴道改良补片双侧骶棘韧带固定术提供有意义的盆底功能测量参数，为术后疗效的评估提供可靠影像学支持。近 10 年来，采用人工合成材料的尿道下悬吊带术如经阴道无张力尿道中段悬吊带术（tension free vaginal tape，TVT）、耻骨弓上悬吊带术、经闭孔阴道无张力尿道中段悬吊带术等发展迅速，吊带或网片的植入已经成为许多发达国家治疗尿失禁的首选方式。盆底手术后植入材料是否对周围脏器存在损伤及植入材料的暴露、移位和挛缩等，均是术后观察的重点。网片和吊带在 X 线和磁共振检查中难以被发现，而超声检查却可以清晰显示。因此，超声在盆底植入材料成像方面有着独特的优势，被广泛用于盆底手术术后植入材料的观察。通过超声成像，可清楚地了解吊带的位置和功能，评估术后体内吊带的生物力学特点，并对术后并发症如压力性尿失禁复发、排尿困难、吊带移位及断裂、术后周围血肿等都可进行较为准确的评价。不同的吊带及网片的回声是不同的，但在超声检查时大部分植入材料表现为高回声。因此，可通过观察吊带与尿道之间的距离，以及腹压增加（如 Valsalva 动作）时吊带形态的变化来判断手术效果。

1）植入吊带术后吊带正常（图 2-4-18）。

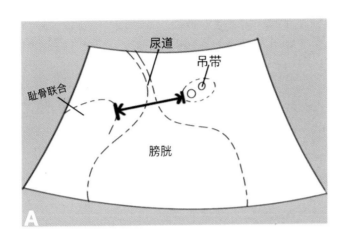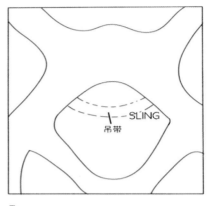

图 2-4-18　吊带正常示意图

A. 正中矢状切面：静息状态下，测量标尺显示尿道后方吊带与耻骨联合后下缘之间的距离；B.盆底轴平面
Valsalva 动作：吊带清晰显示，位于尿道和阴道之间，张力良好

2）吊带异常：吊带过紧可导致排尿障碍（图 2-4-19）。

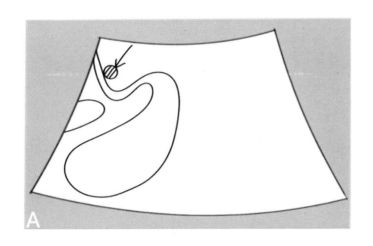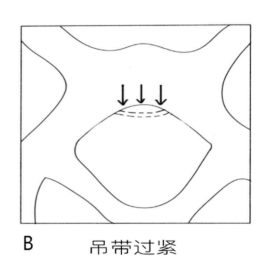

图 2-4-19　吊带过紧示意图

A. 正中矢状切面 Valsalva 动作：尿道后方吊带（箭头所指）与耻骨联合后下缘之间的距离较静息状态下明显变小，
尿道成角折叠；B. 盆底轴平面 Valsalva 动作：吊带（箭头所指）清晰显示，位于尿道和阴道之间

2. 盆底超声筛查中腔室异常：

中腔室功能障碍：主要表现为盆腔脏器脱垂，主要指子宫脱垂和（或）阴道穹隆脱垂为特征。分娩
损伤是引起中腔室脏器脱垂的主要原因，其他原因还包括卵巢功能减退、先天发育异常、腹腔内压力增
加、营养因素及其他局部病变，如较大的子宫肌瘤、卵巢肿瘤、腹水等。轻症患者一般无明显不适；重
症患者阴道内脱出块状物，有不同程度的腰骶部酸痛或下坠感、外阴异物感，站立过久或劳累后症状明显，
卧床休息则症状减轻，并常伴有排便、排尿困难，残余尿增加，部分患者可发生压力性失禁。

（1）阴道周围病变：

1）阴道壁囊肿（图 2-4-20）。

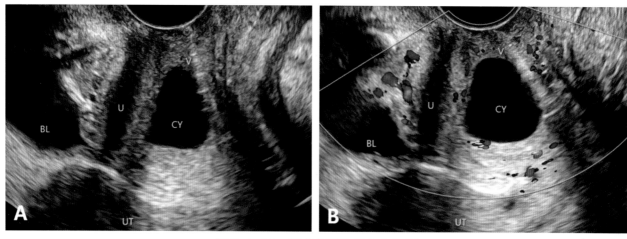

图 2-4-20 阴道壁囊肿超声声像图

A. 经会阴正中矢状切面阴道壁可见一类圆形无回声区（CY），边界清晰，与阴道（V）不相通，后方回声增强；B.CDFI 无回声内未见血流信号。

2）前庭大腺囊肿（图 2-4-21）。

通过静息状态及 Valsalva 动作观察囊肿同阴道之间的关系，有助于阴道壁囊肿的诊断。

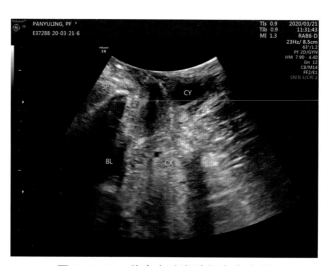

图 2-4-21 前庭大腺囊肿超声声像图

经会阴正中矢状切面大阴唇皮下前庭大腺可见一类圆形无回声区（CY），边界清晰，与阴道（V）及后方直肠均不相通，后方回声增强

（2）子宫脱垂：Valsalva 动作下，子宫沿阴道下降，甚至脱出至阴道口外（图 2-4-22）。诊断标准：最大 Valsalva 动作时，宫颈最低点位于耻骨联合后下缘水平线以下。

（3）阴道穹隆脱垂：Valsalva 动作下，阴道穹隆沿阴道下降，甚至脱出至阴道口外，膨出内容物可为肠管或液体（图 2-4-22）。若膨出内容物为肠管，则称肠疝。诊断标准：最大 Valsalva 动作时，穹隆最低点位于耻骨联合后下缘水平线以下。

3. 盆底超声筛查后腔室异常：后腔室功能障碍主要包括直肠前壁膨出、会阴体过度运动、肠疝、直肠后壁膨出、直肠内肠套叠和直肠脱垂。分娩损伤是主要病因。后腔室功能障碍的临床表现主要为排便梗阻和便意不尽等。

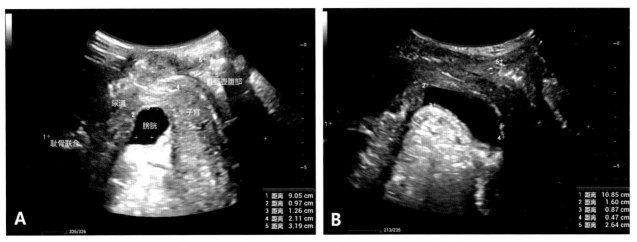

图 2-4-22　子宫脱垂和阴道穹隆脱垂超声声像图

A. 最大 Valsalva 动作，盆底正中矢状切面明显子宫脱垂，同时合并膀胱膨出；B.Valsalva 动作，盆底正中矢状切面阴道穹隆脱垂，内容物为肠管；伴有膀胱膨出

（1）直肠（前壁）膨出：Valsalva 动作时，直肠壶腹部前壁及壶腹部内容物向阴道下段膨出（图 2-4-23 图 A）。直肠膨出物的高度测量（图 2-4-23 图 B）：沿肛管前壁内括约肌长轴作延长线，测量膨出物顶端与延长线间的垂直距离。

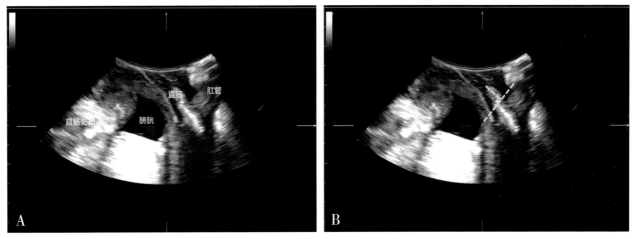

图 2-4-23　直肠膨出超声声像图

最大 Valsalva 动作，盆底正中矢状切面，直肠前壁明显下移，直肠壶腹部内容物向阴道下段呈指状突起；同时伴有明显膀胱膨出

（2）会阴体过度运动：会阴体组织缺陷或松弛所导致的会阴体下降（图 2-4-24）。膨出物与肛管间的夹角呈钝角，虚线则显示直肠壶腹部下移距离的测量。诊断标准：最大 Valsalva 动作时，直肠壶腹部位于耻骨联合后下缘水平线以下，与该参考线的垂直距离常 ≥ 15mm，且无憩室样结构膨出。

（3）肠疝（图 2-4-24）。

（4）直肠后壁膨出。

（5）直肠内肠套叠和直肠脱垂。

4. 盆底肌损伤：盆底功能障碍性疾病，妊娠与分娩是两大因素。彭晓梅文献报道，与阴道分娩相比，阴道助产术对产后早期盆底肌力的损伤以及对盆底结构与功能的影响较大。

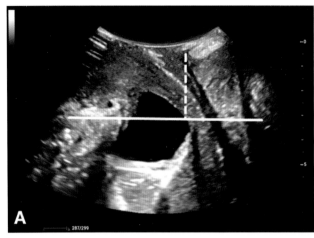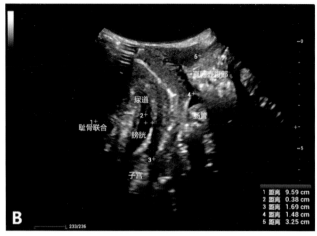

图 2-4-24　会阴体过度运动超声声像图

A. 会阴体过度运动；B. 最大 Valsalva 动作，盆底正中矢状切面疝出物为肠管（肠蠕动有利于辨认疝出物为肠管）

（1）肛提肌损伤：盆底肌肉由多层肌肉组成，其中肛提肌起着最主要的支持作用，肛提肌的损伤将使盆腔器官的支持系统和控尿系统受到破坏，导致脱垂和尿失禁等。肛提肌损伤的最常见原因为妊娠分娩，特别是阴道头位分娩。

肛提肌断端处可见不均匀回声带，边缘欠规整（图 2-4-25，图 2-4-26）。

（2）肛门括约肌损伤：产伤性肛门括约肌损伤可表现为孤立的肛门外括约肌损伤，或肛门内外括约肌的复合型损伤，严重者累及肛管黏膜，少数患者仅累及肛门内括约肌（图 2-4-27）。

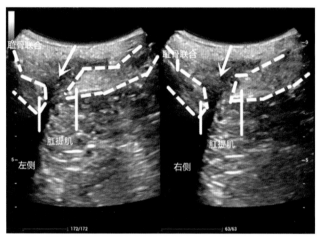

图 2-4-25　肛提肌完全断裂二维声像图

在收缩状态下，经会阴旁矢状切面显示双侧耻骨直肠肌与耻骨支分离（箭头处），断端处可见不规则低回声带，边缘欠规则

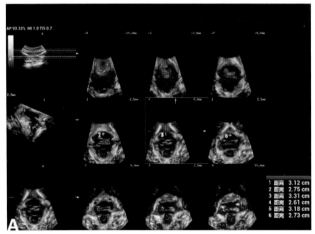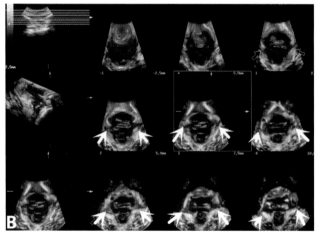

图 2-4-26　肛提肌完全断裂超声断层声像图

A. 双侧断裂：TUI 模式第 4-9 幅图均出现左侧耻骨直肠肌与耻骨支分离，断端处回声不均匀，双侧 LUG 大于 23.65mm；B. 双侧断裂：TUI 模式第 4-9 幅图双侧均出现以上征象。

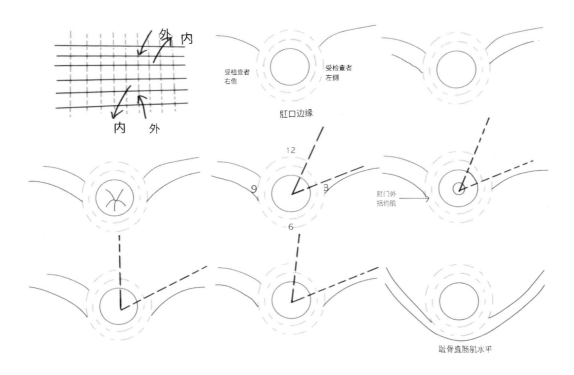

图 2-4-27　肛门外括约肌完全断裂示意图

在冠状面 TUI 模式下观察，第 5~8 幅图像上肛门外括约肌连续性中断，缺损超过 30°，肛门黏膜未向断端聚集，为肛门内外括约肌完全断裂

5. 肛提肌裂孔的大小亦反映了肛提肌的顺应性和弹性，其面积是与盆腔的支持功能相关，裂孔面积扩张容易导致盆腔脏器移位。肛提肌裂孔面积扩大亦被证明与盆腔脏器脱垂及脱垂症状有关。Kozma 等研究发现盆腔功能异常的患者裂孔直径或面积显著高于健康者。肖汀等研究超声测量肛提肌裂孔面积在女性压力性尿失禁诊断中的应用，该研究采用经会阴实时三维超声比较 SUI 患者及正常对照者在不同状态下肛提肌裂孔面积，结果显示，SUI 患者在静息、缩肛及瓦氏状态时的肛提肌裂孔面积均大于对照组（P 均 <0.05）。SUI 患者由于盆底支持结构存在缺陷，结构疏松，盆腔脏器移位更明显，导致 SUI 患者肛提肌裂孔面积与正常人之间差异显著。

参考文献

[1] 谢幸，孔北华，段涛 . 妇产科学（第 9 版）[M]. 北京：人民卫生出版社，2018.

[2] 谢红宁 . 妇产科超声诊断学 [M]. 北京：人民卫生出版社，2005.

[3] 张新玲 . 实用盆底超声诊断学 [M]. 北京：人民卫生出版社，2019.

[4] 耿京，谈诚，陈纳泽，等 . 盆底超声评估女性阴道后壁脱垂的初步研究 [J]. 中国超声医学杂志，2018，34（3）：261-264.

[5] 毛永江，郑志娟，杨丽新，等 . 女性膀胱膨出的盆底超声表现 [J]. 中华腔镜泌尿外科杂志，2016，10（4）：50-52.

[6] 孙智晶，朱兰，郎景和，等 . 初产妇产后 6 周盆底电生理指标及盆腔器官脱垂分度状况全国多中心横断面研究 [J]. 中国实用妇科与产科杂志，2015，31（5）：433-439.

[7] Dietz, Hans Peter, Lennox P. J. Hoyte, et al. Atlas of Pelvic Floor Ultrasound [M]. Springer London, 2008.

[8] 李全英, 黄志, 刘桃, 等. 经会阴盆底四维超声评估产后妇女盆膈裂孔影像特征的应用 [J]. 中国妇幼健康研究, 2016, 27（9）: 1101-1104.

[9] Glazener C, Elders A, Macarthur C, et al. Childbirth and pro-lapse: long -term associations with the symptoms and objective measurement of pelvic organ prolapse[J]. BJOG, 2013, 120（2）: 161-168.

[10] Al-Saadi WI. Transperineal ultrasonography in stress urinary incontinence: the significance of urethral rotation angles[J]. ArabJ Urol, 2016, 14（1）: 66-71.

[11] 彭晓梅, 刘颖. 阴道助产对产后盆底功能的影响 [J]. 中国性科学, 2018, 27（11）: 96-99.

[12] 肖汀, 张新玲, 杨丽新, 等. 超声观察膀胱颈在压力性尿失禁诊断中的研究 [J]. 中国超声医学杂志, 2016, 32（9）: 822-825.

[13] 肖汀, 张新玲, 杨丽新, 等. 超声测量肛提肌裂孔面积在女性压力性尿失禁诊断中的应用 [J]. 中国医学影像技术, 2016, 32（9）: 1419-1422.

[14] 毛永江, 张红君, 张新玲, 等. 盆底超声在女性压力性尿失禁分级中的初步应用 [J]. 中华腔镜泌尿外科杂志, 2015, 9（6）: 12-14.

[15] 高建松, 孙文超, 姚继芹, 等. 盆底超声评估经阴道改良补片双侧骶棘韧带固定术的作用 [J/CD]. 中华医学超声杂志（电子版）, 2018, 15（1）: 66-71.

[16] Kozma B, Larson K, Scott L, et al. Association between pelvicorgan prolapse types and levator-urethra gap as measured by 3D transperineal ultrasound [J]. J Ultrasound Med, 2018, 37（12）: 2849-2854.

（廖建梅　张伟娜）

第五节　超声弹性成像

一、概述

超声弹性成像（ultrasound elastography, UE）最早由美国德州大学的 Ophir 等于 1991 年提出，是根据组织硬度属性的不同而进行成像的一种新型超声成像技术。由于弹性是人体组织的重要物理特性之一，其内部弹性模量（elasticity modulus）的分布与病灶的生物学特性密切相关，因此该技术可突破解剖结构显像的局限性，成为传统成像方式的重要补充。超声弹性成像的基本原理是对组织施加一个外部或内部（包括自身心跳、呼吸）的动态或静态或准静态的激励，在弹性力学、生物力学的作用下，组织将产生一个响应（如位移、应变与速度的分布）。不同的组织弹性系数不同，其产生的应变也不同。弹性模量大，即硬度大的组织响应幅度小，反之亦然。通过超声成像方法，捕获组织响应的信息进行计算机处理，并以数字图像对这种响应信息进行直观显示和量化表达，从而直接或间接地估计不同组织的弹性模量及其分布差异。

二、分类

根据组织激励方式、显示方式、信号探测方式等的不同，超声弹性成像可有不同的分类方法。本节根据组织激励方式，将超声弹性成像分为静态或准静态弹性成像和声辐射力弹性成像两大类。

（一）静态或准静态弹性成像

静态或准静态弹性成像是应用压力使组织产生应变来计算其硬度，因此也称为压迫弹性成像（compression elastography）。它是利用静态或准静态法如手动、探头压迫（静态）或心血管/呼吸运动（准静态）等诱发组织形变/应变，然后通过测量组织形变/应变程度进行成像，显示感兴趣区内应变的分布，以伪彩图的形式显示。不同厂家彩色编码表示方法不同，一般以红色表示组织较软，蓝色表示组织较硬，绿色表示中等硬度。同时，可反映病变与周围组织相比较的硬度相对值，即应变率比值（strain ratio，SR）。压迫弹性成像技术鉴别浅表器官良恶性肿瘤的敏感性、特异性、阳性预测值都在 70%~80%。主要的局限性：①对操作者的经验依赖性较大。②操作重复性较差。③一般只适用于浅表组织。④获取的数据为定性和半定量，并且与背景组织有明显的相关性。⑤当肿块较大时，难以准确反映肿块的弹性，且无正常组织作对比，无法获得应变率比值。因此，近年来已逐渐被可以定量检测且准确性更高、重复性更好的技术所替代。

（二）声辐射力弹性成像

声辐射力弹性成像与静态/准静态弹性成像采用外部机械施压不同，它是通过超声波对组织施压，可克服静态/准静态弹性成像无法从体外对深部组织有效施压以及易受边界条件影响的不足。声辐射力弹性成像主要包括剪切波弹性成像（shear save elastic imaging，SWE）和声脉冲辐射力成像（acoustic radiation force impulse Imaging，ARFI）。

1. ARFI：由美国杜克大学 Nightinglae 等提出，是以声辐射力成像为基础的技术，包括定性声触诊弹性成像（virtual touch tissue imaging，VTI）、定量声触诊弹性成像（virtual touch tissue quantification，VTQ）及同时可行定性及定量分析的声触诊组织量化成像（virtual touch tissue imaging quantification，VTIQ）。ARFI 技术以短时程（< 1s）聚焦声脉冲作用于组织，使其产生瞬时、微米级位移，同时发射声脉冲序列探测组织位移。组织位移大小取决于其弹性。声脉冲辐射力使组织产生纵向压缩及横向振动，纵向位移与组织的弹性相关，以纵向位移为基础的技术为 VTI；横向振动以剪切波方式向周边传播，利用剪切波相邻波峰差及波长可计算剪切波速度（shear wave velocity，SWV），其与组织弹性的平方根成正比。VTQ 技术可通过 SWV 对组织弹性进行定量评价，SWV 越大，其弹性越小，组织越硬。

2. SWE：通过声辐射力脉冲在组织的不同深度上连续聚焦，基于"马赫锥"原理，聚焦部位的组织因高效振动而产生横向剪切波，以超高速成像技术探测剪切波，以彩色编码实时显示组织的弹性图，并可获得定量分析组织弹性的杨氏模量值。杨氏模量值的计算公式为 $E = 3\rho c^2$，单位为 kPa，其中 E 为杨氏模量，ρ 为组织密度，c 为 SWV。因此，SWV 越大，杨氏模量值越大，表明组织硬度越大。

三、超声弹性成像技术在妇科领域的应用

弹性成像技术目前已广泛应用于肝脏、乳腺、颈部淋巴结、肾脏、胰腺、前列腺等器官病变的诊断，

且已有临床资料报道，ARFI 是一项无创的肝纤维化评价手段，甚至可挑战活检在肝纤维化诊断的金标准地位。目前，弹性成像技术在妇科领域的临床应用相对较少，尚处于研究探索阶段，但相信随着研究的深入，其应用范围必将不断扩大与深化。

不同的超声弹性成像技术有不同的应用。压迫弹性成像由于需要外力压迫产生应变，仅适用于较浅表部位的检查，如经阴道宫颈弹性的检测、盆底肌弹性检测。而 ARFI 和 SWE 利用超声脉冲激励，应用范围广泛，可用于浅表及深部的子宫及附件区病变的弹性检测。

（一）超声弹性成像在子宫的应用

1. 超声弹性成像在宫体的应用：

（1）子宫肌瘤和子宫腺肌瘤的鉴别诊断：肌瘤内部多为平滑肌细胞和致密的纤维组织细胞构成，硬度大于子宫肌层；腺肌瘤为子宫内膜腺上皮与间质侵入子宫肌层并增生，可见小出血灶，硬度小于子宫肌层。

（2）子宫内膜良性病变的鉴别诊断：子宫内膜息肉是过度增生的子宫内膜腺体、间质与血管组织构成，其硬度低于正常子宫肌层组织，故弹性成像可用于黏膜下肌瘤和子宫内膜息肉的鉴别诊断。但不能用于鉴别子宫内膜息肉和子宫内膜增生。

（3）子宫内膜良、恶性病变的鉴别诊断：子宫内膜癌细胞在纤维间质内呈浸润性生长，病变与周围组织粘连，故硬度增加。子宫内膜良性病变的硬度小于子宫内膜癌，但大于正常子宫内膜。

（4）子宫内膜癌肌层浸润与否及浸润深度的判定：有研究结果表明，阴道超声检查联合实时超声弹性成像技术，与单纯应用阴道超声检查诊断子宫内膜癌肌层浸润相比，符合率明显提高。对浅肌层浸润的准确度明显优于阴道超声检查，有利于内膜癌的早期诊断及治疗，与常规阴道超声检查相比不增加病人的痛苦，能够被病人接受。

（5）评价高强度聚焦超声（high tensity focuced ultrasound，HIFU）治疗子宫肌瘤的疗效：HIFU 治疗后肿瘤组织凝固性坏死，靶区血管破坏，血管弹性纤维出现崩解、断裂及分层现象，组织硬度增加。

2. 弹性成像在子宫颈的应用：

（1）子宫颈肌瘤和息肉的鉴别诊断：肌瘤为平滑肌组织，呈中等弹性；而息肉为子宫颈管局部黏膜的增生，二者的组织学差异决定了其不同的弹性属性，子宫颈肌瘤硬度高于息肉。

（2）子宫颈良、恶性病变的鉴别诊断：子宫颈癌硬度大于子宫颈良性病变（肌瘤、息肉）。但对于子宫颈上皮内瘤样病变（cervical intraepithelial neoplasia，CIN）及原位癌，其硬度与子宫颈良性病变无明显差异，故弹性成像不适用于 CIN 和原位癌的诊断。

（3）妊娠期测量子宫颈硬度预测早产风险：子宫颈弹性模量值随孕周呈减低趋势，即子宫颈硬度随孕周增大而减低。子宫颈弹性模量值联合子宫颈长度测量可提高预测早产的敏感度。

3. 超声弹性成像在卵巢的应用：

（1）子宫内膜异位囊肿和出血性卵巢囊肿的鉴别诊断：研究结果显示，卵巢子宫内膜异位囊肿 SWV 值显著大于出血性卵巢囊肿，考虑与子宫内膜囊肿反复出血后血液成分降解导致出现高浓度蛋白质和降解产物有关。

（2）多囊卵巢综合征（polycystic ovary syndrome，PCOS）的辅助诊断：PCOS 患者卵泡周围基质细胞的黄体化和吞噬功能均可破坏卵泡的成熟，导致卵巢体积增大，基质中卵泡数增多，纤维层变厚，卵巢硬度增大，且有研究表明，卵巢基质硬度与卵巢体积和卵泡数均呈正相关。

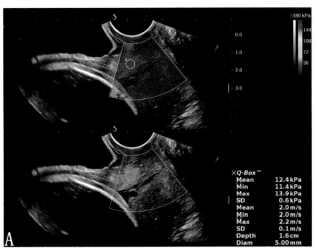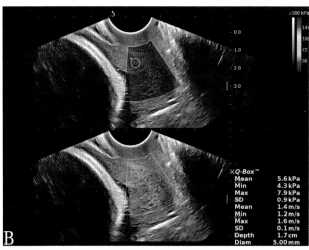

图 2-5-1　经阴道超声 SWE 模式测量子宫颈弹性模量值

A. 女，32 岁，孕 28 周，子宫颈前壁上点弹性模量值为 12.4kPa，妊娠结局为 38 周 5 天足月产；B. 女，29 岁，孕 28 周，子宫颈前壁上点弹性模量值为 5.6kPa，妊娠结局为 30 周 2 天早产

（3）卵巢良、恶性肿瘤的鉴别诊断：卵巢恶性肿瘤的硬度大于良性肿瘤，且低分化组卵巢癌的硬度高于高分化组卵巢。

4. 超声弹性成像在盆底的应用：

（1）评估产后肛提肌弹性及收缩功能：应用 SWE 技术测量肛提肌静息状态及最大缩肛状态下的杨氏模量值，并计算收缩前后的差值，杨氏模量值可反映肛提肌的弹性，收缩前后的差值可反映肛提肌的收缩功能，从而定量评价产后肛提肌弹性及收缩功能。

（2）评估女性膀胱颈梗阻患者的膀胱颈硬度：女性膀胱颈梗阻患者膀胱颈肌层的纤维弹性组织增生，硬度增加，SWV 值增大，且 SWV 值与膀胱颈梗阻严重程度呈正相关。

参考文献

[1] Ophir J，Céspedes I，Ponnekanti H，et al. Elastography：a quantitative method for imaging the elasticity of biological tissues[J]. Ultrason Imaging，1991，13（2）：1111–1134.

[2] 王彬，李发琪. 声辐射力弹性成像：弹性成像的新发展 [J]. 中国医学影像技术，2011，27（4）：852–856.

[3] 李昶田，李俊来. 声弹性成像技术在颅脑疾病诊断方面的应用进展 [J/CD]. 中华医学超声杂志(电子版)，2016，13（2）：105–107.

[4] 杨舒萍，吕国荣，沈浩霖. 超声影像报告规范与数据系统解析 [M]，北京：人民卫生出版社，2019.

[5] 高敏，史铁梅，张原溪，等. 超声弹性成像在子宫内膜病变中的研究进展 [J]. 中国医学影像技术，2018，34（5）：783–786.

[6] Thomas A，Kümmel S，Gemeinhardt O，et al. Real-time sonoelastography of the cervix：tissue elasticity of the normal and abnormal cervix [J]. Acad Radiol，2007，14（2）：193–200.

[7] 刘艳，刘佳，岳庆雄，等. 子宫颈占位性病变的经阴道实时弹性成像表现 [J]. 中华超声影像学杂志，2012，21（4）：332–334.

[8] 苏巧斌，吴秀琴，何韶铮，等．超声联合剪切波弹性成像评估妊娠期宫颈并预测早产的价值 [J]．中国医学影像学杂志，2020，28（11）：860–863.

[9] 孟璐，赵一婷，牛旺，等．实时超声弹性成像技术鉴别诊断子宫肌瘤和子宫腺肌瘤 [J]．中国医学影像技术，2016，32（6）：919–922.

[10] 宋金爽，刘静华．超声弹性成像在子宫卵巢病变诊断中的应用 [J/CD]．中华医学超声杂志（电子版），2015，12（11），849–852.

（沈小玲）

中 篇
妇科疾病超声诊断

ZHONGPIAN
FUKE JIBING CHAOSHENG ZHENDUAN

第三章　子宫良性疾病

第一节　宫腔疾病

宫腔病变是育龄期女性常见的疾病，分先天性和后天性宫腔病变。先天性宫腔病变为各种类型的子宫畸形，后天性宫腔病变包括宫腔粘连、子宫内膜息肉等，其临床症状有多种表现，常导致继发性不孕，因此准确诊断各种宫腔病变对于指导不孕患者的治疗有着重要的意义。本节主要介绍后天性宫腔病变。

一、子宫内膜息肉

（一）概述

子宫内膜息肉（endometrial polyp）多是因雌激素绝对或相对增多使局部子宫内膜腺体及间质增生所致，或因炎症等因素的作用而形成，由内膜腺体及间质组成的肿块，并向宫腔内突起。可发生于青春期后任何年龄，好发于40~49岁，近年来发现绝经后女性发生率明显增加。临床多以阴道不规则出血或不孕等就诊。

子宫内膜息肉可分为非功能性与功能性两种。80%为非功能性内膜息肉，对卵巢激素不敏感，无周期变化，是由未成熟子宫内膜组成，其周围正常的内膜可以有周期变化；20%为功能性内膜息肉，对雌激素及孕激素均有反应，有周期性变化，月经前呈分泌反应。

（二）病理

大体标本：子宫内膜息肉好发于宫底部、宫角或子宫后壁，病变位于子宫内膜内，可以是单个或多个，呈舌形或椭圆形，形状及大小变化较大。

镜下表现：子宫内膜息肉表面覆盖上皮细胞，其下为增生的子宫内膜，根部可见粗大的供养血管，中央为黏膜下层及结缔组织，息肉内部可因腺体扩张或囊性变而形成无回声结构（图3-1-1）。

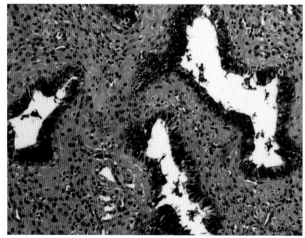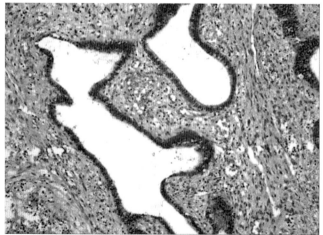

图 3-1-1　子宫内膜息肉病理图
子宫内膜息肉表面覆盖上皮细胞，息肉内部可因腺体扩张或囊性变而形成无回声结构

（三）超声表现

1.二维超声：内膜可有不同程度增厚，回声不均匀，宫腔内单发或多发中等或稍高回声团（图3-1-2），可呈水滴状、梭形或椭圆形，病灶部位宫腔线变形但内膜基底线正常。部分带蒂息肉可以通过扩张的宫颈管突向子宫颈外口或阴道内。息肉发生囊性变时其内可见无回声区。

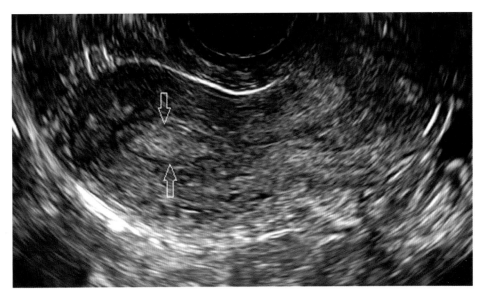

图3-1-2　子宫内膜息肉二维超声图

宫腔内高回声团（箭头所示），边界清晰，为子宫内膜息肉，内膜基底线正常

2.彩色多普勒血流成像：条状彩色血流信号自息肉蒂部至息肉内，呈中等阻力动脉血流频谱（图3-1-3）。

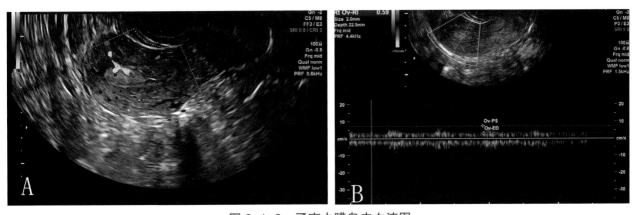

图3-1-3　子宫内膜息肉血流图

A.CDFI显示条状彩色血流信号自息肉蒂部至息肉内；B.PW显示息肉内部血流呈中等阻力动脉频谱

3.三维超声：宫腔内回声较强的区域，形态规则，边界清晰。内膜倒置三角形的形态不受影响，息肉只发生在倒置三角形区域之内，内膜基底层边界完整，宫腔内看到分离间隙（图3-1-4A）。常规检查无法判断的病例还可以采用宫腔生理盐水造影（图3-1-4B）。

4.超声造影：内膜息肉开始增强时间等于或稍晚于子宫肌层，早于子宫内膜，从根部的滋养血管向息肉内部整体快速增强，增强强度与子宫肌层基本一致，高于子宫内膜增强水平。继发囊性变时，增强早期可见不均匀增强，并见蜂窝状无灌注区。

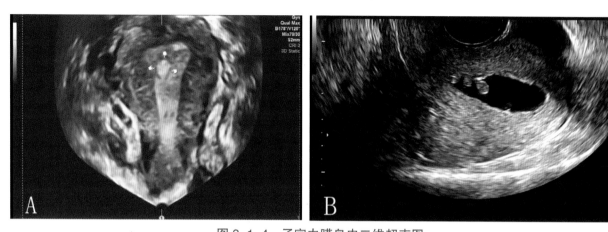

图 3-1-4 子宫内膜息肉二维超声图

A.三维成像显示内膜区域内较高回声团，为子宫内膜息肉；B.宫腔生理盐水造影显示数个息肉突向宫腔

（四）鉴别诊断

1.子宫内膜增生过长：仅表现为内膜增厚，没有局灶性占位等声像图改变（图3-1-5A），内部多显示为星点状血流信号（图3-1-5B）。超声造影时增生的结节样子宫内膜与正常子宫内膜同时显影，呈等增强。

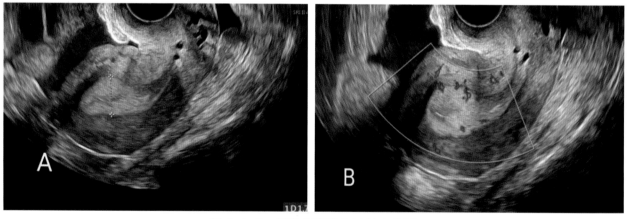

图 3-1-5 子宫内膜增生过长声像图

A.二维图像显示子宫内膜增厚；B.彩色多普勒显示增厚的内膜内星点状血流

2.黏膜下肌瘤：从子宫壁突向宫腔的类圆形低回声团块，边界清晰，基底部起源于肌层，内膜受压常常呈球形缺损（图 3-1-6A），CDFI 显示团块周边半环状血流信号，呈中等阻力动脉血流频谱（图3-1-6B）。超声造影显示有蒂的黏膜下肌瘤蒂部血管首先增强，并伸入宫腔，再显示由其分支血管包绕肌瘤周边并进入瘤内，瘤体呈均匀性增强；无蒂的黏膜下肌瘤则表现为基底部出现枝状或丛状滋养血管的增强，并迅速向宫腔内膜侧的瘤体充盈。

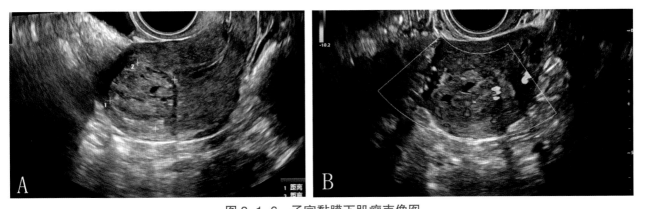

图 3-1-6　子宫黏膜下肌瘤声像图
A. 二维图像显示宫底部中等回声肿块突向宫腔内；B. 彩色多普勒显示肿块周边可见环状血流信号

3. 子宫内膜癌：内膜基底线不清，病灶边界不清，血供丰富（图 3-1-7A、B）。早期常规超声检查多无异常，或仅有内膜增厚。超声造影多无灌注异常。随着癌肿浸润进展，中晚期内膜癌超声造影显示明显的灌注异常。增强早期，病变的内膜组织显示快速高增强，开始增强时间、达峰时间明显早于周围正常肌层。消退时，癌肿区域造影剂减退快，呈相对低增强，与周围正常肌层分界相对清晰。

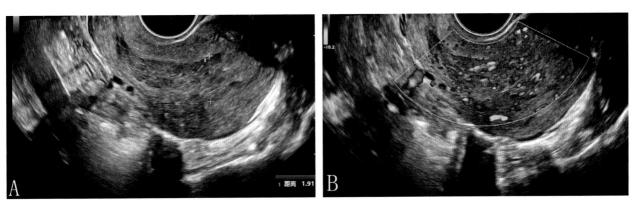

图 3-1-7　子宫内膜癌声像图
A. 二维图像显示子宫内膜增厚，与肌壁界限欠清；B. 彩色多普勒显示增厚的内膜血供丰富

（五）临床病例

患者女，28 岁，因"未避孕未孕 1 年余"前来就诊。

现病史：结婚 1 年余未避孕未孕，要求行输卵管造影检查。

既往史：既往体健，无月经量增多，无经期延长、经期腹痛。

妇科检查：未见异常。

血清学检查：相关指标未发现明显异常。

经腹彩超检查：子宫内膜增厚，回声不均匀（图 3-1-8A）。

超声输卵管造影：双侧输卵管通畅，宫腔内多发高回声结节（图 3-1-8B）。

超声提示：多发子宫内膜息肉。

术前诊断及依据：该患者为年轻女性，月经正常，实验室检查未发现异常，输卵管通畅，超声造影发现宫腔多发息肉，考虑是宫腔因素引发的不孕，拟行"宫腔镜 + 腹腔镜手术"。

术中见：宫腔形态规则，双侧宫角处内膜见多个息肉，覆盖输卵管开口，息肉呈灰白色，实性，质软。

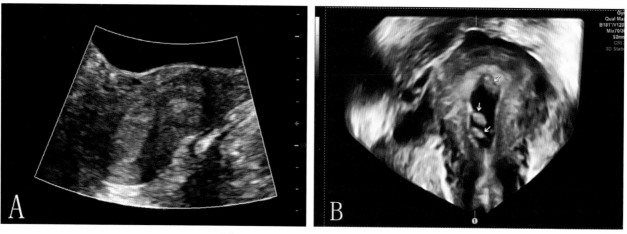

图 3-1-8　子宫内膜息肉声像图

A.经腹超声子宫纵切面显示子宫内膜增厚，回声不均匀；B.宫腔生理盐水造影三维图像显示宫腔内数个内膜息肉

术后病理提示：子宫内膜息肉伴部分腺体增生（图 3-1-9）。

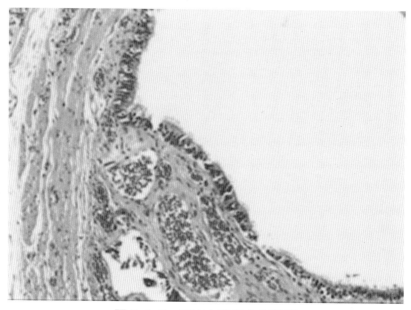

图 3-1-9　子宫内膜息肉病理图

子宫内膜息肉表面覆盖上皮细胞，其下为增生的子宫内膜，根部可见粗大的供养血管

（六）相关知识拓展

女性不孕的主要原因包括：卵巢因素、输卵管因素、子宫因素、盆腔环境因素等。在以上各种因素中，宫腔因素是引起女性不孕的重要原因之一。文献报道，由宫腔病变导致的不孕占女性不孕的 6.9%，其中常见的宫腔病变就包括子宫内膜息肉。患者既往月经规律，妇检及实验室检查未发现异常，双侧输卵管通畅，经腹超声仅发现内膜回声不均匀，宫腔生理盐水造影后才发现多发子宫内膜息肉。息肉遮挡输卵管口，精子通过受阻，可能是导致不孕症的原因之一。相较经腹部超声诊断，经阴道彩色多普勒超声受外界因素干扰较小，分辨率较高，对内膜变化的观察更加清晰，联合宫腔生理盐水三维成像能准确获取子宫冠状面上的图像，得到比二维超声切面更具有立体感的病变情况。

二、宫腔粘连

（一）概述

宫腔粘连也称 Asheman 综合征。宫腔手术、子宫内膜炎及物理化学等原因引起子宫内膜基底层损伤，导致宫腔完全或部分的粘连，是不孕和习惯性流产的常见原因。临床多表现为月经量减少、阴道不规则出血、痛经或闭经等，妇科检查常常无明显特点。粘连带组织成分的不同与子宫内膜损伤的程度有关。当内膜损伤程度较轻时，仅为子宫内膜层的粘连。随着损伤程度的加重，内膜层破坏加深，从而造成黏膜下层的结缔组织增生或平滑肌组织增生，形成相应的粘连带。

（二）病理

大体标本：表现为宫腔形态不规则，出现不规则粘连带，局部可出现积液或积血。

镜下表现：粘连带的组成可以有 3 种类型：①由子宫内膜组织形成。②由结缔组织形成。③由平滑肌组织形成。

（三）超声表现

1.二维超声：宫腔粘连的超声表现多样，一般为子宫内膜线连续性中断（图3-1-10）或内膜菲薄呈线状，部分宫腔积液者可见宫腔线分离及无回声区。膜性粘连时仅表现为宫腔回声增厚，酷似子宫内膜增生过长，但内膜涌动征象消失。宫颈部粘连时宫腔回声于宫颈部中断。

2.三维超声：根据粘连程度的不同，宫腔形态的显示有所不同。轻度宫腔粘连三维超声显示宫腔形态清晰，宫腔内见小无回声区或低回声区（图 3-1-11）。中、重度宫腔粘连超声显示宫腔形态扭曲、模糊或宫腔形态清晰者内膜回声强弱不均匀，局部呈低回声区。宫角部出现粘连，可造成粘连侧宫角显示不清晰。宫腔底部或侧壁粘连会导致宫腔失去正常的倒三角形结构。

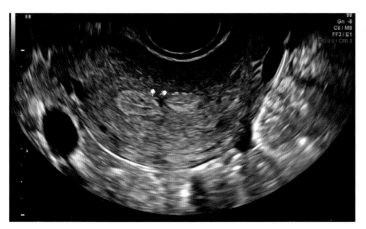

图 3-1-10　子宫横切面二维超声图
内膜连续性中断（箭头所示）

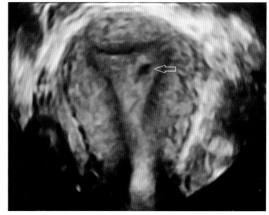

图 3-1-11　子宫三维超声冠状切面图
箭头所指宫腔内低回声区为宫腔粘连处

3.超声造影：宫腔生理盐水造影时可显示高回声粘连带（图3-1-12），宫腔边缘毛糙不光滑，严重者宫腔侧壁成角，甚至宫腔呈"T"形改变。

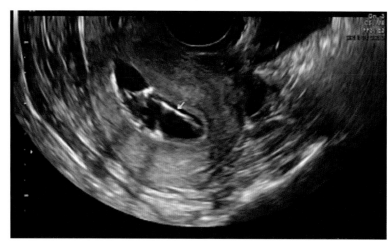

图 3-1-12　宫腔生理盐水造影子宫纵切面图

箭头所指为宫腔粘连带

（四）鉴别诊断

1.不完全型纵隔子宫：表现为宫腔内孤立肌性结构，把内膜局部分成两部分，呈均匀低回声（图3-1-13A）。三维超声表现：呈类椭圆形或三角形，纵切面横切面均呈上下增宽的"八"字形，团块连于子宫前后壁肌层内，表面可见中等回声内膜附着（图3-1-13B），CDFI无血流信号。

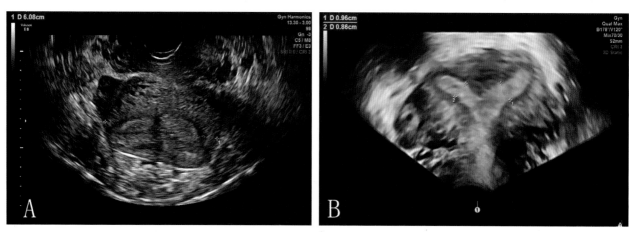

图 3-1-13　不全纵隔子宫声像图

A.二维子宫横切面显示近宫底部子宫内膜被分为两部分；B.三维子宫冠状切面显示宫腔内呈三角形的肌性结构将子宫内膜上段分离成两部分

2.子宫内膜增生：内膜增厚，回声均匀，过度增生者内见多个偏高回声团，中心部分可见宫腔线回声（图3-1-14A）。三维超声表现：内膜呈高回声均匀增厚，过度增生者内见偏高回声区位于内膜内，无凸出宫腔，宫腔线不分离，形态多欠规则，呈片状，无立体感（图3-1-14B）。CDFI见点状或短棒状血流信号。

3.不全流产：表现为宫腔内不均匀回声团，较小的残留表现为均质偏高回声团（图3-1-15A）。三维超声表现：形态不规则，与内膜面粘连不清。CDFI可见杂乱较丰富的血流信号（图3-1-15B）。

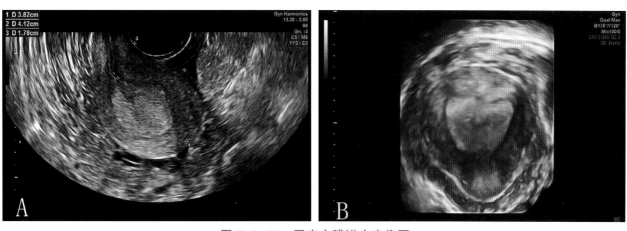

图 3-1-14 子宫内膜增生声像图

A.二维图像显示子宫内膜增厚，可见片状偏高回声区；B.三维图像显示子宫内部增厚，回声不均匀

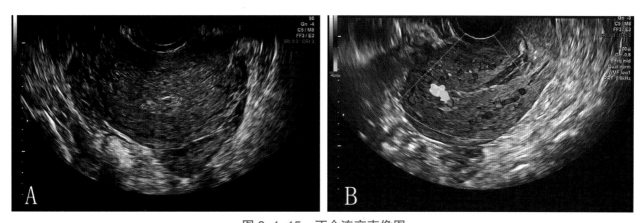

图 3-1-15 不全流产声像图

A.二维子宫纵切面显示宫底部宫腔内不均质回声团；B.彩色血流显示宫底部不均质回声团内可见较丰富血供

（五）临床病例

患者女，33 岁，因"月经淋漓不尽"就诊。

现病史：月经期延长，一般持续十几天，后几天量少，呈褐色。

既往史：G3P1，意外怀孕人工流产 2 次。

妇科检查：未见异常。

血清学检查：相关指标未发现明显异常。

经阴道彩超：未发现明显异常。

宫腔生理盐水造影＋三维成像显示：宫腔内可见多条带状强回声呈"网格样"分布（图 3-1-16）。

超声提示：宫腔粘连带（多条）。

术前诊断及依据：该患者为育龄期妇女，有两次人流病史，超声提示宫腔多发粘连带，考虑是人流手术损伤或术后炎症产生宫腔粘连带，粘连带造成经血排出不畅，导致月经淋漓不尽。拟行"宫腔镜下宫腔粘连松解术"。

术中见：宫腔镜下见宫腔黏膜轻度充血，宫腔内可见多条粘连带，可见双侧输卵管开口，切除粘连带。

术后病理：无。

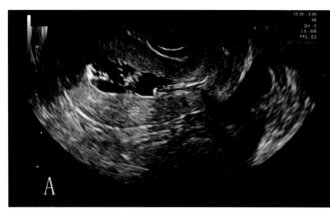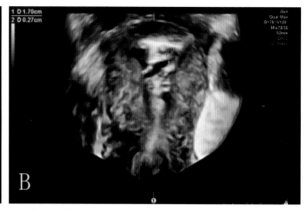

图 3-1-16　宫腔粘连带声像图

A.宫腔生理盐水造影二维图像显示宫腔内多发带状强回声；B.子宫三维冠状切面显示宫腔内粘连带呈"网格样"分布

（六）相关知识拓展

宫腔粘连带可阻碍精子进入输卵管与卵子结合，影响受精卵着床引起继发性不孕；还可使经血引流不畅引起阴道不规则出血或月经淋漓不尽，经血一般呈暗红色或褐色。宫腔手术及术后的炎症均有可能损伤内膜基底层引起宫腔粘连，造成功能性内膜面积的减少，导致月经量减少。经阴道三维彩超检查可显示子宫冠状切面，可对宫腔粘连的部位和范围有更加直观的观察。宫腔粘连带常规经腹、经阴道彩超不易发现，伴有宫腔积液或宫腔生理盐水造影时可增加宫腔粘连带的检出率。应警惕一些小的内膜息肉使内膜连续性中断引起的误诊。

参考文献

[1] 中国医师协会超声医师分会编著.中国妇科超声检查指南 [M].北京：人民卫生出版社，2017.

[2] 中国医师协会超声医师分会编著.中国超声造影临床应用指南 [M].北京：人民卫生出版社，2017.

[3] 常才.经阴道超声诊断学 [M].北京：科学出版社，2016.

[4] 李梅，刁飞扬，吴春香，等.经阴道三维超声对不孕不育患者宫腔病变的诊断价值 [J/OL].中华医学超声杂志（电子版），2020，17（5）：441-446.

[5] 马彩虹，杨艳.宫腔病变与不孕症 [J].中国实用妇科与产科杂志，2013，9（29）：703-707.

[6] AlChami A，Saridogan E.Endometrial Polyps and Subfertility[J].J Obstet Gynaecol India，2017，67（1）：9-14.

[7] Wang X，Yi J，Xie X，et al. Factors affecting pregnancy outcomes following the surgical removal of intrauterine adhesions and subsequent in vitro fertilization and embryo transfer [J]. Exp Ther Med，2019，18（5）：3675-3680.

（王莉　王月桂）

第二节　子宫颈疾病

一、慢性子宫颈炎

（一）概述

慢性子宫颈炎为妇科常见病，多发生于生育年龄女性，包括子宫颈糜烂、具有形态学改变的子宫颈肥大、子宫颈纳氏囊肿和宫颈息肉。单纯宫颈糜烂没有子宫颈形态学改变，超声声像图无特异性；子宫颈肥大临床表现无特殊性，一般在妇科检查或超声检查时发现；子宫颈纳氏囊肿为良性潴留性囊肿；子宫颈息肉常发生于子宫颈管，分娩、流产、感染都可能造成。

（二）病理

1. 子宫颈肥大和纳氏囊肿：

大体标本：子宫颈外观明显肥大，切面可见大小不等的囊腔，囊腔内可见透明的黏液。

镜下表现：子宫颈腺管分泌物潴留，腺体增生扩张呈囊状形成纳氏囊肿。

2. 子宫颈息肉：

大体标本：子宫颈管见舌状或团块状息肉，灰白色肿物，边界清楚，可有包膜，切面灰白色，实性，质中或质韧，有纹理。

镜下表现：表面覆盖柱状上皮，上皮下腺体增生扩张，间质纤维血管增生，常伴有炎细胞浸润（图3-2-1）。

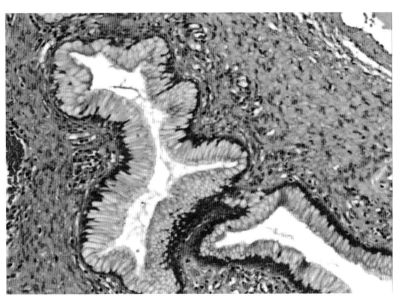

图 3-2-1　子宫颈息肉病理图
可见柱状上皮细胞覆盖，腺体增生扩张，略呈小囊状，间质纤维增生伴炎细胞浸润

（三）超声表现

1. 二维和三维超声表现：

（1）子宫颈肥大和纳氏囊肿：纵切面子宫颈与宫体比例增大，常超过 1/3，甚至子宫颈的厚度与子宫厚度一致（图 3-2-2），横切面子宫颈显著肥大，子宫颈形态规则，回声多均匀。囊肿位于子宫颈前唇或后唇、子宫颈内外口之间；单个或多个，大小不一，多呈类圆形的囊性无回声（图 3-2-3）；界清，壁薄而平滑，后方回声增强；当囊肿合并感染或者囊内出血时可见低回声（图 3-2-4）。

（2）子宫颈息肉：较小者超声不易检出，较大者可在子宫颈管内或子宫颈外口处见低、等或高回声团，常呈水滴状或椭圆形，边界清晰，内部回声均匀（图 3-2-5）。

2. 彩色多普勒血流成像：慢性子宫颈炎子宫颈肥大无异常血流信号；纳氏囊肿内部未见血流信号显示（图 3-2-3B，图 3-2-4B）；子宫颈息肉可见散在的星点状或条状血流信号显示（图 3-2-5B），频谱多普勒多为中等阻力动脉频谱。

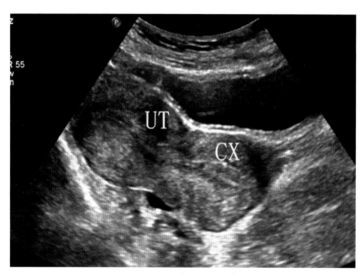

图 3-2-2　子宫颈肥大声像图

UT：子宫，CX：子宫颈

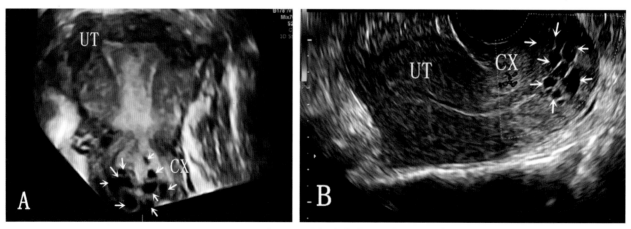

图 3-2-3　子宫颈纳氏囊肿声像图（箭头示）

A. 冠状切面三维声像图：囊肿内部透声好；B. 矢状切面 CDFI 声像图：囊肿内部无血流信号显示

UT：子宫，CX：子宫颈

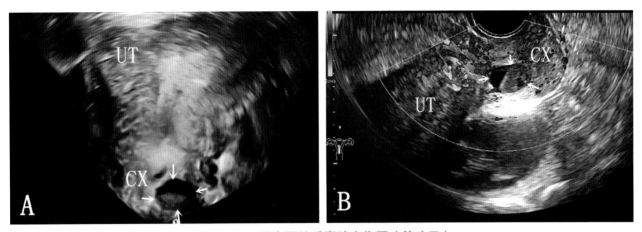

图 3-2-4　子宫颈纳氏囊肿声像图（箭头示）
A. 冠状切面三维声像图：囊肿内部见低回声；B. 矢状切面 CDFI 声像图：囊肿内部无血流信号显示
UT：子宫，CX：子宫颈

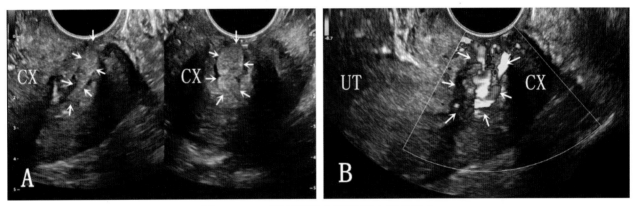

图 3-2-5　子宫颈息肉声像图（箭头示）
A. 矢状切面及横切面二维声像图：子宫颈管内见高回声团；B. 矢状切面 CDFI 声像图：子宫颈管内高回声团内部条状血流信号
UT：子宫，CX：子宫颈

3. 超声造影：子宫颈肥大超声造影剂灌注、消退与正常子宫肌壁同步；子宫颈纳氏囊肿内部无造影剂进入。

子宫颈息肉超声生理盐水声学造影时在子宫颈外口稍上方放置导管，子宫颈管内有液体时可以清楚观察息肉的位置、蒂部和形态。静脉超声造影时造影剂进入可以显示息肉蒂部的血管，多早于或同步于肌层，与肌层相比表现为低、等或高增强，与内膜相比表现为等或高增强，消退时间较子宫内膜延迟。

（四）鉴别诊断

1. 子宫颈癌与子宫颈肌瘤：子宫颈肥大需与子宫颈癌鉴别，子宫颈肥大回声多均匀，血流信号无明显异常；子宫颈癌宫颈增大，内部回声不均匀，血流信号较丰富或丰富（图 3-2-6）；子宫颈纳氏囊肿合并感染时内部可呈类实性低回声，需与子宫颈肌瘤鉴别，囊肿内无血流信号显示，肌瘤周边及内部可有血流信号显示。

2. 子宫黏膜下肌瘤及子宫内膜息肉：需经阴道超声观察蒂的位置，子宫颈息肉需要与带蒂的子宫黏膜下肌瘤及子宫内膜息肉相鉴别（图 3-2-7）。

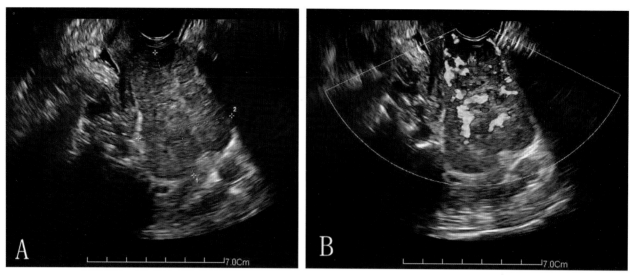

图 3-2-6 子宫颈癌声像图（游标示）

A.矢状切面二维声像图：子宫颈失去正常形态，见低回声肿块；B.矢状切面 CDFI 声像图：子宫颈低回声肿块内部丰富血流信号

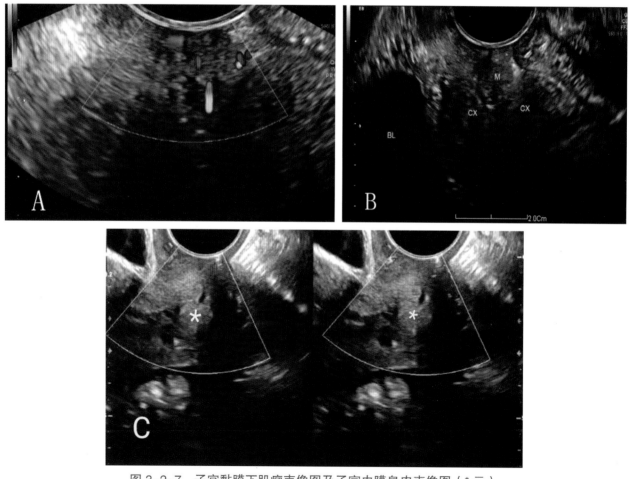

图 3-2-7 子宫黏膜下肌瘤声像图及子宫内膜息肉声像图（＊示）

A.冠状切面二维声像图：子宫颈外口低回声团；B.矢状切面 CDFI 声像图：子宫颈外口低回声团，蒂部条状血流信号；C.矢状切面二维声像图：子宫颈管内中等回声团，蒂位于宫腔

M：肌瘤，CX：子宫颈

（五）临床病例

患者女，53 岁，因"绝经 3 年，反复阴道不规则出血数月"就诊。

现病史：绝经 3 年，反复阴道不规则出血数月，不伴血块，色暗红。无腹胀、腹痛、恶心、呕吐。

既往史：平素体健，否认肝炎、结核、疟疾等传染性疾病，否认高血压、糖尿病等病史，否认外伤史、输血史。

妇科检查：外阴发育正常，已婚已产型，阴道畅，子宫颈大小正常，子宫颈表面光滑，可见纳氏囊肿，子宫颈外口可触及一质中的肿物，子宫前位，子宫增大饱满，双附件未扪及明显异常。

血清学检查：各项相关指标未见异常。

经阴道超声检查：子宫颈前、后唇均可探及多个大小不等的囊性无回声区，其壁薄而平滑，后方回声增强，大的约 0.6cm×0.5cm；子宫颈管内可见大小约 2.2cm×1.0cm×1.5cm 的低回声结节，其边界清楚，形态呈"水滴样"（图 3-2-8），CDFI：可见条状血流由子宫颈管前壁进入结节内部（图 3-2-9）：RI0.49。

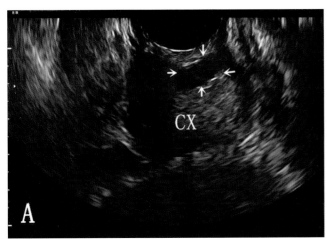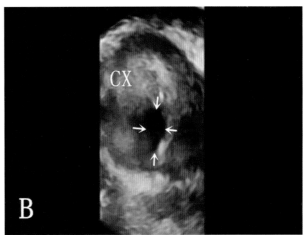

图 3-2-8　子宫颈息肉声像图（箭头示）

A.二维声像图；B.三维声像图显示子宫颈管内低回声结节

CX：子宫颈

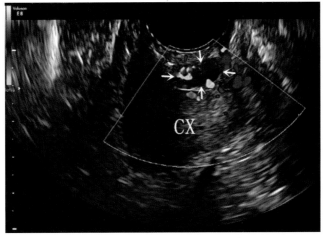

图 3-2-9　子宫颈息肉声像图（箭头示）

CDFI 声像图可见条状血流由子宫颈管前壁进入结节内部

CX：子宫颈

超声提示：子宫颈潴留性囊肿；子宫颈管内低回声结节，考虑：子宫颈息肉可能。术前诊断和诊断依据：该患者为中年女性，血清学检查正常，超声诊断提示子宫颈管内低回声结节，考虑子宫颈息肉可能，拟行子宫颈赘生物切除术。

术中见：子宫颈外口一直径约 2cm 的肿物脱出，根部蒂位于子宫颈管内，子宫颈表面光滑。

术后病理示：息肉样结节一个，边界清楚，部分有包膜，大小 2.0cm×1.5cm×1cm，切面见一囊腔，直径 0.8cm，囊内含灰白色胶质样物。镜下所见：息肉样组织表覆柱状上皮，分化好，腺体增生扩张，部分扩张呈囊状，囊内含粉染无结构，间质纤维血管增生，扩张伴炎性细胞浸润。

术后病理示：（子宫颈息肉）炎性息肉伴纳氏囊肿形成（图 3-2-10）。

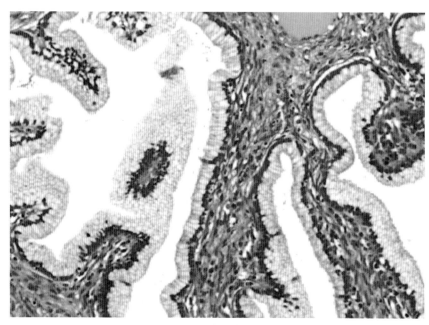

图 3-2-10　子宫颈赘生物病理图
术后病理示：（子宫颈赘生物）炎性息肉伴纳氏囊肿形成

（六）相关知识拓展

子宫颈息肉多位于子宫颈管，较大时可脱出子宫颈外口，经阴道彩色多普勒超声检查可较清晰显示子宫颈息肉的位置、形状、大小、边界、回声、内部血流情况，并可观察基底部、是否有蒂。最终确诊依赖病理诊断。

二、子宫颈肌瘤

（一）概述

子宫颈肌瘤为子宫肌瘤的特殊类型，多单发，可发生在子宫颈后唇、前唇或侧方，常无症状，也可出现腹痛、阴道流血等症状。根据国际妇产科联盟（the International Federation of Gynecology and Obstetrics，FIGO）子宫肌瘤分类方法，子宫颈肌瘤属于其他特殊类型肌瘤，为 8 型。

（二）病理

大体标本：实质性球形结节或肿块，表面光滑，质地较子宫肌壁硬，质韧，可压迫周围肌壁纤维形成假包膜，肌瘤与假包膜之间有一层疏松网状间隙，易剥出；切面呈灰白色，可见旋涡状或编织状结构。

镜下表现：子宫颈肌瘤由梭形平滑肌细胞构成，束状或编织状排列，周边的纤维组织受压形成假包膜，间质血管增生扩张（图3-2-11）。

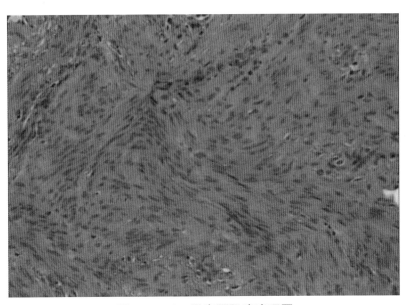

图3-2-11　子宫颈肌瘤病理图
可见梭形平滑肌细胞呈束状排列

（三）超声表现

1.二维和三维超声：子宫颈肌瘤大小不一，边界清晰，可为低回声、等回声或高回声。二维超声纵切面、横切面显示较小的肌瘤多位于肌层内，子宫颈形态无明显变化。较大的肌瘤内部可呈漩涡状高低相间的回声，可向子宫颈外突起，使得子宫颈肥大，形态失常。三维超声有助于定位，可以显示肌瘤与子宫颈和子宫颈管的关系（图3-2-12）。

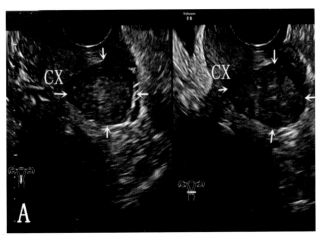
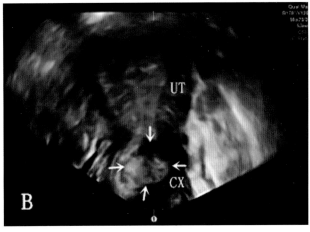

图3-2-12　子宫颈肌瘤声像图（箭头示）
A.矢状切面及横切面二维声像图；B.冠状切面三维声像图显示子宫颈低回声肿块，子宫颈管受压偏移
UT：子宫，CX：子宫颈

2.彩色多普勒血流成像:肌瘤内部可见散在点条状血流信号,有时周边可见环状或半环状血流信号(图3-2-13)。多普勒频谱为中等阻力动脉频谱。

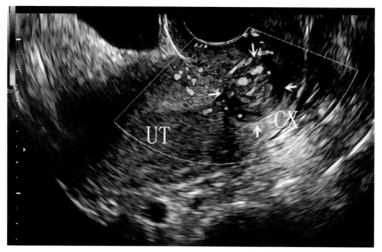

图 3-2-13 子宫颈肌瘤声像图(箭头示)
矢状切面 CDFI 声像图:子宫颈低回声肿块内部可见散在点条状血流信号
UT:子宫,CX:子宫颈

3.超声造影:子宫颈肌瘤造影剂灌注初期病灶周边假包膜呈环状或半环状增强,后呈放射状向中央逐渐增强,至峰值时可呈界限清晰的均匀低、等或高增强,消退时间早于正常肌壁,与周边界限清楚。

（四）鉴别诊断

1.子宫颈囊肿:较小的子宫颈肌瘤需与子宫颈囊肿鉴别,子宫颈囊肿内部透声差时呈类实性,内部无血流信号;肌瘤为实性,内可有点状血流信号。

2.子宫颈癌:子宫颈肌瘤多数位于子宫颈肌壁间或向外突出,边界清晰,形态规则,可见点条状血流信号;子宫颈癌多边界不清,形态不规则,并可向外侵犯,回声不均匀,血流信号较丰富或丰富(图3-2-14)。

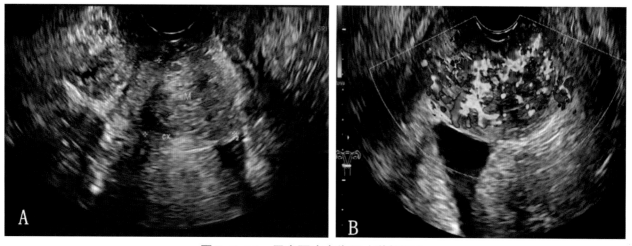

图 3-2-14 子宫颈癌声像图(游标示)
A.横切面二维超声声像图:子宫颈低回声肿块;B.横切面 CDFI 声像图:子宫颈低回声肿块内部丰富血流信号

（五）临床病例

患者女，43 岁，因"体检发现子宫占位"就诊。

现病史：源于当地医院体检发现子宫占位 2 月余，无阴道异常出血、排液、腹胀、腹痛。就诊我院，要求行手术治疗。

既往史：平素体健，否认肝炎、结核、疟疾等传染性疾病，否认高血压、糖尿病等病史，否认外伤史、输血史。

妇科检查：外阴发育正常，已婚已产型，阴道畅，子宫颈大小正常，子宫颈表面光滑，子宫呈后位，子宫饱满，子宫颈增大饱满、质地坚硬，移动度可，无明显压痛。双附件未扪及明显异常。

血清学检查：各项相关指标未见异常。

经阴道超声检查：子宫呈后位，子宫颈后唇可见一边界清楚、形态规则的低回声肿块并向子宫颈表面突起（图 3-2-15），大小约 4.3cm×3.5cm×4.0cm，内部回声尚均匀，内可见散在的点条状血流信号显示（图 3-2-16）。

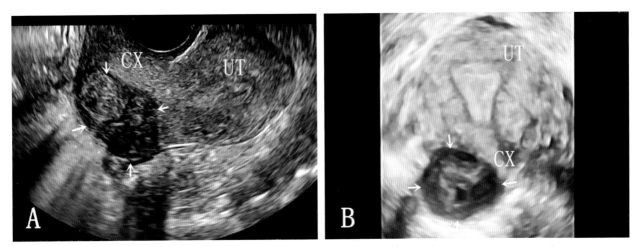

图 3-2-15　子宫颈肌瘤声像图（箭头示）
A. 矢状切面二维声像图；B. 冠状切面三维图显示子宫颈低回声肿块并向子宫颈表面突起
UT：子宫，CX：子宫颈

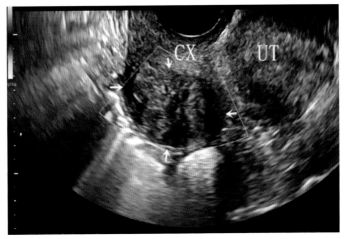

图 3-2-16　子宫颈肌瘤声像图（箭头示）
矢状切面 CDFI 声像图：子宫颈低回声肿块内部可见散在点条状血流信号显示
UT：子宫，CX：子宫颈

超声提示：子宫颈实性肿块，声像图所示考虑子宫颈肌瘤可能性大（FIGO 分型 8 型）。

术前诊断及依据：该患者为中年女性，血清学检查正常，超声诊断提示子宫颈实性占位，考虑子宫颈肌瘤可能，拟行腹腔镜下全子宫切除术。

术中见：子宫呈后位，宫体大小正常，子宫颈后唇一直径约 4cm 的质硬肿物向子宫颈表面隆起，表面尚光滑，与周围组织无粘连。

术后病理所见：已切开变形的全子宫一个，子宫颈变形，长4.8cm，直径3.5cm，子宫颈见一灰白色肿物，直径4.0cm，切面灰白色，实性，质韧；镜下所见：子宫颈肿物由梭形细胞构成，束状或编织状排列，核杆状，两端圆钝，胞浆粉染，间质血管增生。

术后病理提示：（子宫颈肿物）平滑肌瘤（图 3-2-17）。

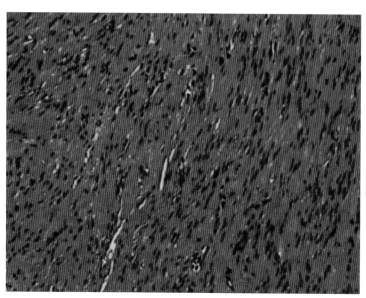

图 3-2-17　子宫颈肿物术后病理图
术后病理示：（子宫颈肿物）平滑肌瘤

（六）相关知识拓展

子宫颈肌瘤为良性肿瘤，边界清楚，形态规则，较大时可向子宫表面隆起，呈膨胀性生长，与周围组织界限清楚，经阴道超声检查可以很好地明确子宫颈肿物的位置、大小、形态、边界、回声、血流情况等。超声子宫肌瘤 FIGO 9 型分类的应用为临床选择治疗方式提供重要的超声诊断依据，有利于宫腔镜及腹腔镜手术难易程度的判定及各种手术方式的选择及评估。

参考文献

[1] 谢红宁. 妇产科超声诊断学 [M]. 北京：人民卫生出版社，2005.

[2] 郭万学. 超声医学（第 6 版）[M]. 北京：人民军医出版社，2015.

[3] 中国医师协会超声分会. 中国妇科超声检查指南 [M]. 北京：人民卫生出版社，2017.

[4] 吴钟瑜，实用妇产科超声诊断学（第 3 版）[M]. 天津：天津科技翻译出版公司，2000.

[5] 刘向娇. 实时灰阶超声造影在子宫良恶性病变鉴别诊断中的应用研究 [D]. 福建医科大学，2010.

[6] 马菊香，马永红，高姗姗，等. 静脉超声造影对子宫腺肌症和子宫肌瘤的鉴别诊断价值 [J]. 昆明医科

大学学报，2020，41（11）：114–118.

[7] 任美杰，杨敬春，杜岚，等. 静脉声学造影与经阴道彩色多普勒超声诊断子宫内膜息肉价值的比较 [J]. 首都医科大学学报，2017，38（04）：620–625.

[8] Castle Philip E，Gage，Julia C，et al. The clinical meaning of a cervical intraepithelial neoplasia grade 1 biopsy [J]. Obstetrics and gynecology，2011，118（6）：1222–9.

[9] Marret H，Tranquart F，Sauget S，et al. Contrast-enhanced sonography during uterine artery embolization for the treatment of leiomyomas[J].Ultrasound Obstet Gynecol，2004，23（1）：77–79.

（张蓉　王月桂）

第三节　子宫穿孔

一、概述

子宫的结构由内层黏膜层、中层肌层、外层浆膜层组成；其中肌层由内层环形、中层斜向及外层纵向三层肌肉组成。

子宫穿孔是指由于机械性宫腔手术操作损伤、剖宫产术后感染、宫腔化脓性炎症、绒毛膜癌、侵蚀性葡萄胎、子宫体癌侵蚀子宫，以及间质部妊娠、残角子宫妊娠等造成子宫肌肉层及浆膜层损伤。机械性宫腔手术操作包括人工流产、放置或取出宫内节育器、清宫术、子宫发育不良进行诊断性刮宫、宫腔镜手术、腹腔镜手术前放置举宫器等宫腔操作。由于妊娠期及哺乳期肌壁变得柔软、薄及充血，所以子宫穿孔常见于人工流产、清宫、哺乳期放置或取出宫内节育器时手术器械误穿子宫壁造成子宫穿孔。临床表现一般有腹痛、出血，若继发感染可有发热等症状，部分患者甚至合并邻近脏器损伤。

二、病理

若子宫完全穿孔并网膜嵌入时可见如下标本及病理。

大体标本：嵌入子宫缺损口的网膜组织水肿，间质血管扩张充血出血。

镜下表现：镜下可见增生的脂肪组织，间质血管增生、扩张、充血、出血伴炎细胞反应（图3-3-1）。网膜组织嵌顿可继发出血坏死。

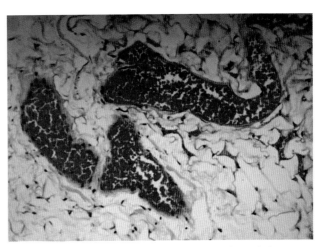

图 3-3-1　嵌入网膜组织充血出血伴炎症的病理图

三、超声表现

子宫穿孔分为不完全性穿孔和完全性穿孔。

1.不完全性穿孔：指穿孔未穿破浆膜层仅局限于子宫肌层。

（1）二维超声：子宫正常或稍大，子宫常无异常回声或仅见子宫肌层内一条状低或高回声带与宫腔相通。

（2）彩色多普勒血流成像：子宫肌层内异常回声内部无明显血流信号。

（3）三维超声：若二维见子宫肌层内条状异常回声带，则三维成像示肌层内可见带状低或高回声，与宫腔相通。

（4）造影超声：可见造影剂从宫腔进入肌层，未突破子宫表面（图3-3-2）。

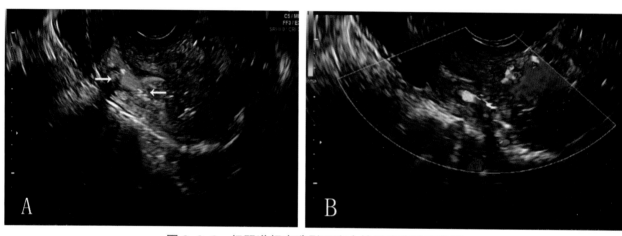

图3-3-2　经阴道超声造影不完全性子宫穿孔声像图

A.造影剂从子宫颈管进入子宫肌层，未突破子宫表面（箭头示）；B.造影同时启动彩色多普勒，子宫肌层缺损道有彩色血流显示

2.完全性子宫穿孔：指穿孔突破子宫浆膜层。

（1）二维超声：子宫正常或稍大，子宫轮廓包膜线中断，破损口形态不规则，肌层破损处可见液性无回声或低回声的血肿，缺损口较大时可见不均质高回声与盆腔相通，一般是大网膜或肠管嵌入。如是恶性宫内病变所致的穿孔，可见子宫壁病变部位内外均为杂乱结构回声（视频3-3-1）。子宫周围或子宫直肠窝可见出血的液性无回声区。

（2）彩色多普勒血流成像：子宫肌层内异常高回声内部可见少许点状血流信号。

（3）三维超声：子宫轮廓包膜线中断，肌层内可见低回声或高回声区，近端与宫腔相通，远端通过破损口与盆腔相通。

（4）造影超声：见造影剂从宫腔经破损口外溢入子宫周围和盆腔（图3-3-3，视频3-3-2）。

视频 3-3-1

视频 3-3-2

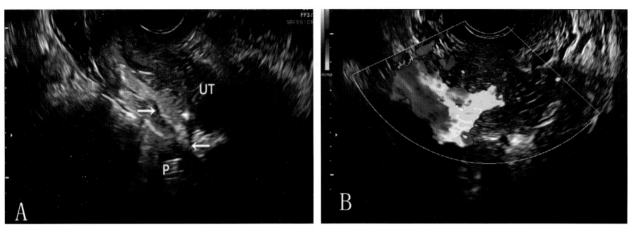

图 3-3-3 经阴道超声造影完全性子宫穿孔声像图
A.造影剂进入子宫肌层经破损口溢出到子宫外盆腔 P（箭头示）；B.造影同时启动彩色多普勒，彩色血流经肌层外溢到子宫外

四、鉴别诊断

1.子宫肌层钙化灶：超声表现子宫肌层内见强回声钙化斑，但范围局限，不与宫腔及子宫外相通（图 3-3-4A），彩色多普勒血流显示强回声钙化斑后方闪烁伪影（图 3-3-4B）。

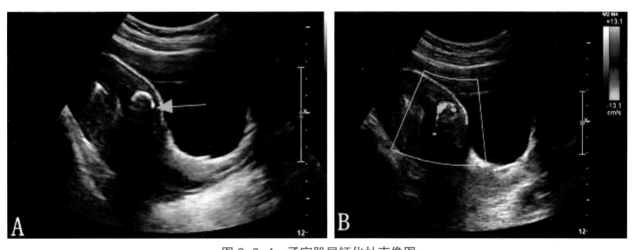

图 3-3-4 子宫肌层钙化灶声像图
A.子宫肌层内强回声钙化团，后伴声影（箭头指示）；B.彩色多普勒血流示钙化团后方闪烁伪影

2.剖宫产后子宫瘢痕憩室：超声表现子宫下段肌层内极低回声区，形态不规则，呈"V"字形，可与宫腔相通，不与宫外相通（图 3-3-5A），彩色多普勒无血流显示（图 3-3-5B）。

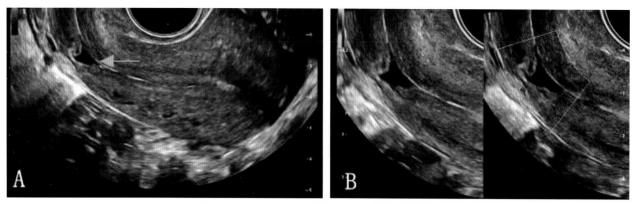

图 3-3-5 剖宫产后子宫瘢痕憩室声像图

A. 子宫前壁下段肌层内呈"V"字形液性无回声区与宫腔相通（箭头指示）；B. 彩色多普勒血流示液性无回声区无明显血流信号

五、临床病例

患者女，25岁，因"人流术后下腹部疼痛"入院，立即停止操作，即转我院进一步诊治。

现病史：宫内早孕40余天，于外院行人流术，术中医生明显有落空感，并吸出少量脂肪组织。患者表现为下腹部明显疼痛，呈阵发性加重伴少量阴道出血。

既往史：G2P0，一年前停经40天于外院药流。

妇科检查：宫体压痛阳性，双附件区轻压痛。

经阴道彩超检查：宫体呈前位，体积增大（三径线之和为17.9cm），宫腔内见一大小约2.0cm×1.5cm×1.4cm的囊性无回声区，其形态规则，囊内可见一卵黄囊回声，未见明显胚芽组织，子宫前壁下段肌层内可见一范围约2.3cm×1.1cm×1.8cm的条状高回声区，见其经浆膜层缺损口（约0.79cm）与盆腔相通（图3-3-6），彩色血流示该异常高回声区内部可见少许血流信号显示（图3-3-7）。子宫直肠窝可见游离液性无回声区，较大前后径约1.4cm。

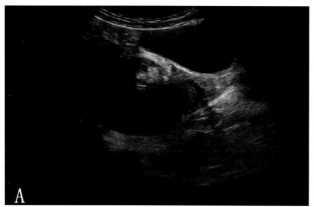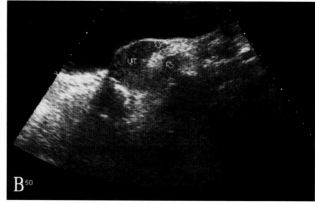

图 3-3-6 子宫穿孔经腹部二维超声声像图

A. 病变部位纵切面；B. 病变部位横切面示子宫前壁下段肌层内可见一范围约2.3cm×1.1cm×1.8cm的条状高回声区（箭头示），见其经浆膜层缺损口（测量标示约0.79cm）与盆腔相通

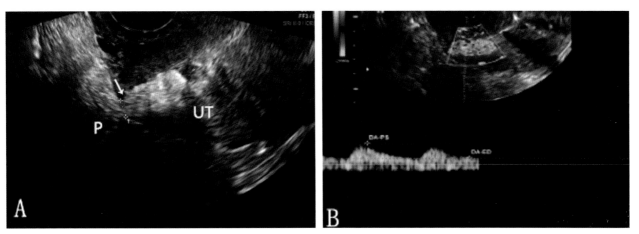

图 3-3-7　子宫穿孔经阴道二维超声声像图
A. 超声检查示子宫（UT）前壁下段肌层内可见一范围约 2.3cm×1.1cm×1.8cm 的条状高回声区（箭头示），见其经浆膜层缺损口（约 0.79cm）与盆腔（P）相通；B. 彩色多普勒示该异常高回声区内部可见少许血流信号

三维成像示：子宫前壁下段轮廓包膜线中断，肌层内可见高回声区，近端与宫腔相通，远端通过破损口与盆腔相通（图 3-3-8）。

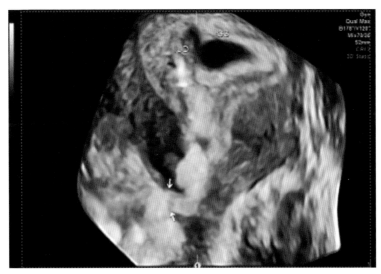

图 3-3-8　子宫穿孔经阴道三维超声声像图
三维成像冠状面示：子宫前壁下段轮廓包膜线中断，肌层内可见高回声区（箭头示），近端与宫腔相通，远端通过破损口与盆腔相通

超声提示：宫内早孕；子宫肌层异常回声；子宫肌壁包膜连续中断；子宫直肠窝少量积液。

术前诊断及依据：该患者有机械性宫腔操作史，腹痛加剧及阴道出血，超声诊断宫内早孕合并子宫穿孔可能。拟行"子宫穿孔修补术 + 部分大网膜切除术 + 人工流产术"。

术中见：子宫前壁下段可见一破口直径约 1cm，大网膜嵌顿其内，腹腔内少量积血 30ml。

术后病理示：送检组织为网膜组织，血管增生、扩张、充血、出血伴炎症反应（图 3-3-9）。

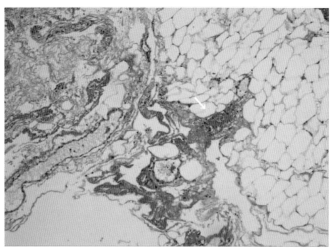

图 3-3-9　子宫前壁下段肌壁内异常回声病理图
术后病理示：送检组织为网膜组织充血出血伴炎症（白色箭头指示处）

六、相关知识拓展

　　子宫穿孔是妇产科较严重的一种并发症，最常见于各种宫腔内操作的手术，亦可发生于子宫某些病理病变，结合临床病史，超声诊断率较高。虽然大部分子宫穿孔均较为典型的特异性超声表现，但诊断时应慎重，务必结合临床病史，如机械性宫腔手术操作史、剖宫产术后感染史、宫腔炎症、宫腔及宫体恶性肿瘤侵蚀子宫，以及间质部妊娠、残角子宫妊娠等造成子宫肌肉层及浆膜层损伤。穿孔部位多位于子宫峡部及宫角，因为此处子宫肌层较薄弱。若声像图表现不典型时，建议详细描述子宫肌层的异常超声声像，由临床医生参考诊断。超声二维、三维及超声造影联合检查，可提高确诊率。

参考文献

[1] 张晶 . 超声妇产科疑难病例解 [M]. 北京：科学技术文献出版社，2010.

[2] 黄艳仪，王沂峰，黄东健 . 妇产科危急重症救治 [M]. 北京：人民卫生出版社，2011.

[3] 刘映舜，凌梅立，常才 . 妇产科超声诊断 [M]. 北京：中国协和医科大学出版社，2002.

[4] 谢红宁 . 妇产科超声诊断学 [M]. 北京：人民卫生出版社，2005.

[5] 中国医师协会超声医师分会编著 . 中国妇科超声检查指南 [M]. 北京：人民卫生出版社，2017.

[6] 中国医师协会超声医师分会编著 . 中国超声造影临床应用指南 [M]. 北京：人民卫生出版社，2017.

[7] 颜苹，朱燕 . 超声造影诊断子宫穿孔 1 例 [J]. 中国超声医学杂志，2013，8（3）：131.

[8] 任新翠 . 子宫穿孔的超声诊断价值评价 [J]. 临床医学，2014，34（2）：102-103.

[9] Laifer NS，Ragavndra N，Parmenter EK，et al.False normal appearance of the endometrium on convent inal transvaginal sonography: comparison with saline hysterosography.[J].AJR Am J Roentgenol，2002，178（1）：129-133.

[10] Casting N，Dari E，Chong T，et al. Mechanical and Metabolic Complications of hysteroscopy surgery report of retrospective study of 352 procedures [J]. Contracep Fertile Sex，1999.27（3）：210-215.

（张蓉　王月桂）

第四节　节育器嵌顿

一、概述

　　宫内节育器（intrauterine device，IUD）也称节育环，是放置在子宫腔内的避孕器具（图 3-4-1A），通过阻碍受精卵着床发挥作用。宫内节育器避孕法是我国育龄妇女最常用的节育方法。但在使用 IUD 的过程中，由于节育器过大或置放时操作不当损伤宫壁，导致部分或全部节育器嵌入子宫肌层内，为节育器嵌顿。临床上并没有非常特异性的症状表现，多是因腰酸、腹痛、阴道出血等原因就诊。超声检查可直观地显示宫内节育器在宫内的位置，借此可以判断节育器有无下移、嵌顿、脱落等，三维超声透明成像能够清晰显示宫内节育器的立体形状，并显示与盆腔器官关系，可以提供宫内节育器的全面信息，是临床超声诊断的重要补充。

二、超声表现

　　节育器嵌顿：节育器强回声偏离宫腔中心部位，嵌入肌层或接近浆膜层。

　　1. IUD 部分嵌入肌层：IUD 异位、倒置，部分位于宫腔，部分嵌入子宫肌层内，嵌入处内膜连续性中断（图 3-4-1B、C、D）。

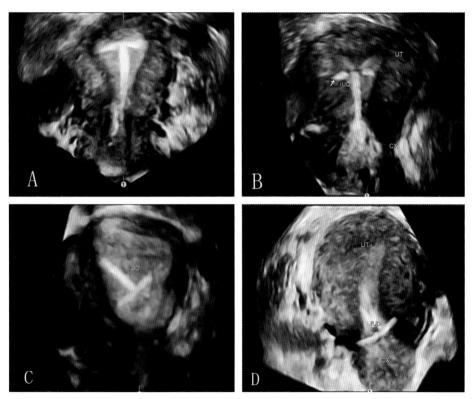

图 3-4-1　节育器异位三维超声声像图

A. 位置正常的"T"型节育器三维声像；B."T"型节育器肌层部分嵌顿三维声像；C."T"型节育器倒置三维声像，未嵌入肌层；D."T"型节育器倒置并横臂嵌入肌层三维声像

IUD：节育器；UT：子宫；CX：子宫颈

2. IUD 完全嵌入肌层：宫腔内未见节育器，IUD 完全嵌入子宫肌层（图 3-4-2，图 3-4-3）。

3. IUD 部分位于肌层，部分进入腹腔：IUD 部分子宫肌层，部分突向腹腔，与子宫肌层有关系，子宫浆膜层回声连续中断或边界模糊，宫腔内未见节育器。

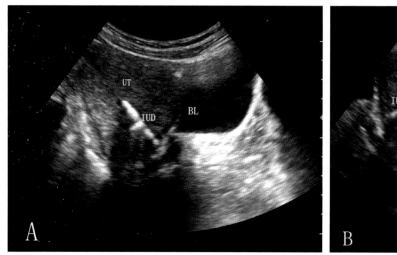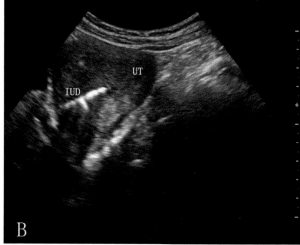

图 3-4-2　宫内节育器完全嵌入子宫下段肌层声像图

A. 子宫纵切面；B. 子宫横切面

BL：膀胱；UT：子宫；CX：子宫颈；IUD：节育器

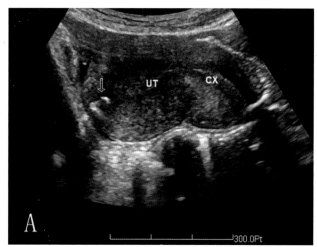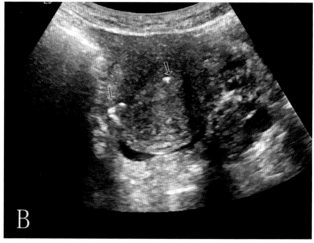

图 3-4-3　宫内节育器宫底部肌层嵌顿、远端接近浆膜层二维超声声像图（箭头示）

A. 子宫纵切面图；B. 子宫横切面图

UT：子宫；CX：子宫颈

三、鉴别诊断

1. 子宫肌层钙化灶：也可在子宫肌层内出现强回声斑，但范围多局限，且不与子宫外及宫腔相通（图 3-4-4）。

2. 超声伪像：多发生在有节育器的患者的超声图像上。由于节育器声像干扰，可见子宫肌层内的强回声，经阴道多切面扫查，可观察到节育器全貌。

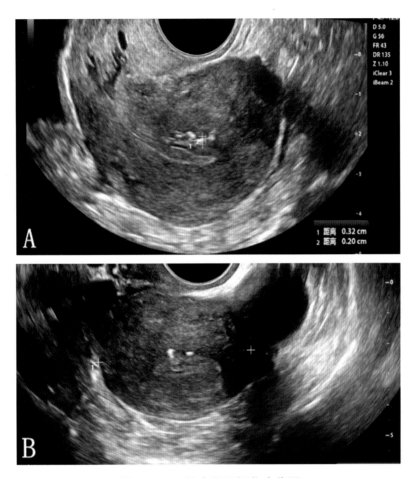

图 3-4-4　子宫肌层钙化声像图
A.子宫纵切面示子宫后壁近内膜处可见数个强回声斑；B.子宫横切面示肌壁强回声斑不与宫腔相通

四、临床病例

患者女，40岁，"腹痛伴腰酸半个月"就诊。

现病史：半个月前开始无明显诱因出现腰痛伴腰酸，无明显异常阴道出血。

既往史：放环避孕，余无特殊。

妇科检查：阴道畅，宫颈正常大小，表面尚光滑，无明显接触性出血，子宫前位，增大如孕2月余，轻压痛，双侧附件区未扪及明显异常。

血清学检查：未见异常。

经阴道超声检查：子宫宫体呈前位，体积增大（6.6cm×6.4cm×5.3cm），形态饱满，宫壁回声中等均匀，未见明显结节、肿块；宫腔内见一节育器强回声，其位置下移并部分分别嵌入前、后壁肌层内（宫底外缘距节育器上缘的距离约3.0cm，距子宫前壁浆膜层约1.4cm、距子宫后壁浆膜层约0.8cm，视频3-4-1）。三维超声显示子宫冠状切面示宫腔内见一"V"型节育器回声，其位置下移，部分嵌入子宫前、后壁肌层内，嵌入处子宫内膜连续性中断（图3-4-5）。

超声提示：宫内节育器嵌顿。

视频 3-4-1

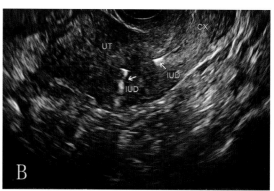

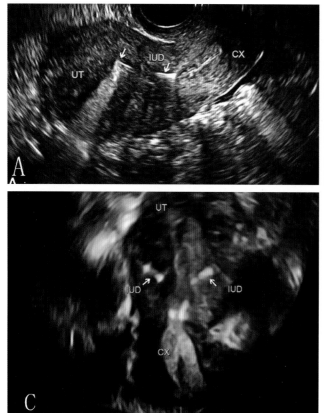

图 3-4-5　宫内节育器肌层嵌顿声像图

A.二维示节育器部分嵌入子宫前壁（箭头所示）；B.节育器部分嵌入子宫后壁（箭头所示）；C.与图A和图B同一患者三维成像显示节育器位置下移并分别嵌入子宫前、后壁（箭头所示）

UT：子宫；CX：子宫颈；IUD：节育器

五、相关知识拓展

宫内节育器是我国育龄女性最常使用的一种避孕方法，IUD 位置异常是造成不良反应发生率高及停用的主要原因之一，严重的可导致子宫及腹腔内脏、膀胱等周围脏器的损伤，经阴道超声检查能清晰显示子宫底，判断子宫位置，观察宫腔、子宫内膜及 IUD 回声。阴道探头频率高（5~7.5MHz），且紧贴子宫，可获得较经腹部更清晰的图像，对于临床取环失败、可疑节育器嵌顿时，结合阴道二维及三维超声扫查，能更直观清晰地显示节育器嵌顿的程度和部位，以便临床制定合适的取环手术途径，避免反复盲目操作而影响女性的身心健康。为了获得满意的三维超声成像图，尽可能在患者月经周期中后期进行，子宫内膜相对较厚，此时成像宫腔形态显示满意。

参考文献

[1] 谢红宁 . 妇产科超声诊断学 [M]. 北京：人民卫生出版社，2005.6.

[2] 常才 . 经阴道超声诊断学 [M]. 北京：科学出版社，2016.3.

[3] 王青，于德新 . 实用妇产影像诊断学 [M]. 北京：人民卫生出版社，2016.

[4] 中国医师协会超声医师分会编著 . 中国妇科超声检查指南 [M]. 北京：人民卫生出版社，2017.

[5] 鲁红 . 宫内节育器位置异常的三维超声诊断 [J]. 中华超声影像学杂志，2002，11（6）：350-352.

[6] 于晶，张敏，陈亚宾 . 三维超声对特殊类型节育器异常的诊断研究 [J]. 中国医学影像技术，2008，S1（24）：240.

[7] Meirzon D，Jaffa A J，Gordon Z，et al.A new method for analysis of non-pregnant uterine peristalsis using transvaginal ultrasound[J].Ultrasound in Obstetrics & Gynecology，2011，38（2）：217-224.

（张蓉　王月桂）

第五节 宫腔妊娠组织物残留

一、概述

宫腔妊娠组织物残留（retained products of conception，RPOC）是指流产或分娩后部分妊娠组织仍残留于宫腔内的情况。RPOC 可继发于药物流产、手术流产、自然流产、经阴或剖宫产分娩后，依据超声诊断的发病率约占所有妊娠的 6.3%。近期并发症包括异常子宫出血、感染、疼痛等；若处理不当则可导致远期并发症如宫腔粘连、继发性不孕、再孕后自然流产、胎盘植入等。胎物残留宫内可造成子宫收缩不良，引起阴道流血，并发感染甚至导致绒毛膜癌的发生。药物流产、人工流产或足月产后血 HCG 未正常下降或降低至正常后再上升者应视为异常，可考虑宫腔内妊娠物残留的可能，同时应警惕滋养细胞疾病特别是胎盘部位滋养细胞肿瘤（placental site trophoblasttumor，PST）的可能，需要借助病理学检查明确诊断。

胎盘是母体与胎儿进行交换的场所，内含丰富的毛细血管网。绒毛是胎盘组织的早期结构，所以绒毛残留部位组织相邻的子宫肌壁血流异常丰富。早孕时子宫螺旋动脉发生生理性改变，滋养细胞替代管壁肌层组织，血管阻力下降，以便较多血液压入胎盘绒毛间隙，形成滋养动脉血流。国内有研究将不全流产后在子宫内膜附近记录到的低阻、高舒张期血流频谱定为类滋养层血流。

二、病理

大体标本：宫腔内妊娠组织物残留主要为蜕膜、滋养细胞及绒毛残留，可伴有凝血块滞留。妊娠残留组织通常来源于滋养层，是滋养层残留的绒毛组织在分娩或终止妊娠后表现的不同程度的血管增生和纤维化。

镜下表现：显微镜下绒毛膜绒毛的存在可以证实 RPOC 的诊断，表明持续存在的胎盘或滋养细胞组织。胎盘的粘连、植入、穿透是导致残留主要原因，因此残留组织大部分为胎盘组织（图 3-5-1）。

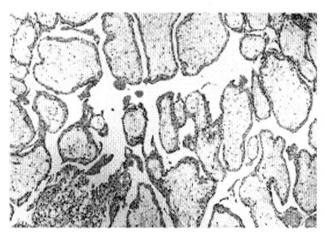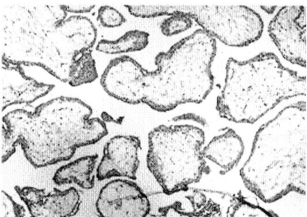

图 3-5-1 宫腔内妊娠残留物病理图

三、超声表现

1.二维超声表现：组织回声与组织的内在结构有直接相关，负压吸引和药物流产都使正常胚胎组织遭到破坏，组织回声呈现不均匀是必然的现象。变性的绒毛组织和蜕膜组织是死亡的组织细胞成分，组织破坏越严重，结构越复杂，其组织回声相应表现为高回声。而少数为不均匀高、低混杂回声，很可能是同时伴随一些凝血块等其他成分所致（图3-5-2）。晚期妊娠胎盘残留宫腔内可见大小不一的不规则低回声团或稍强回声团。

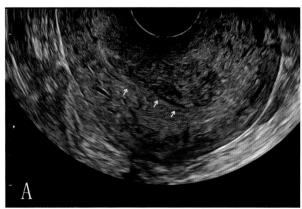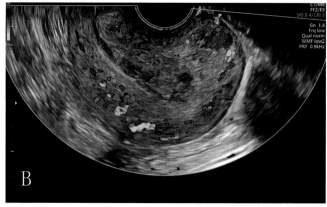

图3-5-2　宫腔内妊娠组织物残留并积血块声像图
A.术前超声检查提示：宫腔内探及混合回声区，范围3.5cm×1.8cm，回声紊乱，与子宫后壁分界不清（白色箭头所指）；B.彩色多普勒显像示：混合回声区内未见血流信号

（1）多量组织物残留：常见于不全流产早期，宫腔内有不规则的高回声或不均质低回声团，形态不规则，与正常肌层分界不清（图3-5-3A）。若宫腔内有积血，可见宫腔闭合线分离，宫腔内有无回声区或低弱回声区，与宫壁分界清楚。

（2）少许绒毛组织残留：经腹扫查二维图像仅表现为内膜回声稍不均匀，呈不均质回声斑，无明显宫腔内异常回声团；经阴道扫查不均质回声团局部回声减低，与子宫肌层无明显界限。

2.彩色多普勒血流成像：由于绒毛具有侵蚀子宫肌层血管的生物学特性，在绒毛着床部位的局部肌层内可以显示局灶性丰富的血流信号。多量组织物残留时，不均质高回声区局部内膜下肌层显示局灶性斑片状或网状彩色血流信号，可记录低阻力型滋养层周围血流频谱（图3-5-3B），以及静脉性频谱，少

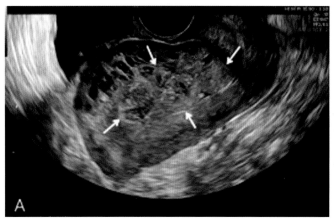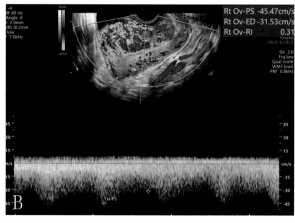

图3-5-3　宫腔内多量妊娠组织物残留声像图
A.二维超声检查提示：子宫腔混合回声区（白色箭头所指），范围4.5cm×2.6cm，与子宫前壁分界不清，回声不均匀；B.混合回声区局部可见局灶性丰富的血流信号，并可探及低阻型动脉样血流频谱

许绒毛组织残留时内膜不均质回声斑与子宫肌层的低回声区内可见灶性血流信号，可记录到上述的血流特征，局灶性丰富血流信号对判断少许绒毛组织残留起到重要的作用。

3.胎盘绒毛过度侵蚀表现：胎盘植入是一种胎盘异常种植，为胎盘绒毛侵入或穿透子宫肌层所致的，与剖宫产及宫腔操作导致内膜受损有关。宫腔内异常回声团块多数不侵及子宫肌层，但当残留物为植入性胎盘时子宫肌层中可出现不规则强回声区，系因此类妊娠组织物残留内膜蜕膜化不良所致；剖宫产后子宫瘢痕组织容易发生本病，而本病最大的临床问题是产后胎盘滞留所引起的持续出血。病理学上包括合体细胞子宫内膜炎等，超声表现为宫腔内异常回声，局部可见血管池，内见滚动的云雾状回声（"沸水征"）与子宫肌层界限消失，彩超显示局部血流丰富，可在滋养层周围记录到高速低阻的血流频谱。此类组织物残留若部分绒毛种植在子宫下段、剖宫产切口处或宫颈管，在清宫时容易造成大出血。

4.超声造影：绒毛着床部位局部肌层内的血流信号范围与残留组织的多少有密切关系，血流信号丰富区范围大时，往往提示残留组织较多。当有较多量的绒毛或胎盘组织残留时，病灶区局部造影剂呈迅速充盈状态，快于子宫肌层灌注或与子宫肌层同步灌注，增强早期呈均匀或不均匀高增强；当有少量绒毛或胎盘组织残留，大部分为坏死的蜕膜组织或血凝块时，无血流信号或血流信号难以显示，病灶区造影剂呈乳头状突起、条状或稀疏点状灌注，大部分区域呈无增强；若无组织物残留，而仅为正常的子宫内膜组织并可见炎性细胞浸润，造影表现为自肌层向病灶区持续缓慢灌注，呈均匀等增强。胎盘植入则表现为：造影剂分布不均匀、呈高增强或等增强，子宫肌层较薄，残留物边界不规整，与子宫分界不清晰。在宫内残留的诊断上，经阴道超声造影与组织病理学具有良好的一致性。

四、鉴别诊断

由于绒毛组织与滋养细胞疾病鉴别上存在困难，均为范围较大的病灶，可以从以下两点进行初步区别。

（1）绒毛组织内部散在、细小，无回声区内彩色多普勒显示大多为血流充盈，但滋养细胞疾病的不规则无回声区内彩色多普勒显示仅少部分有血流充盈。

（2）滋养细胞疾病可以找到动静脉瘘性频谱，而绒毛细胞为类滋养血流频谱。虽然这些特点有一定帮助，但实际工作中对两者的鉴别仍需谨慎。由于医生操作时手法的限制，目前两者的鉴别主要还是依赖于血 hCG 浓度测定，滋养细胞疾病明显高于绒毛组织残留（图 3-5-4）。

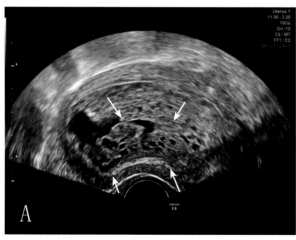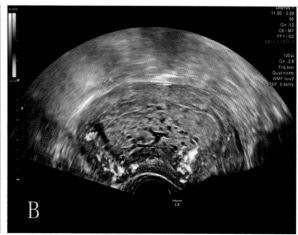

图 3-5-4　葡萄胎声像图

A.宫内异常回声团，大小约7.4cm×7.1cm×3.8cm，与宫壁分界尚清，为等回声中见许多小的无回声区，呈"蜂窝"状；B.彩色多普勒显像：等回声部分探及少许斑点状血流信号，无回声区内未见血流信号充盈

五、临床病例

病例 1：

患者女，28 岁，因"药物流产术后 18 天，发现宫腔残留 1 天"入院。

现病史：18 天前"因计划外妊娠"行药物流产术。1 天前复查彩超提示宫腔残留并后壁肌层少许植入。既往月经周期规则，无经期延长、经量增多，无痛经，无阴道异常排液，无头晕，无乏力，无恶心呕吐，无腹痛、腹胀。门诊拟"不完全性药物流产？"收住入院，要求入院手术。

既往史：发现"乙肝病毒携带者"10 年。

生育史：2-0-3-2，顺娩 2 孩，人工流产 3 次。

妇科检查：无接触性出血，宫体常大，质中，无压痛。

血清学检查：未见明显异常。

经阴道彩超检查：子宫内膜显示不清，宫腔内探及一混合回声区，大小约 2.1cm×2.2cm×0.8cm，边界不清，外形欠规则，内回声不均匀。CDFI 提示：混合回声区内探及丰富血流信号。PW 显示：混合回声区内探及动脉样血流频谱，RI 值为 0.39。

超声造影（视频 3-5-1）提示：病灶周边及内部可见造影剂充盈，其强度高于子宫肌层（图 3-5-5），病灶范围约 2.3cm×2.0cm×2.4cm（后壁近宫底，与子宫后壁宫壁组织分界不清）、1.6cm×1.2cm×0.5cm（宫腔下段）。造影剂消退与子宫肌层同步。宫腔分离 1.3cm。结合声学造影检查，上述宫腔内异常回声区考虑妊娠物残留并后壁肌层少许植入。

视频 3-5-1

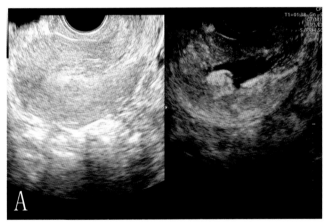
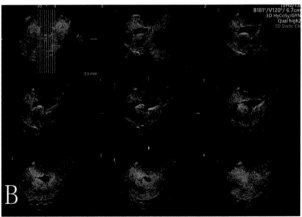

图 3-5-5 宫腔内妊娠组织物残留造影图

A. 宫腔内异常回声团的二维超声造影对比图；B. 宫腔内异常回声团的三维超声造影图：病灶周边及内部可见造影剂充盈，其强度高于子宫肌层，造影剂消退与子宫肌层同步

术前诊断及依据：该患者药物流产后复查彩超，结合造影检查提示宫腔妊娠物残留并后壁肌层少许植入。遂行"宫腔镜子宫病损切除术 + 诊断性刮宫术"。

术中见：子宫后壁一陈旧性妊娠样组织，大小约 2.0cm×1.5cm，部分与肌层致密粘连，子宫内膜薄，双侧壁可见膜状粘连。

术后病理：（妊娠物残留）胎盘绒毛组织，部分绒毛退变（图 3-5-6）。

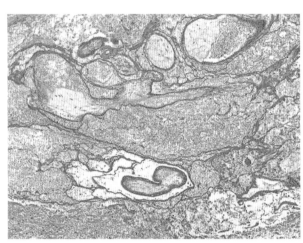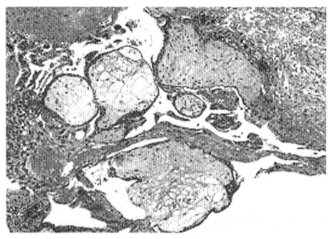

图 3-5-6　宫腔妊娠组织物残留病理图
术后病理示：（妊娠残留物）胎盘绒毛组织，部分绒毛退变

病例 2：

患者女，36 岁，因"产后阴道出血 43 天"入院。

现病史：引产后阴道流水样液 7h 入院，43 天前停经 24 周 +2 天，于本院引产 2 死婴（双胎妊娠）。产时胎盘不完整，胎膜不完整。产后予促宫缩治疗，恶露排出。彩超示：宫腔内混合回声区（大小：6.7cm×1.9cm）。产后持续少量阴道出血，色暗红，无腹痛，无尿频、尿急、尿痛等不适。复查彩超示：子宫前壁异常回声区并血供丰富。急诊 hCG 检测：总绒毛膜促性腺激素 44.30mU/ml。拟诊"胎盘部分残留伴产后出血"收住入院。

既往史：无特殊。

生育史：0-0-1-0。

妇科检查：阴道见少许血性分泌物，子宫颈质中，无接触性出血，宫体常大，质中，无压痛，双附件未触及肿块。

血清学检查：hCG 检测：总绒毛膜促性腺激素 44.30mU/ml，余未见明显异常。

经阴道彩超检查：子宫前壁探及一混合回声区，大小约 4.5cm×2.6cm，边界不清，内回声不均匀（图 3-5-3A）。子宫内膜隐约探及，厚 0.3cm，居中，宫腔无分离，内未见异常回声。CDFI：混合回声区内探及丰富血流信号。PW：混合回声区内探及动脉样血流频谱，RI 值为 0.31（图 3-5-3B）。超声检查提示：子宫前壁异常回声区并血供丰富（建议：结合临床及 hCG 检测，MRI 进一步检查）。

术前诊断及依据：该患者产后阴道出血，复查彩超，提示子宫前壁异常回声区并血供丰富，hCG 检测：总绒毛膜促性腺激素 44.30mU/ml。遂行"宫腔镜检查 + 刮宫术"。

术中见宫腔前壁内见陈旧性妊娠样组织，范围为 5.0cm×4.0cm×4.0cm，表面血供丰富，双侧输卵管开口可见。术中搔刮少许组织后即开始出现大量活动性出血，给予子宫颈肌注垂体后叶素 6U 后子宫收缩仍差，阴道出血约 300ml，术中彩超提示病灶血供丰富，与子宫界限欠清。暂停手术，建议先药物治疗后再二次手术。

术后病理：（妊娠残留物）退变坏死的蜕膜组织（图 3-5-7）。

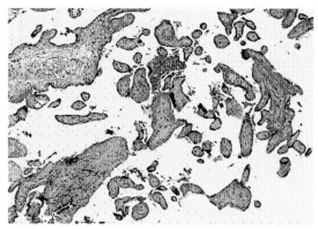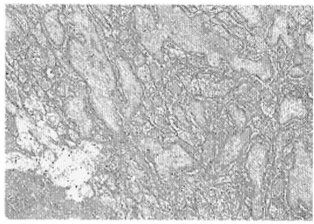

图 3-5-7　宫腔前壁陈旧性妊娠样组织病理图
术后病理示：（妊娠残留物）退变坏死的蜕膜组织

六、相关知识拓展

RPOC 的病理检查多为绒毛组织，内含有丰富的胎儿毛细血管。妊娠终止后，残留的绒毛组织呈多血管化及血管管壁纤维化加重，超声表现为不均质高回声或低回声，形态不规则，边界不清，局部血流信号丰富，并可在滋养层周围探及低阻型血流频谱，其间混杂的低回声部分未见明显血流信号，可能为伴随的血凝块。超声造影可见病灶区造影剂迅速充盈，快于子宫肌层灌注，呈不均匀高增强，造影剂消退与子宫同步。如绒毛侵及子宫肌层，可使子宫肌层血管重铸，表现为肌层血流信号增强，子宫内膜与肌层界限不清或消失。胎盘植入与孕妇既往宫腔操作导致内膜受损有关。若病灶部分低回声区始终未见造影剂灌注，可见宫腔分离，局部与子宫分界清楚，则考虑宫腔积血。

参考文献

[1] Thierry V，Daemen A，Schoubroeck D V，et al. Occurrence and outcome of residual trophoblastic tissue：a prospective study.[J]. J Ultrasound Med，2008，27（3）：357–361.

[2] 班艳丽，崔保霞 . 妊娠组织物残留的宫腔镜手术 [J]. 实用妇产科杂志，2019，35（11）：807–810.

[3] 乐杰主编 . 妇产科学（第 6 版）[M]. 北京：人民卫生出版社，2006：319–329.

[4] Machtinger R，Gotlieb W H，Korach J，et al. Placental site trophoblastic tumor：outcome of five cases including fertility preserving management[J]. Gynecologic Oncology，2005，96（1）：56–61.

[5] 来芳，谢亚羽，曹亚芳，等 . 超声检查诊断宫腔内妊娠物残留临床价值分析 [J]. 医学影像学杂志，2012，22（12）：2131–2132.

[6] 谢红宁 . 妇产科超声诊断学 [M]. 北京：人民卫生出版社，2005：234–235.

[7] 毛宇红，刘芳苏，夏建国，等 . 经阴道彩色多普勒超声对药物流产不全的诊断价值[J]. 中国超声诊断杂志，2004，5（2）：140–141.

[8] 章婷，于利利，张璇，等 . 胎盘植入相关超声图像特征的产前诊断价值 [J]. 中国超声医学杂志，2016，32（5）：451–453.

[9] 廖建梅，杨舒萍，王霞丽，等 . 经阴道二维联合三维声学造影诊断产后胎盘植入 [J]. 中国超声医学杂志，2018，34（5）：442-445.

[10] 张青萍主编 .B 型超声诊断学 [M]. 上海：上海科学技术出版社，2002：194.

[11] 李妧，叶金清，张菊秋，等 . 应用阴道超声诊断妊娠组织宫内残留 105 例临床分析 [J]. 中国妇幼保健，2010，25（15）：2152-2153.

[12] 刘芸，段华，成九梅，等 . 宫腔镜联合超声诊治妊娠终止后宫腔异常回声的临床价值 [J]. 中国微创外科杂志，2009，15（12）：1091-1094.

[13] Iraha Y，Okada M，Toguchi M ，et al. Multimodality imaging in secondary postpartum or postabortion hemorrhage：retained products of conception and related conditions[J]. Japanese Journal of Radiology，2018，36（1）：12-22.

[14] Sellmyer M A，Desser T S，Maturen K E ，et al. Physiologic，histologic，and imaging features of retained products of conception.[J]. Radiographics，2013，33（3）：781-796.

（廖建梅　黄淑慧）

第四章　子宫恶性疾病

第一节　子宫肉瘤

一、概述

子宫肉瘤是一组起源于子宫肌层、肌层内结缔组织或子宫内膜间质的恶性肿瘤，也可继发于子宫平滑肌瘤，占子宫恶性肿瘤的 2%~4%，是最常见的妇科软组织恶性肿瘤，约占所有妇科肉瘤的 88%，恶性度高，易发生局部复发和远处转移，患者预后差。

子宫肉瘤好发于 40~60 岁的妇女，临床表现常为阴道流血、腹痛、盆腔包块及其压迫症状，多数患者无特异性体征，且子宫肉瘤无特异性肿瘤标志物，故术前诊断率低。

二、病理

根据 2009 年子宫肉瘤的国际妇产科联盟（FIGO）分期，子宫肉瘤主要分为子宫平滑肌肉瘤、子宫内膜间质肉瘤及子宫腺肉瘤 3 种病理类型。①平滑肌肉瘤：最常见的病理类型，可原发于子宫平滑肌纤维或血管壁平滑肌，约三分之二来源于子宫平滑肌瘤的恶变。②内膜间质肉瘤：来自子宫内膜间质细胞，起源于子宫内膜功能层，分为低级别、高级别及未分化子宫内膜间质肉瘤。③腺肉瘤：由良性的上皮成分及恶性间质成分组成，可见坏死组织、肌层浸润及淋巴脉管浸润。

（一）大体标本

肉瘤质地柔软，切面呈鱼肉状，灰黄或粉红色，大多数瘤中心有坏死，平滑肌肉瘤与周围组织境界不清，其他类型瘤体大多突入宫腔，基底部向肌层浸润。

（二）镜下表现

平滑肌肉瘤见大量核分裂象和明显的核多形性。内膜间质肉瘤内间质细胞增生，核大、核分裂，细胞异型，程度不一。腺肉瘤的上皮样成分可有异型性，间质成分的特征是被纺锤形细胞或圆形细胞包绕形成的袖套样结构（图 4-1-1）。

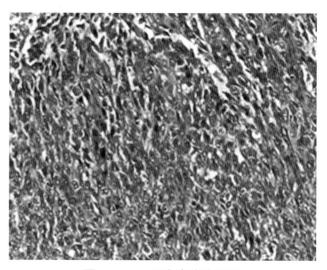

图 4-1-1　子宫肉瘤病理图

病理：子宫肉瘤（ⅢB），高级别浆液性癌，非特异性高级别肉瘤

三、超声表现

（一）二维超声

1.子宫肌瘤肉瘤变：原有的肌瘤短期内迅速增大，肉瘤病灶体积显著大于肌瘤病灶体积，与周围肌层分界变模糊，假包膜消失，无旋涡状结构，表现为不均匀的低回声，或出现絮状不规则无回声区。典型的恶性病变特征为体积较大的蜂窝样混合回声，边界模糊，形态不规则或分叶状。

2.子宫内膜间质肉瘤：正常子宫内膜结构消失，宫腔内出现实性结节，与子宫肌层分界不清，呈高或低不均质回声，瘤内坏死时出现不规则无回声区（图4-1-2A）。

（二）彩色多普勒血流成像及脉冲多普勒

肿块内部或周边血流丰富，分布紊乱、不规则，可探及高流速、低阻力（RI < 0.4）的动脉频谱。肿块血流信号丰富和高速低阻型血流频谱是肉瘤的重要特征性表现（图4-1-2B）。少数病例为血流不丰富型，与子宫肌瘤的血流分布、血流频谱相同。

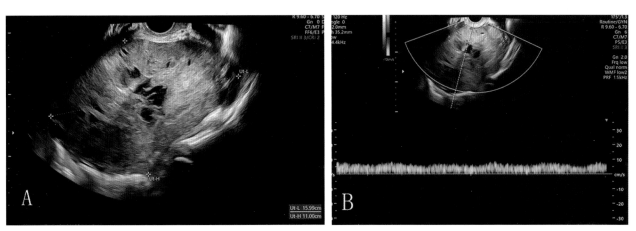

图4-1-2 子宫内膜间质肉瘤声像图
A.宫腔及宫壁探及混合回声包块，大小为16.0cm×11.0cm，边界不清，与宫壁肌层分界不清，外形不规则，内回声分布不均匀，可见数个不规则无回声区；B.包块内探及细条状血流信号和低阻力型动脉频谱

（三）超声造影

病灶内、病灶周边及受累肌层处可见造影剂充盈早于子宫正常肌层，为不均匀增强，一般强度高于子宫肌层。

四、鉴别诊断

1.子宫肌瘤：子宫肌瘤边界清晰，形态规则、呈圆或椭圆形，包块以实性为主，见旋涡样回声结构（图4-1-3A）。彩色多普勒血流呈周边分布，边缘或环状或半环状（图4-1-3B）。而肉瘤则边界模糊，形态不规则，包块多以囊实性为主，呈蜂窝样；彩色多普勒显示包块内部血流丰富、分布紊乱而不规则。

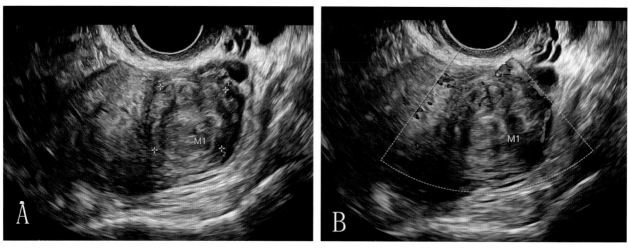

图 4-1-3　子宫肌瘤声像图

A. 宫壁上探及等回声包块，大小约 3.3cm×3.0cm，边界清，外形规则，内见漩涡样回声结构；B. 彩色多普勒血流成像包块血流以周边分布为主

2. 子宫内膜癌：子宫内膜间质肉瘤可表现为位于黏膜下的病灶，需与子宫内膜癌进行鉴别。子宫内膜癌多呈宫腔内不均匀中强回声，病灶内很少见无回声区（图 4-1-4）。而黏膜下子宫内膜间质肉瘤一般多呈息肉状或实性肿物，回声不均匀，可见病变坏死液化形成的无回声区。但文献报道约半数分化较好的内膜间质肉瘤可以局限于内膜层，呈内膜不均匀增厚，超声上很难与Ⅰ、Ⅱ期内膜癌鉴别，诊断性刮宫有助明确诊断。

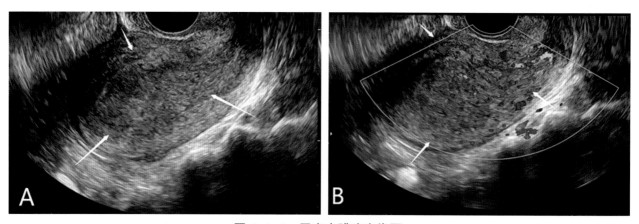

图 4-1-4　子宫内膜癌声像图

A. 宫腔至宫颈管探及一等回声结节，边界不清，与子宫肌层分界不清，内回声不均匀；B. 彩色多普勒血流显示结节内探及丰富的细条状血流信号

五、临床病例

患者女，59岁，因"体检发现盆腔包块2周"入院妇科。

现病史：入院前2周体检发现盆腔包块，伴腹胀，呈持续性，偶伴下腹部闷痛感，尿频。已绝经，绝经后无异常阴道出血，余无特殊不适。

既往体健。

妇科检查：于盆腔偏右侧扪及一肿块，大小约 14cm×11.0cm，质硬，无压痛，活动差。

血清学检查：CA125：18.00 U/ml（正常范围：0~35U/ml）、CEA：5.17 ng/ml（正常范围：0~5ng/ml）、CA19-9：0.8U/ml（正常范围 0~27U/ml）。

经阴道彩超检查：于盆腔偏右侧探及一个混合回声包块，大小13.6cm×11.0cm，边界欠清，外形不规则；呈囊实性，以实性为主，内回声分布不均匀。CDFI及PW：包块实性部分探及细条状血流信号，RI：0.42（图4-1-5）。

超声造影：病灶实性部分可见造影剂充盈并早于子宫肌层，呈不均匀高增强，其强度高于子宫肌层（图4-1-6）。

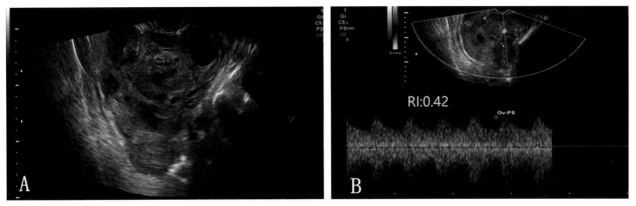

图 4-1-5　子宫肉瘤声像图

A. 盆腔偏右侧探及一个囊实性包块，大小约13.6cm×11.0cm，边界欠清，外形不规则，内回声不均匀，以实性为主；
B. 彩色多普勒血流成像及脉冲多普勒：包块周边及内部探及细条状血流信号，可探及低阻型血流频谱，RI：0.42

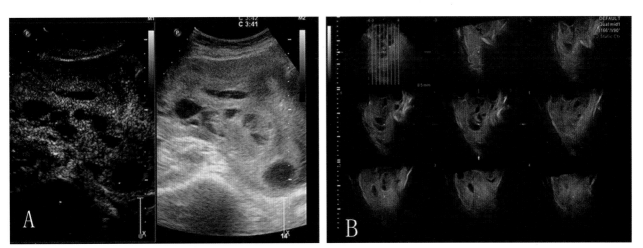

图 4-1-6　子宫肉瘤超声造影图

A. 盆腔包块的二维超声造影图；B. 盆腔包块的三维超声造影图：病灶实性部分可见造影剂充盈，呈不均匀高增强

超声提示：盆腔偏右侧囊实性包块（GI-RADS 分类 5 类）。

盆腔肿块穿刺活检病理：子宫肉瘤。

术前诊断及依据：该患者为绝经期女性，体检发现盆腔包块，伴有胃肠不适、尿频等不适，超声提示盆腔偏右侧囊实性包块（GI-RADS 分类 5 类），CEA 水平稍增高。拟行"经腹全子宫双附件切除 + 盆腔淋巴结清扫 + 盆腔粘连松解术"。

术中所见：子宫前壁一囊实性肿物，直径约 13.0cm，向外突出，双侧卵巢萎缩外观。

术后病理：子宫肉瘤（ⅢB），高级别浆液性癌，非特异性高级别肉瘤（图 4-1-7）。

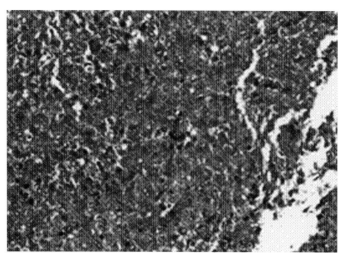

图 4-1-7　子宫肉瘤病理图
术后病理：子宫肉瘤（ⅢB），高级别浆液性癌，非特异性高级别肉瘤

六、相关知识拓展

子宫肉瘤以单发病灶为主，病灶体积大，生长速度快，具有边界模糊、形态不规则、囊实性混合回声或蜂窝样回声等超声特征。当肿块向子宫外侵犯表现为盆腔巨大肿块时，二维超声难以与附件区恶性肿块鉴别。超声检查遇到此类声像图，应注意排除附件区肿物来源，同时结合卵巢相关肿瘤指标检查结果。

子宫肉瘤经诊断性刮宫和活检的诊断率为 40.7%~76.0%，远远不能满足临床对子宫肉瘤早期诊断的要求。超声显像在子宫肉瘤诊断中的价值和临床意义，在于它不仅能够作为首选方法直接发现病变本身，并且能对肿物的性质进行最初的鉴别，既经济、简便又可靠，给临床无明显症状和体征的早期子宫肉瘤诊断带来了希望。

参考文献

[1] 姜玉新主编.超声医学高级教程 [M].北京：中华医学电子音像出版社，2016：292-293.

[2] Stiller CA，Trama A，Serraino D，et al. Descriptive epidemiology of sarcomas in Europe：report from the RARECARE project [J].Eur J Cancer，2013，49（3）：684-695.

[3] Bretthauer M，Goderstad JM，Loberg M，et al.Uterine morcellation and survival in uterine sarcomas [J].Eur J Cancer，2018，101：62-68.

[4] Prat J.FIGO staging for uterine sarcomas [J].Int J Gynaecol Obstet，2009，104（3）：177-178.

[5] 陶胜男，周颖，孙金，等.子宫肉瘤研究进展 [J].国际妇产科学杂志，2019，46（03）：249-252.

[6] Pietzner K，Buttmann-Schweiger N，Sehouli J，et al. Incidence patterns and survival of gynecological sarcoma in germany：analysis of population-based cancer registry data on 1066 women [J]. InJ Gynecol Cancer，2018，28（1）：134-138.

[7] Amant F，Coosemans A，Debiec-Rychter M，et al. Clinical management of uterine sarcomas [J]. Lancet Oncol，2009，10（12）：1188-1198.

[8] 张璐芳，蔡晶，黄邦杏，等.术前如何鉴别诊断子宫肉瘤与子宫肌瘤 [J].中国实用妇科与产科杂志，2019，35（8）：861–864.

[9] 杨萌，姜玉新，戴晴.超声对子宫肉瘤与子宫肌瘤鉴别诊断的临床应用价值 [J].中华超声影像学杂志，2008，17（2）：144–147.

[10] 何惠珍，黄伟俊，蓝宁辉，等.彩色多普勒超声鉴别子宫肉瘤与子宫肌瘤的价值 [J].中国超声医学杂志，2020，36（3）：255–257.

[11] 贺立新，崔正芳，王丽岩.B 型超声诊断子宫肉瘤的临床价值 [J].中国超声诊断杂志，2000（2）：116–117.

（吴淑芬　陈玉华）

第二节　子宫内膜癌

一、概述

子宫内膜癌是发生于子宫内膜的一组上皮性恶性肿瘤，为女性生殖系统三大恶性肿瘤之一，占女性全身恶性肿瘤的 7%，占女性生殖系统恶性肿瘤的 20%~30%，近年来其发病率在世界范围内呈上升趋势。该病好发于女性围绝经期和绝经后，75% 为 50 岁以上妇女。临床常表现为阴道不规则出血、阴道流液、下腹痛等，病变早期妇科检查可以无异常发现。转移途径主要为直接蔓延和淋巴转移。

该病发病原因尚不清楚。根据发病因素子宫内膜癌分为两种类型：Ⅰ型为雌激素依赖型，可能与雌激素的长期作用有关，多见于年轻患者，常伴有肥胖、高血压、糖尿病、多囊卵巢综合征、长期服用单一雌激素或他莫昔芬等病史，肿瘤分化较好，预后良好；Ⅱ型为非雌激素依赖型，与雌激素无明确关系，多见于老年女性，肿瘤分化差，预后不良。关于子宫内膜癌的临床分期，目前国际上广泛采用国际妇产科联盟（FIGO）制定并于 2009 年重新修订的手术 – 病理分期作为子宫内膜癌的临床分期，如表 4-2-1。

表 4-2-1　子宫内膜癌的临床分期

临床分期	临床表现
Ⅰ 期	Ⅰ a 期：肿瘤局限于子宫内膜或肿瘤浸润深度 ≤ 1/2 肌层
	Ⅰ b 期：肿瘤浸润深度 >1/2 肌层
Ⅱ 期	肿瘤累及宫颈间质，但是未播散到子宫外
Ⅲ 期	Ⅲ a 期：肿瘤累及浆膜和（或）附件和（或）腹腔细胞学阳性
	Ⅲ b 期：阴道和（或）宫旁受累
	Ⅲ c1 期：盆腔淋巴结转移
	Ⅲ c2 期：腹主动脉旁淋巴结转移
Ⅳ 期	Ⅳ a 期：肿瘤侵及膀胱和（或）直肠黏膜
	Ⅳ b 期：远处转移，包括腹腔转移或腹股沟淋巴结转移

二、病理

（一）大体标本

子宫内膜癌肉眼观可分为局限型和弥漫型。

1.局限型：肿瘤仅累及部分子宫内膜，呈息肉状或乳头状，灰白色、质脆，表面可有出血或溃疡形成。病灶虽小，但易侵犯肌层。

2.弥漫型：肿瘤累及大部分甚至整个宫腔的内膜。癌变内膜明显增厚呈不规则息肉状或菜花样隆起，灰白或灰黄色、质脆，表面出血、坏死及溃疡形成。

（二）镜下表现

80%~90%为腺癌，镜下见内膜腺体增多，大小不一，排列紊乱，呈明显背靠背现象。分化差的腺癌则腺体少，结构消失，成为实性癌块。1%~9%为浆液性癌，为Ⅱ型内膜癌中最主要的病理类型，细胞异型性明显，可呈乳头状或簇状生长，恶性程度高，易伴有深肌层浸润和远处转移，预后极差。少数为鳞腺癌、透明细胞癌、鳞癌等（图4-2-1）。

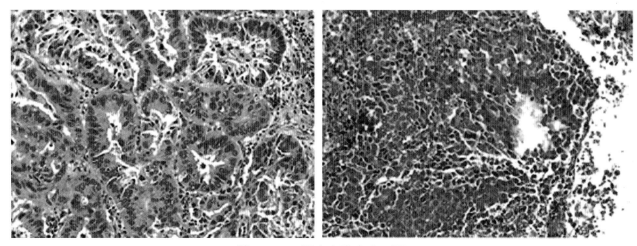

图 4-2-1　子宫内膜癌病理图

子宫内膜样癌，浸润至1/2肌层，累及双侧宫角，未累及宫体下段

三、超声表现

（一）二维超声

1.子宫内膜回声特点：子宫内膜增厚，育龄女性子宫内膜厚度大于1.4cm，绝经后女性大于0.5cm，早期病灶仅表现为内膜轻度增厚，回声均匀，无法与内膜增生过长鉴别，需根据病史和诊断性刮宫诊断。随着病情的发展，病灶局灶性或弥漫性累及宫腔，回声表现为局灶性或弥漫性中强回声或低回声（图4-2-2A），病灶较大时，子宫肌层受压变薄。当病变累及子宫颈或癌肿脱入宫颈管引起阻塞时，可出现宫腔积液。

2.子宫肌层回声：当病变累及肌层时，局部内膜与肌层界限不清，局部肌层呈低而不均匀回声，与周围正常肌层无明显界限。肌层受侵范围较大时，肌层增厚，回声普遍降低而不均匀，无法辨认子宫正常结构。

3.子宫轮廓：早期子宫外形轮廓多无明显改变，晚期病灶范围扩大，累及子宫浆膜、附件及宫旁组织时，可出现子宫增大、变形、轮廓模糊，与周围组织分界不清。

4.子宫颈改变：病变累及子宫颈时，可出现子宫颈肥大或变形，子宫颈回声增强，回声杂乱，子宫颈管结构不清，大范围的侵犯难以辨别癌肿原发于子宫颈或是宫体。

5.盆腔肿物：内膜癌晚期，肿瘤向子宫体外侵犯、转移，可在宫旁出现混合性低回声肿块，与卵巢腺癌声像相似，容易误诊为卵巢囊腺癌。

（二）彩色多普勒血流成像

病灶内可见较丰富的点状或短条状血流信号（图4-2-2B），有肌层侵犯时，受累肌层局部血流信号增多，病灶内以及受累肌层可检测到异常低阻力型动脉血流频谱，阻力指数常低于0.40。

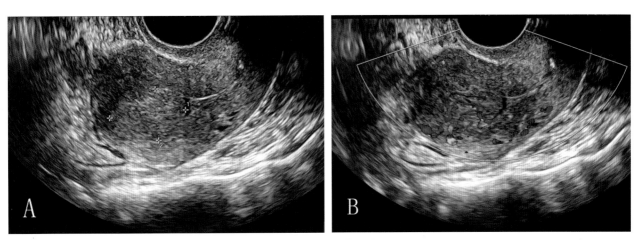

图 4-2-2　子宫内膜癌声像图

A.宫腔内探及一等回声结节，大小约2.5cm×2.1cm×1.6cm，边界不清，与子宫肌层分界不清，内回声不均匀；B.彩色多普勒血流成像及脉冲多普勒：结节内探及丰富细条状血流信号

（三）超声造影

病灶内、病灶周边及受累肌层处可见造影剂充盈早于子宫正常肌层或与子宫肌层同步或晚于子宫肌层，以早增强多见；为不均匀增强，可呈高增强、等增强或低增强，一般为高增强即强度高于子宫肌层。

四、鉴别诊断

1.局限型子宫内膜癌与子宫内膜息肉鉴别：鉴别要点一是病灶与周围正常内膜界限是否清晰，内膜息肉界限清晰（图4-2-3A），而内膜癌界限不清；二是病灶部位与正常宫壁肌层分界是否清晰，内膜息肉内膜基底层完整，内膜与局部肌层分界清晰，而内膜癌常有肌层浸润，分界不清；三是病灶血流信号是否丰富及检测到的动脉频谱是否为低阻力型（RI < 0.4），内膜息肉血流信号稀少，无低阻力型血流频谱（图4-2-3B）。

2.局限型子宫内膜癌与黏膜下子宫肌瘤鉴别：肌瘤结节边界清，形态规则，周边内膜回声正常，与宫壁肌层分界清楚（图4-2-4A）。而内膜癌病灶边界不清，与肌层分界不清，内回声紊乱不均匀。黏膜下肌瘤常探及分布于蒂部的血流信号，且阻力指数一般 > 0.5（图4-2-4B）；而内膜癌病灶内部及周边均可探及丰富的血流信号及低阻力型动脉血流频谱，阻力指数常 < 0.4。

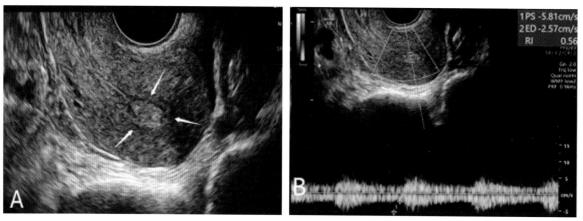

图 4-2-3 子宫内膜息肉声像图

A. 宫腔内探及一稍高回声结节，边界清，与子宫肌层分界清，内回声尚均匀（白色箭头处）；B. 彩色多普勒血流成像及脉冲多普勒：结节内探及斑点状血流信号及非低阻力的动脉样血流频谱，RI：0.56

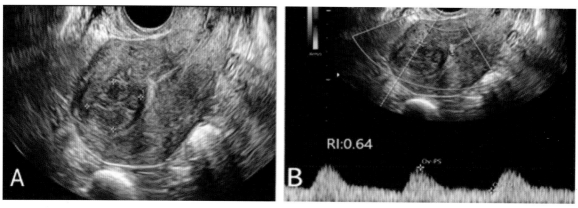

图 4-2-4 子宫黏膜下肌瘤声像图

A. 宫腔内探及一低回声结节，边界清，与宫壁肌层分界清楚，形态规则，周边可见正常内膜回声；B. 彩色多普勒血流成像及脉冲多普勒：结节蒂部探及斑点状血流信号及非低阻力型血流频谱，RI：0.64

3. 弥漫型子宫内膜癌与子宫内膜增生过长鉴别：鉴别要点一是观察内膜是否均匀，内膜增生过长内膜呈均匀性增厚（图 4-2-5A），内膜癌回声杂乱无序、强弱不均；二是内膜基底线是否清晰，内膜癌累及肌层时，与肌层分界不清；三是内膜及肌层是否有丰富血流信号（图 4-2-5B），特别是有无低阻力型血流频谱；内膜癌血流丰富，容易探测到极低阻力的动脉血流频谱。

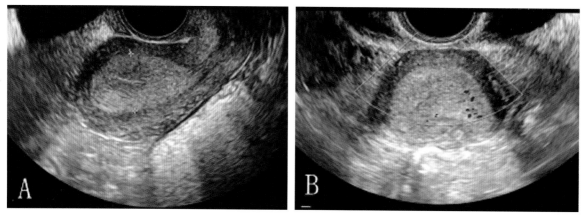

图 4-2-5 子宫内膜增生过长声像图

A. 内膜均匀性增厚，厚约 1.9cm，内膜外形规则，内膜基底线清晰；B. 彩色多普勒成像：增厚内膜探及少许斑点状血流信号

4.子宫内膜癌与子宫肉瘤鉴别：多数情况下子宫肉瘤发生于肌层，子宫内膜间质肉瘤则可发生于内膜，此时鉴别诊断需依赖病理。具体鉴别图像详见本章第一节。

五、临床病例

患者女，52岁，以"月经紊乱2年余，阴道出血14天"为主诉入院。

现病史：2年前月经紊乱，主要表现为月经周期不规则，60~90天不等，月经经期延长，由原有3~4天延长至7~8天，月经量较前增多1倍，未予重视，无诊治。14天前再次出现阴道出血，量多，日需10片护垫，伴有血块，伴下腹酸胀感，无阴道异常排液，无皮下出血、鼻出血、牙龈出血等不适，上述症状持续2天，之后阴道出血减少，仅需1~2片护垫即可，淋漓不尽持续10余天，就诊我院，查彩超示："宫腔至宫颈管异常回声团：内膜CA并宫颈浸润？"，拟诊"异常子宫出血"收入院。

既往史：10余年前发现乙肝表面抗原携带病史。

妇科检查：宫体增大，如孕8周大小，质中，无压痛，活动尚可，双侧附件区未扪及包块。

血清学检查：CA199：341.9U/ml（正常范围0~27U/ml），CEA：1.25ng/mL（正常范围：0~5ng/ml），CA125：59.50U/ml（正常范围：0~35U/ml），乙肝表面抗原阳性，乙型肝炎e抗体阳性，乙肝核心抗体阳性，乙肝病毒HBV-DNA-FQ低于检测下限，HPV病毒检测阴性。

经阴道彩超检查：宫体饱满，大小：6.2cm×6.0cm×5.3cm，宫颈长度：2.1cm，于宫腔内至部分宫颈管探及一个等回声团，范围：7.3cm×3.8cm，边界不清，与宫壁肌层分界欠清，内回声不均匀（图4-2-6A）。CDFI示：上述异常回声团内探及稍丰富短条状血流信号（图4-2-6B）。

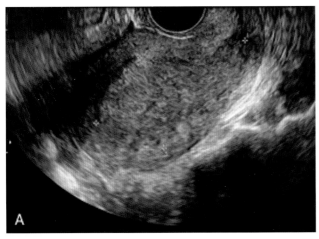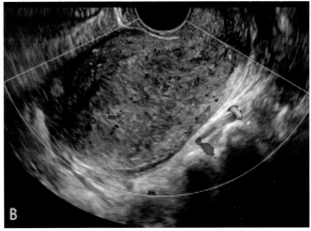

图4-2-6 子宫内膜癌声像图

A.宫腔内至部分子宫颈管探及一个等回声团，大小约7.3cm×3.8cm，边界不清，与宫壁肌层分界不清，内回声不均匀；B.彩色多普勒血流成像：等回声团内探及稍丰富短条状血流信号

超声造影：病灶内、病灶周边及受累肌层可见造影剂充盈，为不均匀等增强（图4-2-7，视频4-2-1）。病灶内造影剂消退较子宫肌层快。

超声提示：宫腔至宫颈管异常回声团：子宫内膜CA并子宫颈浸润？

术前诊断及依据：该患者年龄＞50岁，CA199增高，CA125稍增高，CEA等未见明显异常，二维超声及超声造影诊断子宫腔内恶性肿瘤。入院全麻下行"腹腔镜经腹全子宫

视频4-2-1

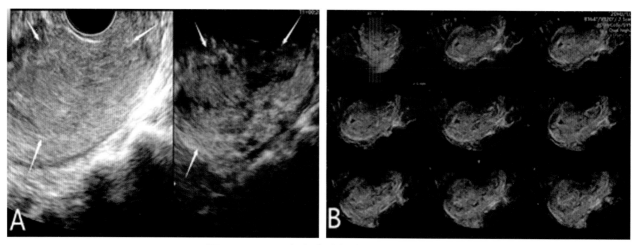

图 4-2-7 子宫内膜癌超声造影声像图

A. 宫腔异常回声团的二维超声造影，病灶呈不均匀等增强；B. 宫腔异常回声团三维超声造影显示病灶见造影剂充盈，为不均匀等增强

切除术 + 双侧输卵管卵巢切除术 + 腹腔镜盆腔淋巴结清扫术 + 腹主动脉旁淋巴结切除术 + 腹腔镜下盆腔粘连松解术"。

术中：子宫增大如孕8周大小，质地软，双侧卵巢、输卵管外观正常，腹主动脉旁可见成串淋巴结肿大。

术后病理：子宫内膜样癌（中分化），见微囊性、伸长及碎片状（MELF）浸润方式，浸润小于1/2肌层，脉管内见癌栓，累及宫颈管浅肌层，区域淋巴结见癌转移（腹主动脉0/1，骶前1/4，左盆腔2/12，右盆腔2/9）；双侧输卵管、卵巢未见癌（图4-2-8）。

术后诊断：子宫内膜癌Ⅲc2期。

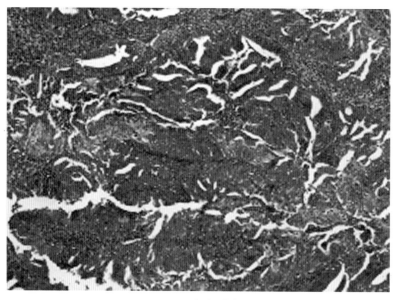

图 4-2-8 子宫内膜癌病理图

术后病理：子宫内膜样癌（中分化）

六、相关知识拓展

子宫内膜癌是女性常见的恶性肿瘤之一，声像图表现随肿瘤的部位、大小、浸润范围、转移情况的不同差异较大。经阴道超声探头可贴近子宫检查，图像分辨力好，能较准确地测量内膜厚度，观察内膜声像图特征及血流动力学信息，结合超声造影，可发现较早期的内膜病灶，有助早期诊断、早期治疗，对判断内膜癌是否有肌层浸润及子宫颈受累情况的准确率亦较高。

参考文献

[1] 谢幸，孔北华，段涛主编.妇产科学（第9版）[M].北京：人民卫生出版社，2018：307–318.

[2] 常才主编.经阴道超声诊断学[M].北京：科学出版社，2009：86–91.

[3] Pecorelli S.Revised FIGO staging for carcinoma of the vulva, cervix, and endometrium [J].Int J Gynaecol Obstet, 2009, 105（2）：103–104.

[4] 郭君，梁蕾，刘焱，等.超声造影鉴别诊断子宫内膜增生与早期子宫内膜癌 [J].中国医学影像技术，2013，29（12）：2020–2023.

[5] 周克松，李明星.子宫内膜癌超声造影与经阴道彩色多普勒超声表现比较 [J].中国超声医学杂志，2015，31（01）：50–52.

[6] Liu y，Tian JW，Xu Y，et al. Role of transvaginal contrast-en-hanced ultrasound in the early diagnosis of endometrial carcinoma[J]. Chin Med J（Engl），2012，125（3）：416–421.

（吴淑芬　陈玉华）

第三节　侵蚀性葡萄胎

一、概述

侵蚀性葡萄胎是指葡萄胎组织侵入子宫肌层或转移至子宫外，为恶性滋养细胞肿瘤。侵蚀性葡萄胎均来自良性葡萄胎，多数发生在葡萄胎清宫术后6个月内，发生率为15%~18%，转移方式主要为血行转移，常转移至阴道、外阴和肺，也可转移至脑、肝等其他部位。临床表现为葡萄胎清宫后出现不规则阴道出血及血液中人绒毛膜促性腺激素（human chorionic gonadotropin，hCG）水平持续上升，合并子宫外转移时，可有肺部或脑部等转移病灶的症状。目前，侵蚀性葡萄胎的治疗方法以药物化疗为主，其治愈率高达70%~80%。

超声可以动态观察子宫病灶大小的变化，准确评估病灶内血流情况及病变有无复发等，对侵蚀性葡萄胎诊断和治疗有十分重要的意义。

二、病理

（一）大体标本

子宫肌层内见大小不等的水疱样组织，宫腔内可以没有病灶，当病灶达子宫浆膜层时，子宫表面可见紫蓝色结节，病灶也可完全穿透子宫壁进入阔韧带、附件或腹腔。

（二）镜下表现

水泡状组织进入子宫肌层内，可见绒毛结构，绒毛间质高度水肿，间质内无血管分布，滋养细胞高度增生及不典型增生，肿瘤细胞侵蚀子宫肌层血管，引起血管破裂，从而在病灶周围形成血窦（图4-3-1）。

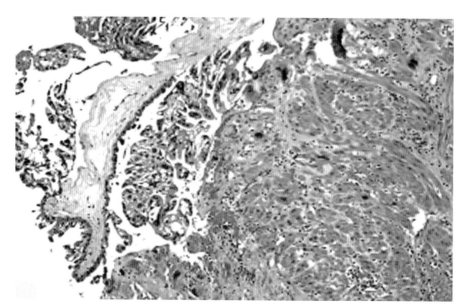

图 4-3-1　侵蚀性葡萄胎病理图
部分绒毛间质水肿、中央池形成，灶性滋养叶细胞异型增生

三、超声表现

（一）二维超声

1.子宫轻度或明显增大，肌层内见不规则片状或团块状混合回声区，内可呈蜂窝样改变，病灶边界不清；肿瘤细胞常常造成局部的血管壁破坏，在病灶周边形成血窦（图4-3-2A）。

2.病灶可穿透肌层，侵犯宫旁组织，此时子宫部分结构显示不清，外形不规则；常伴有宫旁静脉丛明显扩张。

3.宫腔内病灶常因积血呈不均匀低回声、高回声或等回声。

4.单侧或双侧附件区可见单房或多房性的黄素化囊肿。

（二）彩色多普勒血流成像及脉冲多普勒成像

显示肌层病灶内较丰富的五彩镶嵌的血流信号，并可记录到动静脉瘘的高速低阻频谱，宫旁受侵犯时血管极度扩张，呈蜂窝状无回声区（图4-3-2B）。临床治疗后可见病灶逐步变小至消失、血流信号减少（图4-3-3），可观察黄素化囊肿减小直至消失。

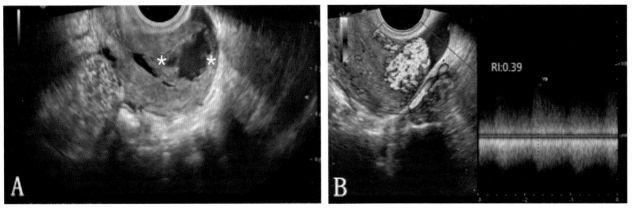

图4-3-2　侵蚀性葡萄胎声像图

A.宫腔及宫壁探及混合回声区，大小约4.8cm×4.1cm，边界不清，与宫壁肌层分界不清，外形不规则，内部回声分布不均匀，可见不规则无回声区；B.彩色多普勒血流成像及频谱多普勒：混合回声区内探及丰富的五彩镶嵌的血流信号及低阻型动脉血流频谱，RI：0.39

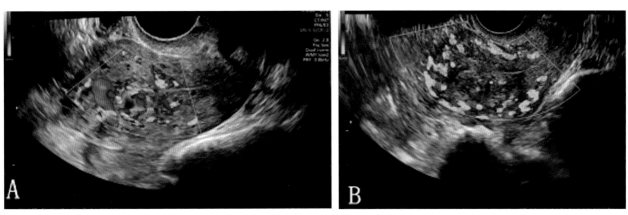

图4-3-3　治疗前后侵蚀性葡萄胎声像图

A.侵蚀性葡萄胎治疗前彩色多普勒血流成像：宫腔及宫壁内混合回声区见丰富的条状血流信号；B.侵蚀性葡萄胎治疗后彩色多普勒血流成像：宫腔及宫壁内混合回声区内少许斑点状血流信号，较前明显减少

（三）超声造影

肌层病灶处可见造影剂充盈早于子宫正常肌层，为不均匀高增强，其强度高于子宫肌层，病灶与子宫肌层分界不清（图4-3-8）。

四、鉴别诊断

1.绒毛膜癌：绒毛膜癌超声表现与侵蚀性葡萄胎较为相似（图4-3-4），临床上主要依据病史及病理结果鉴别诊断。侵蚀性葡萄胎均发生于葡萄胎清宫后，一般6个月内发病；而绒毛膜癌一般发生于流产、分娩、异位妊娠后，也可发生于葡萄胎清宫后，但一般清宫后1年以上发病；半年至1年内发病则侵蚀性葡萄胎和绒毛膜癌均有可能，需经组织学检查鉴别。侵蚀性葡萄胎组织镜下病理检查可见绒毛结构，而绒毛膜癌则没有。

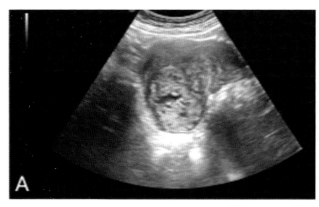
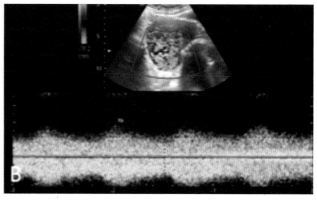

图 4-3-4　子宫绒毛膜癌声像图

A.宫体后壁探及高回声团，大小 4.2cm×3.6cm，边界不清，与宫壁肌层分界不清，外形欠规则，内回声分布不均匀，呈 "蜂窝样" 改变；B.彩色多普勒血流成像及频谱多普勒：高回声团内探及丰富的细条状血流信号及低阻型动脉血流频谱，RI：0.34

2.胎盘残留：近期有分娩史，残留胎盘回声较高，边界清（图4-3-5A），彩色多普勒血流一般不丰富（图4-3-5B），超声造影表现为病灶内造影剂的充盈晚于子宫正常肌层，病灶与子宫肌层分界清（图4-3-6）。

3. 子宫内膜癌：多见于绝经前后妇女，血 hCG 阴性（详见本章第二节）。

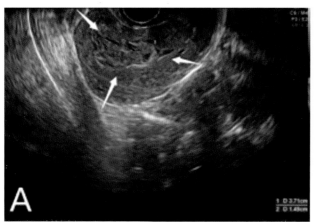
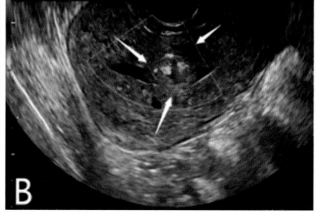

图 4-3-5　宫腔胎盘残留声像图

A.宫腔内探及稍高回声区（白色箭头处），大小 3.7cm×1.5cm，边界清，外形尚规则，回声不均匀；B.彩色多普勒血流成像：稍高回声区内探及细条状血流信号（白色箭头处）

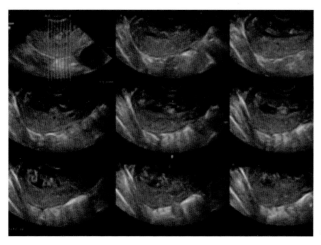

图 4-3-6　胎盘残留超声造影图

残留胎盘内见造影剂充盈，病灶与子宫肌层分界清

五、临床病例

患者女，48 岁，因"葡萄胎清宫术后 2 月，血 hCG 水平持续升高 1 月"就诊我院妇科。

现病史：1 月余前因"停经 3 个月，发现宫腔占位 1 月余"于外院行清宫术，无阴道出血，无腹痛、腹泻、里急后重及肛门下坠感，无其他特殊不适，术后监测 hCG 逐渐升高。查 hCG：14403mU/L（2020.09.03）、15070mU/L（2020.09.08）、17896mU/L（2020.09.15）。

既往史：既往体健。

妇科检查：阴道内未见紫蓝色结节；子宫增大，无压痛，活动可；右侧附件区扪及结节，直径约 3.0cm，边界清，无压痛，活动可；左侧附件区未扪及包块。

血清学检查：监测血 hCG 水平持续异常增高 1 月，最高达 17896U/ml。

经阴道彩超检查：宫腔至宫底处宫壁探及混合回声区，大小5.0cm×3.5cm，边界不清，与宫壁肌层分界不清，外形不规则，内部为高回声，其中见不规则无回声区，回声分布不均匀（图4-3-7A）。彩色多普勒血流成像及脉冲多普勒：混合回声区内探及丰富的五彩镶嵌的血流信号及低阻型血流频谱，RI：0.37（图4-3-7B）。

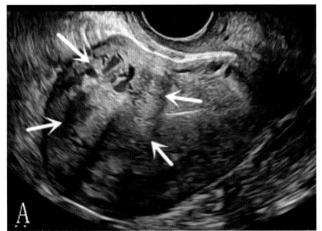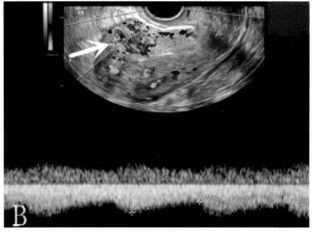

图 4-3-7　侵蚀性葡萄胎声像图

A.宫腔及宫壁探及混合回声区（白色箭头处），大小5.0cm×3.5cm，边界不清，与宫壁肌层分界不清，外形不规则，内为高回声中见不规则无回声区，回声分布不均匀；B.混合回声区内探及丰富的五彩镶嵌的血流信号（白色箭头处）及低阻型动脉血流频谱，RI：0.37

超声造影：病灶内部可见造影剂充盈早于正常子宫肌层，呈不均匀高增强，其强度高于子宫肌层（图4-3-8，视频4-3-1）。

超声提示：宫腔及宫壁异常回声区：侵蚀性葡萄胎可能；左侧附件区囊性结节：黄素化囊肿可能。

视频 4-3-1

术前诊断及诊断依据：患者有葡萄胎清宫术病史，血 hCG 水平持续升高，彩超提示侵蚀性葡萄胎，左侧附件区黄素化囊肿可能。拟入院行"彩超引导下宫腔镜检查 + 诊断性刮宫术"。

术中见：子宫底见陈旧性妊娠组织浸润肌层，范围直径约 5.0cm，形成纵隔样凸起。

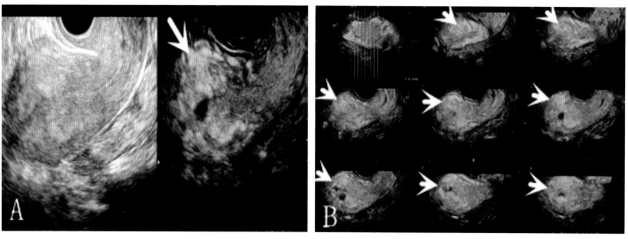

图 4-3-8　侵蚀性葡萄胎超声造影图

A.宫腔及宫壁混合回声区二维超声造影；B.宫腔及宫壁混合回声区三维超声造影显示病灶内部可见造影剂充盈，呈不均匀高增强，其强度高于子宫肌层

术后病理：（宫腔刮出物）见胎盘绒毛组织，绒毛间质水肿、中央池形成，滋养叶细胞轻中度异型增生（图4-3-9）。

入院化疗一个疗程后复查彩超，上述病灶大小约 3.9cm×2.9cm，病灶血流信号减少，左侧附件黄素化囊肿消失。

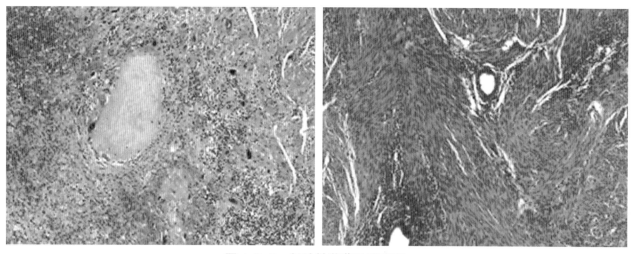

图 4-3-9　侵蚀性葡萄胎病理图

术后病理：见胎盘绒毛组织，绒毛间质水肿、中央池形成，滋养叶细胞轻中度异型增生

六、相关知识拓展

侵蚀性葡萄胎的临床特点：①有葡萄胎病史。②血 hCG 水平持续异常升高。③常有不规则阴道出血。④病灶内呈蜂窝样改变和周边血窦形成的特征性超声表现。对可疑病例，应建议行经阴道超声检查，观察子宫形态、大小的改变，病灶的大小、浸润子宫肌层的范围，是否有宫旁组织的侵犯。滋养细胞组织向子宫壁侵蚀的情况及受侵的程度可通过观察子宫肌层内的血流信号进行提示。超声造影显示病灶内部造影剂充盈早于正常子宫肌层，呈不均匀高增强，其强度高于子宫肌层，可帮助侵蚀性葡萄胎的诊断。

临床常依赖超声评估侵蚀性葡萄胎化疗效果。病灶变小或消退，血流信号减少、血流阻力指数升高提示化疗有效；反之，若病灶持续存在、血流信号丰富、血流阻力指数仍较低，则提示化疗效果欠佳。

参考文献

[1] Zhou Q，Lei XY，Xie Q，et al. Sonographic and Doppler imagingin the diagnosis and treatment of gestational trophoblastic disease：a 12-year experience [J]. Ultrasound Med，2005，24（1）：15–24.

[2] 鲁红主编. 妇科超声检查（第2版）[M]. 北京：人民军医出版社，2010：95–101.

[3] 向阳，周琦，吴小华，等. 妊娠滋养细胞疾病诊断与治疗指南（第四版）[J]. 中国实用妇科与产科杂志，2018，34（9）：994–1001.

[4] 郑宇觐，戴晴. 妊娠滋养细胞疾病的超声诊断价值及进展 [J]. 中华医学超声杂志(电子版)，2017，14(2)：88–90.

[5] 张连花，武秀兰，贾志莺，等. 超声造影在子宫滋养细胞病变的鉴别诊断价值 [J]. 医学影像学杂志，2017，27（2）：311–315.

[6] 熊雯，罗红，陈琴，等. 超声造影在胎盘残留诊断中的临床应用价值 [J]. 中华医学超声杂志（电子版），2016，13（8）：593–597.

[7] Dhanda S，Ramani S，Thakur M，et al. Gestational trophoblastic disease：amultimodality imaging approach with impact on diagnosis and anagement [J]. Radiol Res Pract. 2014：842751.

[8] Lin LH，Bernardes L，Hase EA，et al. Is doppler ultrasound useful for evaluating gestational trophoblastic disease？[J]. Clinics（SaoPaulo），2015，70（12）：810–815.

[9] 王洪，杜建文. 经阴道彩色多普勒超声在临床恶性妊娠滋养细胞疾病诊断中的应用分析 [J]. 中国妇幼保健，2014，29（33）：5527–5529.

（吴淑芬　陈玉华）

第四节　子宫颈癌

一、概述

子宫颈癌又称子宫颈浸润癌，是女性常见的生殖道恶性肿瘤。高发年龄为50~55岁。子宫颈癌发病率与病死率均较高，居全球常见恶性肿瘤第四位。子宫颈癌的病因尚未完全明了，目前的研究认为，其发病与性生活紊乱、过早性生活、生育年龄过早、生育过密、人乳头状瘤病毒（human papilloma virus，HPV）感染有关，其中与高危型（HPV）的持续感染密切相关。在 HPV 感染患者中，约 90% 以上感染者可通过自身免疫力清除，只有少数患者会持续感染 HPV，最终导致子宫颈病变甚至子宫颈癌。接种 HPV 疫苗是目前预防子宫颈癌的有效手段，HPV 疫苗对女性预防 HPV 感染和子宫颈癌前病变的有效率高达 90%~100%。子宫颈癌是可通过筛查并采取措施有效阻止其发生的恶性肿瘤，通过预防可将其发病率降低

50%~60%。子宫颈鳞状上皮内病变（cervical squamous intraepithelial lesion，SIL），是与子宫颈浸润癌密切相关的一组子宫颈病变，常发生于 25~35 岁女性。大部分低级别鳞状上皮内病变（low-grade squamous intraepithelial lesion，LSIL）可自然消退，但高级别鳞状上皮内病变（high-grade squamous intraepithelial lesion，HSIL）具有癌变潜能。

子宫颈癌临床可表现为接触性阴道出血，阴道排液，癌肿侵犯周围组织可出现继发性症状如尿道刺激症、大便异常、肾盂积水等；局部体征包括子宫颈口赘生物或子宫颈肥大、质硬。

二、病理

SIL 既往称为"子宫颈上皮内瘤变"（cervical intraepithelial neoplasia，CIN），分为 3 级。WHO 女性生殖器肿瘤分类（2014）建议采用与细胞学分类相同的二级分类法（即 LSIL 和 HSIL），LSIL 相当于 CIN1，HSIL 包括 CIN3 和大部分 CIN2。二级分类法简便实用，提高了病理诊断的可重复性，较好地反映了 HPV 相关病变的生物学过程，能更好地指导临床处理及判断预后。LSIL：鳞状上皮基底及副基底样细胞增生，细胞核极性轻度紊乱，有轻度异型性，核分裂象少，局限于上皮下 1/3 层，p16 染色阴性或在上皮内散在点状阳性。HSIL：细胞核极性紊乱，核浆比例增加，核分裂象增多，异型细胞扩展到上皮下 2/3 层甚至全层，p16 在上皮 >2/3 层面内呈弥漫连续阳性。SIL 形成后继续发展，突破上皮下基底膜，浸润间质，形成子宫颈浸润癌。

子宫颈的移行带是子宫颈癌好发部位。子宫颈癌的主要病理类型为浸润性鳞状细胞癌、腺癌和其他类型癌。一般以浸润性鳞状细胞癌为多见，占子宫颈癌的 75%~80%。

（一）大体标本

随病变发展，可形成 4 种类型。

1. 外生菜花型：癌组织主要向子宫颈表面生长，形成乳头状或菜花状突起，表面常有坏死和浅表溃疡形成。

2. 内生浸润型：癌组织主要向子宫颈深部浸润生长，使子宫颈前后唇增厚变硬，表面常较光滑，临床检查容易漏诊。

3. 溃疡型：组织除向深部浸润外，表面同时有大块坏死脱落，形成溃疡，似火山口状。

4. 颈管型：癌灶发生于子宫颈管内，常侵入子宫颈管和子宫峡部供血层及转移至盆腔淋巴结。

（二）镜下表现

鳞状上皮乳头状增生，并细胞中重度异型性。浸润性鳞状细胞癌的特点是肿瘤上皮浸润间质，呈相互吻合的舌状或索状，浸润性癌巢和癌细胞簇的轮廓不规则，边缘不整齐。浸润癌细胞通常呈三角形或椭圆形，细胞质嗜酸性，细胞膜明显，细胞间桥可见或不可见，一些病例的细胞核相对一致（图 4-4-1）。

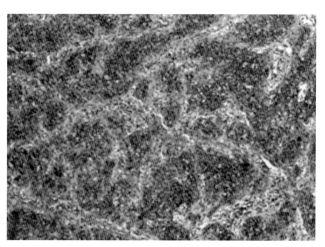

图 4-4-1　子宫颈癌病理图

高级别鳞状上皮内病变累及腺体，部分为中分化鳞状上皮癌

三、超声表现

早期子宫颈癌病灶较小，子宫颈形态、大小正常，子宫颈管梭形结构仍存在。因此，二维、彩色多普勒超声检查对子宫颈 SIL、早期浸润癌诊断的意义不大，其诊断主要依赖细胞学和组织学检查。但近年来超声影像学检查在子宫颈癌诊疗中应用越来越深入，三维能量多普勒技术（three-dimensional power Doppler ultrasound，3D-PDU）、超声造影技术（contrast-enhanced ultrasound，CEUS）及超声弹性成像技术（ultrasound elastography，UE）在子宫颈癌的早期诊疗中发挥了越来越重要的作用。

随着病变的进展，当癌灶增大时可引起子宫颈形态学改变，经阴道或经直肠二维超声结合多普勒超声检查可对肿瘤的大小、形态、部位、边界、内部回声及血流状态等进行观察。子宫颈癌的超声表现如下。

（一）二维超声表现

1. 子宫颈大小：子宫颈表现为进行性增大，可为对称性或不对称增大，形态不规则，部分或整个子宫颈增大呈桶状。因宫体相对无明显改变，故宫体小而子宫颈大，子宫形态失常似烧瓶状。

2. 子宫颈回声：子宫颈回声不均匀，可见不规则的实质性团块。其回声常以低回声为主，其内可见散在性的强回声点或斑。肿块边界不清，无包膜，形态不规则。肿块向子宫颈管深部浸润，子宫颈正常结构肌层、强回声的子宫颈管黏膜，常受癌灶浸润破坏而消失（图4-4-2）。

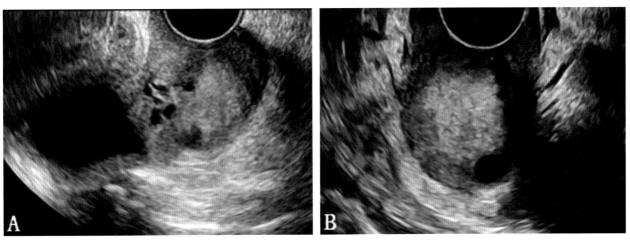

图 4-4-2　子宫颈癌声像图

A. 子宫纵切面，宫腔明显分离，子宫颈处见混合回声区，大小 2.7cm×2.0cm，内部回声紊乱，子宫颈管黏膜显示不全；B. 子宫颈横切面，子宫颈增大，子宫颈处见混合回声区，边界不清

3. 子宫颈周围表现：子宫颈癌灶向上侵犯宫体，表现为宫体体积增大，局部回声不均并与子宫颈肿块相连续，宫体的正常结构消失，内膜增厚、回声不均。宫旁侵犯时，子宫颈的浆膜层局部连续性中断，子宫颈肿块向外凸起，宫旁可出现不规则低回声结节。膀胱受侵犯时，超声表现为膀胱后壁正常的连续性高回声带中断，子宫颈肿块凸向膀胱内。当肿块压迫输尿管时可出现输尿管扩张及肾积水的声像图改变。阴道受侵犯时，超声表现为子宫颈与阴道前后壁穹隆间的强回声界面消失，回声不均匀。直肠受侵犯时，超声表现为子宫颈肿块与直肠分界不清，局部直肠壁增厚。可合并髂血管周围及盆腔淋巴结转移或远处器官的转移。

（二）彩色多普勒血流成像

正常的子宫颈组织血流信号较少。早期子宫颈癌患者，癌灶内血流信号增多，呈星点状或短棒状分布。中晚期患者的癌灶内可见丰富的彩色血流信号，呈团状、树枝状或丛状分布（图4-4-3A）。大多为低阻力的动脉血流频谱（图4-4-3B）。

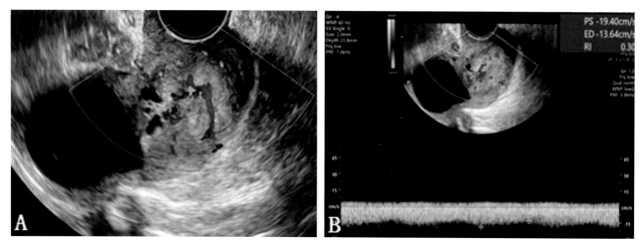

图4-4-3 子宫颈癌声像图

A.子宫纵切面彩色多普勒血流成像，子宫颈混合回声区内血流丰富；B.子宫颈混合回声区内测得动脉血流频谱呈现低阻力，RI：0.3

（三）超声造影

子宫颈癌的超声造影表现为动脉期病灶区灌注早于子宫肌层，呈均匀或不均匀高增强，后期病灶内造影剂消退早于子宫肌层，呈低增强，周边消退较慢呈高增强，可清晰显示病灶及周边组织浸润情况（图4-4-4，图4-4-5）。

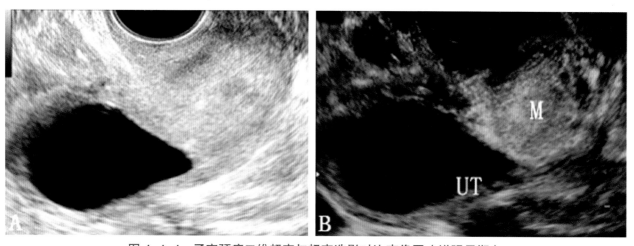

图4-4-4 子宫颈癌二维超声与超声造影对比声像图（增强早期）

A.子宫颈癌的二维超声；B.子宫颈癌的超声造影，增强早期子宫颈病灶增强早于、高于子宫肌层；

M：子宫颈癌灶；UT：子宫

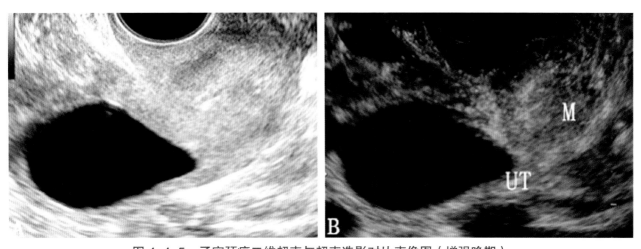

图 4-4-5　子宫颈癌二维超声与超声造影对比声像图（增强晚期）

A.子宫颈癌的二维超声；B.子宫颈癌的超声造影，增强晚期可见病灶区造影剂消退较子宫肌层快，呈低增强；

M：子宫颈癌灶；UT：子宫

（四）三维能量多普勒

三维能量多普勒技术能直接地观察肿瘤内血流灌注状态，立体显示肿瘤内血管分布和血管密度整体情况，可根据血管参数如血管形成指数（vascularization index，VI）、血流指数（flow index，FI）、血管血流指数（vascularization flow index，VFI）对肿瘤内血管进行定量分析，对评价肿瘤内部血流丰富程度和判断肿瘤转移潜能和预后有重要价值。3D-PDU 技术可显示子宫颈病变处血流信号增多，VI、FI、VFI 均增高的超声表现（参见图 4-4-12，图 4-4-19）。

（五）超声弹性成像

超声弹性成像技术显示正常宫颈声像图呈较为均匀一致的绿色，有时可伴少许红色及蓝色，子宫颈管、子宫颈黏膜层及上段阴道壁呈红色及绿色条纹；子宫颈癌声像图在病灶区以蓝色为主，其内或周边可见少许绿色及红色，或整个病灶区均被蓝色所覆盖。子宫颈癌组织的硬度显著大于正常子宫颈组织硬度（参见图 4-4-13）。

四、鉴别诊断

1.子宫颈肌瘤、子宫颈息肉：中晚期子宫颈癌需与子宫颈肌瘤、子宫颈息肉相鉴别。子宫颈肌瘤形态多规则，边界清，血流信号呈肌瘤周边环状或较规则的细条状（图 4-4-6A）。子宫颈息肉边界清，形态呈梭状，部分通过彩色血流信号可探及蒂部细条状规则的血流信号（图 4-4-6B）。

2.子宫颈妊娠及恶性滋养细胞肿瘤：子宫颈妊娠超声可表现混合性回声包块（残留胚胎、血肿），形态不规则，部分边界不清（图 4-4-7）；恶性滋养细胞肿瘤累及子宫颈，超声也可表现子宫颈处混合回声包块，边界不清，外形不规则，需结合是否有停经史或妊娠、血 hCG 升高鉴别。

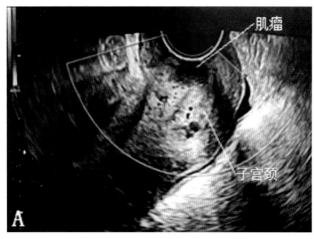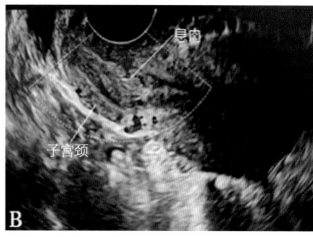

图 4-4-6　子宫颈肌瘤、子宫颈息肉声像图

A. 子宫颈处探及一低回声结节，大小 1.2cm×1.0cm，边界清，形态规则，回声均匀，CDFI：结节其内及周边探及细条状血流信号；B 宫颈管探及一梭形高回声结节，边界清，大小约 1.9cm×1.0cm，内部回声均匀，CDFI：结节蒂部血供来源于子宫颈，见细条状血流信号

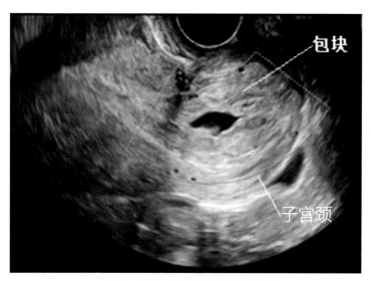

图 4-4-7　子宫颈妊娠声像图

子宫颈管内探及一混合回声包块，大小 3.9cm×3.3cm×2.4cm，边界欠清，内回声紊乱，内见一无回声区，大小 1.8cm×0.7cm，内透声可；CDFI：上述包块内探及少许细条状血流信号

注：术后病理（子宫颈刮出物）胎盘绒毛组织

五、临床病例

病例 1：

患者女，71 岁，因"绝经 25 年，反复阴道出血 2 年"入院。

现病史：25 年前绝经。2 年前无明显诱因始出现阴道出血，量少，呈点滴状，无需使用卫生棉，持续 3~4 天可自行停止，但每月出现一次，无白带增多、阴道异常排液，无接触性出血，无尿频、尿急、尿痛，无排尿困难，无肛门坠胀等。未予重视，无诊治。9 天前再次出现阴道出血，量较前增多，日用卫生巾 3~4 片，浸湿，感头晕、乏力，为进一步诊治，就诊我院，门诊拟"异常子宫出血"收入院。

既往史：2 年前外院子宫颈筛查示低级别鳞状上皮内病变，无特殊处理。

　　妇科检查：阴道见少量分泌暗红色血性分泌物，部分穹隆可疑消失。子宫颈触及肿物大小约 4.5cm × 3.5cm，质脆，接触性出血，无举痛。

　　血清学检查：鳞状子宫颈癌相关抗原测定：3.02ng/ml（参考值≤ 2ng/ml）。

　　经阴道彩超检查：子宫颈处回声异常，与宫体等周边组织分界不清，大小约 4.6cm × 3.7cm，轮廓不清，外形不规则，内回声紊乱减低（图 4-4-8）。宫腔分离，前后径 0.6cm。能量多普勒：子宫颈处异常回声区内见血流丰富（图 4-4-9A）。频谱多普勒：子宫颈处异常回声区内探及动脉样血流频谱，RI：0.3（图 4-4-9B）。

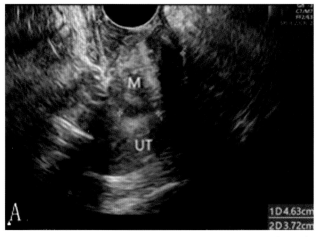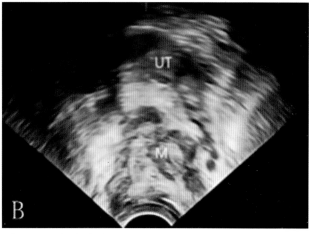

图 4-4-8　子宫颈癌二维及三维超声声像图

A. 二维超声子宫纵切面，子宫形态失常，宫腔稍分离，子宫颈处见不规则异常回声区，边界不清，内部回声紊乱；B. 三维子宫冠状切面，子宫形态失常，子宫颈处见不规则异常回声区，轮廓不清，子宫体及与周边组织分界不清；M：子宫颈异常回声区；UT：子宫

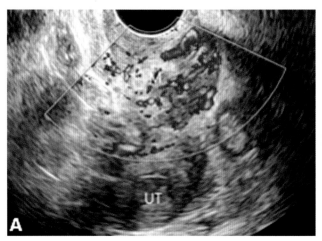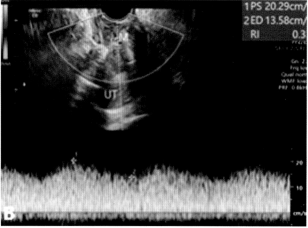

图 4-4-9　子宫颈癌能量多普勒及频谱多普勒声像图

A. 子宫纵切面，能量多普勒显示子宫颈不规则异常回声区内血流丰富；B. 频谱多普勒子宫颈不规则异常回声区血流信号丰富，血流频谱呈现低阻力，RI：0.3；M：子宫颈异常回声区；UT：子宫

　　超声造影：肘正中静脉注入造影剂后，病灶周边及内部可见造影剂快速充盈（视频 4-4-1），其强度明显高于子宫肌层，造影剂消退较子宫肌层快，造影剂分布不均匀（图 4-4-10，图 4-4-11）。

视频 4-4-1

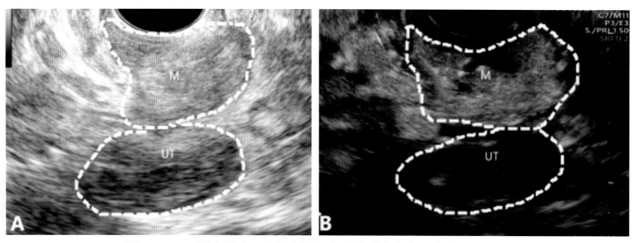

图 4-4-10　子宫颈癌二维超声及超声造影对比声像图（增强早期）

A.子宫颈癌的二维超声；B.增强早期子宫颈病灶周边及内部可见造影剂充盈，造影剂分布不均匀，且范围较二维超声图像大，病灶增强早于、高于子宫肌层；M：子宫颈异常回声区；UT：子宫

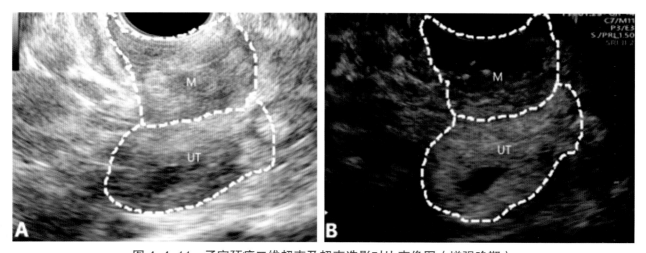

图 4-4-11　子宫颈癌二维超声及超声造影对比声像图（增强晚期）

A.子宫颈癌的二维超声；B.增强晚期，可见病灶区造影剂消退较子宫肌层快，呈低增强；M：子宫颈异常回声区；UT：子宫

三维能量多普勒：子宫颈病变处血流异常丰富，显示血管参数VI、FI、VFI均增高的表现（图4-4-12）。

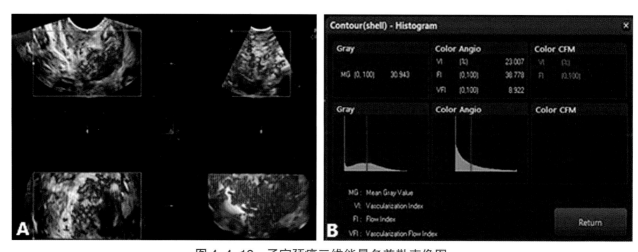

图 4-4-12　子宫颈癌三维能量多普勒声像图

A.三维能量多普勒子宫颈病变处血流异常丰富；B.显示血管参数 VI、FI、VFI 增高的表现

宫颈弹性成像示：子宫颈处病变组织较硬（图 4-4-13）。

超声提示：子宫颈异常回声：Ca 可能；宫体轮廓不清，宫体受累；宫腔分离。

子宫颈活检，病理诊断：（子宫颈活检组织）浸润性鳞状细胞癌（图 4-4-14）。

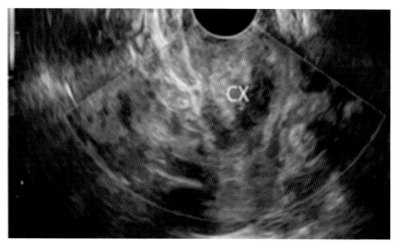

图 4-4-13　子宫颈癌弹性成像图
子宫颈病灶区以蓝色为主，其内及周边可见少许绿色及红色；CX：子宫颈

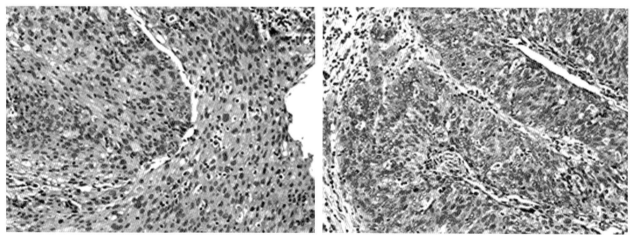

图 4-4-14　子宫颈癌病理图
病理：浸润性鳞状细胞癌

病例 2：

患者女，40 岁，因"发现宫颈病变 3 周"入院。

现病史：缘于 3 周前于我院行子宫颈薄层液基细胞学检测技术，查 HPV 示：HPV3（3+）。进一步行阴道镜检查及子宫颈活检，活检病理示：（子宫颈活检）子宫颈灶性高级别鳞状上皮内病变。（子宫颈搔刮）黏液、少量黏液腺上皮及少量破碎子宫内膜增生性改变。（穹隆 5 点）处外生性乳头状鳞状细胞癌，小灶浅表间质浸润（图 4-4-15）。平素月经周期规律，无异常阴道排液、白带增多，无性交后阴道出血等不适。今为进一步诊治，门诊拟"宫颈恶性肿瘤可能"收住入院。

妇科检查：子宫颈肥大，直径约 3.5cm，呈重度糜烂，接触性出血。

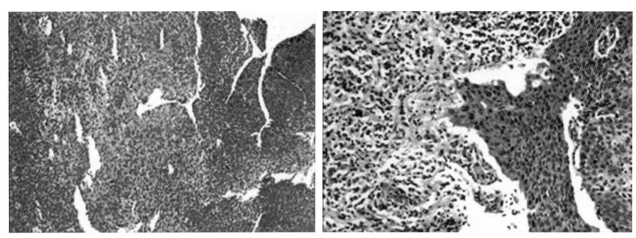

图 4-4-15　子宫颈癌病理图

病理：鳞状上皮乳头状增生，并细胞中重度异型性；小灶浅表间质浸润

　　经阴道彩超检查：子宫颈内回声稍紊乱、欠均匀（图 4-4-16A）。彩色及能量多普勒血流成像：上述子宫颈处血供稍增多（图 4-4-16B，图 4-4-17A）。频谱多普勒：上述子宫颈处探及动脉样血流频谱，RI：0.44（图 4-4-17B）。

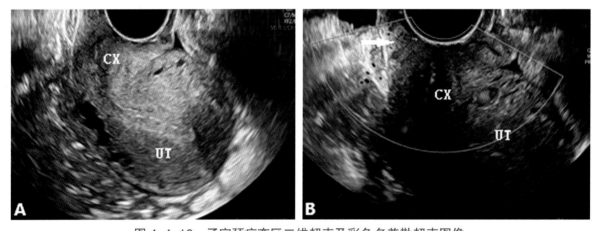

图 4-4-16　子宫颈病变区二维超声及彩色多普勒超声图像

A.子宫颈内回声稍紊乱，欠均匀；B.子宫颈局部血流稍增多（箭头所示）：CX：子宫颈；UT：子宫

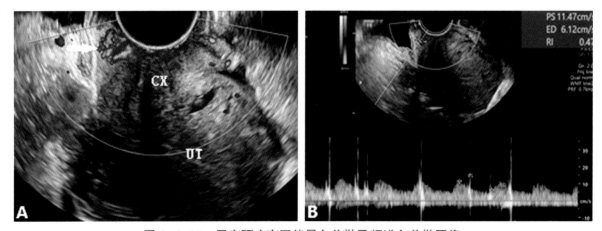

图 4-4-17　子宫颈病变区能量多普勒及频谱多普勒图像

A.子宫颈局部血流稍增多（箭头所示）；B.子宫颈局部血流增多处测得低阻力血流频谱，RI：0.44；CX：子宫颈；
UT：子宫

超声造影：肘正中静脉注入造影剂后，子宫颈病变区可见造影剂快速充盈（视频4-4-2），其强度及速度略高于子宫体部肌层（图4-4-18），造影剂消退较子宫体部肌层快（图4-4-19）。超声初步诊断：子宫颈回声稍紊乱、欠均匀并血供稍丰富：子宫颈占位可能。

视频 4-4-2

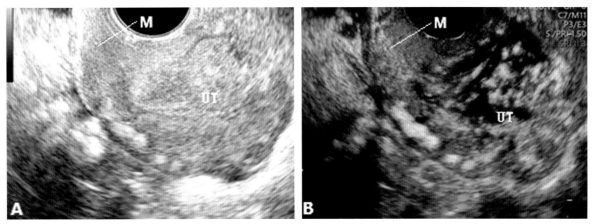

图4-4-18　子宫颈病变二维超声与超声造影对比声像图（增强早期）

A.子宫颈病变区的二维超声；B.增强早期，子宫颈病变区造影剂快速充盈，其强度及速度略快于子宫肌层；M：子宫颈病变区；UT：子宫

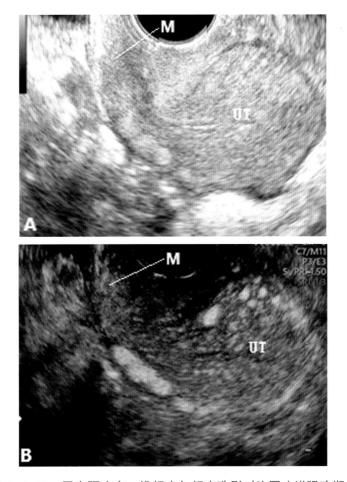

图4-4-19　子宫颈病变二维超声与超声造影对比图（增强晚期）

A.子宫颈病变区的二维超声；B.增强晚期，子宫颈病变区造影剂消退稍快于子宫肌层；M：子宫颈病变区；
UT：子宫

三维能量多普勒：子宫颈病变处血流异常丰富，显示血管参数VI、FI、VFI均增高的表现（图4-4-20）。

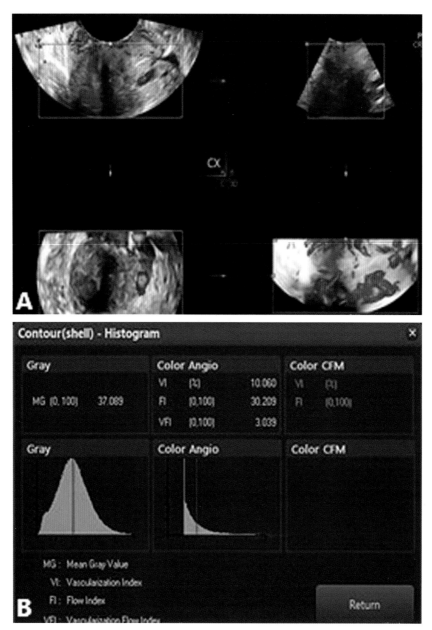

图 4-4-20　子宫颈病变区三维能量图像

A.子宫颈局部血流信号增多；B.显示血流增多处该区域内血管参数 VI、FI、VFI 均增高的表现

六、相关知识拓展

子宫颈癌超声表现为子宫颈弥漫性肿大时，需与之鉴别的有：①绒毛膜癌或侵蚀性葡萄胎子宫颈转移或子宫颈妊娠。前述疾病可表现为子宫颈增大，回声改变，病灶内血供丰富。结合病史及实验室血hCG 检查可予排除。②慢性子宫颈炎所致的子宫颈肥大。慢性子宫颈炎宫颈回声增强，内可见多个大小不等的潴留性囊肿，子宫颈管梭形结构存在，子宫颈黏膜层显示清晰，血流频谱正常。子宫颈癌超声表现子宫颈弥漫性增大，轮廓不清，回声不均匀，未见子宫颈黏膜层，子宫颈梭状结构消失，部分可累及

宫体及周边组织,彩色多普勒血流成像及三维能量多普勒显示病灶血流信号丰富,频谱多普勒显示RI值低,子宫颈造影病变区显像明显增强,呈"快进快出"表现,弹性成像子宫颈病变区的硬度显著大于正常子宫颈组织硬度。

早期子宫颈癌病灶较小,病变区回声改变不明显,二维超声敏感性低,彩色多普勒、能量多普勒可显示局部血流增多,频谱多普勒显示RI值较低。三维能量多普勒超声显示子宫颈局部血流信号明显增多,血流增多区域内血管参数VI、FI、VFI均增高的超声表现。超声造影显示增强早期宫颈病变区造影剂快速充盈,其强度及速度略高于子宫肌层;增强晚期子宫颈病变区造影剂消退稍快于子宫肌层。多普勒超声、三维能量多普勒超声、超声造影技术对诊断早期子宫颈癌病变提供了更多的超声信息,有较好的应用价值。

有研究表明,通过阴道彩色多普勒血流成像(TV-CDFI)来分析Adler分级(即将病灶血流信号分为3级。0级:无明显血流信号;1级:探及1~2处细小血管,管径<1mm;2级:探及2~3条小血管;3级:探及>4条血管,或血管交织成网络状)与子宫颈癌患者临床病理参数(临床分期、肿块大小、病理类型、鳞癌亚型、CA125、CA199)之间的关系,Adler分级与子宫颈癌临床病理密切相关,可能是一种方便有效的辅助评估子宫颈癌的方法。近年来更出现一种新技术,即将MRI和超声结合起来的一种融合成像技术,可用于评估新辅助治疗后子宫颈癌患者局部病变范围和残留病变范围。研究表明,MRI与超声融合在晚期子宫颈癌患者中是可行的,可增加单一影像学方法的诊断准确性。两种检查技术融合为妇科肿瘤学提供了精准诊断机会。

随着计算机技术及其他相关领域技术的不断进步,超声影像的成像质量与成像速度不断提高,多种超声新技术如三维超声、超声造影、超声弹性成像等的出现,极大拓展了超声检查的临床应用范围,这些新技术在妇科疾病诊断中的应用也得到了越来越多的关注,在临床诊断及治疗决策中发挥越来越重要的作用。但是每种检查手段都存在一定的局限性和自身的优势,可联合应用多种超声检查技术来综合评估子宫颈占位的性质,更好地做出诊断。

参考文献

[1] Bray F, Ferlay J, Soerjomataram I, et al. Global cancer statistics 2018: GLOBOCAN estimates of incidence and mortality worldwide for 36 cancers in 185 countries[J].CA Cancer J Clin, 2018, 68(6): 394-424.

[2] De Rycke Y, Tubach F, Lafourcade A, et al. Cervical cancer screening coverage management of squamous intraepithelial lesions and related costs in France[J], PLoS One, 2020, 15(2): e0228660.

[3] 邓雅静, 胡杰, 杜琳.应用阴道镜筛查宫颈癌前病变的临床分析[J].中国医学创新, 2013, 12: 116-117.

[4] Lehtinen M, Dillner J.Clinical trials of human papillomavirus vaccines and beyond[J].Nat Rev Clin Oncol, 2013, 10(7): 400-410.

[5] 鲁红, 俞玪.妇科超声诊断与鉴别诊断[M].北京:人民军医出版社, 2015.

[6] 杨万和.经阴道彩色多普勒超声诊断宫颈癌的应用及临床病例资料分析[J].影像研究与医学应用, 2018, 2(9): 152-153.

[7] 周海萍, 谢丽丹, 涂晓波.宫颈癌患者超声造影特征与患者临床预后因素关系的分析[J].中国妇幼保健, 2018, 33(3): 694-7.

[8] 周晖, 王东雁, 罗铭, 等. 《FIGO 2018 妇癌报告》——子宫颈癌指南解读 [J]. 中国实用妇科和产科杂志, 2019, 35（1）：95–103.

[9] Palsdottir K, Elisabeth E.A pilot study on diagnostic performance of contrast- enhanced ultrasonography for detection of early cervical cancer [J].Ultrasound Med Biol, 2018, 44（8）：1664–1671.

[10] 肖艳菊, 杜阳春. 常规超声及超声新技术在宫颈癌诊断中的应用现状 [J]. 广西医科大学学报, 2020, 37（6）：1187–1190.

[11] 鲁蓉, 肖萤. 超声弹性成像在宫颈癌前病变及宫颈癌诊断中的初步研究 [J]. 中国现代医学杂志, 2012, 22（26）：83–86.

[12] 何碧媛, 周毓青. 三维超声、超声造影及超声弹性成像在妇科疾病诊断中的应用进展及策略 [J]. 诊断学理论与实践, 2020, 19（06）：626–629.

[13] Che Dehong, Yang Zhirong, Wei Hong, et al. The Adler grade by Doppler ultrasound is associated with clinical pathology of cervical cancer：Implication for clinical management. [J]. PloS one, 2020, 15（8）：e0236725–e0236725.

[14] Adler DD, Carson PL, Robin JM, et al. Doppler ultrasound color flow imaging in the study of breast cancer：preliminary findings [J].Ultrasound Med Bioi, 1990, 16（6）：553–559.

[15] Moro Francesca, Gui Benedetta, Arciuolo Damiano, et al. Fusion imaging of ultrasound and MRI in the assessment of locally advanced cervical cancer：a prospective study.[J]. International journal of gynecological cancer：official journal of the International Gynecological Cancer Society, 2020, 30（4）：456–465.

（陈碧容　廖建梅）

第五章 子宫内膜异位症

子宫内膜异位症（endometriosis，EMT）简称内异症，是指子宫内膜腺体和间质组织在子宫腔被覆内膜以外部位出现、生长、浸润。该病是育龄期女性的常见病和多发病，具有侵袭性和复发性，且有性激素依赖的特点，发病率为5%~15%。内异症的发病部位常见于盆腔，尤其是卵巢、盆腔腹膜、直肠子宫陷窝、结直肠、宫骶韧带、阴道以及膀胱等。异位的子宫内膜可随月经周期反复出血，从而引起疼痛、结节或包块及不孕等临床表现。

子宫内膜内异症的病因尚未明确。我国制订的《2015年子宫内膜异位症诊治指南》中提出内异症发病机制是以经血逆流种植为主导理论，其他的还有基因表达和调控异常、免疫炎症反应、性激素受体表达异常、家族聚集性（一级亲属女性的患病风险增加）、在位内膜决定论、体腔上皮化生学说、血管及淋巴转移学说、干细胞理论等多种学说。

病理检查病灶中见子宫内膜腺体和间质，伴炎症反应及纤维化；内异症的临床病理类型包括卵巢型、浅表腹膜型、深部浸润型（deep infiltrating endometriosis，DIE）和其他型，DIE是最严重的类型（参见第一章第六节）。

对于子宫内膜异位症可经阴道及经腹部途径检测，无性生活史的女性患者亦可经直肠超声检查。还可通过CT或MRI、腹腔镜检查、膀胱镜或肠镜检查，同时结合血清CA125检测综合判断，病理是诊断内异症的金标准。由于内异症的病因不明且难以去除，是一种具有侵袭性生物学行为、可发生癌变的慢性病，因此需长期进行管理。

国际深部内异症研究小组（International Deep Endometriosis Analysis group，IDEA）共识提出通过经阴道超声检查四步法系统性评估盆腔子宫内膜异位症（参见第一章第六节）。

第一节 子宫腺肌病

一、概述

子宫腺肌病（adenomyosis）指有功能的子宫内膜腺体和间质组织侵入子宫肌层形成弥漫性或局限性病变。该病好发于生育期女性，发病率为7%~23%。目前无明确的临床分型，常按影像学表现分为弥漫型、局灶型和特殊类型的子宫腺肌病。局灶型子宫腺肌病包括子宫腺肌瘤（uterine adenomyoma）和子宫囊性腺肌病（uterine cystic adenomyosis）。其中子宫囊性腺肌病的囊肿直径 >1cm。特殊类型的子宫腺肌病指息肉样子宫腺肌病，包括子宫内膜腺肌瘤样息肉（adenomyomatous polyp of the endometrium，APE）和非典型息肉样腺肌瘤（atypical polypoid adenomyoma，APA）。子宫腺肌病患者常出现进行性痛经、月经过多，严重者出现贫血、不孕等临床表现。

子宫腺肌病的发病机制尚未明确，目前被认可的机制有"内膜肌层连接处基底膜的缺陷或消失""血管及淋巴内膜转移"学说。该病治疗手段有限，除全子宫切除术或病灶切除术外，保守性治疗的效果不满意。

二、病理

（一）大体标本

子宫腺肌病患者子宫常均匀性增大，呈球形，质地变硬。肌层的病变有弥漫型和局限型两种，多累及后壁。子宫内膜腺体及间质侵入肌层形成结节或团块，为子宫腺肌瘤。

（二）镜下表现

异位的内膜腺体至少侵入肌层，位于内膜层和肌层交界处下方 2~3mm。

三、超声表现

（一）二维超声

1. 弥漫型：子宫增大，前后壁不对称增厚，肌层内部见囊性回声，宫腔内膜位置正常或前移或后移；宫壁回声不均匀、多呈不均匀分布的粗颗粒状回声伴栅栏状声衰减（图 5-1-1）。病变也可累及整个前壁或后壁肌层，累及整个后壁者较多见，此时子宫呈不对称性增大，宫腔内膜线前移，前壁肌层回声相对正常（图 5-1-2）。

2. 局灶型：肌层病灶见瘤样结节，内为不均质高回声或低回声，可伴栅栏状声衰减，与子宫正常肌层分界不清（图 5-1-3）。病灶也可呈多囊状。

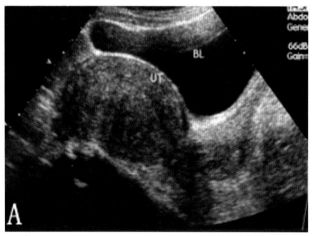
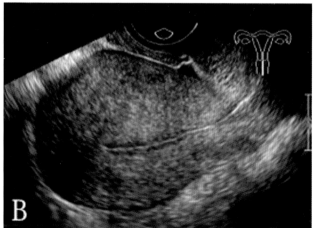

图 5-1-1　弥漫型子宫腺肌病声像

A.经腹部扫查子宫矢状切面宫壁肌层回声不均匀；B.经阴道扫查见宫壁回声呈不均匀分布

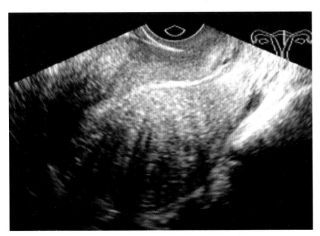

图 5-1-2　子宫腺肌病声像图
经阴道扫查子宫矢状切面见病变累及后壁

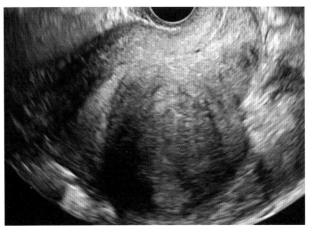

图 5-1-3　局灶型子宫腺肌病声像图
经阴道扫查子宫矢状切面见子宫后壁病灶呈瘤样结节，回声不均匀

（二）彩色多普勒血流成像及脉冲多普勒

1. 弥漫型：子宫见星点状或放射状血流信号，呈中等阻力血流频谱。

2. 局灶型：仅在病灶部位血流信号稍增多，病灶周围肌层血流分布正常。

（三）超声造影

1. 弥漫型：子宫腺肌病增强模式为快进同出型（图 5-1-4）。

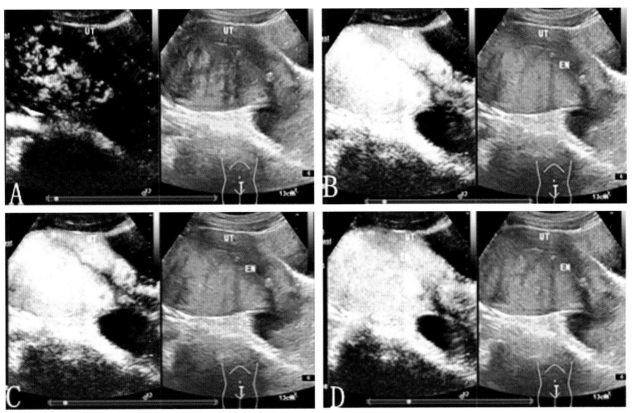

图 5-1-4　弥漫型子宫腺肌病超声造影声像图
A~D：造影剂由子宫壁至内膜呈均匀性增强

2.局灶型：子宫腺肌病增强模式为低增强型（图 5-1-5）。

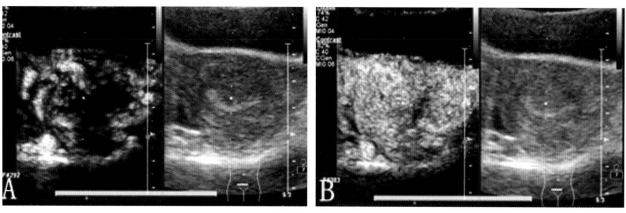

图 5-1-5　局灶型子宫腺肌病超声造影声像图

A&B 子宫前壁回声不均匀区与宫壁同步呈等增强

四、鉴别诊断

子宫腺肌病与子宫肌瘤的鉴别：主要通过病灶的边界、内部的回声以及彩色多普勒来鉴别。子宫肌瘤通常边界清楚（图 5-1-6A），低回声多见，而腺肌瘤病灶边界通常与肌层分界不清，内部回声呈栅栏状声衰减。彩色多普勒子宫腺肌瘤为穿入血流，子宫肌瘤为周边环型血流（图 5-1-6B）。

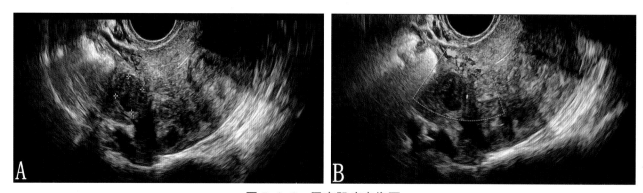

图 5-1-6　子宫肌瘤声像图

A.二维超声显示子宫壁低回声结节，边界清晰；B.彩色多普勒见结节周边少许斑点状血流信号

五、临床病例

患者女，47 岁，因"体检发现盆腔肿物 10 月余，发热 4 天"为主诉入院。

现病史：入院前10月余于外院体检发现盆腔肿物，伴腹部闷痛，无腹泻，无血尿、蛋白尿，无发热等不适，自行口服中药治疗。入院前4天无明显诱因出现高热，最高温达38.7℃，予物理降温及口服退热药后体温恢复正常，后反复发热，为进一步诊治就诊我院。门诊拟"1.发热待查；2.盆腔肿物（性质待查）"收住入院。

既往体健。

体格检查：腹稍膨隆，腹软，无压痛、反跳痛，肝脾未触及。

　　妇科检查：子宫前位，孕3月大，活动度好，无压痛；双附件：未及增厚、包块、压痛。

　　辅助检查：CEA（正常范围：0~5ng/ml），AFP（正常范围：≤25μg/L）。

　　超声检查：经腹部超声检查：左侧宫角见一回声不均区，范围约4.9cm×3.8cm，边界欠清，内回声不均（图5-1-7A）。

　　彩色多普勒血流成像：病灶内可见点状血流信号（图5-1-7B）。

　　超声造影：超声造影剂注射后，11s时左侧宫角回声不均区开始增强，12s时周边正常宫壁开始增强，15s时病灶呈整体不均匀性等增强，21s时左侧宫角宫壁见范围约4.2cm×3.8cm的早消退区，余宫腔内膜呈正常的子宫造影灌注模式（图5-1-7C~E）。

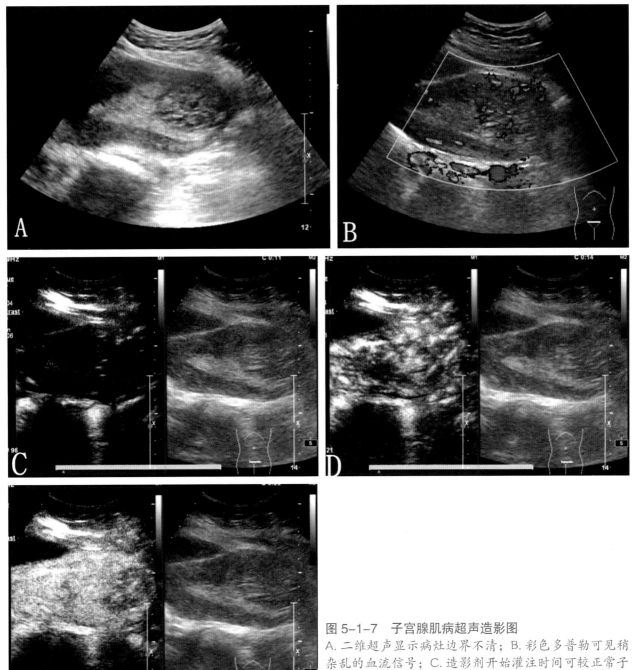

图5-1-7　子宫腺肌病超声造影图
A.二维超声显示病灶边界不清；B.彩色多普勒可见稍杂乱的血流信号；C.造影剂开始灌注时间可较正常子宫提前；D.病灶内可见树枝状增强；E.整个病变区呈非均匀性增强，与周围正常肌层分界模糊

超声提示：子宫内混合回声；良性病变可能，子宫腺肌病伴腺肌瘤形成可能。

盆腔磁共振示：①子宫腔内异常信号影，良性病变可能性大。②子宫多发肌瘤。③子宫颈多发潴留囊肿。④双附件区生理性卵泡。⑤盆腔少量积液。

术前诊断及依据：该患者为中年女性，体检发现盆腔肿物 10 月余，妇科检查示子宫孕 3 月大，表面凹凸不平；超声及超声造影提示良性病变可能，子宫腺肌病伴腺肌瘤形成可能；盆腔磁共振提示良性病变可能性大。结合患者病史、查体及辅助检查，临床考虑"盆腔肿物，子宫肌瘤伴感染？子宫肉瘤？"，不完全排除妊娠滋养细胞疾病。拟行"经腹全子宫切除术 + 双附件切除术 + 卵巢动静脉高位结扎术 + 盆腔粘连松解术"。

术中所见：子宫增大如孕 5 月余大小，表面光滑，子宫后壁见散在米粒样结节。子宫后壁与直肠前壁膜状粘连。双附件外观正常。

术后病理：（全子宫 + 双附件）①子宫腺肌病伴子宫内膜息肉形成。②多发性肌间型平滑肌瘤。

六、相关知识拓展

特殊类型的子宫腺肌病的超声诊断率极低，诊断主要依赖于病理诊断。子宫内膜腺肌瘤样息肉典型的超声表现为边界清晰的宫腔内占位，其内多发小无回声区（图 5-1-8）；非典型息肉样腺肌瘤的超声表现容易与子宫内膜息肉、子宫黏膜下肌瘤及子宫内膜癌混淆。非典型息肉样腺肌瘤通常较小，小于 2cm，有蒂或无蒂，绝大多数位于子宫下段（图 5-1-9）。

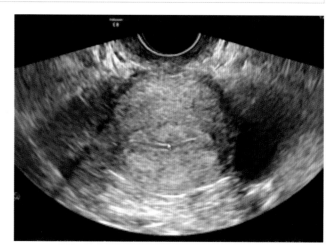

图 5-1-8　子宫内膜腺肌瘤样息肉声像图
超声显示宫腔内占位，边界清晰

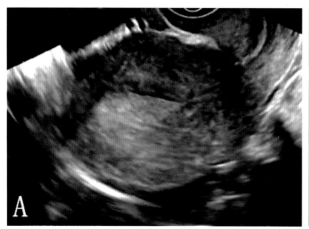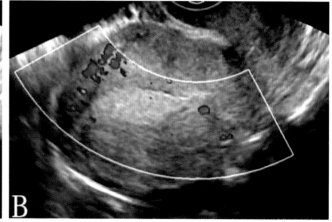

图 5-1-9　非典型息肉样腺肌瘤声像图
超声显示腺肌瘤较小

参考文献

[1] 中华医学会妇产科学分会子宫内膜异位症协作组. 子宫内膜异位症的诊治指南 [J]. 中华妇产科杂志, 2015, 50（3）: 161–169.

[2] Vercellini P, Viganò P, Somigliana E, et al. Endometriosis: pathogenesis and treatment [J]. Nature reviews Endocrinology, 2014, 10（5）: 261–275.

[3] De Cicco C, Corona R, Schonman R, et al. Bowel resection for deep endometriosis: a systematic review [J]. BJOG, 2011, 118（3）: 285–291.

[4] Chapron C, Bourret A, Chopin N, et al. Surgery for bladder endometriosis: long-term results and concomitant management of associated posterior deep lesions [J]. Hum Reprod, 2010, 25（4）: 884–889.

[5] Chapron C, Fauconnier A, Vieira M, et al. Anatomical distribution of deeply infiltrating endometriosis: surgical implications and proposition for a classification [J]. Hum Reprod, 2003, 18（1）: 157–161.

[6] Remorgida V, Ferrero S, Fulcheri E, et al. Bowel endometriosis: presentation, diagnosis, and treatment [J]. Obstet Gynecol Surv, 2007, 62（7）: 461–470.

[7] Meuleman C, Tomassetti C, D'Hoore A, et al. Surgical treatment of deeply infiltrating endometriosis with colorectal involvement[J]. Hum Reprod Update, 2011, 17（3）: 311–326.

[8] 中国医师协会妇产科医师分会子宫内膜异位症专业委员会, 中华医学会妇产科学分会子宫内膜异位症协作组. 子宫内膜异位症长期管理中国专家共识 [J]. 中华妇产科杂志, 2018, 53（12）: 836–841.

[9] Guerriero S, Condous G, van den Bosch T, et al. Systematic approach to sonographic evaluation of the pelvis in women with suspected endometriosis, including terms, definitions and measurements: a consensus opinion from the International Deep Endometriosis Analysis （IDEA）group [J]. Ultrasound in Obstetrics & Gynecology, 2016, 48（3）: 318–332.

[10] 中国医师协会妇产科医师分会子宫内膜异位症专业委员会. 子宫腺肌病诊治中国专家共识 [J]. 中华妇产科杂志, 2020, 55（6）: 376–383.

[11] Karamanidis D, Nicolaou P, Chrysafis I, et al. OC01: Transvaginal ultrasonography compared with magnetic resonance imaging for the diagnosis of adenomyosis [J]. Ultrasound Obstet Gynecol, 2018, 52（4）: 555.

[12] Van den Bosch T, de Bruijn AM, de Leeuw RA, et al. Sonographic classification and reporting system for diagnosing adenomyosis [J]. Ultrasound Obstet Gynecol, 2019, 53（5）: 576–582.

[13] Van den Bosch T, Dueholm M, Leone FP, et al. Terms, definitions and measurements to describe sonographic features of myometrium and uterine masses: a consensus opinion from the Morphological Uterus Sonographic Assessment （MUSA）group [J]. Ultrasound Obstet Gynecol, 2015, 46（3）: 284–298.

（刘新秀 吴圣楠）

第二节　前盆腔子宫内膜异位症

一、概述

深部浸润型子宫内膜异位症（deeply infiltrating endometriosis，DIE）是指异位的子宫内膜病灶浸润到腹膜下的深度≥5mm或侵犯肠道、输尿管及膀胱等重要脏器，占全部子宫内膜异位症患者的1%~3%。子宫内膜异位按病变累及部位，可将DIE分为前盆腔和后盆腔病变。前盆腔包括膀胱、膀胱腹膜反折及输尿管。

膀胱分为膀胱三角区、膀胱底、膀胱体和膀胱的腹膜外部分四部分，膀胱底和膀胱体的分界为膀胱子宫陷凹（图5-2-1）。前盆腔病变中最常累及膀胱，称为膀胱子宫内膜异位症（bladder endometriosis，BE），BE最好发于膀胱底部，由外向内侵犯，多与其他盆腔子宫内膜异位症病变同时存在。膀胱子宫内膜异位症患者常有腹痛史，并与月经周期相关，临床表现为腹痛、经期肉眼血尿和膀胱刺激征。

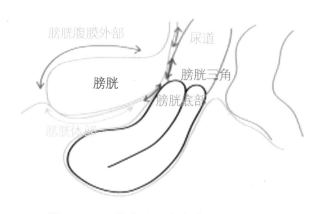

图5-2-1　前盆腔子宫内膜异位症示意图

输尿管DIE的患病率约0.1%，在前盆腔子宫内膜异位症患者中占10%。根据病变侵犯位置可将输尿管DIE分为外在型和内在型。外在型输尿管DIE较常见，是由于输尿管周围病灶反复炎症刺激，导致输尿管周围组织增生、纤维化、粘连形成瘢痕组织压迫输尿管，又称为纤维组织型输尿管DIE。外在型输尿管DIE只侵犯输尿管外膜，最常累及输尿管远段1/3，其次为中段1/3，近端较少累及。内在型输尿管DIE是异位的子宫内膜直接浸润输尿管肌层、固有层和输尿管腔，形成息肉样或类瘤肿物，又称为异位内膜型。两种类型的输尿管DIE均可导致输尿管狭窄、梗阻、输尿管积水和肾积水，近一半的患者无典型的临床表现，部分无症状的肾积水最终导致隐匿性肾功能缺失，因此子宫内膜异位症患者应常规检查输尿管。

经阴道超声对病灶的分辨力较好，能够清晰地显示盆腔脏器的细微结构，是DIE的首选检查方法，病理组织学是诊断DIE的金标准。DIE可通过激素治疗缓解症状，而根治需要手术切除病灶。

二、病理

（一）大体标本

基本病理表现：病灶周围纤维组织增生和囊肿、粘连，出现紫色斑点，最终可发展为紫色的结节或包块。腹膜子宫内膜异位症：分为色素沉着型和无色素沉着型两种，前者呈紫蓝色或黑色结节，为典型病灶；后者为无色素的早期病灶，但较前者更具活性，并具有红色火焰样，息肉样，白色透明变，卵巢周围粘连等。膀胱腹膜反折处子宫内膜异位症：膀胱与子宫之间形成粘连常导致反折处封闭。

（二）镜下表现

基本镜下表现：镜下见子宫内膜上皮、腺体、内膜间质、纤维素及出血成分。膀胱子宫内膜异位症是膀胱逼尿肌中存在子宫内膜腺体和间质，有膀胱肌层受累时才能诊断 BE，而仅累及膀胱浆膜层的内异症病灶属于浅表病灶。

三、超声表现

（一）二维表现

1.膀胱子宫内膜异位症：膀胱壁局限性增厚，病灶表现可呈球形、线形或逗号状的低回声、无回声区突向膀胱肌层，病灶内呈"筛孔状"，黏膜层通常光滑连续，当病灶累及膀胱的肌层或黏膜层时，黏膜层界限欠清（图5-2-2）。彩色多普勒血流成像：病灶周边可见少量血流信号，内部未见明显血流信号。频谱多普勒：呈中等阻力动脉血流频谱。

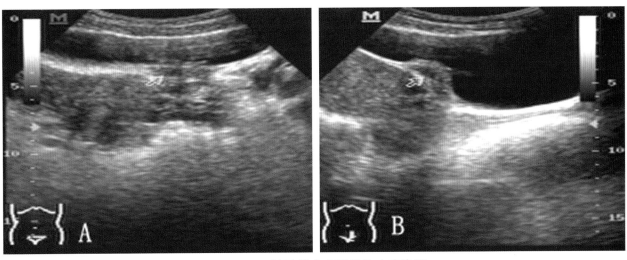

图 5-2-2　膀胱子宫内膜异位症声像图
A.经腹膀胱超声见异位症病灶；B.膀胱壁局限性增厚（箭头所指）

2.膀胱腹膜反折处子宫内膜异位症：膀胱与子宫间相对运动消失，探头加压可有疼痛感。将经阴道彩超探头置于前穹隆，检查者另一只手置于患者耻骨联合上方，如果膀胱后壁可以沿子宫前壁滑动，则"滑动征"阳性，膀胱腹膜反折处无封闭，反之膀胱反折处封闭（图5-2-3）。

3.输尿管子宫内膜异位症：超声难以发现腔外型的完整病灶；容易发现腔内型的扩张输尿管里的占位，需与输尿管肿瘤相鉴别（图5-2-4，图5-2-5）。

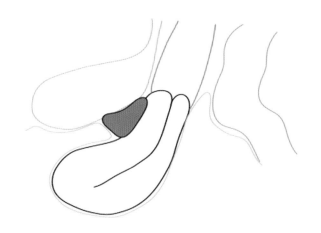

图 5-2-3　膀胱腹膜反折处子宫内膜异位症病灶示意图

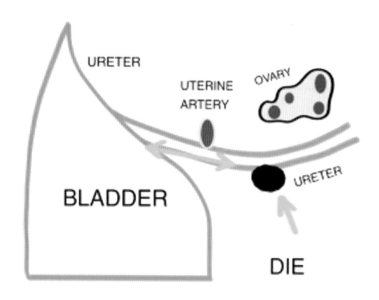

图 5-2-4 输卵管子宫内膜异位症病灶示意图

URETHRA：尿道；UTEERINE ARTERY：子宫动脉；OVARY：卵巢；BLADDER：膀胱；DIE：深部浸润型子宫内膜异位症

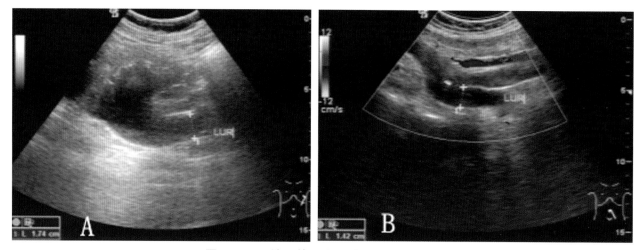

图 5-2-5 输尿管子宫内膜异位症声像图

A&B.超声图显示子宫内膜异位症累及左侧输尿管，游标处显示左侧输尿管扩张，远端受侵狭窄

四、鉴别诊断

1.膀胱癌：膀胱癌患者年龄偏大，主要症状为无痛性肉眼血尿，膀胱壁上大多为菜花状结节（图5-2-6），常累及壁的深层且血供较丰富。BE患者常为育龄期女性，有子宫内膜异位症病史或盆腔手术史，声像上膀胱壁呈局限性增厚，黏膜层通常较少受累，TVS可评估膀胱壁的浸润深度。

2.肾盂输尿管肿瘤：表现为反复排无痛性全程肉眼血尿，尿脱落细胞学检查可见癌细胞，可进一步行 KUB ＋ IVU、CTU 协助诊断。

3.肾癌：可以出现血尿，但多伴有腰部疼痛、肿块等，B超常常提示肾脏的实质性占位性病变（图5-2-7），必要时可以行肾脏CT扫描。

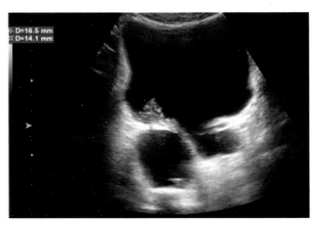

图 5-2-6　膀胱癌超声声像图
游标处为膀胱壁肿物，呈菜花状

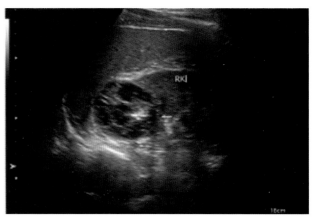

图 5-2-7　肾癌超声声像图
肾内探及混合回声包块，圆形，内回声不均匀

4.腺性膀胱炎：腺性膀胱炎的膀胱壁增厚表现为弥漫性或局灶性增厚（图 5-2-8），常有长期慢性膀胱炎病史。

5.膀胱内血凝块：膀胱内血凝块（图 5-2-9）可通过改变体位而移动来鉴别。

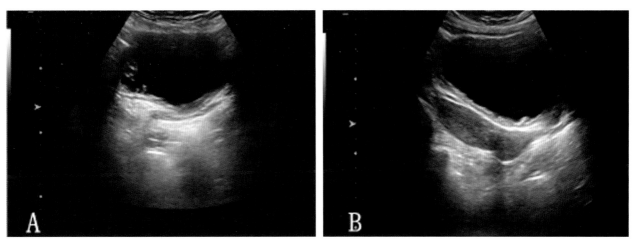

图 5-2-8　腺性膀胱炎超声声像图
A&B.膀胱壁粗糙，增厚

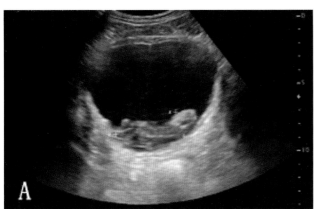

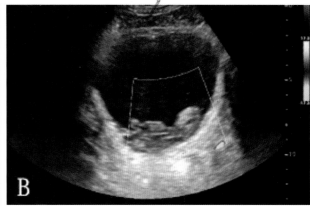

图 5-2-9　膀胱内血凝块超声声像图
A.二维超声显示膀胱内混合回声包块，外形不规则，内回声不均匀，后方无声影；B.彩色多普勒包块内未见明显血流信号

五、临床病例

患者女，32岁，以"周期性排血尿1年余，发现膀胱肿物2周"为主诉入院。

现病史：入院前1年余无明显诱因周期性出现血尿，伴随月经周期出现，色淡红，偶伴暗红色血块，伴腹部闷痛。2周前于外院行彩超检查示"膀胱肿物"，为进一步诊疗就诊我院。门诊拟"膀胱肿物（性质待查）"收住入院。

既往体健。

体格检查：体温36.8℃，脉搏80次/分，呼吸17次/分，血压118/78mmHg。双肾区无隆起，双肾未触及，双肾区无叩痛，未闻及血管杂音；双侧输尿管体表径路无压痛。膀胱区无隆起，未触及肿物，叩诊鼓音。心、肺、腹查体未见明显异常。

妇科检查：女性生殖器外观，阴毛分布正常；尿道口无红肿、流脓。双下肢无浮肿。

血清学检查：CA-125：55U/ml（正常范围：0~35U/ml）；CA199：46U/ml（正常范围0~27U/ml）。

经腹超声检查：膀胱后壁见一低回声结节突向膀胱内部，向外突破膀胱壁及子宫浆膜层，大小约3.17cm×2.74cm×2.08cm，形态不规则，边界欠清晰，内回声不均（图5-2-10）。

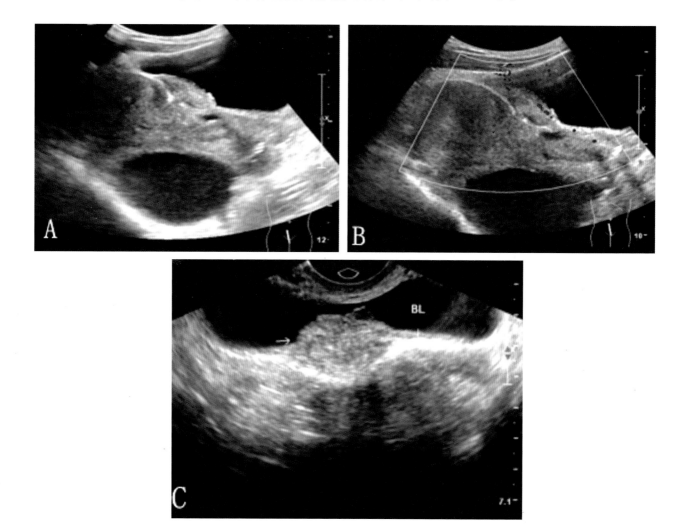

图5-2-10　膀胱子宫内膜异位症声像图
A~C. 子宫内膜异位症肿块突破子宫浆膜层及膀胱体壁，子宫与后方右侧卵巢内膜异常位囊肿粘连

彩色多普勒血流成像：结节内部可见短条状血流信号，阻力指数：0.76。

超声造影：超声造影剂注射后，子宫壁开始增强时间10s，膀胱内肿块开始增强时间11s；增强模式：由肿块后方向前呈均匀性低增强，开始消退时间略早于正常宫壁（图5-2-11）。

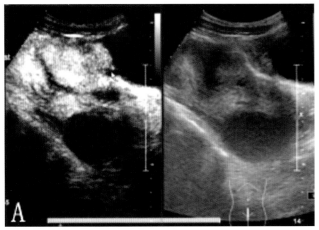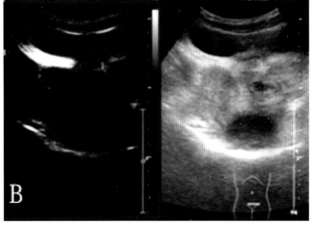

图5-2-11　膀胱子宫内膜异位病灶超声造影声像图

A.超声造影剂注射后，10s时子宫壁开始增强，11s时膀胱内肿块开始增强；B.病灶呈不均匀性低增强，消退略早于正常宫壁

彩超提示：膀胱肿物，子宫内膜异位症可能。

泌尿系CTU示：①膀胱顶壁及子宫底部间占位性病变，膀胱顶壁多发结节灶：子宫内膜异位症？建议盆腔MRI检查。②右侧附件区囊性灶，考虑巧克力囊肿可能性大。

术前诊断及依据：该患者为年轻女性，"周期性排血尿1年余，发现膀胱肿物2周"，血尿伴随月经周期出现，偶见暗红色血凝块，患者未见明显消瘦体征。血清学检查示：CA-125、CA199升高，彩超提示：膀胱肿物，子宫内膜异位症可能。泌尿系CTU提示：①膀胱顶壁及子宫底部间占位性病变，膀胱顶壁多发结节灶：子宫内膜异位症？建议盆腔MRI检查。②右侧附件区囊性灶，考虑巧克力囊肿可能性大。结合患者病史、症状、体征及辅助检查考虑"①子宫内膜异位症；②右侧附近巧克力囊肿"可能。拟行"腹腔镜下膀胱部分切除术＋腹腔镜下卵巢病损切除术（右卵巢巧克力囊肿剥除术）。

术中所见：肿物位于膀胱三角区后方，呈内生型，表面膀胱黏膜隆起，黏膜光滑，质硬，大小约3.0cm×3.0cm×2.5cm，边界清楚；右侧卵巢体积明显增大，内见一囊性肿物大小约5.0cm×5.0cm×4.0cm，右侧输卵管与卵巢稍粘连。

术后病理：（膀胱肿瘤）子宫内膜异位症，右侧卵巢子宫内膜异位囊肿（图5-2-12）

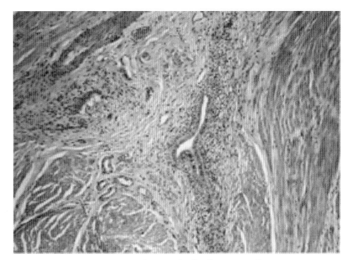

图5-2-12　膀胱子宫内膜异位症病理图

镜下见子宫内膜上皮、腺体、内膜间质、纤维素

六、相关知识拓展

膀胱子宫内膜异位症患者中约 1/3 有前次剖宫产史的患者前盆腔部位有粘连形成，但不一定是内异症所形成的粘连。

深部浸润型子宫内膜异位症由于病灶太小，超声检查难以检出，主要依靠腹腔镜诊断。特定部位压痛、器官活动度减弱、滑动征等软指标可提示子宫内膜异位症、粘连、纤维化。如果可疑输尿管内异症检查还应该测量狭窄至输尿管远端开口的距离；在手术的同时应该全面检查输尿管。对于 DIE 患者，应该评估肾脏情况，以及输尿管是否狭窄。

参考文献

[1] Guerriero S，Condous G，van den Bosch T，et al. Systematic approach to sonographic evaluation of the pelvis in women with suspected endometriosis，including terms，definitions and measurements：a consensus opinion from the International Deep Endometriosis Analysis（IDEA）group [J]. Ultrasound in Obstetrics & Gynecology，2016，48（3）：318–332.

[2] Ros C，Guirior C，Rius M，et al. Accuracy of transvaginal ultrasound compared to cystoscopy in the diagnosis of bladder endometriosis nodules [J]. Ultrasound Med，2020，9999：1–8.

[3] Leone Roberti Maggiore U，Ferrero S，Candiani M，et al. Bladder Endometriosis：A Systematic Review of Pathogenesis，Diagnosis，Treatment，Impact on Fertility，and Risk of Malignant Transformation [J]. European Urology，2016，71（5）：790–807.

[4] Scioscia Marco，Virgilio Bruna A，Laganà Antonio Simone，et al. Differential diagnosis of endometriosis by ultrasound：a rising challenge [J]. Diagnostics（Basel），2020，10（10），848.

[5] Guerriero S，Ajossa S，Minguez J A，et al. Accuracy of transvaginal ultrasound for diagnosis of deep endometriosis in uterosacral ligaments，rectovaginal septum，vagina and bladder：systematic review and meta-analysis [J]. Ultrasound in Obstetrics & Gynecology，2015，46（5）：534–545.

[6] Koninckx P R，Ussia A，Adamyan L，et al. Deep endometriosis：definition，diagnosis，and treatment [J]. Fertility and Sterility，2012，98（3）：564–571.

[7] 张玉娟，杜波，林琪，等. 膀胱和输尿管子宫内膜深部浸润症的超声诊断 [J]. 中国超声医学杂志，2018，34（9）：855–857.

[8] 陈淑琴，范莉，李锦波，等. 腹腔镜输尿管膀胱吻合术治疗内在型输尿管子宫内膜异位症 12 例 [J]. 中华腔镜泌尿外科杂志（电子版），2014，8（5）：5–9.

[9] 王沂. 膀胱子宫内膜异位症 39 例临床表现及超声诊断 [J]. 精准医学杂志，2019，34（6）：533–536.

[10] 周叶琴. 膀胱子宫内膜异位症的超声诊断价值分析 [J]. 中国全科医学，2012，15（27）：3204–3205.

[11] 张玉娟，林琪，肖晓君，等. 超声诊断深部浸润型子宫内膜异位症累及盆腔组织 [J]. 中国医学影像技术，2018，34（4）：573–576.

（刘新秀　吴圣楠）

第三节　后盆腔子宫内膜异位症

一、概述

DIE 后盆腔病变多发于宫骶韧带、阴道后穹隆、直肠前壁、直肠乙状结肠连接部位和乙状结肠。约10% 的育龄女性发生子宫内膜异位症，其中累及直肠或乙状结肠较常见，在全部子宫内膜异位症患者中约占 90%，累及直肠阴道隔或肠道者占 3%~12%。异位的子宫内膜累及子宫直肠陷窝时，常发生细胞增殖、继发炎症反应，引起陶氏窝封闭，周围纤维化组织可进一步浸润直肠壁和（或）阴道壁。

发生于后盆腔的 DIE 临床表现与病灶类型、部位相关，累及直肠阴道隔或结直肠患者可有不孕、痛经、性交痛、胃肠道症状（如腹痛、腹胀、腹泻、便秘、排便痛、直肠出血等），直肠出血常与经期出血同时出现。症状轻微者可无特殊不适，严重者可影响生活质量。

二、病理

（一）大体标本

病变早期且病情轻微者，病变部位见局部散在紫褐色出血点或颗粒状结节，宫骶韧带增粗或结节样改变；随疾病发展，子宫后壁与直肠粘连，直肠子宫陷凹变浅甚至消失，更严重者向阴道直肠隔发展，在隔内形成肿块并向阴道后穹隆或直肠腔凸出。

（二）镜下表现

详见本章第二节。

三、超声表现

（一）二维超声表现

1.子宫直肠陷窝（POD）封闭：动态扫查POD可见特征性超声表现——"滑动征阴性"，即前位子宫观察到直肠前壁与子宫颈及阴道后壁间或直肠前壁与宫底后壁间未滑动；后位子宫观察到直肠前壁与宫底后壁间或直肠前壁与子宫前壁间未滑动。"滑动征阴性"是肠道子宫内膜异位症的高危征象（图5-3-1）。

2. 宫骶韧带内膜异位灶：超声通常无法探及正常的宫骶韧带结构。矢状切面上，可于近子宫颈后侧壁附着处探及低回声线样增厚或结节。横切面上，于子宫颈后外侧或子宫颈后方探及局灶结节样或不规则条纹样低回声区，子宫颈浆膜外高回声连续性中断。病灶可以是孤立的，也可以浸润阴道壁及其周边组织结构。病变范围应测量病灶三个垂直平面的径线（图 5-3-2）。

3. 阴道壁内膜异位灶：经阴道彩超可探及阴道壁结节样增厚，结节呈低回声，形态规则或不规则，内部回声均匀或不均匀，可伴有囊性无回声区，结节不随探头挤压而变薄，有明显的触痛（图5-3-3）。

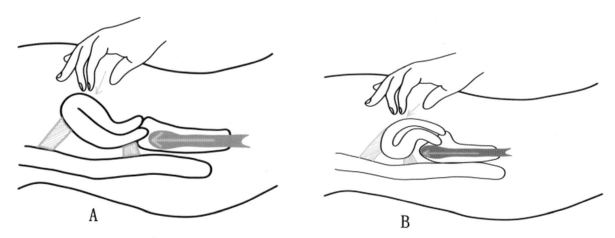

图 5-3-1 子宫前倾位及后倾位的 POD 超声"滑动征"检查手法

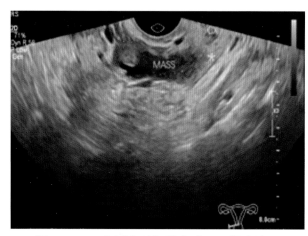

图 5-3-2 右侧宫骶韧带内膜异位灶声像图
（MASS），子宫颈（cx），右侧宫骶韧带（＊）

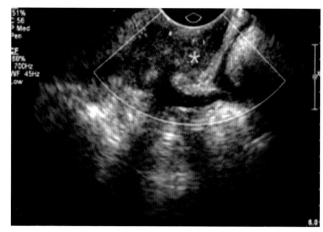

图 5-3-3 阴道壁内膜异位灶声像图
阴道后穹隆片状低回声区（＊），内见点状血流信号

4.直肠阴道内膜异位灶：当病灶累及阴道后穹隆、直肠阴道隔、直肠前壁，即病变位于子宫直肠陷凹下缘水平以下时，超声可探及"沙漏样""空竹样"的特征表现。阴道后穹隆病灶与直肠前壁病灶大小相似，体积均较大，两者间可见细小的低回声相连。孤立的直肠阴道隔内膜异位灶较罕见，超声表现为直肠前壁与阴道后壁间的高回声连续性中断，呈低回声线状增厚或结节、肿块样低回声区。定位诊断：直肠阴道隔为阴道后壁与直肠前壁间的高回声区，上缘为子宫颈后唇下缘水平线，下缘为会阴部。超声需常规测量病灶三个垂直平面的径线和病灶下缘至肛缘的距离。

5.直肠、直肠乙状结肠连接部、乙状结肠肠壁内膜异位灶：病灶很少累及黏膜层及黏膜下层，声像图显示肠壁黏膜层连续完整，肠壁固有肌层增厚，呈低回声结节样改变，边界不清，内部回声可不均，可伴有高回声；部分病灶一侧菲薄，形似"彗星"。病灶反复出血、炎症、纤维化、粘连，致局部收缩，使病变肠管凸向肠腔呈"印第安头饰征"或"麋鹿角征"。定位诊断：以宫骶韧带水平为界将直肠分为直肠下段及直肠上段，宫底水平则对应直肠乙状结肠连接部，宫底水平以上肠段为乙状结肠。病变范围需测量病灶三个垂直平面的径线，并测量病灶下缘至肛缘的距离（图 5-3-4）。

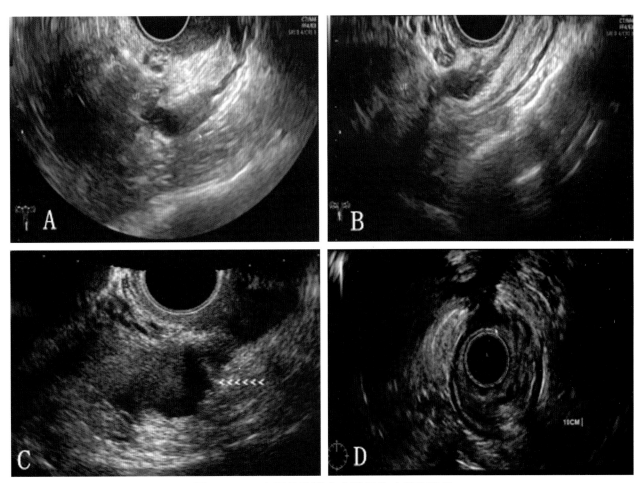

图 5-3-4 直肠前壁子宫内膜异位病灶声像图

A.直肠前壁子宫内膜异位灶呈结节样改变；B.直肠前壁子宫内膜异位灶一侧菲薄，状似"彗星"；C.直肠前壁子宫内膜异位灶伴有牵拉、粘连，声像图呈"印第安头饰征""麋鹿角征"；D.经直肠超声可见直肠前壁内膜异位灶呈结节样改变，与子宫后壁分界不清，直肠壁的黏膜层清晰完整，并测量病灶下缘至肛缘距离

（二）彩色多普勒血流成像及脉冲多普勒

病灶区可见短条状或点状穿入型血流。

四、鉴别诊断

1. 乙状结肠癌、直肠癌：肠道肿瘤好发于老年人，多有不明原因体重减轻、频繁腹痛、便血、大便性状改变的病史。超声表现：肠癌常由黏膜逐步向外浸润，累及黏膜下层、肌层、浆膜层，可向浆膜外浸润；累及周边邻近器官，与周围组织分界不清；向肠腔内生长时可引起肠腔狭窄。而子宫内膜异位症是由浆膜层逐步向内浸润、累及肌层，几乎不累及黏膜下层、黏膜层，声像图上可见黏膜层清晰完整。

2. 结肠憩室：结肠憩室可有发热、恶心呕吐、持续性的腹部压痛等症状，炎性指标升高。超声表现：肠壁增厚向肠腔外生长，内可见高回声区，病变肠管周围可见不均质高回声的脂肪组织，急性期血流信号明显增加。

3. 晚期子宫颈癌累及阴道：多见于绝经后女性，临床表现为接触后阴道出血、阴道排液，浸润周围组织时有继发性症状（尿路刺激、排便异常、大便性状改变等）。体格检查见宫内口赘生物、子宫颈肥大。

超声表现为子宫颈增大、形态不规则，子宫颈外口可见实性不均质低回声肿块；累及阴道壁时可探及阴道壁增厚呈结节样改变，形态不规则，内部回声不均，血流信号增多，可呈分枝状，可探及低阻型动脉频谱。

4.阴道壁囊肿：阴道壁囊肿的发生率约1%，囊肿位于阴道壁的前外侧，少部分可见于会阴切开术后或有产后撕裂伤患者阴道后外侧壁的瘢痕内。超声表现为规则的低回声或无回声囊肿（图5-3-5），无明显触痛。

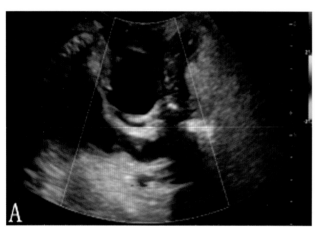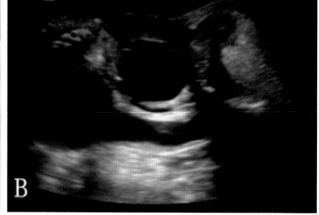

图 5-3-5　阴道壁囊肿超声声像图
A.阴道壁见一无回声，椭圆形，内透声好，后方回声增强；B.彩色多普勒无回声内未见血流信号

五、临床病例

患者女，21岁，以"经期下腹痛4年，异常阴道出血1次"为主诉入院。

现病史：4年前经期腹痛伴腹泻、里急后重。2月余前无明显诱因出现阴道出血，量为平素月经量的3倍，色鲜红，伴血块。遂于我院门诊查彩超示宫腔内未探及明显异常回声，未予特殊治疗。后突发晕厥1次，伴头晕、畏冷、恶心、呕吐胃内容物一次，遂急诊入院。

既往体健。

体格检查：血压85/50mmHg，脉搏108次/分，体温36.5℃，呼吸18次/分，心、肺、腹查体未见明显异常，余查体未见明显异常。

妇科检查：后穹隆与子宫颈连接处可见一大小约3cm×2cm紫蓝色结节，表面凹凸不平，未见出血，有压痛。三合诊：直肠壁光滑，双侧骶主韧带无增厚，阴道直肠陷窝处可触及两个大小分别为3cm×2cm、2cm×1cm触痛结节。宫旁间隙存在。

血清学检查：血红蛋白99g/L，尿妊娠（-），甲状腺功能三项、CEA、AFP、CA125、CA199未见明显异常。尿培养：大肠埃希菌阳性。

经阴道超声检查：子宫、双附件区未见明显异常。后穹隆后方直肠壁局部增厚，累及的肠管前壁长度约1.97cm，厚约0.69cm（图5-3-6）。

彩色多普勒血流成像：未探及明显血流信号。

彩超提示：子宫直肠窝子宫内膜异位症可能。

盆腔MRI平扫+增强提示：①子宫直肠窝内异常信号，考虑子宫内膜异位。②子宫内膜稍增厚。

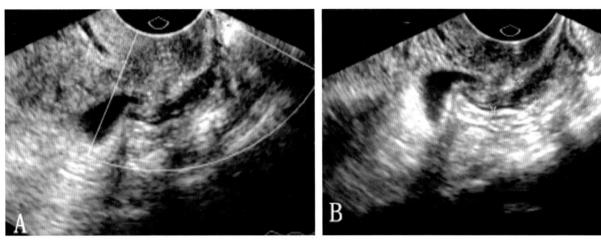

图 5-3-6　子宫直肠窝子宫内膜异位症声像图
A&B 后穹隆后方直肠壁局部增厚，累及的肠管前壁

　　术前诊断及依据：该患者为年轻女性，以"经期下腹痛 4 年，异常阴道出血 1 次"为主诉入院。血清学检查示血红蛋白：99g/L，尿妊娠（－）。妇科检查于后穹隆与子宫颈连接处可见一大小约 3cm×2cm 紫蓝色结节，有压痛；阴道直肠陷窝处触及两个大小分别为 3cm×2cm、2cm×1cm 触痛结节。肿瘤标志物未见明显异常。彩超提示子宫直肠窝子宫内膜异位症可能。盆腔 MRI 平扫＋增强提示子宫内膜异位症。结合患者症状、体征及辅助检查考虑：①子宫内膜异位症。②失血性休克。予输注悬浮红细胞 2U、阴道塞纱布、补液等对症处理后，症状好转，血象恢复正常。择日拟行"腹腔镜下直肠阴道隔病损切除术（直肠内异病灶切除＋阴道壁内异病灶切除）＋腹腔镜下盆腔粘连松解术＋经尿道输尿管支架置入术"。

　　术中所见：子宫常大，质软，双附件未见异常，乙状结肠与左盆壁粘连。子宫直肠窝见子宫内膜异位病灶，大小约 3cm×3cm，直肠粘连于内异病灶处。窥阴器暴露子宫颈、阴道穹隆，见阴道后穹隆处内异病灶大小约 3cm×2cm。术后病理：（子宫直肠窝及直肠前壁内异症病灶）符合子宫内膜异位（图 5-3-7）。

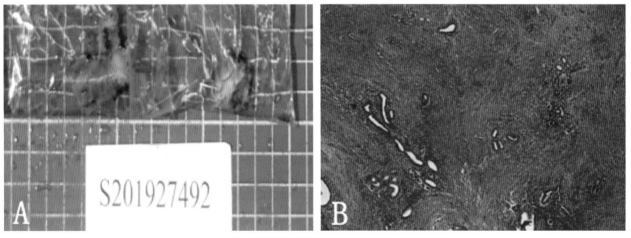

图 5-3-7　子宫直肠窝及直肠前壁内异症病灶
A. 大体标本图；B. 镜下表现

六、相关知识拓展

阴道壁子宫内膜异位症病灶常累及阴道后穹隆，即子宫直肠陷凹下缘与子宫颈后唇下缘之间的结构。向阴道内挤入生理盐水或耦合剂能更好地显示阴道后穹隆，提高病灶检出率。

三维超声：在描绘 DIE 结节外形、边缘形态方面具有优越性，在诊断除乙状结肠以外的后盆腔 DIE 病变中具有较高的准确度，总敏感度为 87%、特异度为 94%。Guerriero 等专家建议将三维超声检查作为 DIE 结节的检查方法。

经阴道超声弹性成像：目前有关于经阴道弹性成像在 DIE 诊断中的应用研究较少，由于 DIE 结节发生纤维化，意味着组织的硬度增加。

参考文献

[1] Charles Chapron，Louis Marcellin，Bruno Borghese，et al. Rethinking mechanisms，diagnosis and management of endometriosis [J]. Nat Rev Endocrinol，2019，15（11）：666–682.

[2] Ferreira H，Smith AV，Vilaca J. Ghost lleostomy in anterior resection for bowel endometriosis：technical description [J]. Minim Invasive Gynecol，2020，27（5）：1014–1016.

[3] Agarwal SK，Chapron C，Giudice LC，et al. Clinical diagnosis of endometriosis：a call to action [J]. Am J Obstet Gynecol，2019，220（4）：354.e1–.354.e12.

[4] Zondervan K T，Becker C M，Koga K，et al. Endometriosis [J]. Nature reviews Disease primers，2018，4（1）9.

[5] Vercellini P，Viganò P，Somigliana E，et al. Endometriosis：pathogenesis and treatment [J]. Nature reviews Endocrinology，2014，10（5）：261–275.

[6] Decicco C，Corona R，Schonman R，et al. Bowel resection for deep endometriosis：a systematic review [J]. BJOG，2011，118（3）：285–291.

[7] Chapron C，Bourret A，Chopin N，et al. Surgery for bladder endometriosis：long-term erm results and concomitant management of associated posterior deep lesions [J]. Hum Reprod，2010，25（4）：884–889.

[8] Chapron C，Fauconnier A，Vieira M，et al. Anatomical distribution of deeply infiltrating endometriosis：surgical implications and proposition for a classification [J]. Hum Reprod，2003，18（1）：157–161.

[9] Remorgida V，Ferrero S，Fulcheri E，et al. Bowel endometriosis：presentation，diagnosis and treatment [J]. Obstetrical & Gynecological Survey，2007，62（7）：461–470.

[10] Meuleman C，Tomassetti C，Dhoore A，et al. Surgical treatment of deeply infiltrating endometriosis with colorectal involvement [J].Hum Reprod Update，2011，17（3）：311–326.

[11] Duffy JM，Arambage K，Correa FJ，et al. Laparoscopic surgery for endometriosis [J]. The Cochrane database of systematic reviews，2014，（4）：CD011031.

[12] Piketty M，Chopin N，Dousset B，et al. Preoperative work-up for patients with deeply infiltrating endometriosis：transvaginal ultrasonography must definitely be the first-line imaging examination [J].Hum Reprod，2009，24（3）：602–607.

[13] Exacoustos C，Zupi E，Piccione E. Ultrasound imaging for ovarian and deep infiltrating [J]. Endometriosis.

Seminars in reproductive medicine, 2017, 35（1）: 5-24

[14] Reid S, Lu C, Hardy N, et al. Office gel sonovaginography for the prediction of posterior deep infiltrating endometriosis: a multicenter prospective observational study [J]. Ultrasound Obstet Gynecol, 2014, 44(6): 710-718.

[15] Guerriero S, Condous G, van den Bosch T, et al. Systematic approach to sonographic evaluation of the pelvis in women with suspected endometriosis, including terms, definitions and measurements: a consensus opinion from the International Deep Endometriosis Analysis（IDEA）group [J]. Ultrasound Obstet Gynecol, 2016, 48（3）: 318-332.

[16] Shobeiri SA, Rostaminia G, White D, et al. Evaluation of vaginal cysts and masses by 3-dimensional endovaginal and endoanal sonography [J]. Ultrasound Med, 2013, 32（8）: 1499-1507.

[17] Guerriero S, Ajossa S, Gerada M, et al. "Tenderness-guided" transvaginal ultrasonography: a new method for the detection of deep endometriosis in patients with chronic pelvic pain [J]. Fertility and sterility, 2007, 88（5）: 1293-1297.

[18] Barcellos MB, Lasmar B, Lasmar R. Agreement between the preoperative findings and the operative diagnosis in patients with deep endometriosis [J]. Arch Gynecol Obstet, 2016, 293（4）: 845-850.

（刘新秀　吴圣楠）

第六章 卵巢疾病

第一节 卵巢上皮性肿瘤

卵巢上皮性肿瘤为卵巢最常见肿瘤，占卵巢原发性肿瘤的 50%~70%，占卵巢恶性肿瘤的 80%~90%。上皮性卵巢肿瘤是指来源于卵巢表面生发上皮的一类肿瘤。该上皮是由原始体腔上皮衍生而来，此种上皮具有分化为各种米勒管上皮的潜能，从而导致了卵巢肿瘤的多样性。该上皮若向输卵管上皮分化，就形成浆液性肿瘤；如向宫颈黏膜分化，就形成黏液性肿瘤；如向子宫内膜分化，则形成子宫内膜样肿瘤。

一、卵巢浆黏液性癌

（一）概述

卵巢浆黏液性癌是一种罕见的卵巢上皮性肿瘤，世界卫生组织（world health organization，WHO）（2014）女性生殖器官肿瘤学将其作为一种独立的肿瘤类型，将其定义为包含两种或两种以上的苗勒上皮，主要为子宫颈管型黏液上皮细胞和浆液性上皮组成，也可出现子宫内膜样、透明细胞、鳞状细胞和移行细胞的一组肿瘤。综合目前有关卵巢浆黏液性癌的报道，患者年龄 16~79 岁，中位年龄 49 岁，卵巢肿块直径通常较大（平均 10cm），单侧发生较多。

（二）病理

大体标本：卵巢浆黏液性癌呈多房囊性伴或不伴表面菜花状肿物，切面灰白色，质中。

镜下表现：镜下见乳头状结构，融合性腺样、微腺样及实性片状区域，高度增生腺体呈紧密排列复层或丛状、微乳头，多呈扩张性（膨胀性）浸润生长方式，局部呈破坏性浸润，可见灶状坏死；细胞成分复杂，包括子宫颈管内膜样黏液细胞、嗜酸性细胞等。细胞核大深染，核分裂象较多见，肿瘤内见到多灶片状坏死（图 6-1-1）。

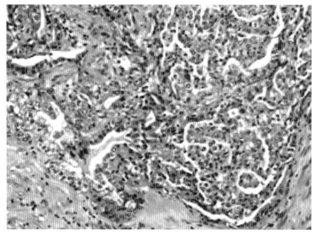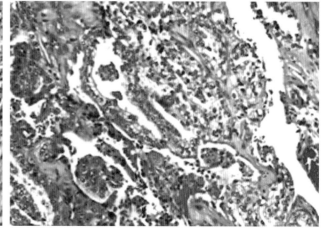

图 6-1-1 卵巢浆黏液性癌病理图

镜下见乳头状结构，融合性腺样、微腺样及实性片状区域

（三）超声表现

1.二维超声：多为单侧，表现呈囊实性混合回声，有囊性为主、或实性为主。囊性为主的肿块内无回声常透声较差，囊壁较厚而不均，有厚薄不一的分隔伴不规则实质回声；实性为主的肿块内分布大小不等的无回声区（图6-1-2）。

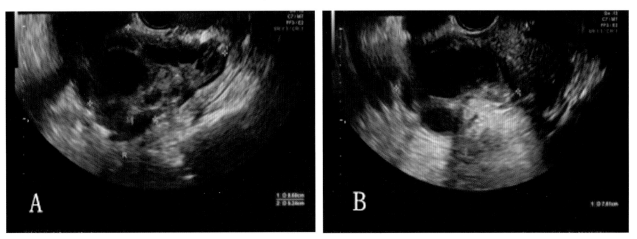

图 6-1-2　卵巢浆黏液性癌二维超声声像图

A&B.盆腔子宫右侧探及一囊实性包块，大小 8.7cm×7.5cm×5.2cm，囊性部分呈多房分隔，壁不光滑，部分内壁上附着不均匀实性成分

2.彩色多普勒血流成像及频谱多普勒：病灶内分隔带及内部实性部分可见丰富血流信号（图6-1-3A），可探及高速、低阻动脉样血流频谱（图6-1-3B）。

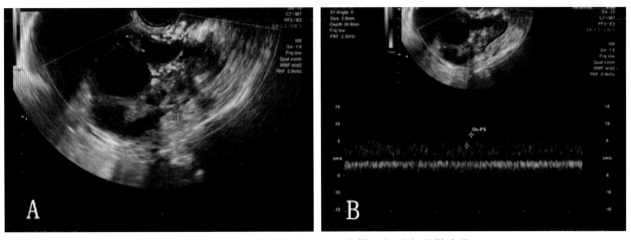

图 6-1-3　卵巢浆黏液性癌彩色多普勒及频谱多普勒声像图

A.盆腔肿块周边及实性低回声区内探及点状、条状血流信号；B.盆腔肿块内可探及高速低阻动脉样血流频谱，RI：0.48

3.超声造影：病灶周边、内部及实性成分可见造影剂进入，增强时间早于子宫肌层、增强水平高于子宫肌层、造影剂分布不均匀（图6-1-4）。

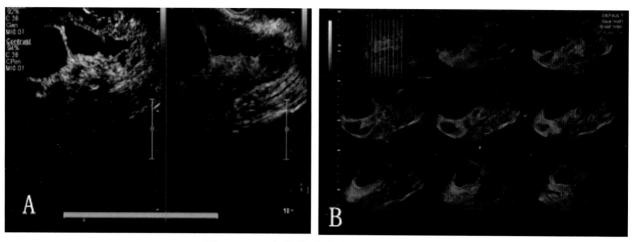

图 6-1-4　卵巢浆黏液性癌超声造影图

A.盆腔病灶周边及内部实性部分为不均匀高增强；B.盆腔病灶周边及内部实性部分可见造影剂充盈，为不均匀高增强

（四）鉴别诊断

1.卵巢浆液性囊腺癌：卵巢浆液性囊腺癌外表可光滑，也可穿破囊壁向外生长，形成肿瘤表面的乳头状突起；瘤体为单房或多房，囊壁和间隔附有乳头状或不规则实性结节，因此又被称为卵巢浆液性乳头状囊腺癌（图 6-1-5A），分隔及内部乳头状实性部分可见血流信号（图 6-1-5B）。由于乳头中心的纤维血管间质内含有同心圆状的钙化小体，因此病变中可出现特征性块状钙化灶。近年来有研究发现，卵巢浆液性囊腺癌多为双侧发病。

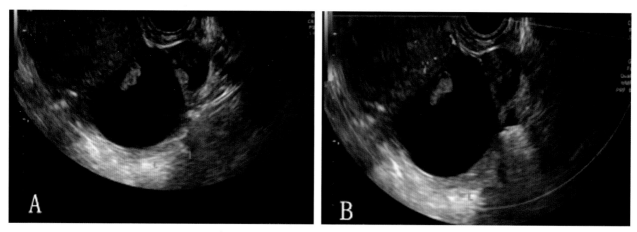

图 6-1-5　卵巢浆液性囊腺癌二维超声及彩色多普勒声像图

A.盆腔肿块外表光滑，外形规则，边界清晰，内可见高回声带分隔、囊壁和高回声带上附着不规则乳头状突起；
B.盆腔肿块分隔及内部乳头状实性部分可见血流信号

2.卵巢黏液性囊腺癌：常表现为单侧、多囊、含黏蛋白成分肿块。卵巢黏液性囊腺癌中常出现"囊内子囊"这一特征性征象（图 6-1-6）。

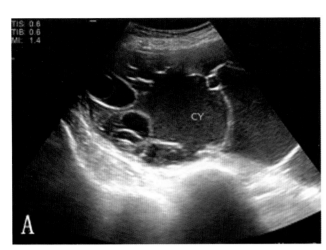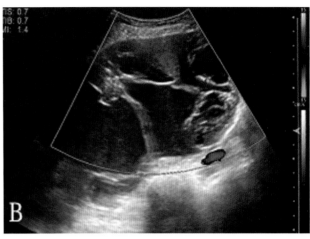

图 6-1-6　卵巢黏液性囊腺癌二维超声及彩色多普勒声像图

A. 盆腔肿块外形规则，边界清晰，内可见不规则粗细不等高回声带分隔呈多囊样改变、可见"囊样子囊"；
B. 盆腔肿块部分高回声带上探及斑点状血流信号

（五）临床病例

患者女，68 岁。绝经 17 年，因"反复下腹部闷痛 2 年"入院。

现病史：患者于 17 年前绝经，2 年前出现下腹部闷痛，近半年来出现消瘦，乏力症状。今来我院查彩超提示子宫右前方混合回声包块，大小约 11.6cm×8.1cm×9.0cm。要求手术治疗，门诊以"右附件包块"为诊断收住入院。近期无发热、咳嗽、咳痰等症状，神志清，精神好，饮食、睡眠可，大、小便正常，自述一年消瘦 5kg。

既往史：既往体健；否认高血压病史、否认糖尿病病史、否认冠心病史，否认肝炎、结核等传染病。

妇科检查：盆腔触及包块孕 16 周大小。

血常规检查：WBC5.3×10⁹/L，HGB108g/L，RBC4.47×10¹²/L。

经阴道彩超检查：于盆腔内子宫右前方探及一个混合回声包块，以囊性为主，大小为 11.6cm×8.1cm×9.0cm，边界清，外形不规则，内可见多条粗细不等高回声带分隔，双侧卵巢未显示（图 6-1-7A）。彩色多普勒及频谱多普勒：上述混合包块实性成分及高回声带内探及细条状血流信号，RI：0.45（图 6-1-7B）。

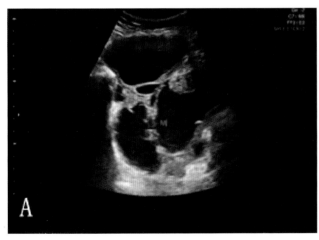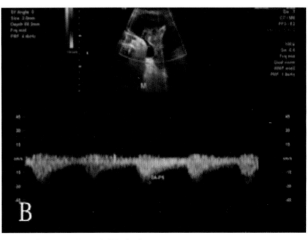

图 6-1-7　卵巢浆黏液性癌二维超声及频谱多普勒声像图

A. 盆腔内探及囊实性包块，大小 11.6cm×8.1cm×9.0cm，边界清，外形不规则，内回声不均匀，以囊性为主；
B. 盆腔包块实性成分内探及动脉样血流频谱，RI：0.45

超声造影：病灶周边及内部可见造影剂充盈，其强度高于子宫肌层，造影剂消退较子宫肌层缓慢（图 6-1-8）。

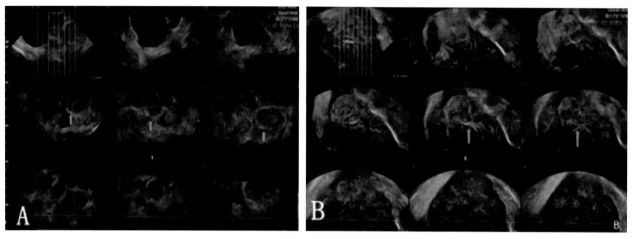

图 6-1-8 卵巢浆黏液性癌超声造影图
A&B 病灶周边及内部可见造影剂充盈，其强度高于子宫肌层，造影剂消退较子宫肌层缓慢

超声诊断：盆腔内子宫右前方囊实性包块（GI-RADS 分类 5 类，分类依据：①肿块内见粗细不等高回声带分隔。②混合包块实性成分及高回声带内探及细条状血流信号并且呈低阻血流频谱）。

术前诊断及依据：该患者为绝经后女性，反复下腹闷痛两年，超声探及盆腔异常包块，超声诊断 GI-RADS 分类为 5 类，盆腔肿块超声引导下穿刺病理示：卵巢粒细胞肉瘤。行"经腹全子宫双附件切除 + 大网膜、盆腔肿物切除术"。

术中见：右卵巢正常外观消失，呈分叶状囊实性肿物，直径约 10cm，无破裂，肿瘤下极与盆底腹膜及盆侧壁呈片状致密粘连，囊内组织向外种植累及直肠浆膜层及子宫后陷窝。右侧输卵管攀附其上，肿胀明显。

术后病理示：右侧卵巢低分化浆黏液性癌（图 6-1-9）。

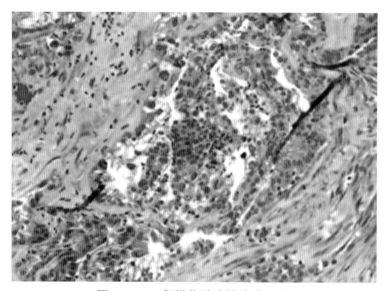

图 6-1-9 卵巢浆黏液性癌病理图
术后病理示：卵巢低分化浆黏液性癌，镜下见高度增生腺体呈紧密排列复层或丛状、微乳头，多呈扩张性浸润生长方式，局部呈破坏性浸润，可见灶状坏死

（六）相关知识拓展

卵巢浆黏液性癌是罕见混合性上皮肿瘤。由于该肿瘤命名并定义的时间较短，加之临床病例相对较少，因而目前对于其超声征象、临床特征、病理特点等报道较少。据文献报道卵巢浆黏液性癌的组织和细胞学形态较为复杂，一般呈扩张性和破坏性浸润为主，其中以破坏性浸润更为常见。半数患者以表现为痛经、腹痛等就诊，患者多为绝经后女性，CA125 升高，超声表现为以囊性为主的囊实性包块，外形不规则，伴有不规则高回声带分隔，实性部分可见细条状血流信号，超声造影呈不均匀高增强，表现符合恶性肿瘤的特点，但不具有特异性。

二、卵巢交界性黏液性囊腺瘤

（一）概述

卵巢交界性肿瘤是一种组织学形态和临床表现介于良恶性之间的肿瘤，是上皮细胞增生活跃及核异型，表现为上皮细胞层次增加，但是无间质浸润，是一种低度潜在恶性肿瘤，有生长缓慢，转移率低、复发迟的特点，预后好，5 年存活率为 90%~100%。其中最多见的病理分型为浆液性囊腺瘤及黏液性囊腺瘤。良性黏液性囊腺瘤和交界性黏液性囊腺瘤均为卵巢赘生性肿物，肿瘤体积往往较大甚至巨大，部分患者肿瘤填满整个腹腔，恶变率为 5%~10%，手术切除是有效治疗手段，但二者的手术方式存在不同。良性黏液性囊腺瘤多采用囊肿或单侧卵巢摘除术，而交界性黏液性囊腺瘤患者结合生育意愿可采用 I 期保守手术或全面分期手术。由于两者的病理和影像特征存在重叠，临床诊断存在一定困难，因此早期积极有效诊断及鉴别诊断于超声影像医师仍然是一个挑战。

（二）病理

大体标本：卵巢交界性黏液性囊腺瘤肿瘤较大，几乎总是单侧性，表面光滑。它们由或大或小的囊肿组成，含有黏液性物质，但是也可见实性区。囊壁通常光滑，但部分囊肿可有溃疡或有实性区。

镜下表现：显微镜下可见肿瘤由大小不等的囊和腺体组成，囊肿被覆胃肠型上皮，包括胃幽门型上皮，杯状细胞，神经内分泌细胞，偶有 Paneth 细胞。上皮呈现不同程度的复层化，上条簇和绒毛状或细长的丝状乳头。细胞显示轻至中度核增大、深染和有时假复层化，但无高级别核特征。核分裂指数变化较大，从轻微至非常显著（图 6-1-10）。

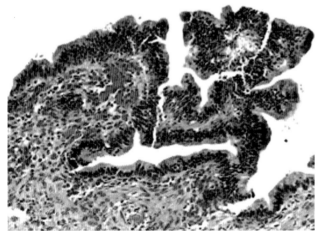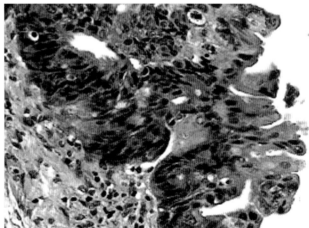

图 6-1-10　卵巢交界性黏液性囊腺瘤病理图
显微镜下可见肿瘤由大小不等的囊和腺体组成，上皮呈现不同程度的复层化

（三）超声表现

1.二维超声：常表现为以囊性为主的混合回声包块，囊内见规则或不规则分隔呈多房性，形状多不规则，边界清晰，切面见囊壁增厚，囊壁可见实性结节状中等或中高回声突起，有时可见钙化强回声（图6-1-11）。

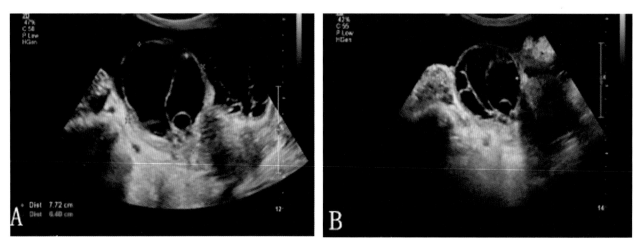

图 6-1-11　卵巢交界性黏液性囊腺瘤二维超声声像图

A&B 盆腔内探及一混合回声包块，大小约 7.7cm×7.9cm×6.4cm，内可见粗细不等高回声带分隔，部分分隔带较粗大形成小片状实性区域

2.彩色多普勒血流成像及频谱多普勒：病灶周边或分隔及内部实性部分可显示血流信号，动脉频谱显示呈多样性（图6-1-12）。

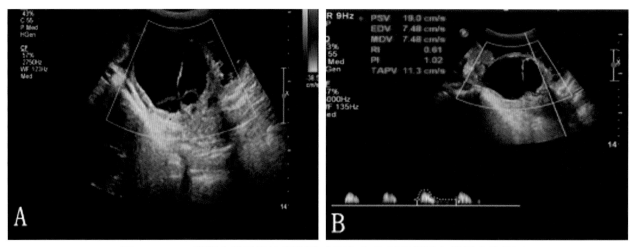

图 6-1-12　卵巢交界性黏液性囊腺瘤彩色多普勒及频谱多普勒声像图

A. 盆腔肿块周边探及点状血流信号；B. 盆腔肿块周边可探及动脉样血流频谱，RI：0.61

3.超声造影：病灶周边、分隔及内部实性部分可见造影剂充盈，为不均匀增强，一般强度高于子宫肌层，造影剂消退较子宫肌层缓慢（图6-1-13）。

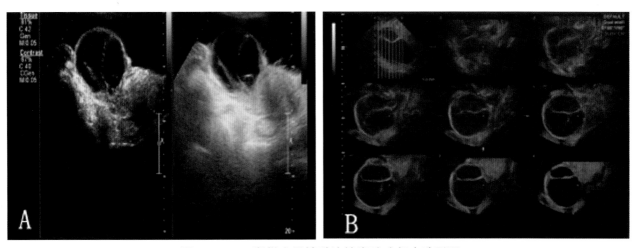

图 6-1-13 卵巢交界性黏液性囊腺瘤超声造影图
A.盆腔病灶高回声分隔带为不均匀高增强；B.盆腔包块病灶内高回声带内可见造影剂充盈，为不均匀高增强

（四）鉴别诊断

1.卵巢畸胎瘤：卵巢交界性黏液性囊腺瘤超声所见囊壁较厚，黏液相对黏稠，瘤体内一个房内可见多个大小差异较大的子房，房隔可见乳头状突起，部分瘤内可见强回声钙化斑，在声像图上形态易与畸胎瘤混淆。畸胎瘤因其病理形态学特征较为特殊，呈现出复杂的卵巢畸胎瘤的声像图特征（图 6-1-14A）。因此在超声的描述上有脂液分层征、面团征、壁立性结节等几种特征型的回声，病灶内及周边一般没有血流信号（图 6-1-14B）。卵巢畸胎瘤多发生于育龄期的女性，可单侧或双侧发病，活动度相对较大、易出现蒂扭转的特点。

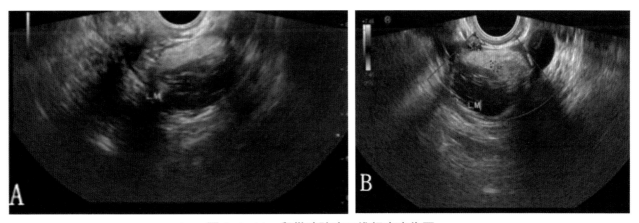

图 6-1-14 卵巢畸胎瘤二维超声声像图
A.盆腔肿块呈椭圆形，外形规则，边界清晰，内可见团状高回声；B.盆腔包块内及周边未见明显血流信号

2.卵巢交界性浆液性囊腺瘤：多为双侧，体积较大，超声表现为囊性为主包块，囊内透声好，特征是囊壁上常有结节状或有乳头状增生（图 6-1-15A），有时呈多个乳头连成片状低回声区，彩色血流可见乳头状实性突起内探及斑点状血流信号（图 6-1-15B）。

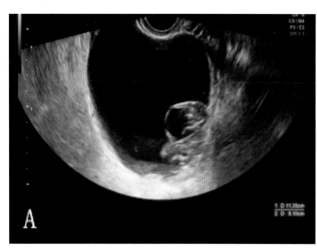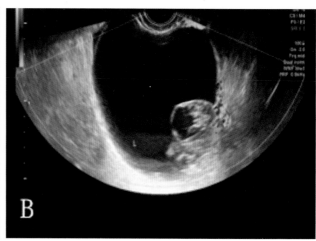

图 6-1-15 卵巢交界性浆液性囊腺瘤二维超声及彩色多普勒声像图
A. 囊性为主包块，囊内结节状或有乳头状突起；B. 彩色多普勒显像示囊内乳突状突起内探及斑点状血流信号

（五）临床病例

患者女，57 岁，绝经 8 年，因"下腹部坠胀感 2 余年，发现下腹部肿物 2 天"入院。

现病史：患者 2 年前出现腹胀、纳差，伴偶有恶心呕吐，无畏寒发热，无异常阴道流血流液，无尿频、尿急，2 天前扪及腹部拳头大小包块，就诊我院行阴道超声提示盆腔肿物，大小为 12.8cm×11.9cm×9.7cm。

既往史：2 型糖尿病 5 年，间断口服降糖灵等药物，2 个月前查空腹血糖 7mmol/L。29 年前妊娠时患妊娠期高血压疾病，未正规治疗。

血常规：WBC $5.26×10^9$/L，RBC $3.62×10^{12}$/L，HGB 113g/L，PLT $178×10^9$/L；尿常规阴性。

妇科检查：左侧附件区触及囊性肿物，质中，界清，活动可，无明显触痛，因肿物较大未触及宫底。

超声检查：盆腔偏左侧见 12.8cm×11.9cm×9.7cm 囊实性肿物，包膜完整，肿物内见多个不规则粗细不等高回声分隔带，分隔带厚度＜3mm，囊壁有实质性乳头状突起及大小不等的无回声区，部分无回声区内可见密集的细小点状回声（图 6-1-16A），彩色多普勒血流成像：显示部分乳头内可见低速低阻动脉样血流频谱（图 6-1-16B）。右侧卵巢未探及，右侧附件区未见异常。

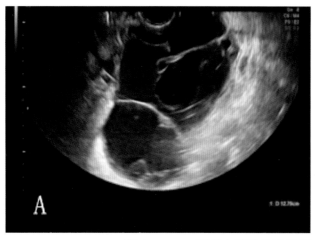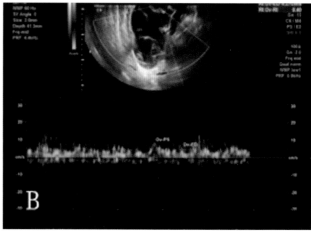

图 6-1-16 卵巢交界性黏液性囊腺瘤二维超声及彩色多普勒声像图
A. 盆腔内子宫左侧囊性为主包块，囊内见不规则分隔呈多房性，边界清晰，囊壁不规则增厚，囊壁及囊内分隔上见实性结节状中等回声突起；B. 彩色及频谱多普勒于分隔及内部实性部分可显示血流信号，动脉频谱测量呈低阻性

超声造影：病灶实性部分可见造影剂充盈，其强度略高于子宫肌层，造影剂消退较子宫肌层缓慢（图6-1-17）。

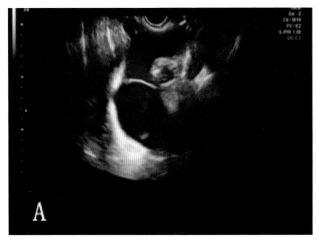 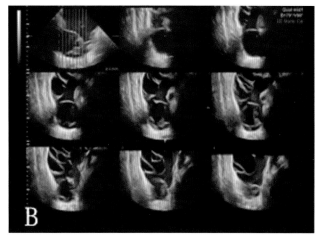

图 6-1-17　卵巢交界性黏液性囊腺瘤超声造影图

A&B. 病灶周边、分隔及内部实性部分可见造影剂充盈，为不均匀增强，一般强度高于子宫肌层，造影剂消退较子宫肌层缓慢

超声诊断：盆腔囊实性包块（GI-RADS 分类4类，分类依据为：①肿块囊壁有实质性乳头状突起。②部分乳头内可见低速低阻动脉血流频谱）。

术前诊断及依据：该患者为绝经后女性，腹部不适两年余，超声提示盆腔包块 GI-RADS 分类为4类。考虑卵巢恶性肿瘤可能。

术中见：左侧卵巢见一直径约 13.0cm 不规则囊实性包块，与周围组织粘连。大网膜增厚呈饼状，盆腹腔广泛种植菜花样灰白色结节，质脆，表面生有胶冻样物质。肝脏阑尾无明显异常。

术中冰冻病理示：左侧卵巢黏液性囊腺瘤，不除外交界性。遂行广泛性全子宫＋双附件＋大网膜切除术＋盆腔淋巴结清扫术。

术后病理结果：卵巢交界性黏液性囊腺瘤（图6-1-18）。

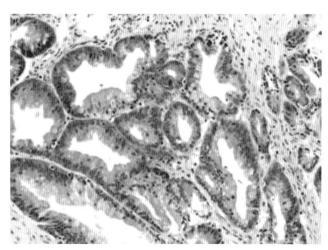

图 6-1-18　卵巢交界性黏液性囊腺瘤病理图

术后病理示：左侧卵巢交界性黏液性囊腺瘤，肿瘤由大小不等的囊和腺体组成，囊肿被覆胃肠型上皮

（六）相关知识拓展

卵巢交界性黏液性囊腺瘤区别于上皮性卵巢肿瘤和浸润性上皮性卵巢癌，是一种低度恶性潜能的肿瘤，其生长缓慢，转移率低，预后较好，部分可发生局部癌变。占卵巢上皮 - 间质性肿瘤的 10%~20%。常无特征性临床表现，约 16% 的患者在疾病最初诊断时无任何症状，多在常规体检中发现。部分患者因腹胀、腹痛、异常阴道出血或自行扪及腹部肿块就诊，还有部分患者因尿频、尿急、便秘等症状就诊。肿瘤呈圆形或卵圆形，表面光滑，常形成巨大囊肿。当囊壁破裂时，其中的黏液便种植于腹膜上。经阴道超声可以判断盆腹腔肿瘤的来源并在术前做出定性诊断，但声像图与不典型的卵巢良、恶性肿瘤，或与其他肿瘤表现上有交叉时，精确诊断有难度。甘氏回顾分析了 427 例卵巢上皮性肿瘤声像图表现，显

示微囊征是交界性肿瘤与良性、恶性肿瘤鉴别的特征性指标。当超声检查发现卵巢囊性肿物内出现乳头状突起、实性区、密集分隔或分隔增厚时均应警惕卵巢交界性黏液性囊腺瘤的可能，需结合超声造影综合判断。

参考文献

[1] Kurman RJ，Carcangiu ML，Herrington CS，et al.WHO classification of tumors of female reproductive organs [M].Lyon：IARC press，2014，3-4.

[2] 王晨，陈小岩，陈新，等.卵巢浆黏液性癌的临床病理分析 [J].临床与实验病理学杂志，2015，31（11）：1253-1257.

[3] 郭慧宁，孙玉秀.关于卵巢上皮性恶性肿瘤的病因学研究现状 [J].中国妇幼保健，2014，29（6）：975-980.

[4] Matias-Guiu X，Stewar CJR.Endometriosis-associated ovarian neoplasia [J]. Pathology，2018，50（2）：190-204.

[5] 严玲，唐雪晖，冯亮.卵巢良恶性肿瘤血流动力学、肿瘤标记物及经阴道彩色多普勒超声鉴别诊断的效果分析 [J].中国肿瘤临床与康复，2019，26（6）：708-711.

[6] Newton CL，Brockbank E，Singh N，et al.A Case of stage 4B seromucinous ovarian borderline tumor with endometriosis and review of the literature[J].Int J Gynecol Pathol，2017，36（2）：195-199.

[7] Kurman RJ，Shih IM.Seromucinous tumors of the ovary.What's in a name [J].Int J Gynecol Pathol，2016，35（1）：78-81.

[8] 张丽，邱丽华.72 例卵巢交界性肿瘤的回顾性分析 [J].国际妇产科学杂志，2015，42（6）：637-641.

[9] Hashmi AA，Hussain ZF，Bhagwani AR，et al.Clinicopathologic features of ovarian neoplasms with emphasis on borderline ovarian tumors：an institutional perspective [J].BMC ResNotes，2016，6（9）：205.

[10] Khan AH，Mamoon N，Usman M，et al.Accuracy of intra-operative frozen section in the diagnosis of female genital tract neoplasms [J].J Pak Med Assoc，2016，66（2）：143-146.

[11] Ludovisi M，Foo X，Mainenti S，et al.Ultrasound diagnosis of serous surface papillary borderline ovarian tumor：a case series with a review of the literature [J].JClin Ultrasound，2015，43（9）：573-577.

[12] Fischerova D，Zikan M，Dundr P，et al.Diagnosis，treatment，and follow-up of borderline ovarian tumors [J].Oncologist，2012，17（12）：1515-1533.

[13] 金丹，徐亮，范国华，等.卵巢交界性浆液性与黏液性肿瘤的 CT 鉴别诊断价值 [J].临床放射学杂志，2018，37（5）：777-781.

[14] 甘雅端，吕国荣，杨舒萍，等.卵巢上皮性肿瘤超声鉴别特征及预测模型 [J].中华超声影像学杂志，2020，29（6）：534-539.

（杨琳　翁剑鸣）

第二节　性索间质肿瘤

一、卵巢颗粒细胞瘤

（一）概述

卵巢颗粒细胞瘤（ovarian granulosa cell tumor，OGCT）是一种卵巢功能性低度恶性肿瘤，源于卵巢原始性腺中性索间质组织，并由其颗粒细胞及间质衍生分化形成，临床较为少见，但术前误诊率较高。

OGCT 主要有颗粒细胞组成，是具有内分泌功能的功能性卵巢肿瘤。临床上，OGCT 多表现为惰性生长及晚期复发，常复发于原发肿瘤切除 5~10 年后。OGCT 可划分为成年型及幼年型，二者在发病年龄、临床症状及恶性程度均有所差异。前者较常见，占比在90%以上，多见于绝经期前后女性，一般在50~55 岁；后者较为少见，占比不足 10%，多发于 30 岁以下或月经前。临床症状与雌性激素上升联系较为紧密，常合并子宫体积增大、子宫肌瘤等，青春期前患者常有假性性早熟表现，育龄期患者易出现月经紊乱，绝经患者会出现不规则阴道流血情况。现阶段，相关影像学资料研究尚为缺乏，鉴于此，临床工作中要善于总结其超声征象，从而加深对 OGCT 超声图像的认识并加强鉴别，从而提高术前诊断准确率。

（二）病理

1. 大体标本：卵巢颗粒细胞瘤的平均直径为 12cm，95% 以上的肿瘤为单侧性，10%~15% 术前破裂。肿瘤切面一般为囊实性，一般呈灰黄色或灰白色，质地软至硬韧。囊内充满液体和血液。

2. 镜下表现：颗粒细胞排列成各种各样的形态，常常为混合性，包括弥漫性（图 6-2-1）、小梁状、条索状、岛屿状、滤泡性、波纹稠样、脑回样和肉瘤样结构。文献中强调滤泡性结构，但与其他类型加在一起相比不常见。

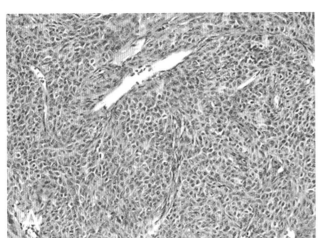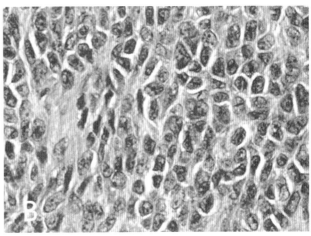

图 6-2-1　卵巢颗粒细胞瘤病理图
成年型卵巢颗粒细胞瘤，弥漫性结构

（三）超声表现

1.二维超声：具有多样化的超声表现，肿瘤直径小于 5cm 时，多为实性，为形态规则的回声团块，回声多不均匀，后方也无衰减；肿瘤直径大于 5cm 时，易囊变且常伴出血，表现为囊实性包块（图6-2-2A）。

2.彩色多普勒血流成像及频谱多普勒血流成像：血流阻力指数为低阻型，血流信号稀少或较为丰富（图6-2-2B）。

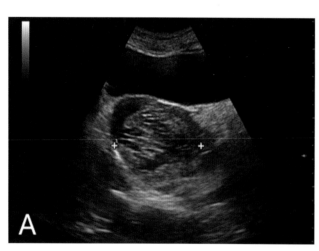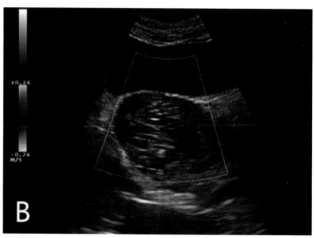

图 6-2-2　卵巢颗粒细胞瘤声像图

A.二维超声声像图：盆腔内探及一混合回声包块，内回声不均匀，内可见多个小无回声区；B.彩色多普勒成像：盆腔包块内探及点状、条状血流信号

（四）鉴别诊断

1.卵巢卵泡膜－纤维瘤（ovarian follicular membrane-fibroma，OFMF）：与卵巢颗粒细胞瘤同为性索间质肿瘤亚型，临床上二者易混淆，出现误诊。有研究结果显示，这两者病灶位置及大小、肿瘤边界及形态、腹水以及 PSV、RI、PI 差异无统计学意义。但在内部回声及内部血流上略有差异。OFMF 多表现为实性回声为主，而 OGCT 多为囊实性回声、囊性回声；OFMF 血流信号一般表现为一般血流信号或少量血流信号，OGCT 表现为丰富血流信号。

2.卵巢囊肿：由于肿瘤体积较大，瘤体内出现多发囊性变，形成大小不等的囊腔及较厚的分隔。容易与多分隔出血性囊肿（图 6-2-3）混淆，超声造影有助于鉴别。

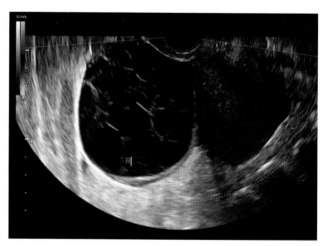

图 6-2-3　卵巢出血性囊肿声像图

右侧附件区无回声包块，内透声差，可见点状弱回声漂浮及多个分隔带分隔

（五）临床病例

患者女，47 岁，因"腹胀半个月，发现盆腔包块 3 周"入院妇科。

现病史：半月前无明显诱因出现腹胀、下腹闷痛，无恶心、呕吐、阴道出血等。当地按胃肠炎治疗，症状未见明显缓解，遂就诊我院。

既往 2 年前因"子宫多发肌瘤"行"全子宫切除术"。

妇检：盆腔可扪及一肿块，大小约 10cm×8cm，质韧，无压痛，活动尚可。

实验室检查：尿酮 1+mmol/L（正常值：阴性），尿比重 1.029（正常值 1.010~1.025），CA199、CEA、AFP、CA125 未见明显异常。

经阴道彩超检查：于盆腔内探及一个混合回声包块，大小约 9.9cm×9.0cm×8.4cm，边界清，外形尚规则，内部分呈不均匀的低回声，部分呈透声差的无回声。彩色多普勒血流成像：上述包块实性部分探及丰富的细条状血流信号（图 6-2-4）。频谱多普勒血流成像：包块内探及动脉样血流频谱，RI：0.26。

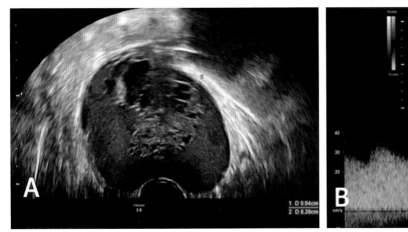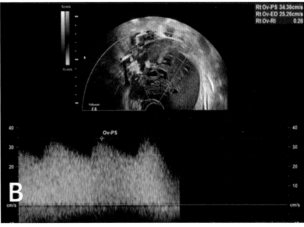

图 6-2-4　卵巢颗粒细胞瘤声像图

A. 盆腔内探及一个混合回声包块，大小 9.9cm×9.0cm×8.4cm，边界清，外形尚规则，内部分呈不均匀的低回声，部分呈透声差的无回声；B. 频谱多普勒显像示：包块内探及动脉样血流频谱，RI：0.26

超声提示：盆腔内囊实性包块（GI-RADS 分类 5 类，分类依据：①囊实性，实性部分为主。②有分隔，囊壁厚 >3mm。③有丰富血流，RI 值 <0.4）。

手术：行"盆腔肿物切除术 + 盆腔粘连松解术"。

术中见：左侧卵巢增大，见一囊实性肿物，直径约 10cm，表面平，无破裂。

术后病理：（左侧附件）卵巢颗粒细胞瘤伴大片坏死；输卵管未见明显病变（图 6-2-5）。

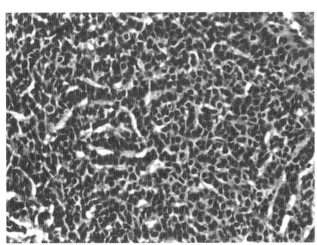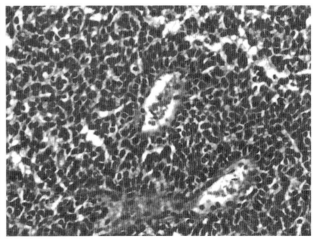

图 6-2-5　卵巢颗粒细胞瘤病理图

术后病理示：（左侧附件）卵巢颗粒细胞瘤伴大片坏死；输卵管未见明显病变

（六）相关知识拓展

超声检查一般提示相应卵巢占位，但未能进一步明确诊断，这可能是由于超声检查医师对卵巢颗粒细胞瘤认识不足，且卵巢实性肿瘤病理类型繁杂，定性诊断信心不足。值得一提的是，大部分研究结果表示术后行免疫组化检测，其中 α-inhibin、CD99 和 vimentin 蛋白均为 100% 阳性表达，SMA 蛋白阳性率约为 53.3%，Ki-67 表达多 ≤ 10%。其中任永昌等研究表明，免疫组化 vimentin 蛋白、α-抑制素、CD99 均为阳性，可确定卵巢肿瘤组织来源，支持颗粒细胞瘤的诊断。在检查过程中，仔细检查，尽可能多作出假设，结合临床表现及病理特征，以提高诊断水平。

二、卵巢类固醇细胞瘤

（一）概述

卵巢类固醇细胞瘤（steroid cell tumor，SCT）是一种罕见疾病，约占所有卵巢肿瘤的 0.1%，大多具有不同程度的内分泌功能。依据 2003 年世界卫生组织（world health organization，WHO）的分类，可分为间质黄体瘤、非特异性脂质细胞瘤和 Leydig 细胞瘤。

临床上此疾病不同年龄有不同表现，青春期前女性多表现为性早熟，育龄期女性为男性化表现及月经紊乱，绝经后女性为阴道出血。只有 10%~15% 的患者没有激素水平升高的临床体征或症状。

（二）病理

大体标本：肿瘤灰黄色，界限清楚，质中，直径 0.2~6.0cm，表面大部分光滑，局灶粗糙，切面金黄色，局部侵破包膜。

镜下表现：肿瘤细胞可呈片状分布，也可排列为巢状或条索状结构，由不同比例的透明空泡状和嗜酸性细胞组成，细胞为圆形或多角形，胞质丰富，呈细颗粒状。细胞核居中，大小较为均匀一致，常可见小而清晰的核仁（图 6-2-6）。大多数情况下细胞异型性较小，核分裂象少见，而不同亚型的肿瘤又各有特点。肿瘤细胞最突出的特征是胞质内含有粉染的两端圆钝的棒状 Reinke 结晶。

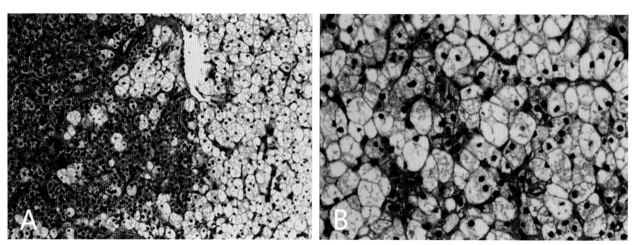

图 6-2-6　卵巢类固醇细胞瘤病理图
肿瘤细胞呈片状，巢状或条索状结构，由不同比例的透明空泡状和嗜酸性细胞组成

（三）超声表现

1.二维超声：关于此病多为少量病例及个案报道，并没有超声图像特征性表现的大样本研究。国内有文献总结了20例卵巢类固醇细胞瘤的超声表现多为卵圆形实性肿块、形态规则、边界清晰、内部多呈不均质中低回声（图6-2-7A），仅1例为高回声。

2.彩色多普勒及频谱多普勒血流成像：血供常较丰富（图6-2-7B），血流阻力常正常。

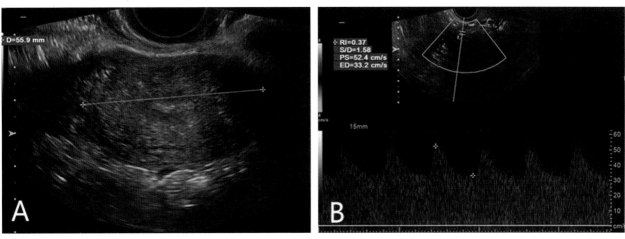

图6-2-7　卵巢类固醇细胞瘤声像图

A.右侧附件区探及一个低回声包块，边界清，外形尚规则，内回声欠均匀；B.上述包块低回声部分探及细条状血流信号，呈动脉样血流频谱，RI：0.37

（四）鉴别诊断

1.卵巢畸胎瘤：卵巢畸胎瘤表现也因脂肪成分多呈现稍高回声团块，但多数卵巢畸胎瘤超声呈现囊性为主的囊实性占位，内可见各类强度回声（图6-2-8），部分存在骨骼或牙齿成分者尚可发现高回声团块伴后方声影；既往文献总结其常见表现为面团征、瀑布征、壁立结节征，SCT一般未出现类似征象。相对于早期也表现为卵巢内强回声团的卵巢畸胎瘤等无内分泌功能的肿瘤，其血流频谱可作为鉴别方法之一。

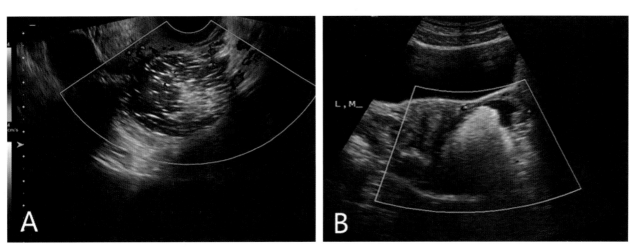

图6-2-8　卵巢囊性畸胎瘤超声声像图

A.盆腔内探及一混合回声包块，边界清，外形规则，内回声不均匀，为无回声中见许多短条状强回声；B.左侧附件区探及一混合回声包块，边界清，内回声不均匀，为无回声中探及一高回声团，后方伴声影

2. 紧贴子宫的浆膜下肌瘤：超声表现为子宫肌层内异常回声结节向浆膜下突出，使子宫变形，完全突出宫体的浆膜下肌瘤仅与宫体以一蒂相连（图6-2-9）。

3. 具有内分泌功能的卵巢肿瘤：较常见类型大致有颗粒细胞瘤、卵泡膜细胞瘤、硬化性间质细胞瘤、支持－莱迪细胞瘤以及本病。颗粒细胞瘤瘤体较小时即出现囊性化改变，而本病瘤体较大者方出现囊性改变；卵泡膜细胞瘤多呈实性弱回声；硬化性间质细胞瘤肿块周边实性部分可见较丰富血流信号。支持－莱迪细胞瘤更为罕见，既往文献尚未出现较大例数的超声特点总结。

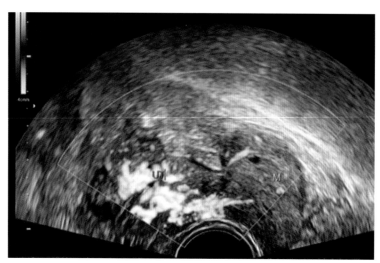

图 6-2-9　子宫浆膜下肌瘤声像图

于子宫左侧壁探及一低回声肿块，大部分向外突出，与宫体以一蒂相连，肿块内可以探及来源于宫体的细条状血流

（五）临床病例

患者女，23岁，因"经量减少半年，发现盆腔包块2周"入院妇科。

现病史：经量减少半年，不伴血块，色暗红。无腹胀、腹痛、恶心、呕吐。2周前就诊我院，彩超提示盆腔包块。

既往史：无特殊。

妇检：盆腔可及一肿块，直径6cm，质韧，无压痛，活动尚可。

血清学检查：人附睾蛋白4：52.4 pmol/L（正常值：0~90pmol/L），雌二醇290.0 pmol/L（正常值绝经后女性＜20.0pmol/L；未孕女性卵泡中期27.0~122.1pmol/L，黄体中期49.0~291.0pmol/L，排卵前94.0~133.0pmol/L），垂体泌乳素27.80ng/ml（正常值：3.34~26.72ng/ml），睾酮1.59ng/ml（正常值：0.1~0.9ng/ml），HPV核酸分子杂交 HPV 高危型16阳性。

经阴道彩超检查：于右侧附件区探及一个低回声包块，大小：6.7cm×5.7cm×3.9cm，边界清，外形尚规则，内回声尚均匀。彩色多普勒血流成像：上述包块低回声部分探及丰富的细条状血流信号（图6-2-10）。频谱多普勒血流成像：包块内探及动脉样血流频谱，RI：0.35。

视频 6-2-1

超声造影：病灶较周边组织呈高增强，消退较周边组织快（图6-2-11，视频6-2-1）。

超声诊断：右侧附件区实性占位性病变（GI-RADS分类4类，分类依据：①实性。②细条状血流，RI：0.35）。

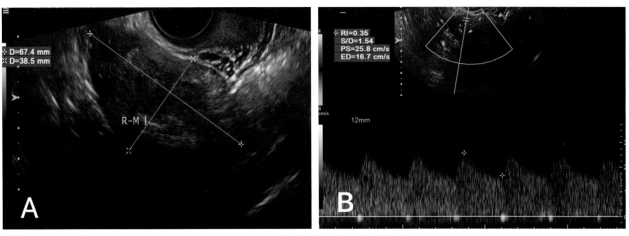

图 6-2-10　卵巢类固醇细胞瘤声像图

A. 右侧附件区探及一个低回声包块，大小 6.7cm×5.7cm×3.9cm，边界清，外形尚规则，内回声尚均匀；B. 上述包块低回声部分探及丰富的细条状血流信号，呈动脉样血流频谱，低阻，RI：0.35

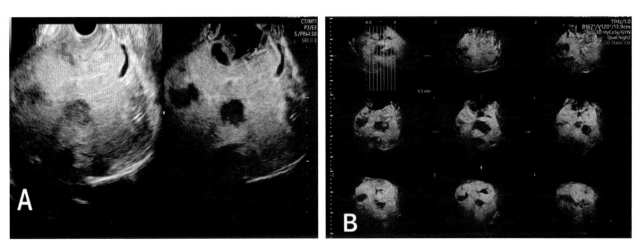

图 6-2-11　卵巢类固醇细胞瘤超声造影图
病灶实性区域造影与盆腔组织对比呈高增强，消退较盆腔组织快

手术：行"盆腔肿物切除术 + 盆腔粘连松解术"。

术中见：右侧卵巢增大，见实性肿物，直径约 6cm，表面平，无破裂。

术后病理：（右侧附件）卵巢类固醇细胞瘤（图 6-2-12）。

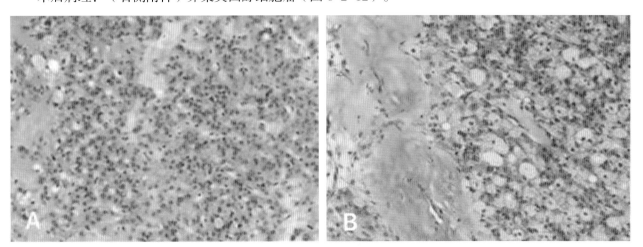

图 6-2-12　卵巢类固醇细胞瘤病理图
术后病理示：（右侧附件）卵巢类固醇细胞瘤，肿瘤细胞由不同比例的透明空泡状和嗜酸性细胞组成

（六）相关知识拓展

临床上，卵巢类固醇细胞瘤的诊断主要依据典型症状和体征、性激素测定以及肿物病理、免疫组织化学检查。经阴道超声检查费用低，操作方便，可重复性高，是目前卵巢类固醇细胞瘤最常用的影像学检查方法。当超声检查中发现卵巢肿物，声像图表现为实性肿物，中高回声，边界清楚，血流丰富时，结合患者出现异性性早熟、进行性男性化表现，经血性激素测定，排除下丘脑—垂体—性腺轴线上其他常见病因后，应考虑卵巢类固醇细胞瘤可能。病理及免疫组织化学检查是卵巢类固醇细胞瘤主要确诊手段。

三、卵巢硬化性间质瘤

（一）概述

卵巢硬化性间质瘤（sclerosing stromal tumor of the ovary，SST）是一种罕见的卵巢良性肿瘤，好发于年轻女性。WHO 卵巢肿瘤组织学分类将其归属于性索间质肿瘤中的单纯间质肿瘤亚型，文献报道 SST 占卵巢性索间质肿瘤的 2%~6%，目前多认为起源于卵巢间质中的未分化间质细胞，具有内分泌潜在功能。

卵巢 SST 可发生于任何年龄段，好发于年轻女性，20~30 岁女性多见，临床症状多表现为月经紊乱、不孕、性早熟、男性化等，可伴有腹部不适、腹部包块、腹胀、腹痛等症状，部分患者无任何症状，于体检时发现。卵巢 SST 肿瘤体积大小不一，多发生于单侧，双侧同时发生者罕见。由于卵巢 SST 罕见且缺少特异性临床症状，易与其他卵巢肿瘤相混淆，临床诊断困难。卵巢 SST 虽为良性肿瘤，但少数患者可出现胸腹水。

（二）病理

1. 大体标本：一般为单侧性，散发，界限清楚。切面主要为实性白色，有时伴有黄色区域。常见水肿区域和囊肿形成，少数肿瘤为单房性囊肿。

2. 镜下表现：低倍镜下可见假小叶结构，伴有富于细胞的结节，它们被缺少细胞的致密胶原或水肿（偶尔为黏液样）结缔组织分隔。结节可有不同程度的硬化。典型病例有大量薄壁血管，血管可扩张，类似于血管外皮细胞瘤的血管。结节由排列无序的成纤维细胞和圆形的空泡状细胞构成，一些病例也可有典型的黄素化细胞。空泡细胞常有皱缩，有时细胞核偏位，这种表现类似于印戒细胞（图 6-2-13）。

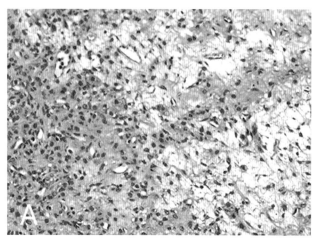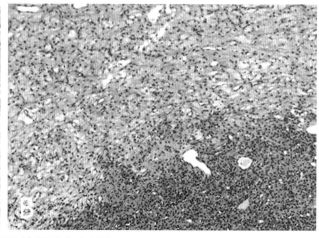

图 6-2-13　卵巢硬化性间质瘤病理图

镜下见大量薄壁血管扩张。结节由排列无序的成纤维细胞和圆形的空泡状细胞构成，可有典型的黄素化细胞

（三）超声表现

1.二维超声：多为单侧，患侧未探及正常卵巢，该侧附件区可见一边界清晰的实性肿物，形态规整，多呈圆形、椭圆形或类圆形，多呈中等回声，少数呈低回声，内部回声不均匀，为实性回声型；当肿瘤内部出现囊性变、出血区、黏液水肿区时，超声图像上显示为肿瘤内部分呈实性回声，部分呈液性囊性回声，表现为囊实混合型；偶为单房囊性肿物。

2.彩色多普勒血流成像：文献报道其超声声像图显示实性回声型和囊实混合型中肿瘤的实性部分血流丰富，多数周边较中央部更为明显（图6-2-14），根据此特点可与其他卵巢肿瘤进行区分，由于病例较少，仍需大量临床病例进行总结。

3.超声造影：造影模式多高于并快于子宫肌层，造影剂消退较子宫肌层缓慢。

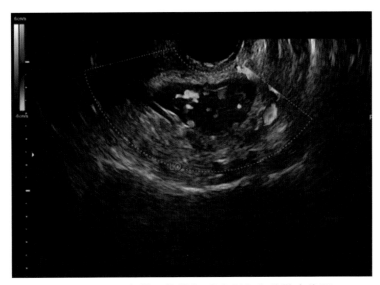

图 6-2-14　卵巢硬化性间质瘤彩色多普勒声像图
盆腔内探及一低回声肿块，边界尚清，外形规则，内回声尚均匀，内探及较丰富的细条状血流信号

（四）鉴别诊断

1.子宫浆膜下肌瘤：无明显的临床症状，少数肿物较大时可触及腹部包块，超声图像显示双侧卵巢均可见，肿物与子宫关系密切，彩色多普勒显示肿物血供来源于子宫肌层；卵巢 SST 时患侧卵巢未显示，而出现类圆形或椭圆形肿物，其血供与子宫无明显关联。

2.Krukenberg 瘤：可出现腹痛、阴道不规则流血或腹部包块等症状，多为双侧发病，常有胃肠道恶性肿瘤病史，超声图像多显示为双附件区肾形或椭圆形实质性肿物，边界清，肿物内可伴有多个液性区，实性部分血流显示较丰富；而卵巢 SST 多为单侧发病，同时结合症状及彩色血流特点进行区分。

3.卵泡膜细胞瘤：良性肿瘤，多见于绝经后女性，多伴有雌激素增多的临床表现，超声图像显示附件区实性弱回声肿物，边界清；而卵巢 SST 好发于育龄女性，可出现雌激素或雄激素增多的症状。

4.卵巢颗粒细胞瘤：低度恶性肿瘤，多分泌雌激素，出现女性化症候群，超声图像多表现为多房囊性肿物或囊实性肿物。

5.卵巢纤维瘤：良性肿瘤，多发生于中老年妇女，超声图像表现为附件区实性低回声肿物（图6-2-15），伴后方明显衰减，声影明显，常呈扇形，部分瘤体内伴强回声钙化灶，可伴发胸腹水，肿物内多无血流或稀少血流，可与卵巢SST相鉴别。

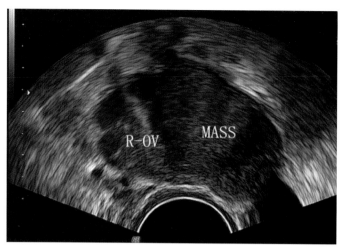

图 6-2-15　卵巢纤维瘤声像图
右侧卵巢内低回声肿块，边界清，外形规则，内回声尚均匀

（五）临床病例

患者女，58 岁，因"绝经 8 年，不规则阴道出血 2 年"入院妇科。

现病史：绝经 8 年，反复不规则阴道出血 2 年，伴血块，色暗红。伴腹胀、下腹闷痛，无恶心、呕吐。

既往史：无特殊。

妇检：未触及明显肿块。

血清学检查：雌二醇 504.0 pmol/L（正常值绝经后女性 < 20.0pmol/L；未孕女性卵泡中期 27.0~122.1pmol/L；黄体中期 49.0~291.0pmol/L；排卵前 94.0~133.0pmol/L）；促卵泡生成素 16.43mU/ml（正常值卵泡期 3.85~8.7mU/ml；排卵期 4.54~22.51mU/ml；黄体期 1.79~5.12mU/ml；绝经期 16.74~113.59mU/ml）；促黄体生成素 14.7mU/ml（正常值卵泡期 19.18~103.03mU/ml；排卵期 2.12~10.89mU/ml；黄体期 1.2~12.86mU/ml；绝经期 10.87~58.64mU/ml）；垂体泌乳素 9.36ng/ml（正常：3.34~26.72ng/ml），睾酮 0.34ng/ml（正常：0.1~0.9ng/ml）。

经阴道彩超检查：左侧卵巢增大，大小：3.4cm × 2.8cm × 2.0cm，边界清，外形尚规则，内部呈不均匀的低回声，以实性低回声为主。彩色多普勒血流成像：上述左侧卵巢实性部分探及丰富的细条状血流信号（图 6-2-16A）。频谱多普勒血流成像：左侧卵巢内探及动脉样血流频谱，RI：0.34（图 6-2-16B）。

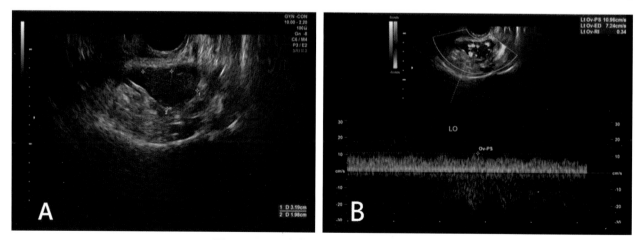

图 6-2-16　卵巢硬化性间质瘤声像图
A. 左侧卵巢增大，大小：3.4cm × 2.8cm × 2.0cm，边界清，外形尚规则，内部呈不均匀的低回声；B. 彩色多普勒显像示：上述左侧卵巢实性部分探及丰富细条状血流信号，频谱多普勒显像示：RI：0.34

超声造影（图 6-2-17）：左侧卵巢内病灶周边及内部可见造影剂充盈，其强度快于并高于子宫肌层，造影剂消退较子宫肌层缓慢。

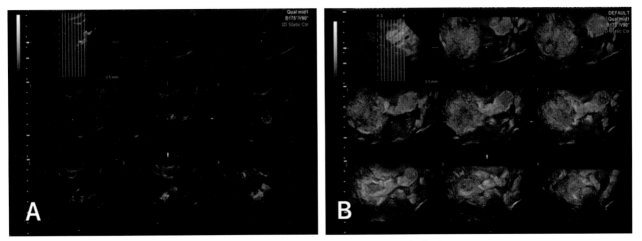

图 6-2-17　左侧卵巢硬化性间质瘤超声造影图

A & B.超声造影图：左侧卵巢内病灶周边及内部可见造影剂充盈，其强度快于并高于子宫肌层，造影剂消退较子宫肌层缓慢

超声诊断：左侧卵巢增大并回声异常（GI-RADS 分类 4 类，分类依据：①以实性低回声为主。②稍丰富细条状血流信号，RI：0.34）。

手术：行"腹腔镜下全子宫双附件切除术 + 盆腔粘连松解术"。

术中见：左侧卵巢增大，见一实性肿物，直径约 3cm，肿物表面血管充盈并呈红色。右侧卵巢萎缩。

术后病理：左侧卵巢性索 - 间质来源肿瘤，结合免疫结果考虑硬化性间质瘤（图 6-2-18）。

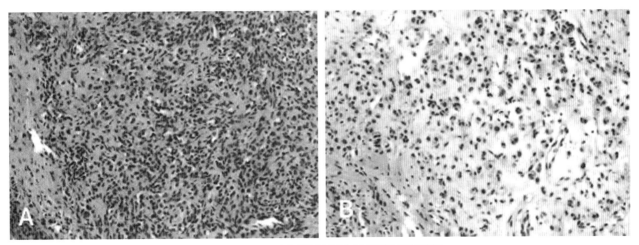

图 6-2-18　左侧卵巢硬化性间质瘤病理图

A & B.术后病理示：左卵巢性索 - 间质来源肿瘤，结合免疫结果考虑硬化性间质瘤

（六）相关知识拓展

超声检查是妇科疾病的首选影像学检查方法，对卵巢 SST 的检出及鉴别具有重要作用，也是卵巢 SST 的首选检查方法。许多卵巢 SST 患者首发临床症状表现为月经异常，故尤其年轻女性患者不能单纯考虑为异常子宫出血，应及时进行超声检查，以发现有无卵巢肿块，是否具有上述超声图像特点，超声诊断

时要依据 GI-RADS 分类进行良恶性的分类，并结合性激素及肿瘤标志物的测定，即便辅助检查疑为卵巢恶性肿瘤，临床诊断时亦应考虑卵巢 SST 的可能，在手术时进行术中冰冻病理进一步确诊，并根据患者年龄、有无生育要求等确定治疗方案，避免过度治疗。

参考文献

[1] 石一复，叶大风，吕卫国，等.我国 10288 例卵巢恶性肿瘤的分布及组织学类型 [J].中华妇产科杂志，2002，37（2）：97–100.

[2] 莫增媚，谢筱啼.卵巢颗粒细胞瘤的 CT 诊断 [J].中国医学影像学杂志，2014，22（06）：462–464.

[3] 丁亮，杨杰.卵巢纤维瘤与纤维卵泡膜细胞瘤的影像表现及与病理对照分析 [J].实用放射学杂志，2018，34（11）：1738–1741.

[4] 叶琴，薛恩生，梁荣喜，等.彩色多普勒超声对卵巢颗粒细胞瘤的诊断价值 [J].中华超声影像学杂志，2017，26（12）：1079–1083.

[5] 张蕊，陈金卫，刘晓芳，等.卵巢卵泡膜 - 纤维瘤组肿瘤的超声表现及病理对照分析 [J].山西医药杂志，2016，45（7）：760–762.

[6] 覃伶伶，洪燕，符小艳，等.卵巢颗粒细胞瘤的超声表现及误诊分析 [J].医学影像学杂志，2016，26（4）：702–704，711.

[7] 王晋，罗红，宋清芸，等.卵巢类固醇细胞瘤的超声图像特征及鉴别诊断 [J].四川大学学报（医学版），2017，48（1）：169–171.

[8] Patil VS，VemiReddy PR，Taqdees A，et al.Steroid cell tumor of the ovary-A rare case report and review of literature [J].Int J Appl Basic Med Res，2019，9（3）：185–187.

[9] 董雪，黄丽萍.卵巢类固醇细胞瘤的超声表现 [J].现代肿瘤医学，2019，27（5）：864–866.

[10] Tan EC，Khong CC，Bhutia K. A rare case of steroid cell tumor，not otherwise specified（NOS），of the ovary in a young woman [J].Case Rep Obstet Gynecol，2019，2019：4375839.

[11] 黄萍，浦惠，何兴茹，等.卵巢类固醇细胞瘤误诊分析并文献复习 [J].临床误诊误治，2018，31（2）：23–26.

[12] 张佟，金佟，许阡，等.卵巢硬化性间质瘤 4 例报道并文献复习 [J].中国医刊，2020，55（01）：88–91.

[13] 史鹏丽，李颖，马灵芝.卵巢硬化性间质瘤的超声表现 [J].现代肿瘤医学，2016，24（12）：1976–1979.

[14] 回允中译.妇科病理学图谱（第 2 版）[M].北京：人民卫生出版社，2011.

（张伟娜　黄桂梅）

第三节　生殖细胞肿瘤

一、成熟畸胎瘤恶变

（一）概述

卵巢畸胎瘤是一种卵巢生殖细胞肿瘤，它由2个或3个胚层（外胚层、中胚层、内胚层）组织构成，分为成熟畸胎瘤（mature teratoma，MT）、未成熟畸胎瘤（immature teratoma，IT）和成熟畸胎瘤恶变（malignant transformation of mature cystic teratoma，TMT）。

卵巢成熟畸胎瘤的内、中、外三个胚层中任何一种或几种成分发生恶变，称为卵巢成熟畸胎瘤恶变，发生率为0.46%~4.00%。恶变形式含有癌变和肉瘤等，其中最常见的是鳞状细胞癌，且多数为浸润性鳞癌，少数为原位癌，其他癌包括腺癌、腺鳞癌、未分化癌及小细胞癌等；肉瘤少见，包括横纹肌肉瘤、平滑肌肉瘤、骨肉瘤、软骨肉瘤和血管肉瘤等。恶变成分的免疫表型与发生在经典部位的恶性肿瘤相似。成熟畸胎瘤恶变多发生在绝经后女性，多数年龄40~60岁，一般为单侧，肿瘤直径多＞10cm，临床表现大多缺乏特异性，常表现为盆腔无痛性肿块，仅部分可有腹胀、腹痛，若肿瘤侵犯包膜致腹膜种植、转移可产生腹痛、腹水和腹膜刺激征等症状。

（二）病理

大体标本：卵巢成熟性囊性畸胎瘤大体样本呈囊性或囊实性，恶变常发生在实性区或囊壁增厚区，呈隆起或结节状、团块状、乳头状和菜花状，切面细腻，质地脆，常伴有出血或坏死（图6-3-1）。

镜下表现：镜下均可见分化成熟的多胚层成分，以皮肤及其附属器、脂肪组织常见，另可见软骨、各种腺体或腺上皮、神经及甲状腺组织（图6-3-2A）。卵巢成熟畸胎瘤各胚层组织均可继发恶变，外胚层的上皮成分恶变较多，其中鳞癌最常见，其次为腺癌。恶变成分为鳞癌，组织学改变与其他部位鳞癌相似，病理分化程度以中~低分化为主，均可见分化成熟的多胚层成分及鳞癌与正常鳞状上皮的移行区（图6-3-2B）；恶变成

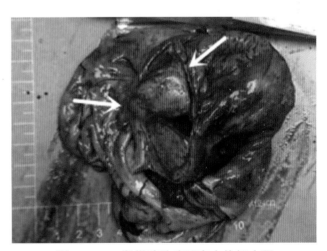

图6-3-1　卵巢畸胎瘤恶变大体标本图
左侧附件囊实性包块：部分为囊性，部分为实性，实性部分呈灰白色，团块状（白色箭头指示处）

分为恶性黑色素瘤，为成熟畸胎瘤外胚层成分，恶变成分与成熟畸胎瘤外胚层皮肤组织成分相间，周围囊壁见成熟脑组织及甲状腺组织，恶变成分与其相邻，肿瘤组织中仅见少量色素，上皮样肿瘤细胞密集成片，胞质丰富，核大深染，核仁明显，核分裂象易见。

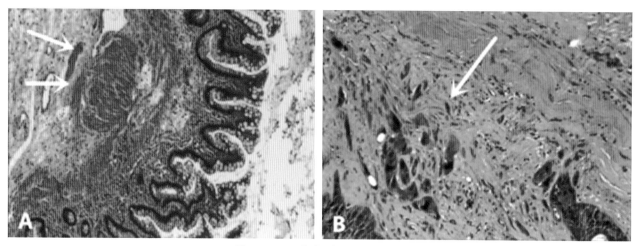

图 6-3-2　卵巢畸胎瘤病理图

A.卵巢成熟囊性畸胎瘤：可见肠黏膜上皮及平滑肌（白色箭头指示处）；B.卵巢成熟畸胎瘤恶变：增生的胶原纤维中见鳞状细胞癌浸润（白色箭头指示处）

（三）超声表现

1.二维超声：一般表现为一侧卵巢囊实性肿物，肿瘤体积较大，外形尚规则，直径多大于 10cm，可见典型囊性畸胎瘤的表现，早期病变局限于囊内时，表现为囊内低回声区（图 6-3-3）；当恶变成分向外生长，则于其旁可见偏低实性回声。

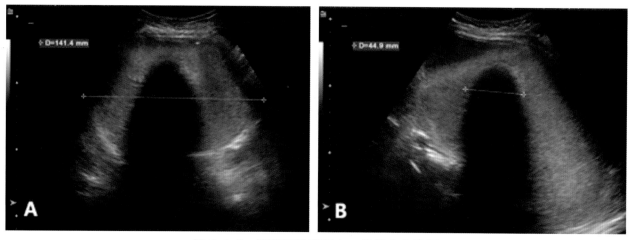

图 6-3-3　卵巢畸胎瘤恶变二维超声声像图

盆腔内探及一混合回声包块，大小约 18.7cm×14.1cm×11.0cm，内可见密集点状高回声，并探及一长 4.5cm 的弧形强回声，后方伴浓声影

2.彩色多普勒血流成像：肿瘤的周边或实性低回声区可探及点状、条状的血流信号（图 6-3-4）。

3.超声造影：病变局部则呈现快速灌注、快速消退的高增强，且局部血管不规则，提示恶变可能（图 6-3-5）。

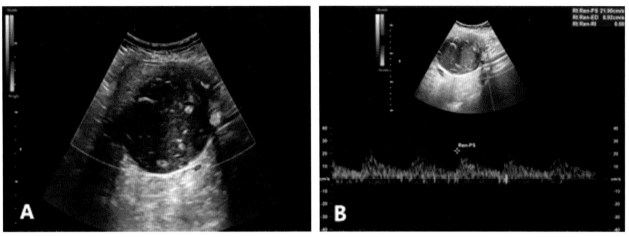

图 6-3-4 卵巢成熟畸胎瘤恶变彩色多普勒及频谱多普勒声像图

A. 盆腔肿块周边及实性低回声区内探及点状、条状血流信号；B. 盆腔肿块内可探及动脉样血流频谱，RI：0.59

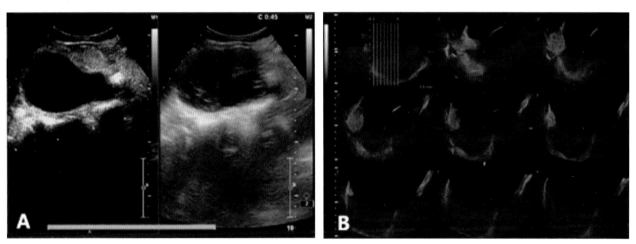

图 6-3-5 卵巢成熟畸胎瘤恶变超声造影图

A. 盆腔包块的二维超声造影对比图，病灶周边及内部实性部分为不均匀高增强；B. 盆腔包块的三维超声造影图：病灶周边及内部实性部分可见造影剂充盈，为不均匀高增强

（四）鉴别诊断

1. 卵巢成熟囊性畸胎瘤：卵巢成熟囊性畸胎瘤一般外形规则，边界清晰（图 6-3-6A），病灶内及周边一般没有血流信号（图 6-3-6B），超声造影一般无增强（图 6-3-7）。卵巢畸胎瘤恶变早期病变局限于囊内时，表现为囊内低回声区。

2. 卵巢未成熟性畸胎瘤：卵巢未成熟畸胎瘤及卵巢成熟畸胎瘤恶变的超声表现一般均为一侧卵巢囊实性肿物，肿瘤体积较大，内除有强回声团外，多有实性低回声区与分隔伴声衰，且分隔薄厚不均，其彩色多普勒超声往往可以在实性低回声区（图 6-3-8B）与隔上探及到血流信号，超声造影表现（图 6-3-9）与卵巢成熟畸胎瘤恶变相似，故不易鉴别。但卵巢未成熟畸胎瘤多可见钙化样强回声（团）分布于偏低回声区内（图 6-3-8A），并可伴有血清 AFP 升高，以上有助于对卵巢未成熟畸胎瘤与卵巢成熟畸胎瘤恶变的鉴别诊断。

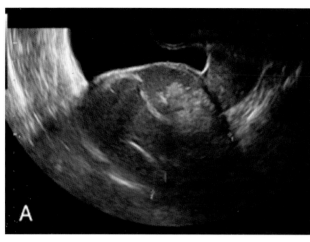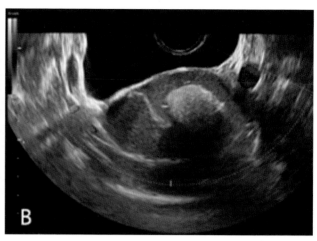

图 6-3-6 卵巢成熟囊性畸胎瘤声像图

A.肿瘤呈椭圆形，外形规则，边界清晰，内可见密集点状弱回声、高回声分隔带及团状高回声；B.盆腔包块内及周边未见明显血流信号

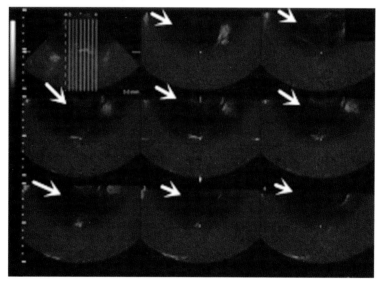

图 6-3-7 卵巢成熟囊性畸胎瘤三维超声造影图

盆腔包块内及周边未见明显造影剂充盈（白色箭头指示处）

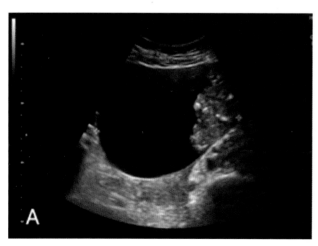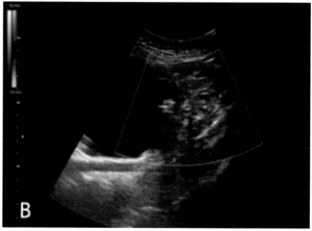

图 6-3-8 卵巢未成熟性畸胎瘤声像图

A..盆腔混合回声包块，部分边界不清，内部分为无回声，部分为低回声，并可见钙化样强回声（团）分散于偏低回声区；B.盆腔包块周边探及斑点状血流信号

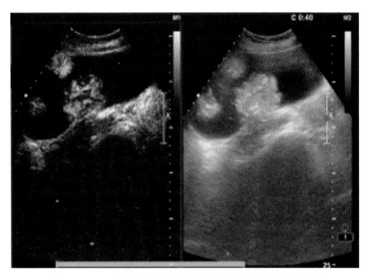

图 6-3-9 卵巢未成熟性畸胎瘤超声造影声像图

盆腔包块内及周边可见造影剂充盈，为非均匀性高增强

（五）临床病例

患者女，43岁，因"发现盆腔包块1年"入院。

现病史：缘于1年前无意中发现盆腔包块，约拳头大小，无压痛，稍可活动。无绝经后阴道出血、排液、腹痛、腹胀、恶心、呕吐、白带增多，无大便性状改变、明显消瘦；未在意，未诊治；后自觉腹部包块逐渐增大，遂于2天前就诊我院，要求手术治疗，门诊拟"盆腔包块：畸胎瘤可能"收入院。

既往史：曾于4年前因"腹股沟疝"于当地医院手术（具体不详），术后恢复尚可，余无特殊。

妇科检查：右侧附件区可扪及一大小10cm的包块，质硬，无压痛，活动度差。

血清学检查：CA199：45.3U/ml（正常值：0~35U/ml），余正常。

经阴道彩超检查：于右侧附件区探及一混合回声包块，大小约8.0cm×5.7cm×4.5cm，边界尚清，外形欠规则，内回声不均匀，部分为无回声，部分为低回声，回声较紊乱，囊壁上可见多个大的乳头状突起（图6-3-10A）。彩色多普勒上述包块内及周边可探及条状血流信号。频谱多普勒包块内及周边可探及动脉样血流频谱，RI：0.65（图6-3-10B）。

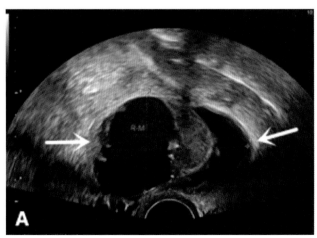
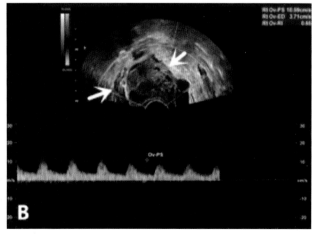

图 6-3-10 卵巢畸胎瘤恶变声像图

A.术前超声检查提示：于右侧附件区探及一混合回声包块（白色箭头标识处），边界尚清，外形欠规则，内回声不均匀，部分为无回声，部分为低回声，回声较紊乱，囊壁上可见多个低回声突起；B.彩色及频谱多普勒显像示：包块内及周边可探及条状血流信号（白色箭头标识处），可探及动脉样血流频谱，RI：0.65

超声造影：病灶周边及内部实性部分可见造影剂充盈，与子宫肌层同步，为不均匀高增强，造影剂消退较子宫肌层稍快（图6-3-11）。

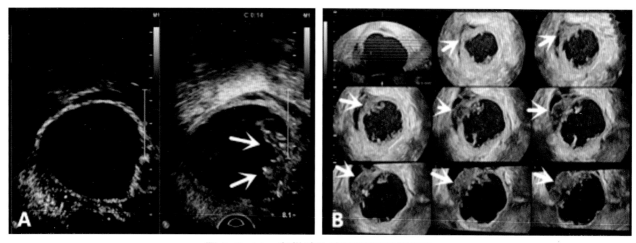

图 6-3-11　卵巢畸胎瘤恶变超声造影图

A. 盆腔包块的二维超声造影对比图，病灶周边及内部实性部分（白色箭头标识处）为不均匀高增强；B. 盆腔包块的三维超声造影图：病灶周边及内部实性部分（白色箭头标识处）可见造影剂充盈，与子宫肌层同步，为不均匀高增强，造影剂消退较子宫肌层稍快

超声提示：右侧附件区囊实性包块（GI-RADS分类 4类，分类依据为：①多个大的乳头状突起。②包块内及周边条状血流信号）。

术前诊断及依据：该患者为中年女性，年龄＞40 岁，CA199 升高，超声诊断 IOTA 分类为不确定的良恶性的肿瘤，GI-RADS 分类为 4类，考虑卵巢恶性肿瘤可能。拟行"腹腔镜下盆腔粘连松解 + 全子宫 + 双附件切除术"。

术中见：右侧卵巢见一囊实性肿物，大小约 10cm×9cm×9cm，囊内液见油脂及水样液体，实性部分质硬，肿块表面包膜完整，但固定于子宫后陷窝，不活动，周围与右盆侧壁及直肠呈大片状致密粘连。

术后病理示：（右侧附件）卵巢畸胎瘤恶变（恶变部分为中分化鳞状细胞癌）（图6-3-12）。

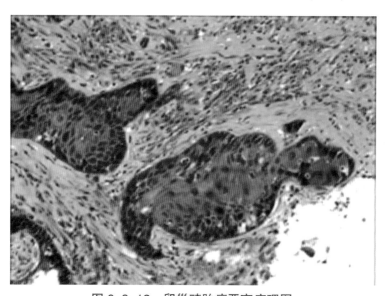

图 6-3-12　卵巢畸胎瘤恶变病理图

术后病理示：（右侧附件）卵巢畸胎瘤恶变（恶变部分为鳞状细胞癌）

（六）相关知识拓展

卵巢畸胎瘤恶变超声声像图表现复杂多样，术前超声诊断率低，误诊率高，不能根据实性部分大小及血流情况鉴别是否恶变。超声诊断时要依据 GI-RADS 分类进行良恶性的分类（1 类：确定良性；2 类：很可能良性；3 类：可能良性；4 类：可疑恶性，同时具有 1~2 个恶性征象；5 类：恶性可能性大，肿块有 3 个及 3 个以上恶性征象）；并结合患者的年龄及肿瘤标志物检测等综合考虑，当患者年龄＞ 40 岁（尤其绝经后）、肿瘤体积＞ 10cm 时，需高度警惕卵巢成熟畸胎瘤恶变的可能；结合患者年龄、超声造影及术前检测血清 SCC-Ag、CA125、CEA、AFP 等肿瘤标志物有助于明确诊断。

二、卵巢甲状腺肿

（一）概述

卵巢甲状腺肿是一种少见的单胚层高度特异性成熟型畸胎瘤，属于卵巢生殖细胞肿瘤。卵巢肿瘤完全或大部分（大于 50%）由甲状腺组织构成，占所有卵巢肿瘤的 0.3%~1%。卵巢甲状腺肿大部分为良性，但约 5% 的卵巢甲状腺肿会发生恶变。发病年龄为 20~60 岁，其临床表现可能有所不同。通常表现为盆腔肿块，它可能是无症状的，类卵巢恶性肿瘤的，或表现为甲状腺功能亢进的症状。在极少数情况下，它甚至可以是恶性肿瘤。因其较低的发病率且临床症状及影像检查多无明显特异性，术前误诊率高。超声检查在卵巢疾病的筛查中起着非常重要的作用，术前正确诊断对手术方案的选择及保存育龄期患者生育能力有重要意义。

（二）病理

1.大体标本：卵巢甲状腺肿大体样本通常表现为红色、棕色或棕绿色以实性为主的软组织（图6-3-13）。卵巢甲状腺肿可以是单纯性，但较常见的是伴有另外肿瘤。通常为皮样囊肿，较少见的是类癌（甲状腺肿类癌）、Brenner瘤或黏液性肿瘤。

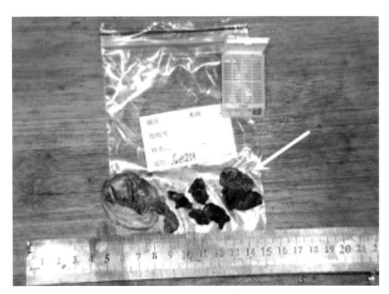

图 6-3-13　卵巢甲状腺肿大体标本图
右侧附件区囊实性包块，部分为囊性，部分为实性，实性部分呈红色（白色箭头指示处）

2. 镜下表现：镜下见正常的甲状腺组织或类似于滤泡性腺瘤的组织（图6-3-14），其结构中可能包括微滤泡、假腺管、小梁状或实性细胞巢或片状结构，单独或联合存在。偶见嗜酸性细胞，在少数情况下以透明细胞为主。

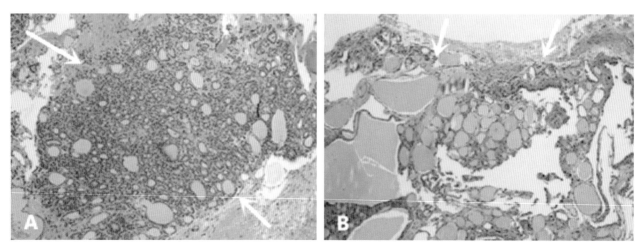

图6-3-14　卵巢甲状腺肿病理图
右侧附件区囊实性包块：镜下见正常的甲状腺组织（白色箭头指示处）

（三）超声表现

1. 二维超声：多为单侧，以囊性或囊实性为主，内多可见规则或不规则分隔，呈多房性。形状多不规则，边界均清晰，病灶囊内可见实性结节状中等或中高回声突起（图6-3-15）。有时可见钙化或骨骼样强回声，部分患者可伴有腹水。

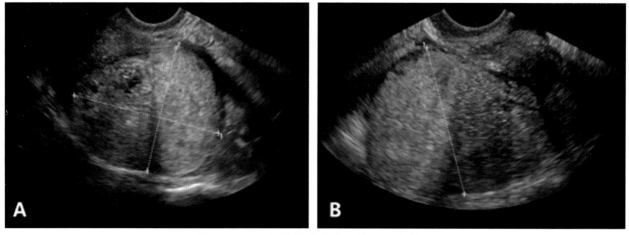

图6-3-15　卵巢甲状腺肿二维超声声像图
右侧附件区稍高回声包块，大小4.9cm×5.8cm×4.7cm，边界尚清，内回声不均匀

2. 彩色多普勒血流成像：分隔及内部实性部分可有较丰富血流信号（图6-3-16A），可以记录到类似恶性肿瘤的高速、低阻力动脉频谱（图6-3-16B），易误诊为卵巢恶性肿瘤。

3. 超声造影：病灶周边、分隔及内部实性部分可见造影剂充盈，为不均匀增强，一般强度高于子宫肌层，造影剂消退较子宫肌层缓慢。

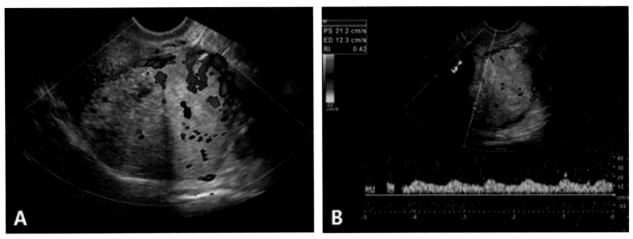

图 6-3-16　卵巢甲状腺肿彩色多普勒及频谱多普勒声像图
A.右侧附件区稍高回声包块内及周边探及细条状血流信号；B.右侧附件区稍高回声包块内探及动脉样血流频谱，RI：0.59

（四）鉴别诊断

1.卵巢囊腺癌：卵巢甲状腺肿声像图表现为边界清晰囊实性病灶内实性成分多为中等或中高回声，与甲状腺组织回声相近，血流信号虽丰富但走形尚规则。而卵巢囊腺癌声像图表现为边界不清、内杂乱不规则分隔和多发不规则低回声实性突起同时伴丰富不规则血流的特点。结合相关肿瘤标志物、甲状腺功能及相关抗体检查结果可鉴别。

2.卵巢囊腺瘤：卵巢囊腺瘤多为单房或多房囊肿。内见均匀薄分隔与卵巢甲状腺肿多为不规则增厚分隔不同。但部分乳头状囊腺瘤超声表现与超声表现为囊实性卵巢甲状腺肿相重叠，鉴别较困难。卵巢甲状腺肿实性成分回声为结节状中等或中高回声，或接近甲状腺组织的片状实性成分与不规则增厚分隔延续可能提示为卵巢甲状腺肿。

（五）临床病例

患者女，50岁，因"腹胀半个月，发现盆腔包块1周"入院。

现病史：患者缘于半月前无明显诱因出现腹部饱胀感，偶伴下腹痛，可自发缓解。无阴道异常排液、出血、白带增多，未重视未就诊。1周前因感腹胀明显伴纳差就诊我院，行彩超检查示：子宫左上方囊实性包块，来源于卵巢可能。1天前盆腔 MRI 示子宫前上方不规则占位：考虑恶性肿瘤，来源于左侧卵巢可能性大，其他待除；腹盆腔大量积液。建议住院治疗，拟"盆腹腔包块性质待查：卵巢癌可能"收住院。发病以来，体重减轻约3kg。

既往史：既往体健。

妇科检查：于子宫前方可及一肿块，大小约5cm×7cm，质硬，无压痛，活动差。

血清学检查：卵巢癌相关抗原：522.9 U/ml（正常值：0~35 U/ml），甲状腺过氧化物酶抗体：80U/ml（正常值：0~9U/ml），促甲状腺激素受体抗体：116.61U/ml，余正常。

经阴道彩超检查：于盆腔内子宫左前方探及一个混合回声包块，大小 8.0cm×7.1cm×5.0cm，边界清，外形不规则，内回声不均匀，以实性为主（图6-3-17A）。彩色多普勒上述包块内探及细条状血流信号（图6-3-17B）。盆、腹腔内探及游离无回声区，前后径：2.0cm（子宫直肠窝）、5.4cm（下腹腔）。

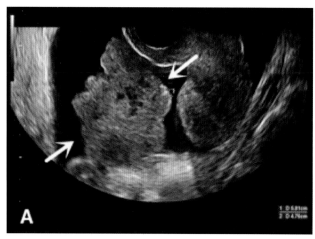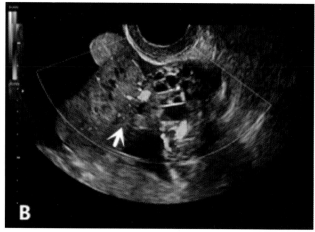

图 6-3-17　卵巢甲状腺肿声像图

A. 术前超声检查提示：盆腔内子宫左前方探及一个囊实性包块（白色箭头标识处），大小 8.0cm×7.1cm×5.0cm，边界清，外形不规则，内回声不均匀，以实性为主；B. 彩色多普勒显像示：上述包块内探及细条状血流信号（白色箭头标识处）。

超声造影：病灶周边及内部可见造影剂充盈，其强度高于子宫肌层，造影剂消退较子宫肌层缓慢（图 6-3-18）。

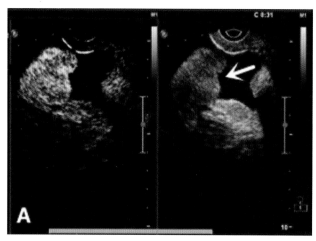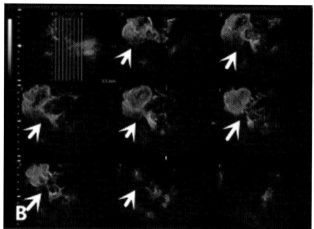

图 6-3-18　卵巢甲状腺肿超声造影图

A. 盆腔包块的二维超声造影对比图，病灶实性部分为高增强（白色箭头标识处）；B. 盆腔包块的三维超声造影图：病灶周边及内部（白色箭头标识处）可见造影剂充盈，其强度高于子宫肌层，造影剂消退较子宫肌层缓慢。

超声提示：盆腔内子宫左前方囊实性包块 [GI-RADS 分类 4 类，分类依据：①实性成分明显或占优势（>50%实性成分）。②腹水]。

盆腔肿块穿刺病理示：镜下为卵巢甲状腺肿成分。注：穿刺活检病变局限，不排除其他恶性成分或恶性甲状腺肿。免疫组化结果显示：CK-P（+），Syn（−），CD56（+），TG（+），TTF-1（+），Ki-67（个别+），P53（约 3%+）。

术前诊断及依据：该患者为绝经后女性，卵巢癌相关抗原、甲状腺过氧化物酶抗体、促甲状腺激素受体抗体升高。盆腔 MRI 示子宫前上方不规则占位：考虑恶性肿瘤（来源于左侧卵巢）可能性大，其他待除；腹盆腔大量积液。超声诊断 IOTA 分类为不确定的良恶性肿瘤；GI-RADS 分类为 4 类，考虑恶性肿瘤可能。盆腔肿块穿刺病理示：镜下为卵巢甲状腺肿成分。注：穿刺活检病变局限，不排除其他恶性成分或恶性甲状腺肿。因穿刺病理未能进一步明确肿物性质，行"经腹全子宫双附件切除 + 阑尾切除术 + 盆腔粘连松解术"。

术中见：左侧卵巢增大，见一实性肿物，直径约 7cm，表面乳头状，无破裂。

术后病理：（左侧附件）卵巢甲状腺肿（图 6-3-19）。

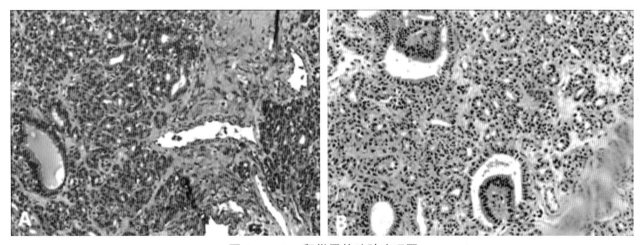

图 6-3-19　卵巢甲状腺肿病理图
术后病理示：（左侧附件）卵巢甲状腺肿，镜下见正常的甲状腺组织

（六）相关知识拓展

该病例超声诊断 IOTA 分类为不确定为良恶性的肿瘤，GI-RADS 分类为 4 类，与术后病理良性卵巢甲状腺肿不符合。该患者为绝经后女性，CA125 升高，超声表现为以实性为主的囊实性包块，外形不规则，伴有腹水，实性部分可见细条状血流信号，超声造影呈不均匀高增强，与卵巢恶性肿瘤不易鉴别，易导致术前误诊。然而该患者二维超声、彩色多普勒表现为：实性成分多为中等或中高回声，与甲状腺组织回声相近，虽有中等量的血流信号但走形尚规则，且该患者甲状腺过氧化物酶抗体及促甲状腺激素受体抗体升高，因此碰到此类超声表现的患者，要注意结合甲状腺功能及相关抗体检查结果，考虑到卵巢甲状腺肿的可能性。卵巢甲状腺肿大部分为良性，恶性极为罕见。

参考文献

[1] 于海瑞，李志茹，杨琳，等 .8 例卵巢恶性畸胎瘤病例报道和文献复习 [J]. 中国计划生育和妇产科，2019，11（3）：94-96.

[2] 武中弼，杨光华 . 中华外科病理学 [M]. 北京：人民卫生出版社，2002：1389-1394.

[3] 安菊生，吴令英，李晓光，等 . 卵巢成熟畸胎瘤恶变 44 例临床分析 [J]. 中华妇产科杂志，2013，48（2）：123-128.

[4] 任亚敏 . 卵巢成熟性囊性畸胎瘤恶变临床病理分析 [J]. 临床医学研究与实践，2017，2（4）：76，78.

[5] 沈小静，贺其志，娜依玛·巴亚西，等 . 卵巢成熟畸胎瘤恶变的临床病理特点分析 [J]. 中华妇产科杂志，2018，53（12）：863-866.

[6] Feng X，Xu L. Rare case of squamous cell carcinoma arising in a recurrent ovarian mature cystic teratoma of a young woman：A case report and review of the literature [J]. Medicine，2018，97（20）：e10802.

[7] Vicus D，Beiner ME，Clarke B，et al. Ovarian immature teratoma：Treatment and outcome in a single institutional cohort [J]. Gynecol Oncol，2011，123（1）：50–53.

[8] Emoto M，Obama H，Horiuchi S，et a1. Transvaginal color Doppler ultrasonic characterization of benign and malignant ovarian cystic teratomas and comparison with sernm squamous cell carcinoma antigen [J]. Cancer，2000，88（10）：2298–2304.

[9] 杨舒萍，吕国荣，沈浩霖 . 超声影像报告规范与数据系统解析 [M]. 北京：人民卫生出版社，2019.

[10] 郭万学 . 超声医学（第 6 版）[M]. 北京：人民军医出版社，2012.

[11] 谢红宁 . 妇产科超声诊断学 [M]. 北京：人民卫生出版社，2005.

[12] 杨倩，杨筱，刘真真，等 . 卵巢甲状腺肿的超声表现及病理特征对照 [J]. 中国医学科学院学报，2015，37（3）：309–314.

[13] Khatchapuridze K，Kekelidze N，Tsitsishvili Z，et al. Papillary thyroid carcinoma in Struma Ovarii [J]. Gynecol Endocrinol，2020，36（8）：749–752.

[14] Timmerman D，Testa AC，Bourne T，et al. Simple ultrasound-based rules for the diagnosis of ovarian cancer [J]. Ultrasound Obstet Gynecol，2008，31（6）：681–690.

[15] Qiao PF，Gao Y，Niu GM. Struma ovarii accompanied by mature cystic teratoma of the other ovary：A case report and literature review [J]. Oncol Lett，2015，9（5）：2053–2055.

[16] Ikeuchi T，Koyama T，Tamai K，et al. CT and MR features of struma ovarii [J]. Abdom Imaging，2012，37（5）：904–910.

（张伟娜　林雨菲）

第四节　卵巢瘤样病变

卵巢瘤样病变又称非赘生性囊肿，属于功能性囊肿，不是真正的卵巢肿瘤，是卵巢功能性改变形成的潴留囊肿，也是诱发育龄期女性卵巢肿大及盆腔痛的一个重要因素。通常情况下，大部分卵巢瘤样病变均为良性，恶性较少，患者发病早期缺乏典型症状，仅出现轻微的腹部不适感。但是随着瘤体的生长，压迫邻近器官，尤其是膀胱，使患者出现夜尿增多、尿急以及尿频等症状，对患者日常工作、生活带来明显困扰。

卵巢瘤样病变包括黄体囊肿、黄体血肿、卵泡囊肿、多囊卵巢综合征和卵巢过度刺激综合征等。超声对卵巢瘤样病变的诊断具有一定的优势，但因为这类囊肿临床表现缺乏典型特征，容易与卵巢赘生性肿瘤混淆；再加上卵巢组织来源复杂，具有较多的组织学类型，在一定程度上增加了诊断难度。

一、卵巢黄体血肿

（一）概述

黄体血肿是排卵后卵泡膜层破裂引起出血，血液潴留在卵泡或黄体腔内形成血肿。正常黄体直径约为 1.5cm，以后转变为白体并在下一个周期的卵泡期自然消退。若黄体内出血量多，则形成黄体血肿，多为单侧发生，直径一般为 4cm，偶可达 10cm。较大的血肿破裂时可出现腹腔内出血、腹痛、腹膜刺激征及阴道流血。黄体囊肿的超声表现呈多样性，由黄体产生时间及黄体内部出血量的多少而定。可与赘生性卵巢囊肿、卵巢肿瘤的特征性声像图发生交叉重叠，不易明确诊断。

（二）病理

大体标本：卵巢黄体血肿大体通常表现为黄色以囊性为主的软组织。囊腔充满血液，囊壁起伏。

镜下表现：镜下可见囊壁由厚层、起伏、大的黄素化粒层细胞组成，并有一层不连续的、较小的、黄素化内卵泡膜细胞（图 6-4-1）。

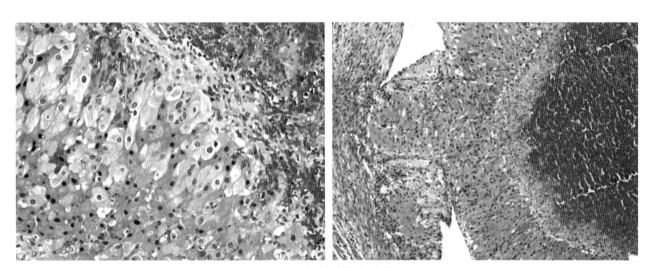

图 6-4-1　卵巢黄体血肿病理图
镜下可见囊壁由厚层、起伏、大的黄素化粒层细胞组成

（三）超声表现

1. 二维超声：卵巢黄体声像图在不同阶段表现不同，变化较大，早期可表现为单侧卵巢内圆形囊肿，边界清晰，内透声差，呈稀疏细点状回声。出血较多伴机化时表现为卵巢形态饱满，内部呈粗网状略强回声，近似实性肿物。当囊内血液部分凝固或有新的出血表现为囊内模糊不均质的杂乱回声，似絮状或海绵状，形态各异（图 6-4-2）。

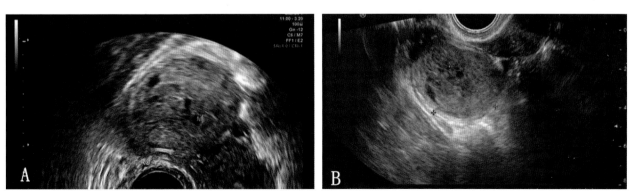

图 6-4-2　卵巢黄体血肿二维超声声像图
A&B. 盆腔内探及一实性包块，边界清，内呈不均匀低回声并可见不规则无回声区

2.彩色多普勒血流成像及频谱多普勒：分隔及内部实性部分可有较丰富血流信号，可以记录到类似恶性肿瘤的高速、低阻力动脉频谱，易误诊为卵巢恶性肿瘤（图6-4-3）。

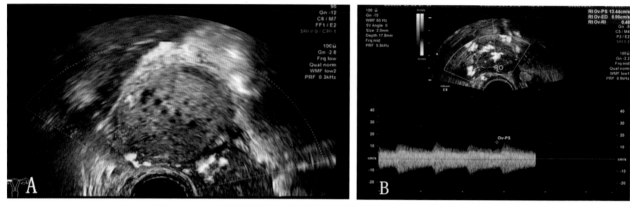

图6-4-3　卵巢黄体血肿彩色多普勒及频谱多普勒声像图
A.血肿周边及实性低回声区内探及丰富点状、条状血流信号；B.黄体血肿内可探及动脉样血流频谱，RI：0.49

3.超声造影：造影检查造影剂呈现环状的厚壁灌注，包块内低回声未见造影剂灌注，周边可见滋养血管环形包绕（图6-4-4）。

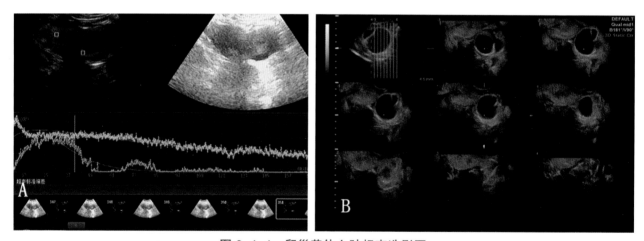

图6-4-4　卵巢黄体血肿超声造影图
A.黄体血肿的二维超声造影显示肿物内始终无增强；B.三维超声造影断层图显示肿物的低回声始终无造影剂灌注，且可立体直观地显示黄体血肿的滋养血管（箭头所示）

（四）鉴别诊断

1.异位妊娠结节：卵巢黄体血肿患者无停经史及不规则阴道出血，而异位妊娠绝大多数有明确停经史、阴道不规则流血，尿或血hCG阳性。根据黄体血肿出血时间的早晚，各期在超声上的表现不同。在黄体血肿早期，因为囊内出血较多的缘故，超声图像表现为卵巢内的类圆形囊肿，囊肿的囊壁厚。此阶段的黄体血肿尤其要注意与异位妊娠结节的鉴别，异位妊娠结节二维超声常表现呈类圆形囊性结节，壁厚中间呈小无回声区（图6-4-5A），彩色血流可呈细条状或斑点状（图6-4-5B）。

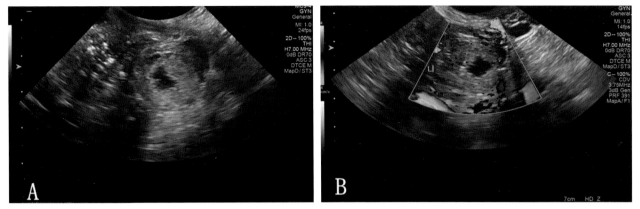

图 6-4-5 异位妊娠结节声像图

A. 结节呈类圆形，外形规则，边界清晰，壁厚，内可见小无回声区；B. 结节周边见细条状血流信号

2. 卵巢畸胎瘤：当黄体血肿内血块已经完全形成同时合并有机化时，此时的血凝块所在区域的声像图表现就可以酷似卵巢肿瘤或卵巢癌从而导致错误的诊断，因此值得重视。在血肿的亚急性出血期，或者是血凝块正在溶解的过程中，超声上就表现为囊内可见的液平面。此液平面上方是液性暗区，下方则为回声稍高的均匀的密集的点状物（图 6-4-6），这种声像表现和卵巢畸胎瘤脂液分层表现正好相反，因此容易混淆。

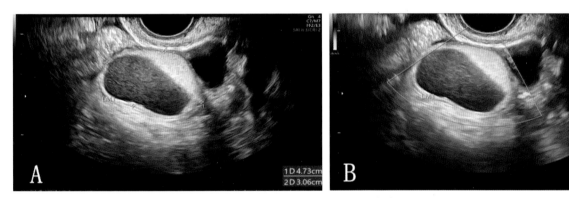

图 6-4-6 卵巢畸胎瘤声像图

A. 肿块呈椭圆形，外形规则，边界清晰，内可见密集点状弱回声及团状高回声；B. 肿块内及周边未见明显血流信号

（五）临床病例

患者女，36 岁，间歇性下腹闷痛 2 天，无阴道流血，平素月经规则。

现病史：缘于 2 天前无明显诱因出现下腹闷痛，呈间歇性，活动时明显，休息时稍缓解。无腹痛腹胀、无恶心呕吐、无阴道出血排液、大小便正常，遂于 2 天前就诊我院。彩超检查提示左侧附件区囊实性占位性病变，考虑卵巢来源可能（GI-RADS 分类 4 类）。

既往史：既往体健，否认肝炎、结核病史，预防接种病史不详，无手术外伤史、输血史、食物或药物过敏史。

经腹及阴道超声检查：子宫大小形态正常，内膜厚 0.7cm。右卵巢超声未见明显异常。于左侧附件区可见大小 7.3cm×6.9cm 的实性肿物，外形规整，边界清晰，内部回声不均匀，可见不规则小无回声区；彩色多普勒血流成像，肿物内部可见斑点状的血流信号（图 6-4-7A）。

超声诊断：左侧附件区囊实性占位性病变，考虑卵巢来源可能（GI-RADS 分类 4 类，分类依据为肿块内以实性成分为主）。

超声造影：病灶厚壁呈不同程度环状增强，其强度等于子宫肌层，内实性部分无造影剂进入（图 6-4-7B），造影剂消退较子宫肌层缓慢。

超声提示：左侧附件区囊实性包块：考虑卵巢黄体可能（GI-RADS 分类 2 类）。

转归：此患者未做任何治疗，3 个月复查彩超盆腔包块消失。

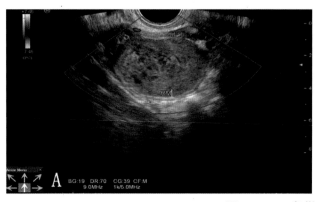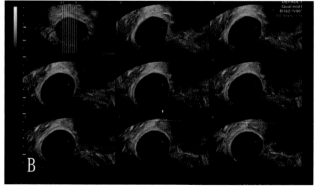

图 6-4-7　卵巢黄体血肿声像图

A. 左侧附件区实性包块，大小 7.3cm×6.9cm，内回声不均匀，以低回声为主，可见不规则小无回声区，低回声内可探及斑点状血流信号；B. 三维超声造影断层图显示肿物的实性成分始终未见造影剂灌注

（六）相关知识拓展

患者易误诊为恶性肿瘤首先因黄体血肿的出血历程通常经历急性出血、凝血块的形成和溶血这三个阶段。这三个阶段又往往是混合存在，造成了超声下黄体血肿表现形式的多样性和多变性。当观察到附件区出现异常混合性肿物时，超声诊断时要依据 GI-RADS 分类进行良恶性的分类，此外不能仅考虑是否肿瘤的可能性，应详细询问患者月经生理周期，重视月经中期排卵后黄体形成这一重要的生理变化。其次，观察到附件区囊实性肿物周边及内部血流较丰富、阻力偏低时，不能仅考虑低阻血流为卵巢恶性肿瘤诊断的重要依据，而忽视了血流较丰富、阻力偏低也是黄体血肿的特点。综上所述，通过掌握病变来源、机制、大小、内部回声的变化、与卵巢关系、位置及血流特点，辨认超声图像细微结构的变化，结合较典型的临床表现、病史特征及其他检查结果，或动态观察 1~3 月的周期（急腹症及怀疑早期宫外孕除外），上述卵巢黄体血肿基本可以明确诊断。

二、卵巢冠囊肿

（一）概述

卵巢冠囊肿位于输卵管与卵巢门之间的输卵管系膜内，又称卵巢旁囊肿、阔韧带囊肿或输卵管旁囊肿。发病率较低，多为良性肿物，恶性少见，常见于生育期妇女。囊肿来源于中肾管的间皮组织，在胚胎性腺分化之前，胚胎生殖嵴的外侧，有两条纵行管道，分别为中肾管和副中肾管。胚胎在形成女性性腺后，因缺乏雄性激素支持，中肾管逐渐退化。若退化不完全而遗留少许残迹，这些残迹在女性生育期相对稳定。在生育期，由于内分泌活动开始，这些囊腔无开口，分泌物积聚腔内，逐渐扩大，形成腺体性囊肿。卵巢冠囊肿临床表现特异性低，术前超声检查诊断准确度不高，尤其与卵巢关系紧密，容易与卵巢肿瘤混淆。除了表现为壁薄的无回声暗区，其声像图表现具有多样性特点。

（二）病理

1.大体标本：卵巢冠囊肿大体通常表现为淡黄色囊性软组织。囊肿体积一般较大，呈圆形或椭圆形，壁薄，单房多见，囊腔充满液体，囊壁较光滑。囊内偶可见乳头状突起。

2.镜下表现：囊壁被覆有纤毛细胞和分泌型细胞，胞浆中性，似输卵管上皮，囊壁有乳头状皱褶，基底膜不清，外有薄层平滑肌环绕。罕见情况下可发生囊腺瘤或交界性肿瘤（图6-4-8）。

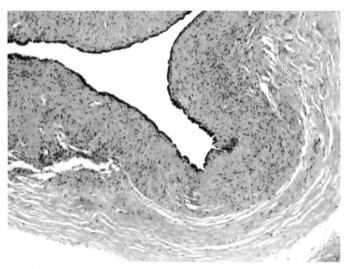

图6-4-8　卵巢冠囊肿病理图

囊壁被覆有纤毛细胞和分泌型细胞，胞浆中性，囊壁有乳头状皱褶，基底膜不清，外有薄层平滑肌环绕

（三）超声表现

1.二维超声：卵巢冠囊肿依据囊内回声不同分为单纯性囊肿与复杂性囊肿两大类。单纯性囊肿居多数，超声表现为单发、薄壁的无回声暗区；复杂性囊肿大多数表现为囊内见乳头、光点、分隔，壁薄或增厚（图6-4-9）。

2.彩色多普勒血流成像及频谱多普勒成像：表现为单纯性囊肿时，囊壁及囊内未发现明显血流信号。复杂性囊肿壁上部分乳头、分隔可探及斑点状血流信号（图6-4-10）。

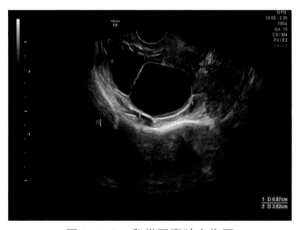

图6-4-9　卵巢冠囊肿声像图

盆腔内探及一无回声包块，轮廓清，包膜完整，内可见细高回声带分隔

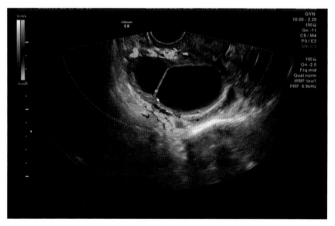

图6-4-10　卵巢冠囊肿彩色多普勒声像图

盆腔肿块周边及实性低回声区内探及斑点状血流信号

3.超声造影：造影检查见造影剂呈环状灌注，包块内未见造影剂灌注，囊壁乳头或分隔带造影剂灌注呈低增强，增强时相晚于囊壁（图6-4-11）。

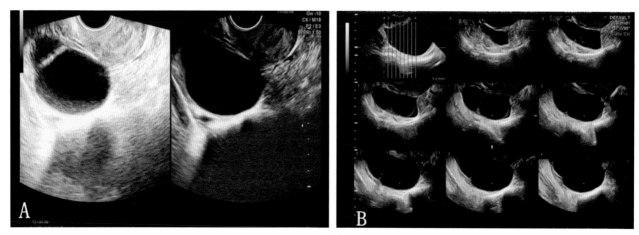

图6-4-11 卵巢冠囊肿超声造影声像图

A.盆腔包块的二维超声造影显示病灶高回声分隔带为低增强；B.盆腔包块的三维超声造影显示包块内未见造影剂灌注，囊内分隔带造影剂灌注呈低增强，增强晚于囊壁

（四）鉴别诊断

1.输卵管积水：卵巢冠囊肿容易误诊为输卵管积水。因卵巢可显示，并于卵巢旁探及形态不规则的椭圆形囊肿（图6-4-12），类似输卵管积水时的迂曲管状图像而误诊。

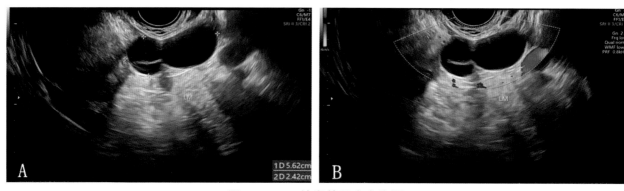

图6-4-12 输卵管积水声像图

A.盆腔囊性包块，呈长条状，内可探及分隔；B.包块内及周边未见明显血流信号

2.卵巢畸胎瘤：卵巢冠囊肿内壁不光滑，可见实性乳头样回声突向腔内和（或）囊内透声差，可见细点状回声而误诊为卵巢囊腺瘤及卵巢畸胎瘤（图6-4-13）。

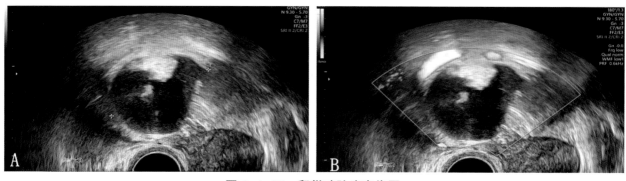

图6-4-13 卵巢畸胎瘤声像图

A.盆腔混合回声包块，部分为无回声，部分为高回声，无回声内透声差；B.盆腔包块周边探及斑点状血流信号

（五）临床病例

患者女 33 岁，因"发现盆腔包块 3 天"入院。

现病史：缘于 3 天前体检发现盆腔包块，无腹痛腹泻、无恶心、呕吐、白带增多，为进一步治疗就诊我院。复查彩超检查提示左侧附件区囊性占位性病变，考虑卵巢浆液性肿瘤可能。要求手术治疗，门诊拟"盆腔包块：卵巢来源可能"收入院。

既往史：既往体健，否认肝炎、结核病史。预防接种病史不详。无手术外伤史、输血史、食物或药物过敏史。

妇科检查：下腹部稍膨隆，无压痛，张力较大，全腹无压痛及反跳痛。

血清学检查：血清癌抗原 CA125、CA19-9 均正常。

经腹部彩超检查示：左侧附件区囊性包块，大小 8.5cm×8.3cm×5.4cm，边界清，包膜完整，内见点状弱回声漂浮，囊内见高回声带分隔，厚 0.4cm（图 6-4-14A），并于壁上探及实性乳头状突起，突起高度＜0.7cm。彩色多普勒血流成像：上述包块内高回声带分隔及周边探及斑点状血流信号（图 6-4-14B）。

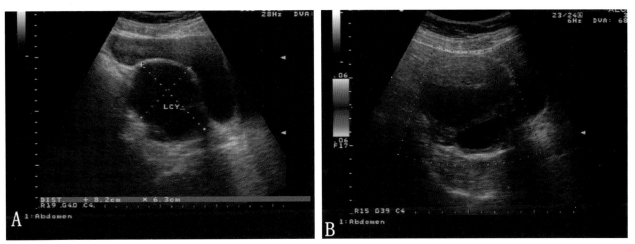

图 6-4-14 卵巢冠囊肿声像图

A. 术前超声检查提示：于左侧附件区探及一囊性包块（白色箭头标识处），边界清，外形欠规则，囊内见不规则高回声带分隔，厚 0.4cm；B. 彩色及频谱多普勒显像示：包块内及周边可探及斑点状血流信号

超声诊断：左侧附件区囊性占位性病变，考虑卵巢浆液性肿瘤可能（GI-RADS 分类 4 类，分类依据为囊内高回声带，厚 0.4cm）。

超声造影：囊壁增强时间晚于子宫肌层，呈等增强，造影剂分布较均匀。内部乳头状突起呈低增强，造影剂消退较子宫肌层缓慢。

超声造影诊断：左侧附件区囊性占位性病变，考虑良性肿瘤可能（GI-RADS 分类 2 类）（图 6-4-15）。

术前诊断及依据：该患者为中年女性，二维超声提示盆腔包块 GI-RADS 分类为 4 类，考虑卵巢来源可能。超声造影考虑良性肿瘤可能（GI-RADS 分类 2 类），临床考虑因肿块较大，拟行硬膜外麻醉下行剖腹探查术。

术中见：子宫大小形态正常，子宫与邻近组织无粘连，右侧卵巢、输卵管大小形态无异常。左侧卵巢大小 2.0cm×3.0cm，输卵管系膜内囊性包块大小约 8.0cm×9.0cm×6.0cm，囊壁厚，血供丰富，左侧输卵管附着在肿瘤表面，长约 15cm。缓慢穿刺负压吸引出囊内无色清亮液约 2000ml。切开系膜，将囊壁完整剥除。

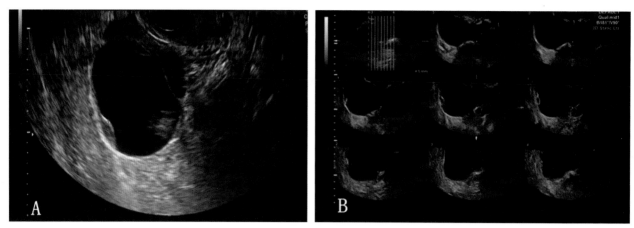

图 6-4-15 卵巢冠囊肿二维超声及超声造影对比图

A.盆腔包块二维超声声像；B.造影显示囊壁增强时间晚于子宫肌层，呈等增强，造影剂分布较均匀

术中病理诊断：左侧卵巢冠囊肿（图 6-4-16）。

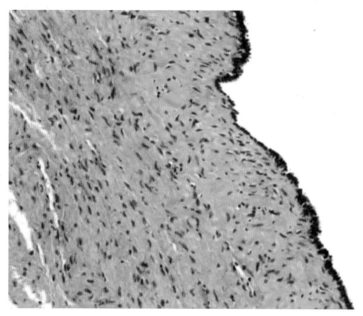

图 6-4-16 卵巢冠囊肿病理图

囊壁被覆有纤毛细胞和分泌型细胞，基底膜不清，外有薄层平滑肌环绕

（六）相关知识拓展

超声医师应提高对卵巢冠囊肿的认识，如在附件区发现类似表现为囊肿的声像图时，超声诊断时要依据 GI-RADS 分类进行良恶性的分类，并结合造影表现再次评估肿物的分类情况。因部分肿块较大、贴近腹壁易出现近场超声伪像，采用多切面、多角度、多种方法联合扫查，以减少卵巢冠囊肿误诊的可能。通常认为卵巢冠囊肿为良性非赘生性囊肿，以单发为主，两侧均可发生，直径 6~10cm 者占多数。直径很少超过 10cm，腹部加压时卵巢冠囊肿与卵巢呈轻微的相背离运动，来源于卵巢的肿块则与卵巢组织同步运动，对明确诊断有帮助。

参考文献

[1] 谢红宁. 妇产科超声诊断学 [M]. 北京：人民卫生出版社，2015：251-265.

[2] 常才，戴晴，谢晓燕. 妇产科超声学 [M]. 北京：人民卫生出版社，2010：831-846.

[3] Tuuli MG，Norman SM，Odibo AO，et al.Perinatal outcomes in women with subchorionic hematoma：a systematic review and meta-analysis [J]. Obstet Gynecol，2011，117（5）：1205-1212.

[4] Sohaib SA，Sahdev A，Van Trappen PO，et al. Characterization of adnexal mass lesions on MR imaging[J]. AJR Am J Roentgenol，2003，180（5）：1297-1304.

[5] 黄冬冬. 腹部超声联合阴道超声诊断卵巢瘤样病变的价值研究 [J]. 中国医学创新，2017，14（4）：57-60.

[6] McNamara MC，Brook R.How long should we follow simple ovarian cysts with pelvic ultrasonography?[J]. Cleve Clin J Med，2018，85（10）：745-747.

[7] 吴凤妹. 超声在卵巢良、恶性肿瘤中的诊断价值及误诊原因分析 [J]. 中国妇幼保健，2018，33（2）：447-449.

[8] Zhang W，Wang L，Xin Z. Combination of serum CA199 and CA125 levels and contrast-enhanced ultrasound parametric data facilitates to differentiate ovarian serous carcinoma from ovarian malignant epithelial cancer [J].Medicine（Baltimore），2018，97（16）：e0358.

[9] 查文，曹荔，卫爱民，等. 超声造影在妇科瘤样病变诊断中的应用价值 [J]. 中国妇幼保健，2013，28（5）：862-864.

[10] 周远斌. 经阴道超声在卵巢瘤样病变诊断中的应用 [J]. 中国继续医学教育，2016，8（32）：60-61.

[11] 宋月勤. 阴道及腹部超声在卵巢黄体破裂患者诊断中的应用价值 [J]. 实用医学影像杂志，2019，20（4）：413-415.

[12] 岳埃，刘晓霞，钟艳平，等. 卵巢冠囊肿癌变一例报告及文献复习 [J]. 中华妇产科杂志，2011，46（7）：544-545.

[13] Han W，Kim H，Ku SY，et al.Ovarian cysts during tamoxifen use may affect the prognostic markers of premenopausal breast cancer [J].Gynecol Endocrinol，2013，29（1）：16-19.

[14] 陈丽霞，吴琪，李慧敏，等. 卵巢冠囊肿的超声分型及病理对照 [J]. 中国妇幼保健，2011，26（16）：2541-2543.

[15] Smorgick N，Herman A，Schneider D，et al. Paraovarian cysts of neoplastic origin are underreported [J]. JSLS，2009，13（1）：22-26.

[16] 侯红梅，董敏，李明娟，等. 经阴道超声诊断卵巢冠囊肿的临床意义 [J]. 中国中西医结合影像学杂志，2017，15（06）：747-749.

（杨琳　翁剑鸣）

第五节　继发性肿瘤

一、卵巢淋巴瘤

（一）概述

卵巢恶性淋巴瘤累及卵巢包括以下 3 种情况：原发于卵巢的淋巴瘤；作为隐匿性淋巴结疾病的最初表现；作为广泛播散性系统全身淋巴瘤的一种表现。所有类型的淋巴瘤都能发生于卵巢，可以原发或继发，其中绝大多数是非霍奇金淋巴瘤，以弥漫性 B 细胞淋巴瘤最常见，只有少部分是霍奇金淋巴瘤。原发性和继发性卵巢淋巴瘤的主要鉴别点在于原发病灶的探寻。

卵巢淋巴瘤患者的临床表现无特异性，常见的症状和体征有腹腔或盆腔痛、异常阴道出血、月经紊乱和快速生长的腹部包块，10%~33% 的患者会出现高热、盗汗和体重减轻。由于临床症状缺乏特异性，卵巢淋巴瘤术前不易诊断，影像学检查无法区分淋巴瘤和其他类型的卵巢实性肿瘤，诊断依靠肿瘤切除术后的病理检查，针吸活检无法提供足够的组织学信息，因此应避免进行此检查。

（二）病理

1. 大体标本：卵巢淋巴瘤，平均直径 12cm，典型者卵巢表面完整，可以光滑或呈结节状，质软，鱼肉样到质地硬韧。切面通常为白色、褐色或灰红色，偶尔伴有灶状囊性蜕变、出血或坏死。

2. 镜下表现：除了淋巴瘤倾向于伴有硬化（有时形成席纹结构），而且肿瘤细胞倾向于形成岛屿状、索条状和小梁状结构以外，其表现与卵巢外病变相似。肿瘤可围绕滤泡及其衍生物生长，或者破坏所有的结构，肿瘤可以变长或呈梭形，特别是在硬化性病变中。几乎所有的卵巢淋巴瘤都是 B 细胞性淋巴瘤（图6-5-1）。累及卵巢最常见的亚型是弥漫性大 B 细胞性淋巴瘤（有时为免疫母细胞性淋巴瘤）、伯基特淋巴瘤和滤泡性淋巴瘤。

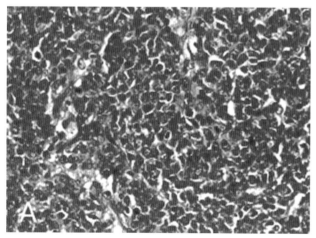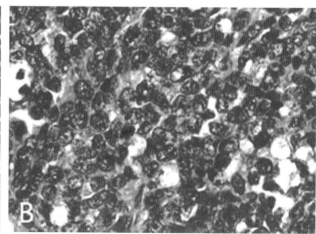

图 6-5-1　卵巢淋巴瘤病理图
卵巢结构破坏，弥漫性中等大小的淋巴样细胞增生

（三）超声表现

1. 二维超声：为内部回声均匀和近似囊肿的极低回声，所有病灶的后方回声均增强（图6-5-2A），有时病灶内部能够看到网络样的高回声。

2. 彩色多普勒血流成像及频谱多普勒血流成像：内部实性部分可有较丰富血流信号（图6-5-2B），可以记录到恶性肿瘤的高速、低阻力动脉频谱。

3. 超声造影：造影模式多与子宫肌层呈同步等增强（图6-5-3），也可见部分高增强及低增强等。

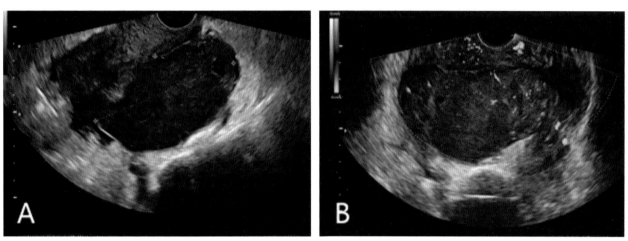

图6-5-2　卵巢淋巴瘤声像图

A. 盆腔探及一低回声肿块，边界不清，内回声欠均匀，后方回声增强；B. 盆腔肿块内探及稍丰富的点状、细条状血流信号

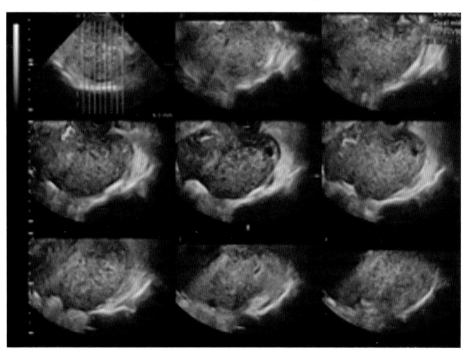

图6-5-3　卵巢淋巴瘤三维超声造影声像图

盆腔肿块与子宫肌层呈同步等增强

（四）鉴别诊断

1. 上皮性卵巢癌：囊实性肿块，常有坏死，超声造影实性部分、囊壁、分隔及壁结节可见不均匀强化，常有腹水和淋巴结转移。

2. 卵巢无性细胞瘤：卵巢无性细胞瘤好发于年轻女性，血清 LDH、β-hCG 水平升高，多为实性均质肿块，肿瘤内及边缘可见多发走形规则的血管影，造影可见明显强化的纤维血管隔及结节样改变，常有较完整的纤维包膜。

3. 转移性卵巢癌：可有消化道、乳腺原发病史，多呈囊实混合性肿块，常有腹腔积液。

（五）临床病例

患者女，48 岁，因"经期延长 1 年，发现盆腔包块 1 月"入院妇科。

现病史：近一年来，无明显诱因出现经期延长，经量增多，为原来的 2 倍，伴血凝块。月经周期正常。1 月前就诊我院。

既往体健。

妇检：于左侧附件区可及一肿块，直径 5cm，质中，活动可，无压痛。

辅助检查：卵巢癌相关抗原：40.8 U/ml（正常值：0~35U/ml），余正常。

经阴道彩超检查：于左侧附件区探及一低回声包块，大小：5.4cm×4.3cm，边界清，外形尚规则，内回声欠均匀。彩色多普勒上述包块内探及细条状血流信号（图 6-5-4）。

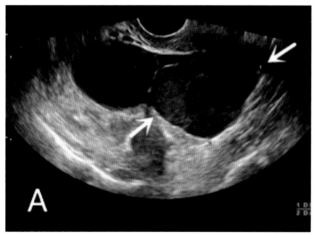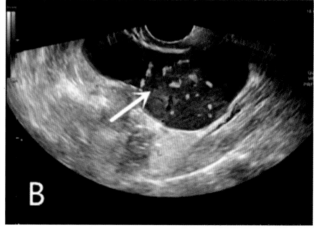

图 6-5-4　卵巢恶性淋巴瘤声像图
A. 左侧附件区探及一低回声包块（白色箭头标识处），大小 5.4cm×4.3cm，边界清，外形尚规则，内回声欠均匀；
B. 彩色多普勒显像示包块内细条状血流信号（白色箭头标识处）

超声造影表现：病灶周边及内部可见造影剂充盈，其强度与子宫肌层相同，造影剂消退与子宫肌层同步（图 6-5-5）。

超声提示：左侧附件区囊实性包块来源卵巢，GI-RADS 4 类（分类依据：实性低回声）。

术前诊断及依据：患者经期延长 1 年，发现盆腔包块 1 月，左侧附件区可扪及肿块，超声亦提示左侧附件区实性占位，诊断"左侧附件区肿物（性质待查）"，拟行"腹腔镜下左侧附件切除术 + 左侧输卵管切除术"。

术中见：左侧卵巢增大，见一实性肿瘤，直径约 5cm，包膜完整。

术后病理：（左侧附件）卵巢恶性肿瘤，考虑恶性淋巴瘤（图 6-5-6）。

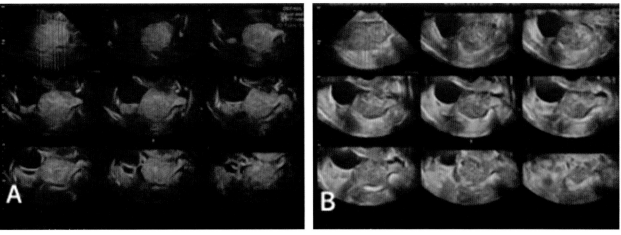

图 6-5-5 卵巢恶性淋巴瘤超声造影图
盆腔包块病灶周边及内部可见造影剂充盈，其强度与子宫肌层相同，造影剂消退与子宫肌层同步

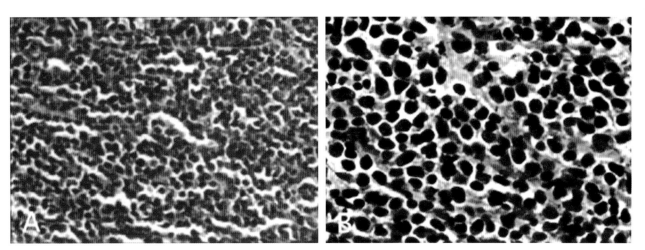

图 6-5-6 卵巢恶性淋巴瘤病理图
术后病理示：（左侧附件）卵巢恶性肿瘤，考虑恶性淋巴瘤

（六）相关知识拓展

卵巢恶性淋巴瘤的卵巢组织学主要是见弥漫分布大小比较一致的淋巴细胞。患者多为围绝经期女性，超声表现为以实性为主的囊实性包块，外形尚不规则，实性部分可见细条状血流信号，超声造影呈均匀等增强，与卵巢良性肿瘤及阔韧带肌瘤不易鉴别，易导致术前误诊。盆腔肿块生长迅速，全身症状严重，双侧卵巢受累及晚期肿瘤是预后不良的征兆。遇到此类超声表现的患者，要多结合临床，积极总结，积累经验。

二、卵巢印戒细胞癌

（一）概述

来源于胃的绝大多数卵巢转移性肿瘤为 Krukenberg 瘤，因为含有印戒细胞的胃癌倾向于转移至卵巢。含有印戒细胞成分的其他肿瘤具有同样的倾向。70% 以上的 Krukenberg 瘤来源于胃，通常为幽门。其他病例多数来源于阑尾、结肠、胆囊、胆道和乳腺，少见的来源包括子宫颈、胰、膀胱和肾盂。

　　患者的平均年龄大约 45 岁，这是年轻女性中最常见的卵巢转移性肿瘤。接近 90% 的患者出现卵巢受累相关的症状（腹痛和腹胀），其他少见症状包括异常子宫出血，由于间质黄素化（尤其是在妊娠期）而引起的急速表现，以及一些卵巢外播撒有关的症状（呼吸系统症状、骨痛）。胃癌通常在术前、卵巢切除术时或术后几个月内发现，但是小的原发性肿瘤可能隐匿到卵巢切除术后 5 年或更长时间，甚至在尸检时才能发现。几乎所有的患者都在确诊后一年内死亡，但也有极少数病例在切除双侧卵巢和原发性肿瘤后长期无痛生存。

（二）病理

　　1.大体标本：肿瘤多呈肾形或卵圆形，表面光滑无粘连，有的呈结节状隆起，有包膜但较薄，常为灰白色或淡棕色，有光泽。肿瘤直径3.0~27cm，多数肿瘤体积较大，在10~20cm。切面多以实质性为主，混杂大小不等的囊腔、出血或坏死区域。部分区域质软，呈疏松海绵状改变。囊性区常含有半透明黏液样或水样液。69.23%的病例为双侧性。

　　2.镜下表现：一种为富于细胞的小叶被通常为水肿性到局灶黏液样细胞稀少的间质分隔。另一种常见的低倍镜下表现为肿瘤周围细胞密集，伴有中心水肿，密集的细胞突起有时呈分支状突入水肿区。富于黏液的印戒细胞可呈单个和小簇状分布，或表现为大而光滑的圆形到卵圆形到细长的细胞巢，可能出现假腺管状结构（图 6-5-7）。

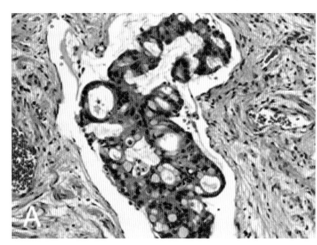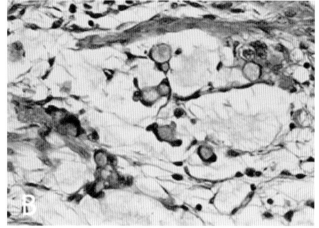

图 6-5-7　卵巢印戒细胞癌病理图
卵巢间质中见印戒样细胞呈浸润性生长

（三）超声表现

　　1.二维超声：多为双侧，肿块回声为实性不均质回声，实性回声中伴有类圆形的无回声区；肿块有时伴衰减，无明显包膜反射，但边界清晰，呈肾形（图 6-5-8A）。常在盆腹腔其他部位扫查到边界不清、有类似回声的肿块，合并腹水。

　　2.彩色多普勒血流成像及频谱多普勒成像：内部实性部分可有较丰富血流信号，血流频谱以中等阻力（RI > 0.40）为主，很少记录到低阻血流（图 6-5-8B）。

（四）鉴别诊断

　　1.卵巢卵泡膜细胞瘤：多为单侧，多呈均匀的低回声肿物，透声良好，后方回声轻度增强，部分呈囊实性，无囊壁结构，内部血流多不丰富，动脉血流多为低速中阻。

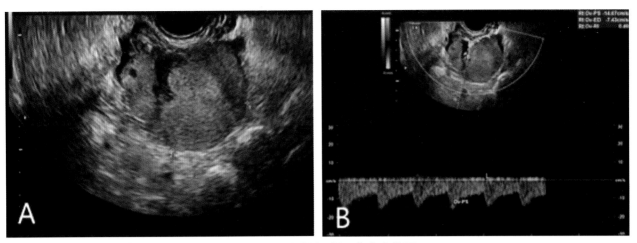

图 6-5-8 卵巢印戒细胞癌声像图

A. 盆腔肿块，内回声不均匀，边界尚清，呈肾形；B. 盆腔肿块内探及较丰富的细条状血流信号，探及动脉样血流频谱，RI：0.49

2. 卵巢透明细胞瘤：好发于绝经前后，常为单侧，中等大小，良性多为混合性或囊性为主肿物，恶性多表现为以实性为主，内部血流也较丰富。

（五）临床病例

患者女，50 岁，因"腹胀半个月，发现盆腔包块 1 周"入院妇科。

现病史：半个月前无明显诱因出现下腹胀痛尤其以餐后饱胀明显，时有恶心、呕吐，呕吐后可稍缓解，无发热、尿频尿急、阴道出血等。一周前就诊我院，彩超示"左附件囊实性包块（GI-RADS 分类 4 类）"。患病以来，精神、睡眠、食欲差，大便尚可，小便尚可，体重略有减轻。

既往体健。

妇检：于左侧附件区可扪及一肿块，大小约 5cm×5cm，质硬，无压痛，活动差。

辅助检查：卵巢癌相关抗原：511.9U/ml（正常值 0~35U/ml），余正常。

经阴道彩超检查：于左侧附件区探及一个混合回声包块，大小：5.4cm×5.8cm×2.2cm，边界清，外形不规则，内回声不均匀，以实性等回声为主。彩色多普勒血流成像：上述包块内探及细条状血流信号（图6-5-9）。

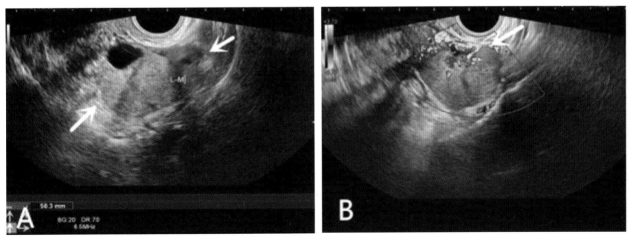

图 6-5-9 卵巢转移性印戒细胞癌声像图

A. 左侧附件区探及一个混合回声包块.（白色箭头标识处），大小 5.4cm×5.8cm×2.2cm，边界清，外形不规则，内回声不均匀，以实性等回声为主；B. 彩色多普勒包块内探及细条状血流信号（白色箭头标识处）

超声提示：左侧附件囊实性包块（GI-RADS 分类 4 类，分类依据：实性为主）。

手术：行"经腹全子宫双附件切除 + 盆腔粘连松解术"。

术中见：左侧卵巢增大，见一实性肿物，直径约 6cm，包膜完整，表面光滑。

术后病理：（左侧附件）左侧卵巢转移性印戒细胞癌（图 6-5-10）。

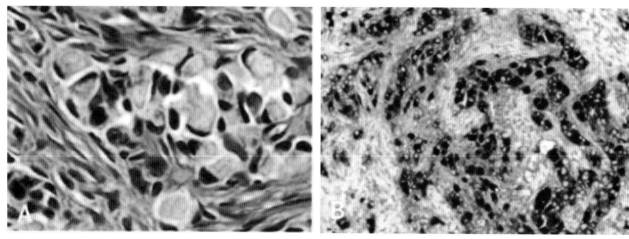

图 6-5-10　卵巢转移性印戒细胞癌病理图
术后病理示：左侧卵巢转移性印戒细胞癌，印戒样细胞呈浸润性生长

（六）相关知识拓展

卵巢是恶性肿瘤常见的转移部位，而卵巢转移性癌中较常见的原发部位是胃肠道。此种转移性癌属临床晚期，为高度恶性，患者预后很差。卵巢转移性印戒细胞癌患者多为绝经后女性，常伴有 CA125 升高，超声表现为以实性为主的囊实性包块，外形不规则，实性部分可见细条状血流信号，与其他卵巢恶性肿瘤不易鉴别，易导致术前误诊。当确诊为卵巢恶性肿瘤时应首先排除转移性癌的可能，发现有转移者，应常规行胃肠道扫查，以寻找原发灶，并结合患者临床表现，以提高超声在卵巢转移性印戒细胞癌的诊断率，为临床提供较为可靠的依据，从而减少漏误诊。

■ 参考文献

[1] 郭万学. 超声医学（第 6 版）[M]. 北京：人民军医出版社，2015.

[2] 谢红宁. 妇产科超声诊断学 [M]. 北京：人民卫生出版社，2005.

[3] Pectasides D，Iacovidou I，Psyrri A，et al.Primary ovarian lymphoma：report of two cases and review of the literature [J].J Chemother，2008，20（4）：513–517.

[4] Kosari F，Daneshbod Y，Parwaresch R，et al.Lymphomas of the female genital tract：a study of 186 cases and review of the literature [J].Am J Surg Pathol，2005，29（11）：1512–1520.

[5] Kapetanakis V，Karlin NJ，Mc Cullough AE，et al.Primary ovarian malignant lymphoma presenting as ovarian carcinomatosis：a case report and literature review [J].Eur J Gynaec Oncol，2010，31（6）：701–702.

[6] 杨舒萍，吕国荣，沈浩霖. 超声影像报告规范与数据系统解析 [M]. 北京：人民卫生出版社，2019.

[7] Kato N，Hayasaka T，Takeda J，et al.Ovarian tumors with functioning stroma：a clinicopathologic study with special reference to serum estrogen level，stromal morphology，and aromatase expression [J].Int J Gynecol Pathol，2013，32（6）：556–561.

[8] Bullon A，Arseneau J，Prat J，et al.Tubular Krukenberg tumor.A problem in histopathologic diagnosis [J]. Am J Surg Pathol，1981，5（3）：225–232.

[9] Roth LM，Ramzy I.Perspectives on signet ring stromal cell tumor and related signet ring cell lesions of the gonads [J].Adv Anat Pathol，2014，21（6）：443–449.

[10] Kaygusuz EI，Cesur S，Cetiner H，et al.Sclerosing stromal tumour in young women：clinicopathologic and immunohistochemical spectrum [J].J Clin Diagn Res，2013，7（9）：1932–1935.

[11] Mc Cluggage WG，Young RH.Primary ovarian mucinous tumors with signet ring cells：report of 3 cases with discussion of so-called primary Krukenberg tumor [J].Am J Surg Pathol，2008，32（9）：1373–1379.

[12] 韩晓燕.超声检查在库肯勃瘤诊断中的应用 [J].中国民族民间医药，2012，21（14）：97.

[13] 回允中译.妇科病理学图谱（第2版）[M].北京：人民卫生出版社，2011.

（张伟娜　林雨菲）

第六节　粒细胞肉瘤

一、概述

粒细胞肉瘤是一种少见的由原始粒细胞或不成熟粒细胞构成的髓细胞在髓外增生和浸润所形成的恶性肿瘤。多见于急性髓系白血病患者，该肿瘤可累及任何部位，最常见于淋巴结、皮肤、骨和肌肉等。累及卵巢罕见，国内外文献仅有少量个案报道，因此术前诊断有一定困难，需与卵巢的其他小细胞肿瘤鉴别。这些肿瘤大多为高度侵袭性，但治疗方案不同，若误诊，患者将失去最佳的治疗时机。因此，如果影像学上能够在术前给予适当的提示，将有助于卵巢粒细胞肉瘤的诊断和治疗措施的选择。

二、病理

1.大体标本：卵巢粒细胞肉瘤一般体积较大，大体观察切面呈实性或囊实性，部分呈分叶状，灰白色，有些可呈绿色。

2.镜下表现：镜下见形态单一的瘤细胞弥漫浸润性生长，瘤细胞中等大小或大细胞，细胞质较少或中等，部分可见嗜酸性颗粒；细胞核圆形或卵圆形，核膜厚，外形不规则，染色质细，核仁清晰，核分裂相易见，局部可见列兵样排列。幼稚嗜酸性粒细胞的数量与肿瘤细胞的分化程度相关，母细胞型中极少见，分化型中则较多见（图6-6-1）。

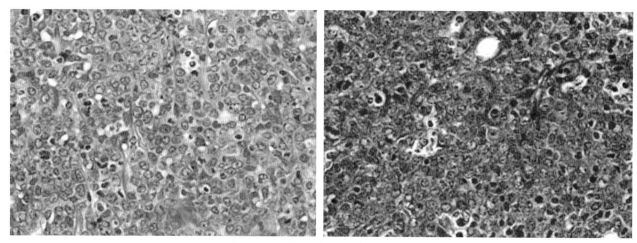

图 6-6-1　卵巢粒细胞肉瘤病理图

镜下见形态单一的瘤细胞弥漫浸润性生长，瘤细胞中等大小或大细胞，细胞质较少或中等

三、超声表现

1.二维超声：多为单侧，类圆形或椭圆形实性肿块（图6-6-2）。外形规则，可以由数个融合。边界清晰，移动度差。内呈不均匀低回声，出现坏死时伴液性无回声呈囊性变。实性回声内血供丰富，常伴腹水。

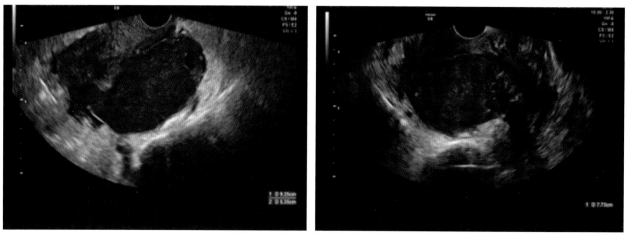

图 6-6-2　卵巢粒细胞肉瘤二维超声声像图

盆腔内探及一低回声包块，大小 9.3cm×7.7cm×5.4cm，轮廓清，内回声不均匀

2.彩色多普勒血流成像及频谱多普勒：肿块的周边或实性低回声区可探及点状、条状的血流信号（图6-6-3）。

3.超声造影：病灶周边、内部实性部分可见造影剂充盈，为不均匀增强（图6-6-4），一般强度高于子宫肌层，造影剂消退较子宫肌层缓慢。

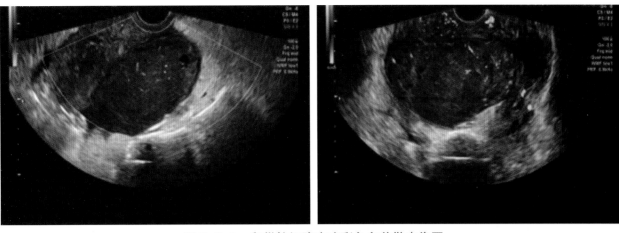

图 6-6-3　卵巢粒细胞肉瘤彩色多普勒声像图

盆腔肿块周边及实性低回声区内探及点状、条状血流信号

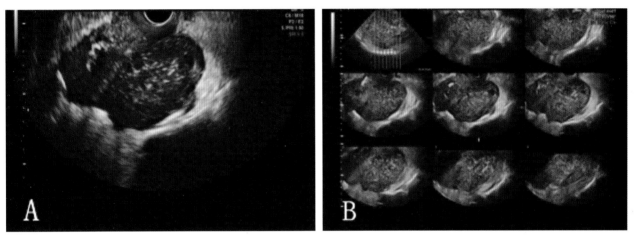

图 6-6-4　卵巢粒细胞肉瘤超声造影图

A. 盆腔包块二维超声造影图，病灶周边及内部实性部分为不均匀高增强；B. 盆腔包块三维超声造影图：病灶周边及内部实性部分可见造影剂充盈，为不均匀高增强

四、鉴别诊断

1. 子宫浆膜下肌瘤及阔韧带肌瘤：肌瘤一般外形规则，边界清晰，以低回声为主，有时呈分布不均匀等回声。较大肌瘤时会出现囊性变，相应部位出现无回声区（图6-6-5A）。病灶内可探及较丰富细条状血流信号（图6-6-5B），常表现为低阻性。超声造影有助于鉴别，肌瘤来自子宫动脉的分支血供，造影呈快进式显著强化，强度接近子宫肌层（图6-6-6）。而粒细胞肉瘤内部血管粗大、迂曲，造影剂到达时间、达峰时间更短，峰强度、曲线下面积等参数显著高于良性肿瘤，呈"快进缓退"不均匀性增强。

2. 卵巢黏液性囊腺癌：卵巢粒细胞肉瘤含无回声区囊性变类型最易误诊为黏液性囊腺癌。黏液性囊腺癌常呈不均匀性囊实性肿块，肿瘤回声较杂乱，囊壁不光滑，内有粗细不均匀分隔，内透声差。部分表现以不规则实性成分为主伴大小不等无回声区（图 6-6-7A）。彩色多普勒表现为肿块边缘、分隔上和实性区可见丰富的血流信号（图 6-6-7B），可记录到高速低阻血流频谱（图 6-6-8）。

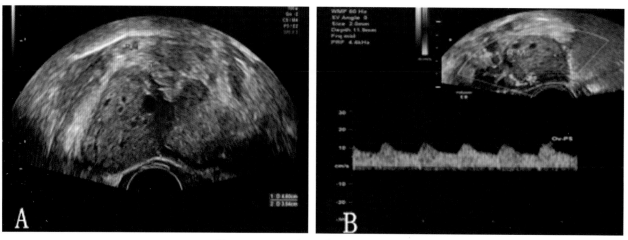

图 6-6-5 子宫浆膜下肌瘤声像图

A.包块呈椭圆形，外形规则，边界清晰，内回声不均匀，可见不规则小无回声区；B.包块内可探及来源于子宫动脉的细条状血流信号

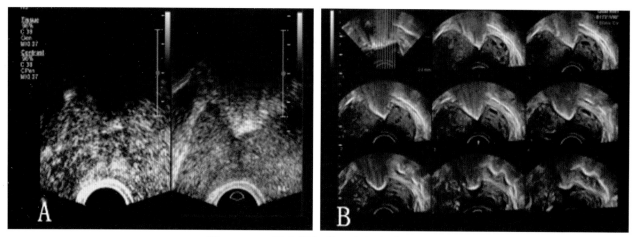

图 6-6-6 子宫阔韧带肌瘤超声造影图

A.肿块与子宫肌层同步均匀高增强；B.三维超声造影显示病灶内部可见造影剂充盈，为均匀高增强，强度等于子宫肌层

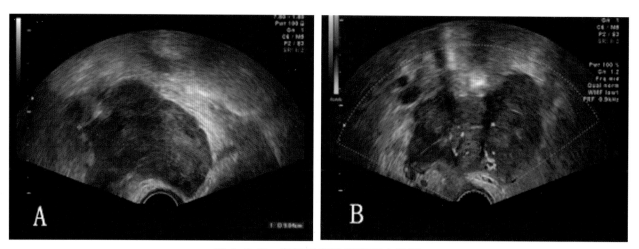

图 6-6-7 卵巢黏液性囊腺癌声像图

A.实性为主的包块，内部为不均匀低回声，并可见不规则小无回声区；B.包块内实性成分内探及较丰富细条状血流信号

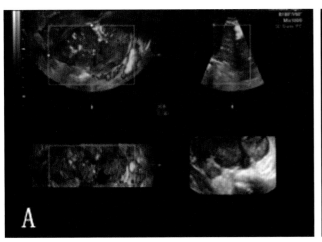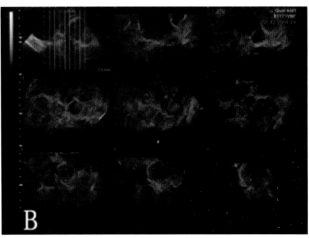

图 6-6-8　卵巢黏液性囊腺癌超声造影图

A. 肿块三维造影增强能量多普勒显示肿块内部血流丰富、血管走行不规则；B. 肿块三维超声造影图显示病灶周边及内部实性部分可见造影剂充盈，为不均匀高增强

五、临床病例

患者女，29 岁，因"腹胀 10 余天，发现盆腔包块 1 天"入院。

现病史：缘于 10 前无明显诱因出现腹胀，无腹痛腹泻、恶心呕吐、有排气有排便。于 1 天前就诊我院，彩超检查提示双侧附件区实性肿块（GI-RADS 5 类）。今复诊我院，要求手术治疗，门诊拟"盆腔包块"收入院。

既往史：既往 2 年前于我院血液科行"急性髓系白血病同胞全相同异基因外周血造血干细胞移植术"，术后恢复可。

妇科检查：右侧附件区可扪及一直径约 8cm 包块，边界清，质软，活动度差，有压痛；左侧附件区未触及异常，有压痛。

血清学检查：白细胞：11.54×10^9/L，余正常。

经阴道彩超检查：双侧附件区各探及一低回声肿块，大小：4.9cm×3.3cm×3.2cm（左），8.8cm×7.6cm×6.9cm（右），边界清，回声不均匀，以实性为主（图 6-6-9A）。盆腹腔探及游离无回声区，

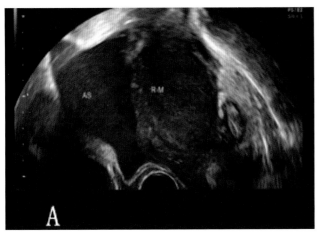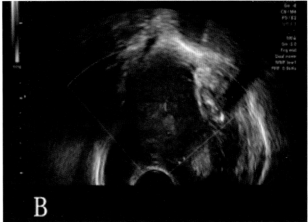

图 6-6-9　卵巢粒细胞肉瘤声像图

A. 术前超声检查提示：盆腔右侧附件区探及一个实性包块，大小 8.8cm×7.6cm×6.9cm，边界清，外形规则，内回声不均匀，周边见腹水；B. 彩色多普勒显像示：上述包块内探及细条状血流信号

较大前后径 6.7cm。彩色多普勒血流成像：肿块周边及内部探及细条状血流信号（图 6-6-9B）。

超声造影：双侧附件区病灶周边及内部可见造影剂充盈，其强度高于子宫肌层。造影剂消退较子宫肌层缓慢（图 6-6-10）。

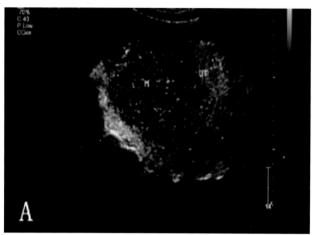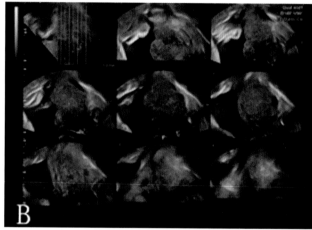

图 6-6-10　卵巢粒细胞肉瘤超声造影图

A. 肿块二维超声造影可见病灶周边及内部实性部分为不均匀高增强；B. 肿块三维超声造影图：病灶周边及内部可见造影剂充盈，其强度高于子宫肌层，造影剂消退较子宫肌层缓慢

超声提示：双附件区实性肿块（GI-RADS 分类 5 类，分类依据为：①肿块以实性成分为主。②包块内及周边条状血流信号。③盆腹腔积液）。

术前诊断及依据：该患者为青年女性，既往白血病移植术后，超声诊断 GI-RADS 分类为 5 类，盆腔肿块穿刺病理示：考虑卵巢粒细胞肉瘤可能。拟行"次全子宫切除术、双侧附件切除术、大网膜切除术"。

术中见：右侧附件区包块大小约 8.5cm×7.5cm×7.0cm，左侧附件区包块大小约 5cm×4cm×3cm，边界清，切面呈浅灰绿色鱼肉状。

术后病理示：符合粒细胞肉瘤诊断。免疫组织化学：MPO（＋）、CD99（＋）、CD68（＋）、Ki－67（50%＋）、CD117（灶性弱＋）、CD20（－）、CD79a（－）、CD34（－）、CD3（－）、CDp（－）、Glypican3（－）、hCG（－）、Vimemtin（＋）、LCA（＋）、CD57（－）、Pax－5（－）、Cg A（－）、CK（－）、CK7（－）、EMA（局部＋）、inhabin-α（－）。检查结论：结合 HE 形态及免疫组织化学结果，支持粒细胞肉瘤诊断（图 6-6-11）。

术后 1 个月骨髓穿刺：髓内原始细胞 73.5%，外周血原始细胞 69%，提示急性髓细胞白血症（AML）-M2 复发。

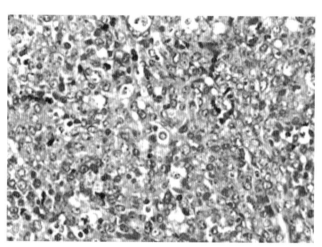

图 6-6-11　卵巢粒细胞肉瘤病理图

术后病理示：符合粒细胞肉瘤诊断

六、相关知识拓展

粒细胞肉瘤（granulocytic sarcoma，GS）又称绿色瘤、髓外髓细胞瘤。1904 年 Dock 与 Warthin 确定其与白血病的关系，GS 往往与 AML 同时出现或出现在 AML 缓解期或成为 AML 复发时的首发表现，也可以先于粒细胞白血病出现。2008 年世界卫生组织根据临床上 GS 与血液病之间的关系将其分为 3 种类型：①孤立性髓细胞肉瘤，是指无骨髓增生异常综合征、急性髓细胞白血病和骨髓增殖性疾病病史。②与慢性髓细胞白血病有关的。③与急性髓细胞白血病伴随的髓细胞肉瘤，可以是初治急性髓细胞白血病的一个独立特征，也可以是急性髓细胞白血病初治和复发的首发症状。结合临床可知，本病例属于 3 型 GS。GS 的超声表现国内外报道极少，通过相关文献发现，GS 影像学表现虽缺乏较高特异性，但仍具有共性影像学表现。超声表现为类圆形或椭圆形肿块，外形规则，可以由数个融合，边界清晰，活动性差；内呈实性低回声，部分出现坏死时伴液化呈囊性回声；实性回声内血供丰富，常伴腹水，本病例基本符合上述表现。粒细胞肉瘤超声造影表现，目前尚没有文献报道，本例图像上双侧附件区病灶周边及内部可见造影剂充盈，其强度高于子宫肌层。造影剂消退较子宫肌层缓慢，符合恶性肿瘤的造影特点，但特异性不高。综上所述，应重视符合粒细胞肉瘤的影像学共性表现，结合临床血白细胞计数以及患者既往史，为临床治疗方式选择提供有价值的指导依据。

参考文献

[1] Swerdlow SH，Campo E，Harris NL，et al.WHO classification of tumours of haematopoietic and lymphoid tissues [J]. Lyon：LARC Press，2008，140–141.

[2] 薛康康，程敬亮，张勇，等.粒细胞肉瘤影像学特征 [J].中国医学影像技术，2015，31（3）：376–380.

[3] 周东晓，黄丙仓.卵巢来源的粒细胞肉瘤术后并发白血病一例 [J].临床放射学杂志，2016，35（12）：1926–1927.

[4] Yilmaz AF，Saydam G，Sahin F.Granulocytic sarcoma：a systematic review [J]. Am J Blood Res，2013，3（4）：265–270.

[5] 庞雨晴，万鼎铭，曹伟杰，等.粒细胞肉瘤 57 例临床分析 [J].肿瘤基础与临床，2017，30（1）：34–39.

[6] Shinagare AB，Krajewski KM，Jason L，et al.MRI for evaluation of myeloid sarcoma in adults：A single-institution 10-Year experience special articles [J]. AJR Am J Roentgenol，2012，199（6）：1193–1198.

[7] Qiao PF，Gao Y，Niu GM. Struma ovarii accompanied by mature cystic teratoma of the other ovary：A case report and literature review [J]. Oncol Lett，2015，9（5）：2053–2055.

（杨琳　林雨菲）

第七章 输卵管疾病

第一节 输卵管肿瘤

一、概述

输卵管肿瘤是指原发病灶位于输卵管或其系膜者，在女性生殖道肿瘤中发生率极低。良性输卵管肿瘤较恶性输卵管肿瘤更为少见，多为个案报道。恶性输卵管肿瘤中最常见的是输卵管癌，发生率占妇科恶性肿瘤的0.14%~1.8%，发病率为0.29/10万~0.57/10万，其病因目前还未明确，有研究表明与环境及基因有关，临床症状主要有下腹部包块、阴道排液、阴道流血、腹胀、腹痛等。原发性输卵管癌（primary fallopian tube carcinoma，PFTC）多发生于中老年女性尤其是绝经后患者，但亦可见于年轻女性。输卵管癌早期诊断困难，约有一半的患者就诊时已是晚期。

二、病理

1.大体标本：PFTC多表现为输卵管局部膨大或整体弥漫性增粗，呈不规则形或腊肠形，浆膜面灰白色；剖面管腔内有乳头状结构突起、菜花样组织、坏死肿块或管腔内充满质地相似的肿瘤组织，切面灰白色，组织糟脆样。亦有少数PFTC外观正常，发生于伞端者表现为输卵管伞端菜花样瘤组织，实性、质脆。输卵管积液时伞端常与周围粘连封闭。

2.镜下表现：病变起源于输卵管黏膜上皮，单侧居多，多发生在输卵管壶腹部，最常见的病理类型是浆液性腺癌。镜下显示输卵管上皮特点，可见癌细胞与输卵管上皮有移行过度。

三、超声表现

输卵管肿瘤缺乏特征性临床和影像学表现，术前极少确诊，多数偶然发现。由于输卵管与卵巢的位置相邻，超声检查很难区分附件包块的来源是输卵管或是卵巢。若于包块旁可探及正常卵巢组织，可考虑为输卵管或其系膜来源。输卵管癌预后比同分期的卵巢肿瘤要差，一旦复发，预后极差，基本没有有效的二线治疗方法，因此早期区分并提示肿瘤的良恶性尤为重要（图7-1-1，图7-1-2）。

1.二维超声：有学者将原发性输卵管癌超声声像图表现分为5型：

（1）Ⅰ型：显示附件区迂曲管状囊性结构，囊壁见单发或多发乳头样突起。

（2）Ⅱ型：显示附件区囊实性肿块，呈腊肠形改变，边界清楚，在实性部分周边或一侧沿输卵管走行方向见囊性区。

（3）Ⅲ型：显示附件区低回声肿块，呈腊肠形改变，边界清楚。

（4）Ⅳ型：附件区单发或多发实性为主低回声肿块，形态欠规则，一侧或双侧未显示正常卵巢结构，伴膀胱子宫陷窝腹膜增厚、子宫直肠陷窝腹膜增厚、大网膜增厚、远处其他脏器转移等一项或多项恶性

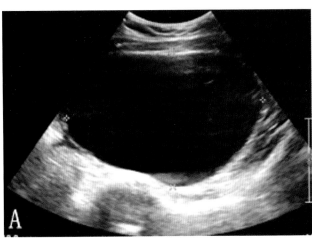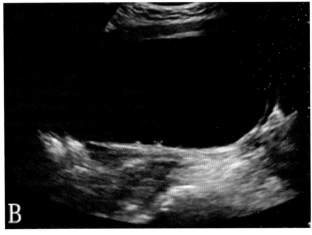

图 7-1-1　右侧输卵管囊腺瘤声像图
A、B 超声检查可见右侧附件区囊性肿块，境界清楚

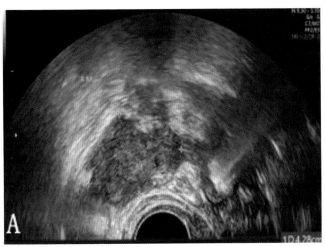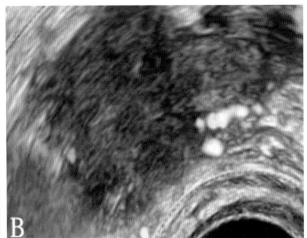

图 7-1-2　右侧输卵管浆液性癌声像图
A. 右侧附件区实性低回声肿块，形态欠规则；B. 肿块周边探及血流信号

征象。

（5）Ⅴ型：仅表现输卵管积液或超声显示附件区无异常改变。

2. 彩色多普勒血流成像：实性部分均可见丰富血流信号，呈低阻力动脉血流频谱。

3. 三维超声：可以发现管壁的不规则改变（乳头样突起），三维能量多普勒超声可显示血管的异常（动静脉分流、微动脉瘤、肿瘤巢、盲端、恶性肿瘤的典型分支状血流）等。

4. 超声造影尚未有大数据病例研究，以往个案中偶有输卵管癌造影剂显影时间早于子宫肌层的报道。

四、鉴别诊断

1. 卵巢癌：绝大多数输卵管癌患者术前超声仅可提示盆腔恶性肿瘤，多数会被疑为卵巢癌，卵巢癌常有中等或大量腹腔积液，而输卵管癌一般无腹腔积液或少量腹腔积液。临床有阴道排液、包块为腊肠形、包块旁探及正常卵巢等少数较有特点的患者，有可能术前提示输卵管癌的诊断。对本病的警惕是诊断的关键，应特别注意绝经后阴道排液的病史。对于肿瘤标志物升高伴输卵管积液持续增多的患者应高度可疑输卵管恶性肿瘤（图 7-1-3）。

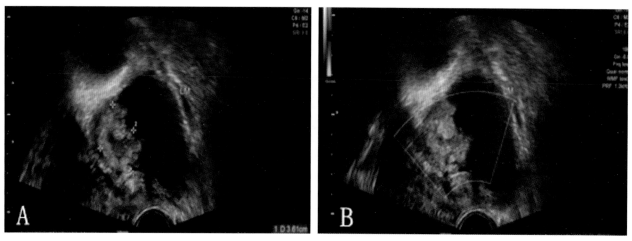

图 7-1-3　左侧卵巢癌声像图

A. 左侧附件区囊实性肿物，内回声不均匀，其中实性部分外形不规则，呈菜花状；B. 实性肿物内可探及少许血流信号

2. 慢性附件炎症性肿块：可表现为输卵管积水及附件慢性炎性肿块，与输卵管癌鉴别较困难，前者可表现为子宫双侧或一侧囊性肿块，呈腊肠状、弯曲肠管状或盲袋状，边界清，囊壁及分隔较薄且均匀，内为液性无回声区，无回声区内见稀疏点状回声；后者主要为边界不清、不均质低回声的肿块（图 7-1-4）。

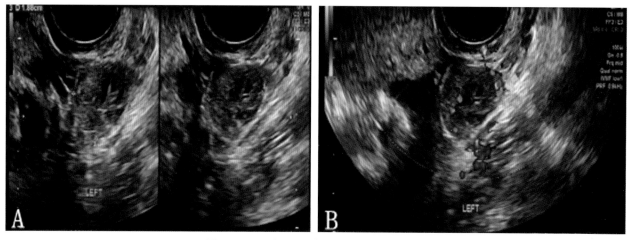

图 7-1-4　左侧附件区炎性肿块声像图

A. 左侧附件区不均质低回声肿块，内部可见不规则液性无回声区；B. 低回声肿块内部及周边探及条状血流信号

五、临床病例

患者女，56 岁，以"腹痛 1 年，阴道出血 2 月，发现盆腔包块半天"入院。

现病史：1 年前因"右下腹痛 2 月"，于当地医院行"阑尾切除术"，术顺。术后腹痛情况未见明显好转，呈持续性酸痛，无阵发性加剧，需服用止痛药 1 片。绝经 1 年，无阴道出血、流液，无接触性出血。2 月前开始出现阴道出血，出血量少，纸拭即可，夜间出血，白天血止。腹痛情况如前，未重视，未治疗。半天前我院彩超发现右侧附件区包块。

既往史：输卵管绝育及阑尾切除病史。

妇科检查：阴道通畅、未见异常分泌物。子宫颈光滑、质中、无举痛。右侧附件区扪及一直径7cm囊实性肿块，压痛，边界清楚，活动欠佳。

血清学检查：甲胎蛋白、癌胚抗原及游离 T_3、游离 T_4、促甲状腺素均在正常范围，胰腺癌相关抗原 54.3U/ml（0~35U/ml）。

磁共振平扫＋增强提示：右侧盆腔占位，考虑恶性肿瘤、累及子宫右侧壁，右侧附件来源可能。

经阴道彩超检查：右侧附件区探及一等回声肿块，大小约 7.5cm×6.5cm，边界清，外形欠规则，内回声稍欠均匀，肿块与子宫壁分界欠清（图 7-1-5A）。CDFI 示肿块内探及细条状血流信号，探及动脉样血流频谱，RI：0.54（图 7-1-5B）。

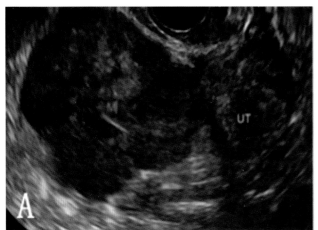 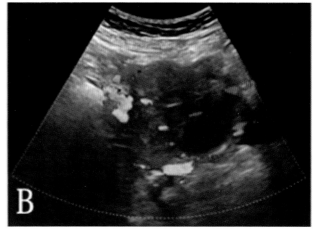

图 7-1-5　右侧附件区实性肿块声像图

A. 经阴道超声横切面显示右侧附件区实性肿块与子宫右侧壁界限不清；B.CDFI 显示右侧附件区实性肿块内部细条状血流信号

超声提示：右侧附件区实性肿块（GI-RADS 4 类，分类依据为肿块以实性成分为主），考虑：附件来源肿瘤？肌瘤不除外？

术前诊断及依据：该患者为老年女性，右侧附件区发现肿块占位，肿块形态不规则、血供较丰富，结合其腹痛、阴道出血的临床症状，应高度怀疑附件来源肿瘤可能。

术中见：右侧输卵管一肿物大小约 11cm×9cm×8cm，呈实性，外形不规则，表面见大片大网膜黏附，且肿瘤与膀胱前壁腹膜层及右阔韧带腹膜面呈致密粘连，且与右侧宫旁及右侧输尿管关系密切。右侧卵巢常大，外观正常。

术后病理：（右侧输卵管）浸润性中－高分化腺癌，考虑为输卵管子宫内膜样癌Ⅱ级，浸润达输卵管肌层，见脉管癌栓（图 7-1-6）。

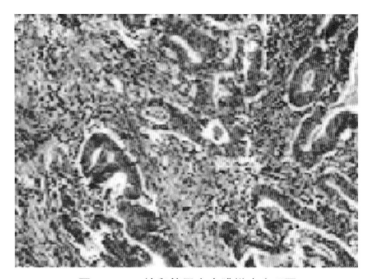

图 7-1-6　输卵管子宫内膜样癌病理图

（右侧输卵管）浸润性中－高分化腺癌，考虑为输卵管子宫内膜样癌Ⅱ级，浸润达输卵管肌层，见脉管癌栓

六、相关知识拓展

输卵管癌临床少见，患者一般无典型症状，超声声像图缺乏特征性表现，术前诊断难度大。对于盆腔发现肿块占位的患者，应密切结合患者年龄、临床症状、肿块实性部分所占比例及实性部分血供情况，结合妇科 GI-RADS 分类，进行良恶性风险分层评估。绝经后发现盆腔包块伴有阴道排液或流血、腹痛等症状，包块实性成分占优势、实性部分血供丰富的患者应警惕恶性肿瘤的可能。而一些新技术的出现，为输卵管癌的诊断与鉴别提供了更可靠的方法，如超声造影时间 – 强度曲线定量分析有可能为盆腔肿瘤良恶性的鉴别及血流动力学研究提供新的半定量手段，超声造影在诊断盆腔肿块中可为临床提供一些有价值的资料，超声引导下的穿刺活检则可提供作为诊断金标准的病理结果。

参考文献

[1] Tavassoli FA，Devilee P. WHO classification of tumouis：pathology and genetics，tumouis of the breast and female genitalorgans [M]. Lyon：IARC Press，2003，245–249.

[2] Hata T，Hata K，Noguchi J，et al. Ultrasound for evaluation ofadnexal malignancy: from 2D to 3D ultrasound [J]. J Obstet GynaecolRes，2011，37（10）：1255–1268.

[3] Riska A，Leminen A. Determinants of incidence of primary fallopian tube carcinoma （PFTC）[J]. Methods Mol Biol，2009，472：387–396.

[4] 连利娟主编 . 林巧稚妇科肿瘤学（第 2 版）[M]. 北京：人民卫生出版社，1994.667.

[5] 中国医师协会超声医师分会编著 . 中国妇科超声检查指南 [M]. 北京：人民卫生出版社，2017.

[6] 郭万学 . 超声医学（第 6 版）[M]. 北京：人民军医出版社，2015.

[7] 谢辛，苟文丽 . 妇产科学（第 8 版）[M]. 北京：人民卫生出版社，2013：331-333.

[8] 汪华，汪龙霞，李秋洋，等 . 原发性输卵管癌的超声声像图表现及误诊原因分析 [J/CD]. 中华医学超声杂志（电子版），2017，14（2）：111–116.

[9] 徐修云，洪颖 . 原发性输卵管癌研究进展 [J]. 中华临床医师杂志（电子版），2016，10（14）：2154–2157

[10] 李建萍 . 输卵管良性肿瘤 30 例临床分析 [J]. 实用医技杂志，2016，23（2）：192–193

[11] 刘勤，陈文卫，张玉国，等 . 应用超声造影时强曲线诊断盆腔肿块 [J]. 中华医学影像技术，2009，52（1）：114–117

（王莉　张蓉）

第二节　慢性输卵管炎性病变

一、概述

慢性输卵管炎性病变，是细菌感染引起的输卵管炎症，下生殖道炎症上行扩散感染是其最主要的病因；也可由性传播疾病所致，如淋病和衣原体、支原体感染，输卵管炎症大多为双侧性。慢性输卵管炎常因急性炎症未经治愈，输卵管内有遗留的炎症，而成为慢性输卵管炎。其主要表现为输卵管炎性积水和输卵管卵巢囊肿。慢性输卵管炎常见于生育年龄的女性，但也可以发生在青少年或绝经后女性。患者全身症状不明显，下腹坠胀、疼痛、腰骶部酸痛，劳累后加剧。妇科检查附件区可扪及增粗的输卵管，呈条索状，轻度压痛；输卵管积水或卵巢囊肿时，宫旁可扪及囊性肿物，活动度较差。慢性输卵管炎引起输卵管粘连、扭曲和阻塞使输卵管的拾卵和配子输送功能受阻；有时输卵管虽然通畅，但由于炎症导致输卵管内膜破坏或瘢痕组织形成以致管壁僵硬，也可影响拾卵及精子或受精卵的输送，输卵管阻塞或功能异常是造成不孕的主要原因之一。

二、病理

1. 慢性输卵管积水：多为双侧性，输卵管肿大增粗，伞端及峡部粘连闭锁，浆液性渗出液积聚形成输卵管积水。积水输卵管表面光滑，管壁薄，形似卷曲腊肠形，可游离或与周围组织有粘连（图7-2-1）。

2. 慢性输卵管卵巢囊肿：输卵管伞端与卵巢相互粘连形成炎性肿块，液体渗出形成囊肿，也可由输卵管卵巢脓肿的脓液被吸收后囊腔内液体渗出形成。

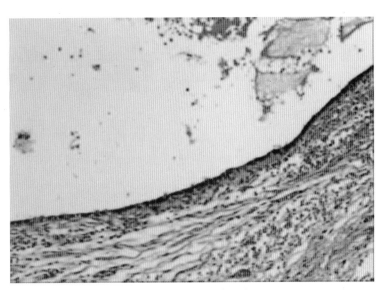

图 7-2-1　慢性输卵管积水病理图
输卵管黏膜上皮乳头状，分化好，扩张区黏膜上皮变平，壁间纤维血管增生扩张充血伴炎细胞浸润

三、超声表现

炎症造成子宫附件结构发生形态学改变时，才有超声声像的改变，当炎症早期病变范围较小，或慢性期仅有粘连，没有积液时，常无任何超声表现。

（一）输卵管积水

1.二维超声表现：子宫双侧或一侧囊性肿块，呈腊肠状、弯曲管状或盲袋状，边界清；囊壁及分隔较薄且均匀，内为液性无回声区，无回声区内见稀疏点状回声。肿块一侧常可见到正常的卵巢声像。CDFI 显示肿块边缘偶可见点状血流信号（图 7-2-2，图 7-2-3）。

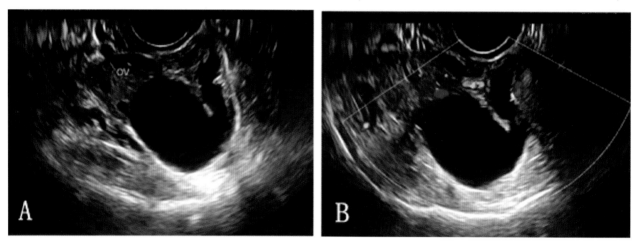

图 7-2-2　输卵管积水声像图
A.输卵管增宽，充满无回声液体；B.增宽的输卵管管壁上见点状血流

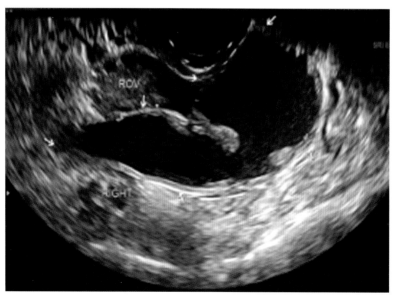

图 7-2-3　输卵管积水声像图
输卵管扩张呈腊肠状，其周边右侧卵巢清晰可见

2.三维超声及超声造影表现：超声造影显示输卵管近端大部分显示，但远端扩张呈"囊状或串珠状"；伞端无造影剂溢出，宫腔造影剂均充盈饱满。三维重建后仅见宫腔及部分输卵管显示。造影剂推注阻力大，并见明显造影剂反流（图7-2-4，图7-2-5）。（视频7-2-1）

视频 7-2-1

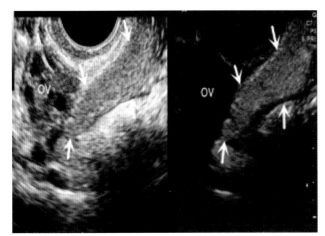

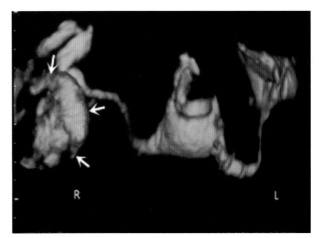

图 7-2-4　输卵管积水超声造影图
输卵管明显膨大，造影剂充填（箭头示）

图 7-2-5　右侧输卵管积水三维超声声像图
右侧输卵管远端扭曲、膨大（箭头示）

（二）输卵管卵巢积液

子宫旁多房性不规则的囊性肿块，囊的形状不规则，边界不清；囊内有粗细不等的分隔，囊内液清亮无回声；有时可见少许卵巢结构。彩色多普勒显示囊内分隔上缺乏血流信号，囊壁上因有卵巢组织，可记录到卵巢血流频谱。肿块周围常见到粘连蠕动的肠管回声（图7-2-6）。

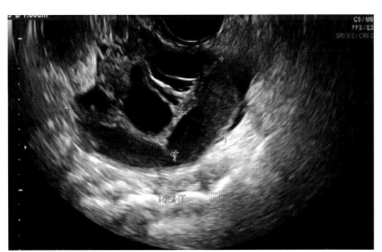

图 7-2-6　右侧输卵管卵巢积液声像图
右侧附件多房囊性包块，囊内液清亮无回声，包块周边可见少许卵巢组织回声

（三）附件慢性炎性包块

输卵管卵巢炎症后慢性纤维增生形成，可与肠管、网膜、子宫等粘连，表现为边界不清、不均质低回声的包块（图7-2-7）。

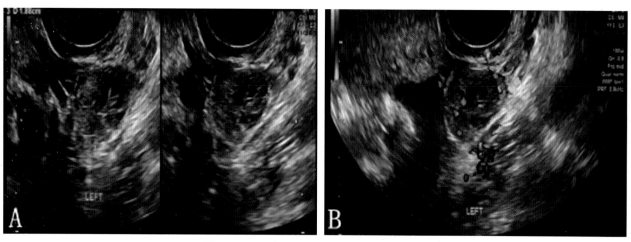

图 7-2-7 左侧附件区炎性包块声像图

A. 左侧附件区不均质低回声包块，内部可见不规则液性无回声区；B. 左侧附件区低回声包块内部及周边探及条状血流信号

四、鉴别诊断

1. 卵巢多房性囊腺瘤：此病与输卵管卵巢积水均为多房囊性肿块，容易误诊。鉴别要点为输卵管卵巢积水形成的包块形状不规则，囊内分隔纤细，囊腔内呈圆形或管道状，较规则，其分隔极少血流信号。而卵巢多房性囊腺瘤外形较规则，瘤体有包膜回声、分隔和囊腔不规则，瘤体囊壁上及分隔上常可显示血流信号（图 7-2-8）。

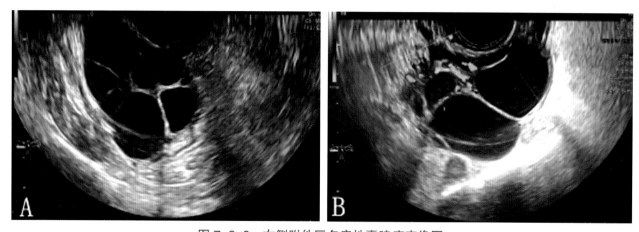

图 7-2-8 右侧附件区多房性囊腺瘤声像图

A. 右侧附件区多房囊性包块，壁较光滑，部分囊内透声差，内见多条带状分隔；B. 多房囊性包块分隔带上及囊壁上可见细条状血流信号

2. 输卵管系膜囊肿：输卵管系膜囊肿是由中肾管残余组织形成，常位于输卵管与卵巢门之间的输卵管系膜内。囊肿形态较为规则，呈圆形或椭圆形，其内无分隔，大小不一；囊壁菲薄，边缘光滑清晰，囊内透声好；囊肿多与同侧卵巢相邻（图 7-2-9）。

3. 子宫内膜异位性囊肿：临床又称为"卵巢巧克力囊肿"，是由于子宫内膜异位至卵巢而发生。患者大多为育龄期妇女，常见临床症状为痛经、不孕、月经失调等。肿块边界欠清晰，囊壁厚度不均匀，囊内见细小密集点状回声。与输卵管积脓相鉴别时，后者可以根据输卵管特征性的管状回声，以及有无痛经的临床表现综合分析做出诊断（图 7-2-10）。

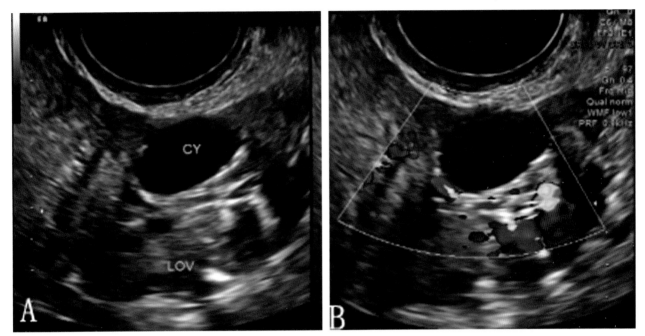

图 7-2-9 左侧输卵管系膜囊肿声像图
A. 左侧附件区探及一囊性结节，界清壁薄，内透声好，与左侧卵巢相邻；B. 囊性结节的周边可见少许血流信号显示

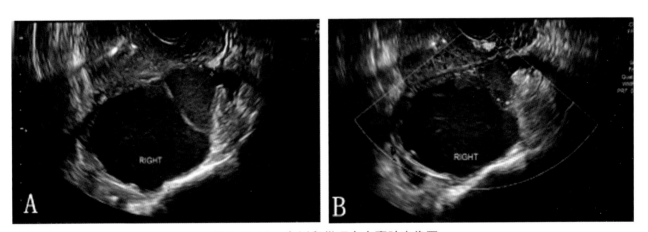

图 7-2-10 右侧卵巢巧克力囊肿声像图
A. 右侧附件区可见一大小为 8.5cm×6.0cm×6.0cm 的囊性包块，边界清楚，形态欠规则，囊内可见带状强回声分隔，囊内透声差，见细小点状回声；B. 囊性包块分隔带上可见血流信号

五、临床病例

患者女，42 岁，因"月经异常两年"入院。

现病史：2 年前于月经干净 3 天后出现少量阴道流血，色暗红，未予特殊处理，症状反复。门诊经阴道彩超检查，超声诊断"右侧输卵管积水"。门诊拟"右侧输卵管积液"收入院。

既往史：平素月经规律，生育史 1-0-2-1，育有 1 子。

血清学检查：白细胞 $7.66 \times 10^9/L$，血红蛋白（HGB）107g/L，凝血因子及肝、肾功能等检查均未见异常。

妇科检查：已婚经产型，阴道畅，内见少量暗红色凝血块，子宫颈轻度肥大，表面尚光滑，抬举痛明显，子宫压痛，活动一般；右侧附件区增厚，压痛。

经阴道彩超检查：子宫大小正常，宫壁未见异常回声；右侧附件区探及 6.5cm×3.9cm 的腊肠状无回声区，无回声区透声尚可（图 7-2-11）。

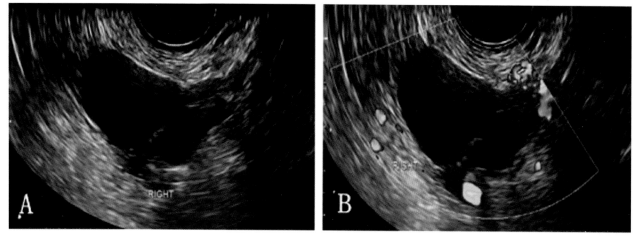

图 7-2-11　输卵管积水声像图
A.输卵管扩张呈腊肠状；B.扩张的输卵管管壁上点状血流信号

超声提示：右侧输卵管积水。

术前诊断及依据：该患者为中年女性，超声示右附件区发现肿块，肿块为腊肠状无回声区，结合妇科检查有压痛的表现，应怀疑输卵管炎性病变可能。入院后予经腹腔镜下盆腔粘连松解＋双侧输卵管切除术。

术中见：子宫、双侧附件与肠管粘连包裹成团，子宫前位，饱满、质硬，固定不动，表面满布纤维粘连膜，后壁与双侧附件、肠管粘连。子宫直肠窝完全封闭。右侧输卵管伞端闭锁、积水，与右侧卵巢重度粘连，外观失去正常结构。

术后病理：右侧输卵管扩张积水伴炎性反应，左侧输卵管慢性炎症（图 7-2-12）。

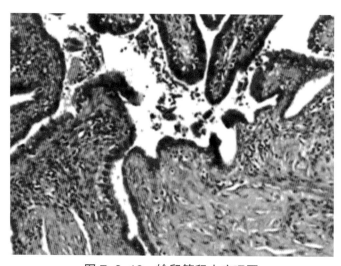

图 7-2-12　输卵管积水病理图
输卵管黏膜上皮乳头状，其中部分受压呈扁平状，壁间纤维血管增生扩张伴散在炎性细胞浸润

六、相关知识拓展

慢性输卵管炎常因急性炎症未经治愈，迁延形成，病程往往较长，炎症留下的黏膜纤维蛋白粘连、机化，造成输卵管伞端闭锁，管腔内渗出液体或输卵管积脓，脓液吸收演变为输卵管积水。输卵管积水为慢性输卵管炎最常见的并发症。输卵管壶腹部及漏斗部囊性膨大，输卵管壁变薄，管腔继续增大，可形成茄子状、腊肠状或烧瓶状，超声不难诊断。慢性输卵管炎常导致输卵管阻塞或通而不畅，从而妨碍精子、卵子或受精卵在输卵管内的运行，造成不孕或异位妊娠。子宫输卵管超声造影（hysteosalpingo-contrast sonography，HyCoSy）是不孕症患者输卵管通畅度评估的主要影像学手段之一，能实时动态地显示造影剂从宫腔经输卵管流向盆腔的全过程，清晰地显示输卵管形态结构及空间走行，全方位观察输卵管的盘曲、重叠关系，明确输卵管狭窄及阻塞部位。慢性输卵管炎时主要表现为输卵管积水，多数为中远段阻塞，输卵管部分显影，表现为纤细、僵硬或膨大、盘曲。注入造影剂时阻力较大，需加压注射，造影剂进入原有的输卵管积水无回声区内，形成漩涡状流动，不向周围扩散；原有的无回声区扩大，输卵管伞端无造影剂溢出。三维超声图像可见到扭曲膨大的立体输卵管空间结构，此诊断为输卵管不通；部分输卵管积水患者随着推注压力的增大，输卵管伞端粘连部分松解，伞端少量造影剂溢出，溢出量少而缓慢，此时应诊断为通而不畅。

参考文献

[1] 谢红宁.妇产科超声诊断学 [M].北京：人民卫生出版社，2005.

[2] 郭万学.超声医学（第6版）[M].北京：人民军医出版社，2015.

[3] 张晶.超声妇产科 [M].北京：科学技术文献出版社，2006.

[4] 王莎莎.子宫输卵管超声造影 [M].北京：军事医学科学出版社，2014.

[5] 中国医师协会超声医师分会编著.中国妇科超声检查指南 [M].北京：人民卫生出版社，2017.

[6] 王莎莎，李叶阔，程琦，等.经阴道三维超声造影重建技术评价输卵管通畅性的初步探讨 [J/CD].中国超声影像学杂志，2010，26（10）：932–934.

[7] 梁娜，吴青青.三维子宫输卵管超声造影临床应用及进展 [J].中国医学影像学杂志，2010，26（4）：306–309.

[8] Yun AJ，Lee PY.Enhanced fertility after diagnostic hysterosalpingography using oil-based contrast agents may be attributable to immunomodulation [J].AJR Am J Roentgenol，2004，183（6）：1725–1727.

[9] Dreyer K，van Rijswijk J，Mijatovic V，et al. Oil-Based or Water Based Contrast for Hysterosalpingography in Infertile Women [J].N Engl J Med，2017，376（21）：2043–2052.

（张蓉）

第三节　输卵管结核

一、概述

　　输卵管结核，即由结核分枝杆菌引起的女性生殖器官——输卵管的结缔组织炎症。其发病率在近年来有所提高，该病好发于 20~40 岁女性，也可见于绝经后女性。输卵管结核作为全身结核的表现之一，常继发于肺结核、肠结核及淋巴结结核等，可累及盆腔内所有脏器。由于女性盆腔脏器解剖生理学特点，女性盆腔结核病变范围比较广，往往可累及多个部位，且由于其起病隐匿及临床表现的非典型性、缺乏敏感和特异性，增加了诊断难度。

　　女性生殖器官结核感染常先侵犯输卵管，再逐渐侵入子宫内膜、卵巢，较少累及子宫颈、阴道和外阴。女性生殖器官结核的受累部位分别为输卵管占 90%~100%，卵巢占 20%~30%，子宫颈占 5%~15%；子宫受累以内膜为主，占 80%，而肌层受累仅占 20%。因女性生殖器官结核常存在腹痛、腹胀，大量腹腔积液，腹膜大网膜增厚，CA125 升高等特点，容易被误诊为晚期卵巢癌而行手术治疗，使患者遭受手术痛苦，增加经济损失，特别是手术创伤及并发症出现，严重时还可危及患者生命。超声作为辅助检查第一站，超声医师的正确诊断可为临床提供精确信息，通过超声造影检查及超声引导下穿刺取病灶组织进行病理检查对患者的确诊及治疗方案的选择有重要意义。

二、病理

　　输卵管结核的病理过程为渗出、粘连、增生及干酪样坏死、钙化，上述变化常混杂存在，多以某种病理改变为主并相互转化。

　　病变早期，镜下黏膜层内出现典型的由上皮样组织细胞和淋巴细胞组成的肉芽肿反应，排列呈结节状，常见多核巨细胞，可见片灶或大片的中央干酪样坏死。免疫抑制可能会改变细胞对微生物的免疫反应，导致肉芽肿不能形成。因而结合临床情况，若仅发现急性和慢性炎症细胞就应考虑行抗酸染色。结核可从黏膜层扩散到肌层和浆膜层。随着结节的增大和融合，它们可侵袭穿破黏膜，将结核性液体排入输卵管内，导致输卵管也随之扩大。黏膜炎症反应可导致渐进性瘢痕形成、皱襞变形和粘连。在纤维化区可发生钙化。某一具体病例中可能不会出现结核结节，因此，输卵管内存在干酪样坏死、纤维化或钙化可能是唯一的组织学表现，提示需要进一步的检查。显著的黏膜变性可导致类似于癌的增生（图7-3-1）。

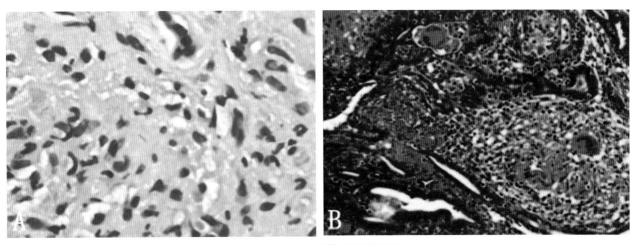

图 7-3-1 输卵管结核病理图

A.分枝杆菌抗酸染色（＋）；B.输卵管黏膜固有层可见上皮样肉芽肿形成，中央少量凝固性坏死，伴郎格罕多核巨细胞反应及淋巴细胞浸润

三、超声表现

（一）二维超声表现

输卵管结核其病理改变复杂多样使声像图随之复杂化，根据病灶的内部回声及形态等不同，可有不同的声像图表现。

1.包块型：表现为子宫旁囊性、实性或囊实性混合回声，形态不规则，边界模糊，活动性差。呈囊性者，囊内为较均匀分布的低回声或弥漫的点状回声，包块型内为大量的干酪样坏死物。

2.包裹性积液型：表现为盆腔不规则液性暗区，其间可见条状强回声光带及少量增强光点、光斑。

3.钙化型：可于子宫内膜、输卵管、卵巢出现强回声团块或强光斑，散在分布。卵巢可增大，双侧输卵管走行僵硬。

（二）彩色多普勒及频谱多普勒

病灶周边或实性低回声区可见血流信号或者无血流信号，血流信号可呈高阻性血流频谱。

（三）超声造影

因输卵管结核病理演变过程较复杂，病理表现类型多，超声造影表现也呈现多样化，病灶有完全增强型、部分增强型、无增强型。

目前，超声引导穿刺活检是有效诊断输卵管结核的方法。超声引导穿刺活检术联合超声造影，可避开坏死区，提高取材完整率及病理诊断阳性率。

四、鉴别诊断

1.卵巢癌：肿瘤标志物 CA125 缺乏特异性，两者均可升高。卵巢癌包块位置离盆底较近，多为实性包块，表面不平，实性部分往往可探及丰富的动脉血流信号，阻力指数低（图 7-3-2）；而输卵管结核形成的包块位置离腹壁较近，病变多由输卵管与卵巢包绕而成，且以输卵管病变为主，卵巢组织多可显示；

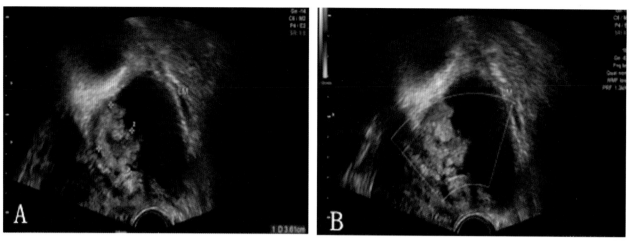

图 7-3-2　左侧卵巢透明细胞癌声像图

A. 左侧附件区探及一囊实性包块，大小约 7.9cm×6.5cm，大部分为囊性，内见一高回声带分隔，其中实性部分大小约 3.6cm×2.3cm，外形不规则，呈菜花状；B. 实性部分探及斑点状血流信号

粘连和大量干酪样坏死物，形成难以明确边界的包裹性囊性、实性及混合回声包块，血流信号不明显。输卵管结核的盆腔内可探及多层次网状、条索状、幕状粘连，致盆腔脏器活动度极差，脏器表面及盆壁表面可见干酪球及钙化灶，甚至陈旧钙化灶，粘连伴结节是输卵管结核的特征性改变。

2. 盆腔非特异性炎性包块：具有典型临床表现的急性炎症诊断并不难，较易鉴别，而慢性炎症临床表现不典型，由于炎性渗出、纤维化、粘连等病理过程，超声图像常表现为形态不规则的混合性或实性低回声团，易与输卵管结核相混淆，应充分使用彩色多普勒进行血流信号探查，盆腔非特异性炎性包块血流信号更多（图 7-3-3）。

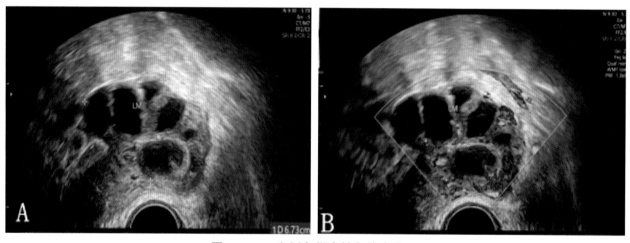

图 7-3-3　左侧卵巢炎性包块声像图

A. 于左侧附件区探及一以无回声为主的混合回声，大小为 6.7cm×4.2cm，边界尚清，外形欠规则，内回声欠均匀，内透声差；B. 混合回声区实性部分探及丰富血流信号

3. 子宫内膜异位囊肿：子宫内膜异位囊肿患者有痛经症状，且进行性加重。卵巢子宫内膜异位囊肿的超声表现为附件区的囊性占位，囊内充满细弱点状回声（图 7-3-4），内可见分隔，与输卵管结核形成的囊肿声像图难以鉴别，需结合病史、临床表现和相关的检查才能作出鉴别。

4. 输卵管非特异性炎性积液：输卵管结核形成的囊肿型盆腔结核与非特异性输卵管炎性积液，从超声图像上两者难以鉴别，需要结合临床表现及穿刺活检进行鉴别。

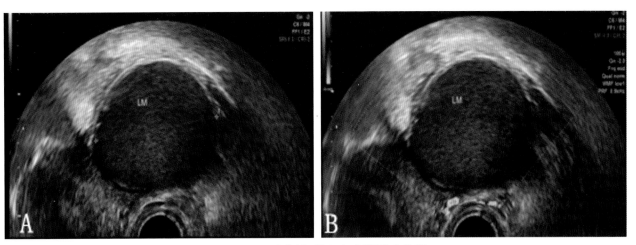

图 7-3-4　左侧卵巢巧克力囊肿声像图

A. 于左侧附件区探及一无回声包块，大小约 7.2cm×5.3cm，包膜完整，后方回声增强，内见密集点状弱回声；B. 无回声包块内未见血流信号

五、临床病例

患者女，29 岁，以"腹胀 2 月余，发现盆腔包块 6 天"为主诉入院。

现病史：腹胀，偶伴下腹部闷痛 2 月余，月经周期不规则，月经延迟 1 月。半月余前就诊当地医院经阴道彩超检查提示双侧输卵管增粗、内径增宽，考虑炎性改变；盆腔中 - 大量积液伴沉积物形成，腹腔少量积液；子宫内膜增厚。外院诊断"盆腔炎"，进行药物治疗后症状好转。6 天前再次于当地医院复诊，复查彩超提示：肝包膜下多发实性占位，肝门部肿大淋巴结可能；盆腹腔积液。增强 CT 检查提示：腹膜、腹盆腔多发弥漫性病变，考虑种植型转移病变；盆腔中量积液；双附件区囊实性包块，双肺多发小结节，考虑转移瘤。转诊我院，拟"卵巢恶性肿瘤（腹膜、腹腔、肺、肝转移可能），腹盆腔积液"收入肿瘤内科。

既往史：曾于 7 年前因眼外伤外院行视网膜修补术（具体不详），术后恢复尚可，余无特殊。

妇科检查：右侧附件区扪及一肿物，大小约 4cm×3cm，边界欠清，活动欠佳，无压痛。

血清学检查：CA125：111.50U/ml（正常值：0~35U/ml），余正常。

影像学检查：胸部增强 CT 显示双肺多发粟粒、微结节，右心膈角多发肿大淋巴结，考虑转移瘤；肝脾间隙多发结节，考虑转移；腹水。腹部 MR 显示大网膜、肝被膜、腹盆腔腹膜弥漫不均匀增厚并多发结节、肿块形成，考虑恶性肿瘤（建议活检）；双侧附件区信号异常；腹盆腔积液。

经阴道彩超检查：双侧附件区见条索状低回声（图 7-3-5），彩色多普勒及频谱多普勒：上述条索状低回声探及细条状血流信号，呈动脉样血流频谱，RI：0.57（左侧）、0.63（右侧）（图 7-3-6）。盆壁呈广泛片状增厚，以实性回声为主（图 7-3-7-A）；盆腹腔游离无回声区（图 7-3-7-B）。彩色多普勒上述实性回声内探及斑点状血流信号。

超声提示：双侧附件区条索状异常回声：输卵管肿物？盆壁增厚：肿瘤种植性转移；盆腹腔积液。

予经阴道超声引导下穿刺活检（图 7-3-8）。盆腔肿块穿刺病理显示：镜下见干酪样坏死及多核巨细胞，考虑肉芽肿性炎症，结核性炎可能性大。特殊染色体结果：PAS（-），PASM（-），抗酸（2 条），金胺 O（-），革兰染色（-）（图 7-3-9）。

转归：此患者转入传染科进行抗结核治疗，6 个月治疗后复查彩超示腹盆腔未见包块回声，盆腹腔积液消失。

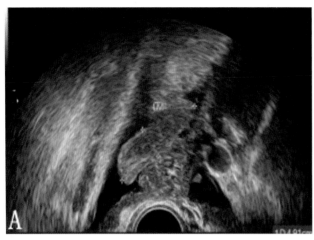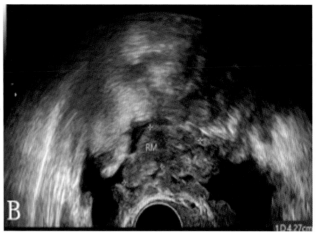

图 7-3-5　盆腔结核声像图

A、B超声检查提示：双侧附件区各探及一条索状低回声，大小 4.9cm×1.4cm（左），4.3cm×1.7cm（右），边界欠清，部分与周围组织关系密切，外形欠规则，内部回声不均匀

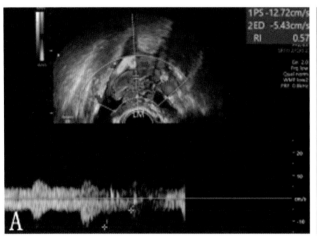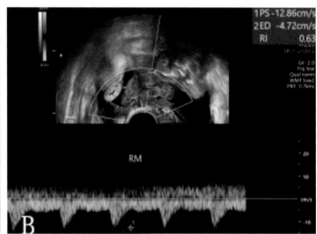

图 7-3-6　盆腔结核频谱多普勒声像图

双侧附件区条索状低回声探及动脉样血流频谱，RI：0.57（左侧），0.63（右侧）

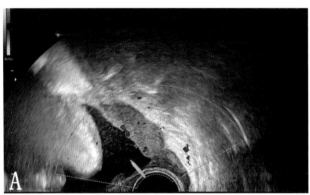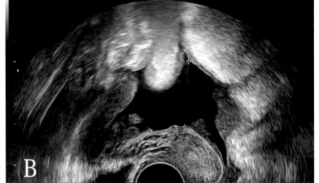

图 7-3-7　盆壁增厚、盆腔积液声像图

A. 盆壁实性低回声，较厚处 1.5cm，边界欠清，内回声欠均匀，实性低回声探及斑点状血流信号；B. 盆腔游离无回声区，较大积液的前后径 3.2cm

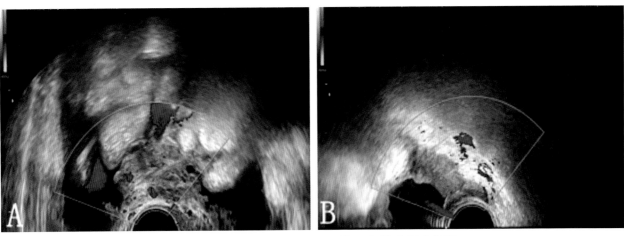

图 7-3-8　超声引导下双侧附件区包块穿刺声像图
在彩色多普勒引导下取材有血供的实性区域，以获得较满意的包块组织

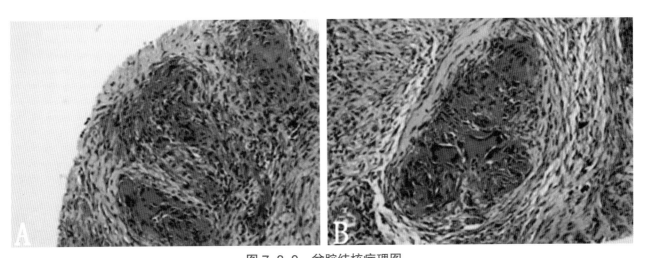

图 7-3-9　盆腔结核病理图
病理显示镜下见干酪样坏死及多核巨细胞，考虑肉芽肿性炎，结核性可能性大；特殊染色结果：抗酸（2 条）

六、相关知识拓展

由于输卵管结核为临床罕见病，超声表现非典型性，声像图多样性，缺乏特异性，大多数的输卵管结核边界不清，各种回声类型的包块易使超声医师做出卵巢肿瘤的诊断，尤其是在 CA125 水平均升高和没有肺部结核病变的情况下，极易误判。因此对于中青年女性患者若发现附件区包块时，应对包块特征进行全面分析，特别应注意分析其病理过程及典型的超声表现。当疑为输卵管结核时，应详细询问病史，密切结合临床表现及多项辅助检查，同时注意与恶性肿瘤声像图的鉴别，若符合超声引导下肿块穿刺活检的适应证，可进行活检，以获得准确的病理结果，更好地辅助临床选择治疗方案。

参考文献

[1] 鲁红，俞琤．妇科超声诊断与鉴别诊断 [M]．北京：人民军医出版社，2015，58-60.

[2] 熊希，高春燕，孙秋蕾，等．常规超声与超声造影诊断盆腔结核对比分析 [J]．中国介入影像与治疗学，2015，12（6）：341-344.

[3] 凌凤杰.女性盆腔结核的临床诊治效果观察 [J]. 实用妇科内分泌杂志（电子版），2017，4（4）：24–26.

[4] 彭芳，郑光美.女性盆腔结核误诊为卵巢肿瘤 1 例 [J]. 医学影像学杂志，2018，28（1）：42.

[5] 李妍，张慧玲，欧阳玲.女性盆腔结核与卵巢上皮癌的诊断与鉴别诊断 [J]. 结核病与肺部健康杂志，2019，8（1）：60–64.

[6] 苏雅琴，董晓瑜.伴腹腔积液及癌抗原 125 升高女性盆腔结核误诊为卵巢癌临床分析 [J]. 临床误诊误治，2020，33（5）：4–7.

[7] 胡裹军，景红霞，胡培，等.女性盆腔结核超声表现与鉴别 [J]. 湖北医药学院学报，2020，39（1）：68–70.

[8] 姚培均，林毅，胡波，等.超声造影下引导穿刺活检对包块型盆腔结核的诊断价值[J]. 中国超声医学杂志，2019，35（4）：376–378.

[9] Jai Bhagwan Sharma. Sharma's abdominal compartmentalization sign：a new laparoscopic sign for abdomino-pelvic tuberculosis [J]. Indian Journal of Tuberculosis，2020，67（4）：578–585.

[10] Fan LJ, Ma TT, Liu S, et al. Acute miliary tuberculosis and pelvic tuberculosis after In vitro fertilization [J]. Reproductive and Developmental Medicine，2020，4（2）：123–127.

[11] Mary Louise Fowler，Shruthi Mahalingaiah. Case report of pelvic tuberculosis resulting in Asherman's syndrome and infertility [J].Fertility Research and Practice，2019，5（1）：8.

（陈惠娥　陈志坚）

第八章　盆底疾病

女性盆底疾病的超声诊断日益受到重视。盆底的超声检查也不断扩展，从中老年女性逐步扩展到孕妇产前、产时和产后的盆底超声监测。本章主要介绍女性的盆底超声检查及相关疾病的诊断。

第一节　前腔室尿道周围病变

一、定义

女性盆底由封闭骨盆出口的多层肌肉和筋膜组成，尿道、阴道和直肠贯穿其中。"三腔室"理论在垂直方向上将盆底结构划分为前、中和后盆腔，前盆腔主要包括膀胱、尿道和阴道前壁；前腔室疾病主要包括阴道前壁膨出及膀胱、尿道周围病变；尿道周围疾病包括尿道钙化、憩室、囊肿、脓肿、尿道阴道瘘等。经会阴超声检查时，尿道显示为一纵向的低回声带，这一低回声带包括尿道黏膜、血管丛和尿道平滑肌。经会阴超声可较好地评估前腔室尿道周围病变。

二、病因

引起前腔室功能障碍的病因是多方面的，如妊娠、分娩、先天性因素、肥胖、雌激素缺乏、盆底手术和神经损害等。

三、临床表现及方法评估

（一）尿道周围病变临床表现

轻者可无明显症状，严重者可表现泌尿系感染症状，如尿频、尿急和尿痛等；较大的尿道憩室可有局部胀痛和性交疼痛。部分患者则表现为尿滴沥，即在排尿后起立时又有少量尿液不自主滴出。

（二）方法评估

诊断尿道周围病变常用的方法是对具有相应临床症状的患者结合实验室检查及膀胱镜检查进行诊断，但这些检查缺乏特异性且不够直观，而通过超声观察女性尿道及其周围病变则具有直观、定位准确的优势，并且能明确病因，尤其是三维/四维超声技术的应用，能进一步观察病变的大小、形态以及与尿道的关系，分析静息状态和增加腹压后尿道及病变的变化情况。

四、超声表现

1.尿道钙化：尿道炎症可并发尿道黏膜层纤维钙化，在尿道内可见高回声或强回声斑，边界清晰，可为单发或多发，伴有或不伴有后方声影（图 8-1-1）。

2.尿道囊肿：在尿道周围可见圆形或类圆形的无回声或低回声区，边界清晰，与尿道不相通，可发生于尿道的任何区段，后方回声增强，可为单发或多发（图 8-1-2）。

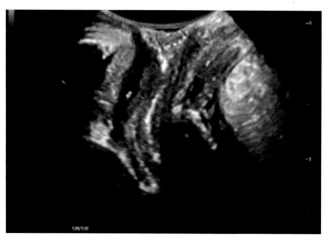

图 8-1-1　尿道钙化声像图
静息状态下正中矢状切面，尿道内可见高回声斑

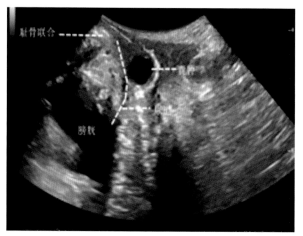

图 8-1-2　尿道囊肿声像图
静息状态下正中矢状切面，尿道后方可见一类圆形无回声区，边界清晰，与尿道不相通，后方回声增强

3.尿道憩室：尿道憩室是局限性的尿道囊状或管状扩张，囊状或管状扩张和正常尿道相通。尿道憩室分为先天性和后天性两种，以女性多见，多为单发，位于尿道与阴道之间。声像图表现为：在尿道周围可见不规则无回声或低回声区，与尿道相通，边界清晰，后方回声增强（图 8-1-3）。

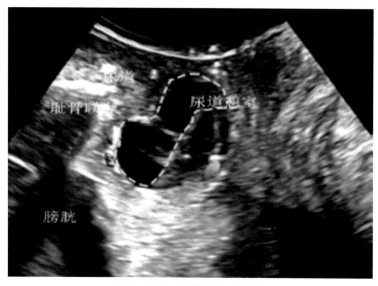

图 8-1-3　尿道憩室声像图
旁矢状切面，尿道旁可见不规则低回声区，与尿道相通，为尿道憩室

五、注意事项及鉴别诊断

（一）注意事项

患者排空膀胱后取截石位，选择腹部探头或腔内高频探头，将探头固定放置在会阴表面，腔内探头不要伸入阴道内，多切面观察尿道的全程及尿道周围组织，发现病变后应仔细观察病变的大小、形态及与尿道的关系，通过静息状态及增加腹压（Valsalva 动作）观察尿道及病变的变化情况。检查时应注意探头与会阴的接触尽量轻柔贴紧，避免患者产生不适。

（二）鉴别诊断

1. 尿道结石：常有泌尿系结石病史，主要表现为排尿困难，排尿时可出现疼痛感觉并尿中带血的现象，重者可发生急性尿潴留及会阴部剧痛。超声上主要区别是强回声斑位于尿道腔内，后方伴或不伴声影，而尿道钙化斑大多位于尿道黏膜层。

2. 尿道肿瘤：女性发病率较高，50 岁以上多见。超声上主要表现为尿道腔内的实质性回声，肿瘤的形态呈多样性，基底部可宽可窄，可有蒂，肿瘤较大时可引起尿路梗阻，尿道扩张，周围组织可有浸润。

六、治疗

无明显症状及症状较轻者可保守对症处理；尿道囊肿较大可手术切除。症状明显的尿道憩室需要外科手术切除，可以从阴道前壁作切口，剥离憩室囊壁，于颈部横断，将憩室切除。

参考文献

[1] 张新玲，毛永江，黄泽萍，等.实用盆底超声诊断学 [M].北京：人民卫生出版社，2018.

[2] 王慧芳，谢红宁，王劲，等译.盆底超声学图谱 [M].北京：人民卫生出版社，2011.

[3] 袁阿彩，吕国兴.直肠及阴道超声对女性尿道疾病的诊断价值 [J].医学影像学杂志，2005，15（10）：882–884.

[4] 毛永江，郑志娟，廖梅，等.经会阴超声在女性尿道周围病变中的应用 [J].中华超声影像学杂志，2014，9（23）：791–793.

[5] Dietz H，Wilson P.Childbirth and pelvic floor trauma [J].Clinical Obstetrics& Gynaecology，2005，106（4）：707–712.

[6] Dietz HP，Eldridge A，Grace M，et al.Pelvic organ descent in young nulligravid women [J].Am J Obestet Gynecol，2004，191：95–99.

[7] Masata J，Martan A，Svabik K，et al.Changes in urethra mobility after TVT operation [J].Ceska Gynekol，2005，70（3）：220–225.

[8] Dietz HP，Lanzarone V.Levator trauma after vaginal delivery [J].Obstet Gynecol，2005，106：707–712.

（王秀萍）

第二节　膀胱膨出

一、定义

膀胱膨出是指由于耻骨膀胱宫颈筋膜的破坏或松弛，阴道前壁失去支持而导致的膀胱的下降或从阴道前壁膨出。膀胱膨出是泌尿外科、妇产科常见疾病之一。

二、病因

引起膀胱膨出的病因是多方面的，如妊娠、分娩、先天性因素、肥胖、雌激素缺乏、盆底手术和神经损害等。其中，经阴道分娩和先天性因素是最突出的原因。妊娠和分娩特别是经阴道分娩可导致女性盆底的损伤；更年期的女性由于盆底支持结构萎缩及膀胱周围筋膜薄弱也可导致膀胱膨出与压力性尿失禁。上述病因均可引起盆底支持结构的改变，如盆底肌、韧带及筋膜的损伤或薄弱，从而导致盆底整体支持功能下降而出现脏器的脱垂和（或）尿失禁。

三、临床表现及方法评估

（一）临床表现

膀胱膨出好发于中老年女性，40岁以上多发，发病率随年龄增长而增加。轻者无症状，严重者可出现腰部酸痛、坠胀感及反复感染，自觉有物自阴道脱出（图8-2-1），排尿后肿物会缩小，常伴有排尿困难及尿不尽的感觉，多伴有压力性尿失禁，即腹压增加时（如咳嗽、用力时）可有尿液溢出，绝经后症状加重。

（二）方法评估

目前临床上评估膀胱膨出的方法大多基于妇科检查，这一检查往往不能全面、准确地评估盆底支持结构，从而增加治疗失败、复发、手术后并发症的风险。常用的辅助检查方法包括尿动力

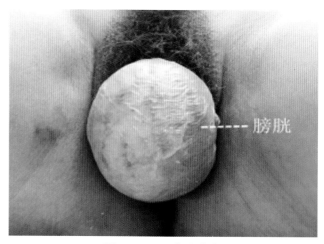

图 8-2-1　膀胱膨出
会阴部见一巨大膨出物，随腹压增大而变化

学检查、盆底超声及盆底 MRI 检查等。目前尿流动力学应用指征不甚明确，而且为有创检查，价格昂贵；磁共振作为无辐射、非侵入性的检查方法，对软组织显像清晰，可以多角度、多平面对精细结构和解剖细节进行显示成像，并进行精确测量和量化分析，其精确度优于盆底超声，但价格相对昂贵；盆底超声

检查无辐射、相对易操作、无明显不适、成本低效益高、耗时短、推广方便，可重复，对于治疗后的随访更具有明显优势。

四、超声表现

（一）膀胱膨出的分型

经典的膀胱膨出的影像学分型方法最初由 Green 提出。Green 提出 X 线下膀胱尿道成像术中膀胱膨出的分型，分为 I 型、II 型、III 型。参照此分型，通过经会阴超声检查，根据正中矢状切面下，静息状态下及最大 Valsalva 动作时膀胱颈的活动度、膀胱尿道后角的完整性及尿道旋转角度，总结超声下膀胱膨出分型的 3 种类型。I 型膀胱膨出：Valsalva 动作，膀胱后角 ≥ 140°，尿道旋转角 < 45°；II 型膀胱膨出：Valsalva 动作，膀胱后角 ≥ 140°，尿道旋转角 ≥ 45°；III 型膀胱膨出：Valsalva 动作，膀胱尿道后角 < 140°，尿道旋转角 ≥ 45°。II 型膀胱膨出患者常有压力性尿失禁但肛提肌完整，而 III 型膀胱膨出患者常有压力性尿失禁并伴有不同程度的排尿困难及分娩所致的肛提肌损伤及断裂。

1. I 型：Valsalva 动作，膀胱颈达耻骨联合水平线或位于线下；膀胱尿道后角 ≥ 140°，尿道旋转角 < 45°。

病例 1：25 岁患者，G1P1，顺产，新生儿体重约 3.5kg，会阴部 I 度裂伤，未诉明显不适，产后 42 天来院随诊，盆底肌力测定 I 类肌纤维 4 级，II 类肌纤维 4 级，（0~5 级，0 级最低，5 级最高），行盆底超声检查诊断明显膀胱膨出（I 型）（图 8-2-2）。

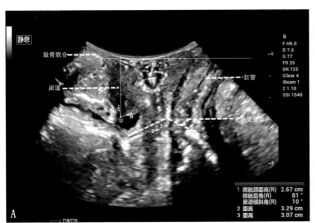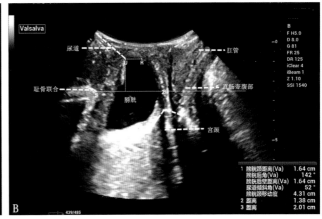

图 8-2-2　I 型膀胱膨出声像图

A. 静息状态，正中矢状切面膀胱位置正常；B. 最大 Valsalva 动作，正中矢状切面，膀胱明显膨出，膀胱位于耻骨联合水平线以下，膀胱尿道后角 > 140°，尿道旋转角 < 45°

2. II 型：Valsalva 动作，膀胱颈达耻骨联合水平线或位于线下，膀胱尿道后角 ≥ 140°，尿道旋转角 ≥ 45°。

病例 2：32 岁患者，G2P2，均顺产，新生儿体重分别约 3.5kg、3.2kg，第一胎会阴部 I 度裂伤，第二胎会阴部 II 度裂伤，盆底肌力测定 I 类肌纤维 3 级，II 类肌纤维 2 级，（0~5 级，0 级最低，5 级最高），产后 3 个月行盆底超声检查诊断轻度膀胱膨出（II 型）伴子宫脱垂（图 8-2-3）。

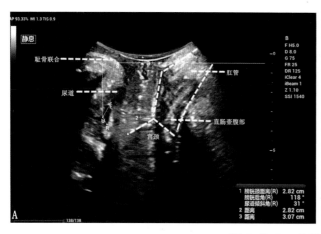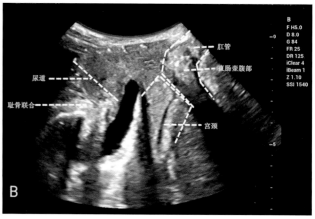

图 8-2-3　Ⅱ型膀胱膨出声像图

A. 静息状态，正中矢状切面膀胱位置正常；B. 最大 Valsalva 动作，正中矢状切面膀胱颈位于耻骨联合水平线以下（＜10mm），膀胱尿道后角＞140°，尿道旋转角＞45°，伴子宫脱垂

3. Ⅲ型：Valsalva 动作，膀胱最低点达耻骨联合水平线或位于线下，膀胱尿道后角＜140°，尿道旋转角≥45°。

病例 3：63 岁患者，G3P3，均顺产，新生儿体重分别约 2.8kg、3.0kg、2.7kg，第一胎会阴部Ⅰ度裂伤，第二胎会阴部Ⅱ度裂伤，第三胎会阴部无裂伤。盆底肌力测定Ⅰ类肌纤维 0 级，Ⅱ类肌纤维 1 级（0~5 级，0 级最低，5 级最高）。发现会阴部可还纳肿物 3 个月来院就诊，行盆底超声检查诊断明显膀胱膨出（Ⅲ型）伴子宫脱垂（图 8-2-4）。

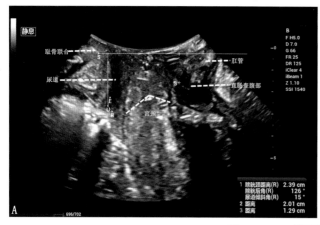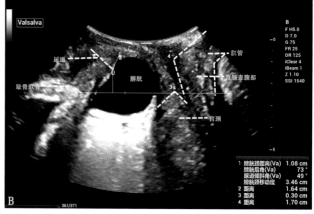

图 8-2-4　Ⅲ型膀胱膨出声像图

A. 静息状态，正中矢状切面，膀胱位置正常；B. 最大 Valsalva 动作，正中矢状切面，可见膀胱明显膨出，膀胱最低点低于尿道内口，膀胱尿道后角＜140°，尿道旋转角＞45°，同时伴有子宫脱垂

（二）膀胱膨出的超声分度

为了方便与临床医生及患者沟通，也有学者将膀胱膨出简单划分如下。膀胱颈位于耻骨联合水平线下：膀胱膨出程度：0~10mm——轻度，≥10mm——明显。

（三）膀胱膨出相关压力性尿失禁

1. 定义：压力性尿失禁（stress urinary incontinence，SUI）指打喷嚏或咳嗽等使腹压增高时出现不自主的尿液自尿道外口渗漏。正常控尿的女性尿道始终位于腹腔压力带内，若盆底支持受损，膀胱颈及近端尿道因过度活动状态位置低于盆底，腹压增加时，压力只传到膀胱，压力迅速增加，而尿道压力没有相应增加，膀胱压大于尿道压，发生尿失禁。

2. 超声表现：逼尿肌厚度＞5mm、膀胱膨出，膀胱颈的活动度增加；尿道旋转角增加；尿道内口开放呈漏斗状；尿道括约肌松弛导致尿道扩张等。

五、注意事项及鉴别诊断

（一）注意事项

（1）在检查前需与患者进行充分交流，消除病人的紧张情绪。

（2）检查前需排空膀胱及直肠。

（3）放置探头时需分开两侧大阴唇，将探头紧贴，避免探头与人体之间存在气体，导致伪像产生。

（4）需在残余尿＜50ml时测量相关数据；耻骨联合与皮肤间距＜10mm。

（5）如果膀胱完全排空后不易显示膀胱颈的位置，可让患者等10~20min后再检查。

（6）必须在有效Valsalva动作下进行测量，有效Valsalva动作标准：盆腔脏器向尾侧移动，持续时间＞6s；在患者做Valsalva动作时，探头要向会阴后下方轻微移动并贴紧会阴部。

（7）任何时候，耻骨联合均应在图像中显示。

（8）因为膀胱充盈的程度、病人的体位等这些已被证明都会影响测量的结果，另外因患者的配合差造成无效的Valsalva动作，所以当结果与临床不一致时应再次复查。

（二）鉴别诊断

1. 阴道壁囊肿：较大者可突出阴道口或阴唇间，排尿后不见其缩小，用金属导尿管插入后，同时用手指挤压囊肿基底部，见导尿管与囊肿有一定距离，不难鉴别。超声检查时囊肿与阴道壁关系密切，与膀胱无关（图8-2-5）。

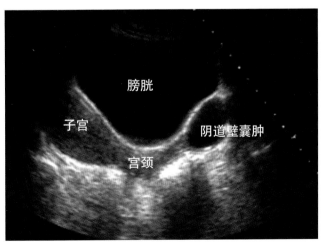

图8-2-5 阴道壁囊肿声像图
阴道壁见一囊性包块，椭圆形，外形规则，与膀胱分界清

2.阴道肠疝：当肠襻位于道格拉斯窝并进一步向直肠以及阴道突出时，所造成的腹膜侧的疝即为肠疝。主要表现为持续的慢性便秘，超声可见突出物内含肠管回声（图8-2-6）。

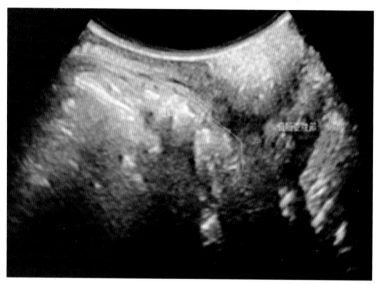

图 8-2-6　阴道肠疝声像图

正中矢状切面，Valsalva 动作后肠管自阴道顶端下降，自阴道突出

六、治疗

（一）保守治疗

（1）进行神经肌肉电刺激联合生物反馈治疗（盆底康复），该方法无创伤、风险小、结合阴道哑铃康复器效果更佳。

（2）阴道哑铃进行盆底肌锻炼，费用低，效果好，是公认最有效、最安全的预防治疗手段。

（二）手术治疗

进行盆底重建术，用手术方式将人造材料植入盆底，修补松弛受损的组织，但有创伤、费用高昂。

盆底功能障碍性疾病的治疗包括上述无创康复和外科手术治疗，症状较轻的患者可采用康复治疗，而严重的或错过物理治疗期的患者则需要通过手术才能恢复解剖和功能。各国的医生在不断地努力探索方法，但因其结构非常复杂，手术的效果还没有达到很理想的状态，重复手术的比例仍然非常高，所以早期发现、预防及物理治疗是非常重要的。

参考文献

[1] 张新玲，毛永江，黄泽萍，等.实用盆底超声诊断学 [M].北京：人民卫生出版社，2018.

[2] 毛永江，黄泽萍，郑志娟，等.经会阴超声在女性膀胱膨出分型中的应用 [J].中华超声影像学杂志，2014，8（23）：688-690.

[3] 李琦，王建六.生物源性补片在女性盆底重建外科中的应用与研究进展 [J].中国妇产科临床杂志，2014，14（2）：182-184.

[4] 曹雁，丁晓燕，于纯，等．盆底超声诊断学 [M]．天津：天津科学技术出版社，2018.

[5] 王建六，张晓红．女性盆底功能障碍性疾病的诊疗进展 [J]．中国实用妇科与产科杂志，2008，24（1）：31–33.

[6] 朱兰，郎景和，王宏，等．北京地区成年女性尿失禁的流行病学研究 [J]．中华医学杂志，2006，86（11）：728–731.

[7] 肖汀，张新玲，杨丽新，等．超声观察膀胱颈在压力性尿失禁诊断中的研究 [J]．中国超声医学杂志，2016，32（9）：822–825.

[8] 王建六．妇科泌尿学与盆底重建外科 [M]．北京：人民卫生出版社，2008.

[9] 徐繁华，王慧芳，陈华，等．经会阴二维超声观察未育女性前盆腔 [J]．中国医学影像技术，2012，28（8）：1587–1590.

[10] Dietz HP，Wilson PD.Anatomical assessment of the bladder outlet and proxi-mal urethra using ultrasound and videocystourethrography [J].Int Urogynecol J，1998，9（6）：365–369.

[11] Dietz HP，Clarke B，Herbison P.Bladder neck mobility and urethral closure pressure as predictors of genuine stress incontinence [J].Int Urogynecol J，2002，13（5）：289–293.

[12] Vella M，Parsons M，Cardozo L.Does bldder wall thickness increrse with age [J]. Int Urogynecol J，2005，16（S2）：100–110.

[13] Bombieri L，Freeman RM.Do bladder neck position and amount of elevation influence the outcome of colposuspension [J]. Br J Obstet Gynaecol，2003，110（2）：197–200.

（王秀萍）

第三节　中腔室阴道周围病变

一、阴道壁囊肿

（一）定义及病理

阴道壁囊肿可归于阴道类肿瘤疾病，包括上皮包涵性囊肿、胚胎遗留性囊肿（中肾管囊肿）、子宫内膜异位囊肿和阴道腺病。病变可位于阴道的前壁、后壁或侧壁，临床上以先天性中肾管囊肿和包涵性囊肿多见。

（二）超声表现

经会阴或耻骨联合上方扫查，在子宫颈下方阴道内可见椭圆形无回声或极低回声的囊性结节或肿块，突入阴道内，形态规则或不规则并且边界清晰，有时可见多房分隔，呈蜂窝状。若为阴道壁子宫内膜异位囊肿则囊内透声差，见云雾状回声。CDFI：囊性结节或肿块未见明显血流信号（图 8-3-1）。

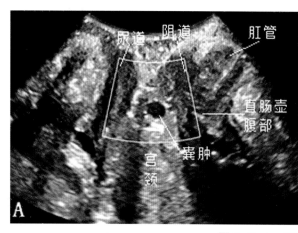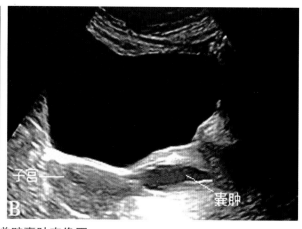

图 8-3-1　阴道壁囊肿声像图

A. 经会阴超声探及阴道前壁一无回声区，大小约 0.6cm×0.5cm，壁光滑，内透声好。CDFI：上述无回声区未探及血流信号；B. 经腹超声探及阴道前壁一无回声区，大小约 3.5cm×1.2cm，壁光滑，内透声好，与子宫颈、宫腔无相通

（三）注意事项

阴道壁囊肿超声检查可经阴道、经会阴或经腹探查，经腹部探查需适当充盈膀胱。经阴道扫查时探头应缓慢进入连续观察，进入太快容易漏诊；对于中下段的囊肿应注意结合妇科检查的相关信息。

（四）鉴别诊断

1. 阴道斜隔、无孔处女膜闭锁：阴道斜隔、无孔处女膜发病年龄时间为青少年月经初潮，有下腹部反复坠痛或月经淋漓不尽等临床症状。超声表现为阴道内囊性结构部分内透声差，伴或不伴宫腔积液（图8-3-2A）。阴道斜隔一般多合并双子宫畸形，可伴有一侧肾缺如。

2. 尿道旁腺囊肿：尿道旁腺囊肿是尿道旁腺管阻塞、扩张，分泌物逐渐聚集形成的囊性肿物；分布在尿道周围，以尿道与阴道之间最多见，与阴道壁分界清楚，需经会阴或阴道彩超辨别囊肿位置来鉴别。超声表现囊壁较薄，部分囊壁较厚者在囊壁上可见高回声斑或团，内部回声多以液性为主，部分内透声差，见弱点状回声（图8-3-2B）。

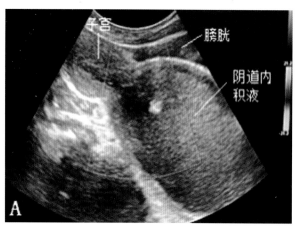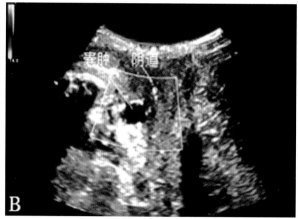

图 8-3-2　处女膜闭锁和尿道旁腺囊肿声像图

A. 经腹超声探及宫腔分离，子宫颈内口、宫颈管至阴道见明显扩张，其内为液性无回声区，与宫腔相通，最宽约 7.8cm，内透声差，其内可见密集弱点状回声及一团状高回声。CDFI：上述无回声未探及血流信号；B. 经会阴超声探及尿道旁一无回声区，大小约 0.7cm×0.5cm，壁上探及数个高回斑，内透声好。CDFI：上述无回声未探及血流信号

二、前庭大腺囊肿

（一）定义及病因

因前庭大腺的腺管阻塞、分泌物积聚所致。囊肿多为单侧性，大小不定，可长时间内毫无症状。囊肿内容物多为透明的黏液，偶有陈旧血而呈暗红色。

（二）超声表现

该囊肿大部分位于大阴唇中下 1/3 的部位，为无回声结节，部分内透声差，边界清。CDFI：囊肿未探及血流信号。

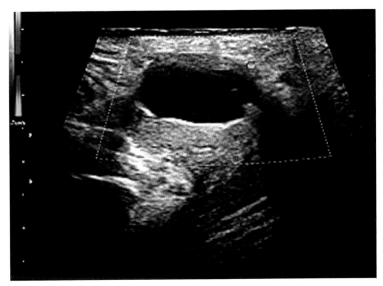

图 8-3-3 前庭大腺囊肿声像图

大阴唇皮下前庭大腺可见一类圆形无回声区，边界清，内透声尚可，后方回声增强。CDFI：无回声内及周围未探及血流信号

三、阴道穹隆脱垂

（一）定义

阴道穹隆脱垂定义为阴道顶端穹隆从正常位置沿阴道下降，甚至脱出阴道口外。

（二）病因

阴道穹隆脱垂是子宫切除术后较常见的远期并发症，大多数是由于术前未发现已潜在的子宫或阴道脱垂，术中又未采取相应措施；还有一部分患者术前并无子宫或阴道脱垂，全子宫切除术本身因切断各组固定子宫的韧带及阴道穹隆周围的结缔组织，在一定程度上削弱了盆底支持组织，成为以后阴道穹隆脱垂发生的原因。阴道穹隆脱垂还可发生在盆底重建术的术后。一些盆底重建术在矫正了盆底某一部位脱垂后，可能忽视手术造成阴道轴向的改变，随之发生盆底另一部位的脱垂。阴道穹隆脱垂的病因可为单一因素，也可为多种因素联合作用促成，常见的包括分娩损伤、腹内压增加、雌激素减少和衰老、营养、遗传等因素。

（三）临床表现

轻症患者一般无明显不适。重症患者伴有肠疝或膀胱、直肠、子宫脱垂，阴道内脱出块状物，有不同程度的腰骶部酸痛或下坠感、外阴异物感，站过久或劳累后症状明显，卧床休息则减轻。并常伴有排便、排尿困难，残余尿量增加，部分患者可发生压力性尿失禁。

（四）超声表现

经会阴正中矢状面进行规范化扫查，在此切面上，沿耻骨联合后下缘做一条水平参照线，阴道穹隆脱垂时，可见 Valsalva 动作下，阴道穹隆沿阴道下降（视频 8-3-1），甚至脱出至阴道口外，膨出内容物可为肠管或液体。若膨出内容物为肠管，则称为肠疝。

视频 8-3-1

病例 1：女，59 岁，因"阴道肿物脱出 3 个月"就诊。3 月前发现阴道肿物脱出，无明显增大，站立位、走路时明显，大小便正常。生育史 4-0-1-4。既往史：1 年前因子宫脱垂就诊外院，行全子宫切除术。妇科检查：阴道前壁未见明显膨出，阴道后壁球形膨出，未超出阴道口处女膜缘。盆底彩超检查诊断：阴道后穹隆脱垂、肠疝可能；膀胱残余尿量增多（图 8-3-4，图 8-3-5）。

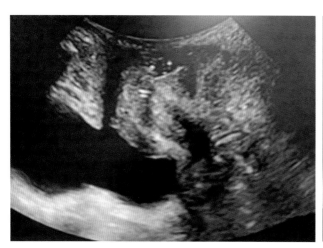
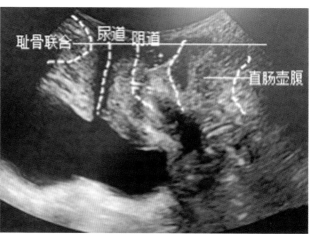

图 8-3-4 子宫切除术后静息状态盆底声像图
静息状态，盆底正中矢状切面，全子宫切除术后，未见明显盆腔脏器脱垂

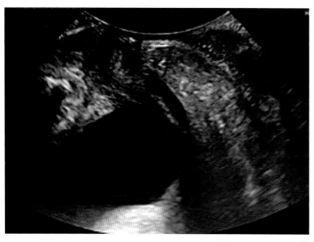
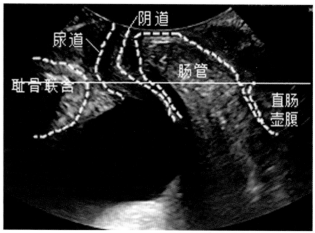

图 8-3-5 阴道后穹隆脱垂声像图
最大 Valsalva 动作，盆底正中矢状切面，全子宫切除术后，可见阴道后穹隆脱垂，内容物为肠管（肠疝）

病例2：女，29岁，G2P2，均顺产，新生儿出生体重分别为：3.4kg、3.9kg，第一胎会阴Ⅱ度裂伤，第二胎会阴无裂伤。诉产后偶有咳嗽漏尿、下腹坠胀感症状，产后65天来我院检查，盆底肌力测定Ⅰ类肌纤维肌力2级，Ⅱ类肌纤维肌力2级，（0~5级，0级最低，5级最高），盆底彩超检查诊断：前穹隆脱垂，内见肠管回声：考虑肠疝可能；明显膀胱膨出；子宫脱垂（图8-3-6，图8-3-7）。

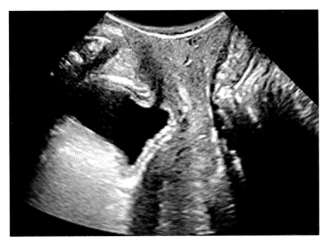
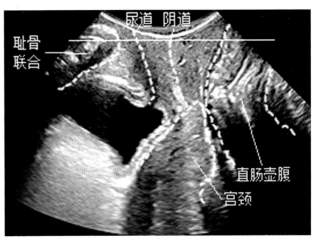

图 8-3-6　静息状态盆底声像图

静息状态，盆底正中矢状切面未见盆腔脏器脱垂

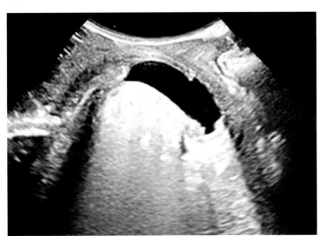
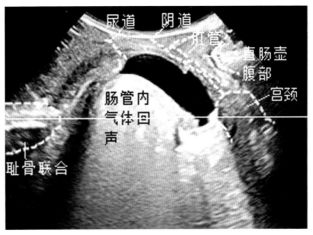

图 8-3-7　阴道前穹隆脱垂声像图

最大 Valsalva 动作，盆底正中矢状切面，阴道前穹隆脱垂，内容物为肠管（肠疝）；伴有膀胱膨出、子宫脱垂

（五）注意事项

1. 测量阴道穹隆时应沿着阴道气体线的走行，描记测至阴道外口处。

2. 在做最大 Valsalva 动作时，操作者不要用探头用力挤压受检查会阴部，以免影响膨出物的下移而低估盆腔脏器脱垂的程度。

3. 检查过程中，检查者的手不宜旋转，并保证目标始终在视野范围内。

4. 如果不能获得有效的 Valsalva 动作，可通过指导受检者改变体位等方法获得。

（六）鉴别诊断

阴道穹隆脱垂主要与中腔室子宫脱垂相鉴别，子宫脱垂超声表现为子宫沿阴道下降，甚至脱出阴道口外，子宫一般呈等或低回声并呈实质性（图8-3-8A）。阴道穹隆脱垂超声表现为子宫阴道前方或后方一囊袋状结构向阴道前壁或后壁膨出，超过耻骨联合后下缘水平参考线，其内容物可为肠管回声或者积液（图8-3-8B），若为肠管部分可见肠蠕动及气体强回声。

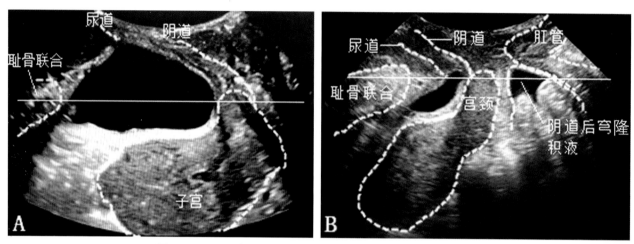

图 8-3-8　子宫脱垂、膀胱膨出及阴道后穹隆脱垂声像图
A. 最大 Valsalva 动作（盆底正中矢状切面）见子宫脱垂，伴膀胱明显膨出；B. 最大 Valsalva 动作（盆底正中矢状切面）见阴道后穹隆脱垂，内容物为积液，伴膀胱膨出、子宫脱垂

（七）治疗方法

1. 非手术治疗：对于轻症患者以保守治疗为主，包括饮食调节、生物反馈训练、盆底肌肉训练等。

2. 手术治疗：严重症状患者经保守治疗无效可考虑手术治疗，根据阴道穹隆脱垂是否伴有肠疝、膀胱膨出、子宫脱垂，从而有针对性地进行手术治疗。

参考文献

[1] 张新玲. 实用盆底超声诊断学 [M]. 北京：人民卫生出版社，2019.

[2] 谢红宁. 妇产科超声诊断学 [M]. 北京：人民卫生出版社，2005.

[3] 刘春鹤，于英蛟，张玉玺，等. 经阴道联合经会阴超声在女性尿道周围囊肿检查中的应用 [J]. 实用医学影像杂志，2015，16（6）：499-451.

[4] 耿京，谈诚，陈纳泽，等. 盆底超声评估女性阴道后壁脱垂的初步研究 [J]. 中国超声医学杂志，2018，34（3）：261-264.

[5] 毛永江，郑志娟，杨丽新，等. 女性膀胱膨出的盆底超声表现 [J]. 中华腔镜泌尿外科杂志，2016，10（4）：50-52.

[6] Glazener C，Elders A，Macarthur C，et al.Childbirth and prolapse：long -term associations with the symptoms and objective measurement of pelvic organ prolapse [J]. BJOG，2013，120（2）：161-168.

[7] 彭晓梅，刘颖. 阴道助产对产后盆底功能的影响 [J]. 中国性科学，2018，27（11）：96-99.

[8] 龚飞凤，訾蕊，黄林，等. 盆腔器官脱垂研究进展 [J]. 贵阳医学院附属医院妇产科，2008，29（4）：4219-4222.

[9] Shek K，Dietz H. What is significant descent of the uterus on pelvic floor ultrasound [J]. Ultrasound Obstet Gynecol，2014，44（S1）：20-21.

[10] 王慧芳，谢红宁. 盆底超声学图谱 [M]. 北京：人民卫生出版社，2011.

[11] Dietz HP，Gomez M，Atan IK，et al.Association between vaginal parity and rectocele [J]. Int Urogynecol J，2018，Oct：29（10）：1479-1483.

[12] 徐净，张奥华，郑志娟，等. 实时三维超声鉴别诊断阴道后壁膨出病变 [J]. 中国医学影像技术，2015，31（7）：1075-1077.

（陈碧容　李婷婷）

第四节　子宫脱垂

一、定义

盆腔器官脱垂（pelvic organ prolapse，POP）是由于盆底肌肉和筋膜组织薄弱造成的盆腔器官下降而引发的器官位置及功能异常，主要症状为阴道口组织物脱出，可伴有排尿、排便和性功能障碍，不同程度地影响患者的生活质量。POP 导致的盆底功能障碍是一组疾病症状群，其严重程度与解剖学改变不完全呈正相关关系。本节讲述的子宫脱垂作为盆底器官脱垂疾病中腔室异常的部分，主要以子宫和（或）阴道穹隆脱垂为特征，子宫（阴道穹隆）脱垂的定义为子宫（阴道穹隆）从正常位置沿阴道下降，甚至脱出至阴道口外。

二、病因

妊娠及分娩、长期腹压增加（慢性咳嗽、排便困难等）、盆底组织先天发育不良及卵巢功能减退、营养因素及其他局部病变等是引起子宫脱垂的病因，其中妊娠及分娩是首要因素。既往流行病学调查显示，子宫脱垂的发病率为1%~4%，随着三孩政策的放开，高龄孕产妇的增加，子宫脱垂的发生率或将明显增高。经阴道分娩除对盆底结构造成机械性损伤外，胎头下降过程中还对盆底神经造成损伤，而剖宫产者一般不会发生神经的损伤，由此可见，经阴道分娩使子宫脱垂的发生率增加，剖宫产较自然分娩对产妇近期（产后 6~8 周）的盆底结构有一定的保护作用。

三、临床表现及方法评估

子宫脱垂轻症患者一般无明显不适，重症患者阴道内脱出块状物，有不同程度的腰骶部酸痛或下坠感、外阴异物感，站立过久或劳累后症状明显，卧床休息则症状减轻，并常伴有排便、排尿困难、残余尿增加，部分患者可发生压力性尿失禁。子宫脱垂的症状及治疗方式随其程度的不同而异，轻度脱垂者阴道内脱出物在平卧位休息后能自行还纳，严重时脱出物不能还纳（图 8-4-1），影响行动，因子宫颈长期暴露在外而发生糜烂、溃疡。子宫脱垂也是引起出口梗阻型便秘的一个高危因素，从整体功能理论来说，子宫脱垂可造成整体盆底功能障碍。

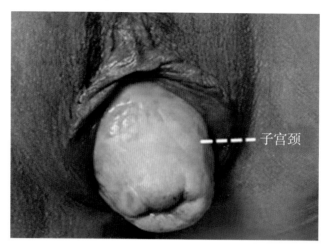

图 8-4-1　子宫脱垂

子宫颈完全从阴道口脱出，为重度子宫脱垂，患者有强烈不适感，不仅影响行走，而且子宫颈长期暴露在外容易发生糜烂、溃疡、感染等

　　临床评估女性盆底器官结构和功能变化的检查方法主要有盆底器官脱垂评估系统（the pelvic organ prolapsed quantitative examination，POP-Q）、MRI 检查等。POP-Q 是国际尿控协会、美国妇科医师协会和美国妇科泌尿协会于 1995~1996 年共同推出的诊断盆腔器官脱垂分期的评价系统，已普遍在国内外得到认可。POP-Q 量化分期标准采用 6 个点、3 条线来描述前、中、后盆腔脱垂的情况（表 8-4-1）。6 个点：Aa 与 Ba 反映前盆腔脱垂的情况；C 和 D 点反映中盆腔脱垂情况；Ap 与 Bp 代表后盆腔情况。6 个点以处女膜缘为界，平处女膜缘为 0，在其上方为负值，下方为正值，单位为厘米（cm）。3 条线分别是 tvl（阴道全长），gh（生殖孔长度）和 pb（会阴体长度），解剖示意图（图 8-4-2）。

表 8-4-1　POP-Q 分期法 6 个点、3 条线表

前、中、后盆腔 6 个点		3 条线
阴道前壁 Aa 点	阴道前壁 Ba 点	阴道长度 tvl
宫颈 C 点	后穹隆 D 点	生殖孔长度 gh
阴道后壁 Ap 点	阴道后壁 Bp 点	会阴体长度 pb

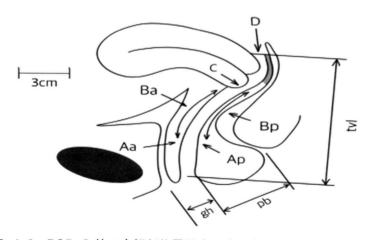

图 8-4-2　POP-Q 的 6 点解剖位置及生殖孔、会阴体、阴道长度示意图

该系统具有一定的优势，能够对患者器官脱垂情况作出量化，具有很好的可靠性及重复性。然而因该系统表达较繁杂，不易理解，所采用的点不是常用的解剖学部位，正确定位难度较大，难以在中小型医院中普遍应用推广，除了盆底专业的医师以外，其他妇产科医师绝大多数还不能掌握 POP-Q 评分。MRI 因具有良好的空间分辨率和对比度、分辨率，能够清晰显示盆底的解剖结构及功能而得到普遍认可，但由于其价格昂贵、重复性差、检查时间长、不能实时反映受检者 Valsalva 动作时盆底结构的动态变化以及动作是否到位，且体内放置金属物品如节育器等不能进行检查，限制了其在盆底检查中的广泛应用。近年来经会阴超声以其安全、无创、可重复、费用低廉、实时动态反应盆底结构的变化，并可对器官脱垂程度进行量化分析等优点，已被广泛用于盆底功能障碍性疾病的诊断以及疗效评估。Dietz 教授等研究了盆底超声与 POP-Q 分期法判断盆腔器官脱垂有很好的一致性。

四、超声表现

在盆底超声的声像图上，子宫一般呈等或低回声，这与阴道回声非常相似而难以辨识，绝经期子宫尤其，可通过呈细线样高回声的宫颈下缘阴道气线来辨认宫颈，或利用宫颈潴留性囊肿作为辨认子宫的标记。目前超声对子宫脱垂分度尚无统一定论，国内经会阴盆底超声诊断子宫脱垂标准主要参照张新玲教授团队大数据研究结果，即最大 Valsalva 动作时子宫颈最低点平或超过耻骨联合后下缘水平线即诊断子宫脱垂（视频 8-4-1，图 8-4-3）。

视频 8-4-1

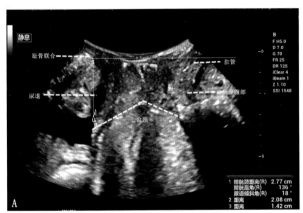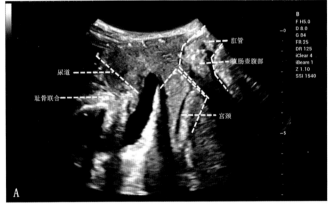

图 8-4-3　子宫脱垂声像图（静息状态和最大 Valsalva 动作对比图）

A. 静息状态，正中矢状切面，子宫位于耻骨联合后下缘水平线上；B. 最大 Valsalva 动作，正中矢状切面，子宫位置下移位于耻骨联合后下缘水平线下，依据宫颈管稍分离判断子宫颈位置

病例：38 岁，G3P3，均顺产，新生儿出生体重分别为 3.5kg、3.3kg、3.9kg，第一胎会阴 I 度裂伤，第二胎会阴无裂伤，第三胎会阴 II 度裂伤，诉产后下腹部坠胀感，产后 50 天来院检查，盆底肌力测定 I 类肌纤维肌力 0 级，II 类肌纤维肌力 1 级（0-5 级，0 级最低，5 级最高），行盆底超声检查诊断子宫脱垂、明显膀胱膨出、前穹隆脱垂、肠疝（图 8-4-4）。

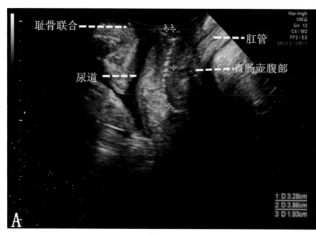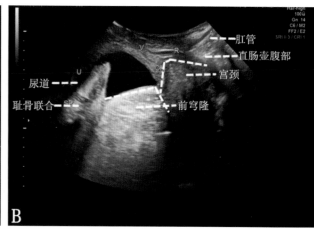

图 8-4-4 盆底脏器脱垂声像图（静息状态和最大 Valsalva 动作对比图）

A.静息状态，正中矢状切面，子宫位置正常；B.最大 Valsalva 状态，正中矢状切面，子宫位置下移超过耻骨联合后下缘水平参考线，同时合并明显膀胱膨出及阴道前穹隆脱垂、肠疝

五、注意事项及鉴别诊断

（一）盆底超声检查时注意事项

（1）受检查前应排空膀胱、直肠，因为过度充盈的膀胱及直肠内容物会严重影响子宫的下降，直肠气体等内容物会使子宫颈最低点辨认不清，增加测量误差。

（2）在做最大 Valsalva 动作时，操作者不应用探头用力挤压受检者的会阴部，以免影响膨出物的下移而低估盆腔脏器脱垂的程度。

（3）检查过程中，检查者的手不宜旋转，并保证目标始终在视野范围内。

（4）存储动态图像，必要时通过回放图像帮助精确辨认子宫颈最低点，减少测量误差。

（5）测量阴道穹隆时应沿着阴道气体线的走行，描记测至阴道外口处。

（6）如果不能获得有效的 Valsalva 动作，可通过指导受检者改变体位等方法获得。

（7）在 Valsalva 动作时，膀胱、子宫、直肠由于各自黏弹性不同而导致下移至最低点所需的时长不同，其中又以子宫所需时间最长，因此必须确保 Valsalva 动作的标准化，从而避免得出假阴性结果。

（二）鉴别诊断

子宫脱垂主要要与中腔室异常阴道穹隆脱垂相鉴别。阴道穹隆脱垂分为前穹隆脱垂和后穹隆脱垂，超声表现为子宫阴道前方或后方一囊袋状结构向阴道前壁或后壁膨出，超过耻骨联合后下缘水平参考线，如其内容物为肠管回声即为肠疝（图 8-4-5）。

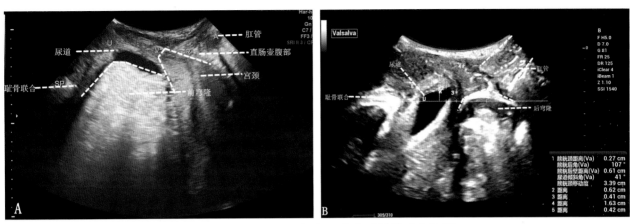

图 8-4-5　Valsalva 状态下盆底脏器脱垂声像图

A. 最大 Valsalva 状态下，阴道前穹隆脱垂，位于耻骨联合后下缘参考线下，并有肠疝、明显膀胱膨出、子宫脱垂；

B. 最大 Valsalva 状态下，阴道后穹隆脱垂，位于耻骨联合后下缘参考线下，同时有轻度膀胱膨出

六、治疗

对于轻度的子宫脱垂可采用非手术保守治疗，症状严重的需根据患者的病情及要求选择合适的手术方式进行治疗。因此，子宫脱垂应尽早发现，以减少患者的痛苦及手术发生率。

（一）非手术治疗

1. 行为指导：行为指导即生活方式干预，如避免一过性或慢性的腹腔内压力增高（排便时过分用力、慢性咳嗽或经常负重）。

2. 盆底康复治疗：主要是盆底肌训练即 Kegel 运动，方法简单，方便易行，改善并预防轻、中度脱垂及其相关症状的进一步发展，但是当脱垂超出处女膜水平以外，其有效率降低。Kegel 运动必须要使盆底肌达到相当的训练量才可能有效。可参照如下方法实施：持续收缩盆底肌不少于 3s，松弛休息 2~6s，连续 15~30min，每天 3 次；或每天做 150~200 次。持续 8 周以上或更长。盆底肌训练最好是在专业人员指导下进行，对于训练效果不满意者可以辅以生物反馈治疗或电刺激等方法来增强锻炼效果。

3. 放置子宫托：该方法相对简便，但子宫托可能出现的并发症包括阴道分泌物和异味，及可能会出现子宫托脱落现象。

（二）手术治疗

手术治疗分为封闭性手术和重建手术。

1. 阴道封闭术或半封闭术：是将阴道管腔部分或全部关闭从而使脱垂的器官回放至阴道内，属于非生理性恢复，但具有创伤小、手术时间短、恢复时间快、成功率高等优点。因术后失去性交功能，仅适于对无阴道性生活要求和年老体弱或因其他疾病不能耐受复杂手术，且子宫无恶性病变的人群。

2. 经阴道植入网片的全盆底重建术：该类手术通过将网片后部两翼固定于骶棘韧带上实现第一水平的支持，同时还能加强膀胱阴道筋膜和直肠阴道筋膜，实现第二水平的支持。主要优点是能够同时纠正多腔室缺陷，但是网片质地较硬，患者舒适度很低，且存在网片暴露、皱缩等并发症，有时处理困难，甚至无法完全解除症状。因此，对于有应用网片适应证的患者应与其充分沟通，权衡手术的获益以及网

片的花费和可能面临的并发症等问题，慎重选择。

参考文献

[1] 张新玲. 实用盆底超声诊断学 [M]. 北京：人民卫生出版社，2019.

[2] 木其尔，史铁梅. ICSPOP-Q 与超声诊断盆腔器官脱垂的相关性研究 [J]. 中国超声医学杂志，2020.7（36）：636–638.

[3] 王宇，韩劲松，张坤，等. 盆腔器官脱垂患者治疗前预期目标及治疗后满意度的初步探讨 [J]. 中华妇产科杂志，2015，50（9）：664–667.

[4] 任常，朱兰，郎景和，等. 改良全盆底重建术治疗重度盆腔器官脱垂的近期疗效 [J]. 中华妇产科杂志，2010，45（3）：179–183.

[5] 鲁永鲜，胡蔓萝，王文英，等. 阴道封闭术治疗老年性重度盆腔器官脱垂的临床疗效 [J]. 中华妇产科杂志，2010，45（5）：331–337.

[6] Dietz HP，Lennox PJH，SteensmaAB of Pelvic Floor Ultrasound [M].Springer London，2008.

[7] 谢幸，孔北华，段涛. 妇产科学（第9版）[M]. 北京：人民卫生出版社，2018.

[8] Glazener C，Elders A，Macarthur C，et al.Childbirth and prolapse：long -term associations with the symptoms and objective measurement of pelvic organ prolapse [J].BJOG，2013，120（2）：161–168.

[9] 朱兰，郎景和. 女性盆底学 [M]. 北京：人民卫生出版社，2008.

[10] 魏丽惠. 盆腔解剖与妇产科手术图谱 [M]. 北京：科学出版社，2019.

[11] Dietz HP，Lekskulchai O.Ultrasound assessment of pelvicorgan prolapse：the relationship between prolapse severity and symptoms [J]. Ultrasound Obstet Gynecol，2007，29（6）：688–691.

[12] Shek K，Dietz H. What is significant descent of the uterus on pelvic floor ultrasound [J].Ultrasound Obstet Gynecol，2014，44（S1）：20–21.

（陈顺姬　廖建梅）

第五节　直肠膨出

一、定义

盆底肌肉群、筋膜、韧带等构成复杂的盆底支持系统，维持盆腔脏器的正常位置。后盆腔包括阴道后壁、会阴体、直肠壶腹部和肛管。会阴体是位于阴道口与肛门之间的软组织，由皮肤、肌肉及筋膜组成，主要功能为固定肛门直肠和阴道远端组织，限制泌尿生殖裂孔的扩张及维持尿、大便自禁状态。直肠从阴道后方经过，下段肠腔膨大处为直肠壶腹部，在穿盆膈处移行为肛管，构成约90°弯曲的肛直肠角。远端直肠位于阴道后壁的后方，其与阴道壁的分隔是一层纤维肌层，称为直肠阴道隔，将直肠和阴道分离，以防止直肠壶腹部进入阴道，当该结构发生缺损后，造成直肠壶腹部及阴道下段间压力不等，使直肠壶腹部前壁及壶腹部内容物向阴道下段膨出，即为直肠膨出。缺损部位常位于肛管与直肠壶腹部的交界处，大部分为横向缺损。

二、病因

年龄、肥胖、不良的排便习惯、多产妇、盆底手术等因素损伤盆底支持系统可能导致直肠阴道隔的松弛，直肠前壁易向阴道膨出，常见于产后女性，亦可发生于年轻未育女性中，研究显示直肠膨出的高度与经阴道分娩次数呈近乎线性的关系。

三、临床表现及方法评估

直肠膨出轻时无明显症状，严重时有便秘、排便困难、不完全肠排空、阴道指状突出甚至脱出至阴道口不能还纳（图 8-5-1）、女性性功能障碍等临床表现，当直肠膨出高度 ≥ 15mm 时，可引起与排泄障碍相关的症状。

直肠膨出作为发病率极高的"出口梗阻型便秘"疾病，可通过直肠指诊及排粪造影确诊，但是肛门直肠指检无法明确直肠膨出的高度，排粪造影检查繁琐且为有创性检查。实时盆底超声检查安全、无创、方便、快捷、重复性好、无辐射和费用低等特点，在诊断直肠膨出方面有显著的优势，可对直肠膨出进行定性、定量评估，还是术前检查与术后随访的重要手段，可为临床提供更多的盆底信息。

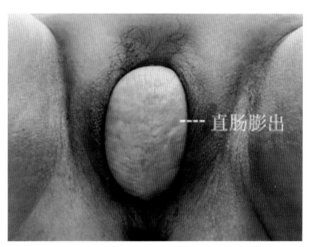

图 8-5-1 直肠膨出

直肠从阴道口脱出，表面包绕阴道皱襞，导致患者排便困难，严重影响生活质量

四、超声表现

经会阴正中矢状面进行规范化扫查，在此切面上，沿耻骨联合后下缘做一条水平参照线，直肠膨出时可见：Valsalva 动作时，直肠壶腹部前壁及壶腹部内容物向阴道后壁膨出，直肠壶腹部超过参照线，膨出的直肠壶腹部与肛管呈 90° 夹角（视频 8-5-1）。直肠膨出物的高度测量：沿肛管前壁内括约肌长轴作延长线，测量膨出物顶端与延长线之间的垂直距离（图 8-5-2），< 15mm 为轻度直肠膨出，≥ 15mm 为明显直肠膨出。

视频 8-5-1

病例：35 岁，G3P2，一顺一剖，新生儿出生体重分别为 2.8kg、3.2kg，第一胎会阴 I 度裂伤，第二胎因胎位不正行剖宫产，诉产后常有便秘症状，产后 3 月来院检查，盆底肌力测定 I 类肌纤维肌力 1 级，II 类肌纤维肌力 3 级（0~5 级，0 级最低，5 级最高），行盆底超声检查诊断轻度直肠膨出、轻度膀胱膨出（图 8-5-3）。

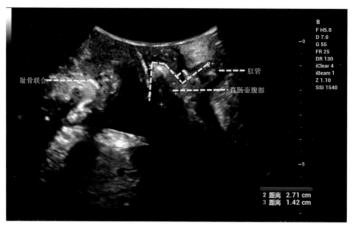

图 8-5-2　直肠膨出声像图

最大 Valsalva 动作，盆底正中矢状切面，直肠前壁明显下移，直肠壶腹部内容物向阴道下段呈指状突起，与肛管前壁内括约肌延长线夹角约为 90°，膨出物顶端与延长线之间的垂直距离进行膨出高度测量

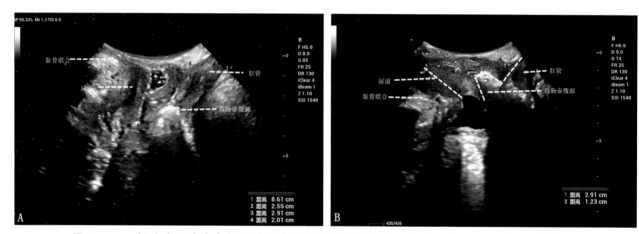

图 8-5-3　轻度直肠膨出、轻度膀胱膨出声像图（静息状态与最大 Valsalva 状态对比图）

A. 静息状态下，各腔室位置正常；B. 最大 Valsalva 状态下，轻度直肠膨出，直肠壶腹部内容物向阴道下段膨出，与肛管前壁内括约肌延长线夹角约为 90°，同时伴有轻度膀胱膨出

五、注意事项及鉴别诊断

（一）注意事项

（1）必须在 Valsalva 动作持续 5~6s 使盆腔器官接近最大下移时进行准确测量。

（2）保持盆底正中矢状切面，直肠壶腹部膨出部分与肛管前壁内括约肌长轴应接近成 90° 夹角。

（3）测量膨出物顶端与延长线之间的垂直距离，而不是与耻骨联合后下缘的竖直距离。

（二）鉴别诊断

1. 肠疝：肠疝（视频 8-5-2）是指腹膜、小肠、乙状结肠或网膜离开其解剖部位，通过先天或后天形成的薄弱点、缺损或孔进入直肠与阴道之间。可导致阴道后壁膨出、出现排便不畅和排泄功能障碍等症状。子宫切除术被认为是肠疝的最主要危险因素，并且大多数患者伴有其他盆底功能异常。超声表现为最大 Valsalva 动作时，在正中矢状面上可以观

视频 8-5-2

察到高回声的肠管内容物在阴道前壁或阴道后壁肛门直肠连接部向前下运动，有时可见蠕动、气体样闪烁回声（图8-5-4）。

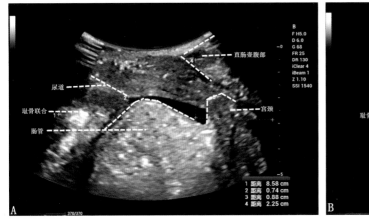
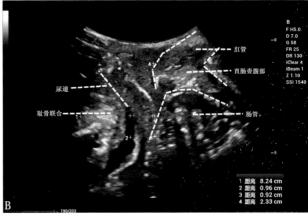

图 8-5-4　肠疝声像图

A. 最大 Valsalva 状态下，阴道前穹隆脱垂，位于耻骨后下缘水平参考线下，内容物可见呈高回声的肠管即为肠疝，同时伴有轻度膀胱膨出、子宫脱垂；B. 最大 Valsalva 状态下，阴道后穹隆脱垂、肠疝，并伴有轻度膀胱膨出

2.会阴体过度运动：最大Valsalva状态下肛管直肠连接处的壶腹部内容物下移超过耻骨联合后下缘参照线水平，测量直肠壶腹部顶端与水平参考线的垂直距离，当距离≥15mm即是会阴体过度运动（图8-5-5），它是会阴体整体往下运动，并无真正的直肠内容物疝入阴道，没有筋膜缺损，与真性直肠膨出比较两者的超声表现、临床症状、治疗方式都有所不同。

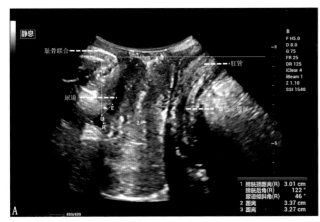
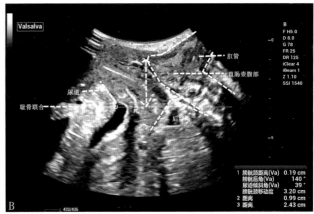

图 8-5-5　会阴体过度运动声像图（静息状态与最大 Valsalva 状态对比图）

A. 静息状态下，各腔室位置正常；B. 最大 Valsalva 状态下，直肠壶腹部顶端与耻骨后下缘水平参考线的垂直距离超过 15mm 即为会阴体过度运动，同时伴有轻度膀胱膨出、阴道后穹隆脱垂

3.直肠内套叠：在最大 Valsalva 动作时直肠壶腹部前壁或后壁发生翻转和（或）小肠挤入肛管，迫使近端肛管开放，肛管黏膜展开形成一个箭头样的扩张影像。可以是前壁套叠、后壁套叠或环形套叠。

4.盆底失弛缓综合征：是由于长期忽视排便，导致内括约肌保持痉挛的状态，即排便时盆底肌不仅不放松反而收缩，肛直肠角不增大反而缩小，表现为排便费力、粪便细、量少、排便时间延长且不能排空等强烈的排便梗阻感，常常有骶尾部及会阴胀痛或酸痛。肌电图和肛门直肠测压是常用的诊断方法，但是经会阴超声能够准确判断静息及 Valsalva 两种状态下的肛直角变化的趋势，从而诊断该疾病。

六、治疗

1. 非手术治疗：对于轻症患者以保守治疗为主，包括饮食调节、缓泻剂、生物反馈训练。
2. 手术治疗：严重症状患者经保守治疗无效可考虑手术治疗，如经肛门吻合器直肠部分切除术。

参考文献

[1] 张新玲. 实用盆底超声诊断学 [M]. 北京：人民卫生出版社，2019.

[2] 陈秋香，王慧芳. 经会阴超声诊断后盆腔功能障碍性疾病的研究进展 [J]. 中国医学影像技术，2012，28（8）：1604–1606.

[3] 徐莲，刘菲菲，陶均佳，等. 超声定量评估女性盆底器官脱垂 [J]. 中国医学影像学技术，2012，28（12）：2229–2232.

[4] Dietz HP，Lennox PJH，Steensma AB. 盆底超声学图谱 [M]. 北京：人民卫生出版社，2011：61.

[5] 徐净，张奥华，郑志娟，等. 实时三维超声鉴别诊断阴道后壁膨出病变 [J]. 中国医学影像技术，2015，31（7）：1075–1077.

[6] 武莉. 盆底二维及三维超声在女性盆腔脏器脱垂及直肠肛门病变中的应用价值 [J]. 山西医药杂志，2019，48（24）：3037–3038.

[7] Dietz HP，Korda A.Which bowel symptoms are most storngly associated with a true rectocele[J]. Aust NZ J Obstet Gynaecol，2005，45（6）：505–508.

[8] Stecco C，Macchi V，Porzionato A，et al. Histotopographic study of the rectovaginalseptum [J]. Ital J Anat Embryol，2005，110（4）：247–254.

[9] Dovrkin LS，Knowles CH. Scott SM，et al. Rectal intussusception：characterization of symptomatology [J]. Dis Colon Rectal，2005，48（4）：824–831.

[10] Dietz HP，Steensma AB. Posterior compartment prolapse on two-dimensional and three-dimensinal pelvic floor ultrasound：The distinction between true rectocele，perineal hypermobility and enterocele [J]. Ultrasound Obstet Gynecol，2005，26（1）：73–77.

（陈顺姬）

第九章 妇科急症

第一节 卵巢囊肿蒂扭转

一、概述

卵巢囊肿蒂扭转是常见的妇科急腹症之一，是卵巢囊肿最常见的一种并发症，约10%卵巢囊肿或肿瘤发生蒂扭转。由于血管蒂沿其中轴发生顺时针或逆时针旋转，导致动脉、静脉、淋巴回流受阻，使卵巢囊肿缺血，甚至坏死破裂，引起剧烈腹痛。卵巢囊肿可发生于任何年龄女性，以年轻女性多发，绝经女性和儿童相对少见，且好发于瘤蒂长、中等大小、活动度好、与周围组织无明显粘连、重心偏于一侧的肿瘤，常发于单侧。因右侧肠蠕动多且空虚，因此卵巢囊肿蒂扭转以右侧多见，并多发生在体位急剧变动时、妊娠早期或产后。扭转相关的囊肿包括滤泡性囊肿、黄体、良性囊性畸胎瘤、囊腺瘤等，而与粘连相关的子宫内膜瘤和恶性病变相对较少引起扭转。

卵巢囊肿蒂扭转典型症状为单侧下腹突发性剧痛、持续性刀割样痛，常有恶心、呕吐甚至休克，系腹膜牵引绞窄引起。妇科检查时可触及附件区包块，质实，活动度好，子宫与囊肿连接处（位于子宫的一侧、前方或后方）压痛明显是其典型体征。蒂扭转一旦确诊，需尽快手术。漏诊可能会导致卵巢或输卵管坏死，并伴有腹膜炎、血栓性静脉炎甚至死亡，其长期后果则与不孕、不育和更年期提前有关。快速准确的诊断可增加挽救卵巢活力的可能性。

二、病理

由于囊肿的蒂由骨盆漏斗韧带、卵巢固有韧带、输卵管及卵巢输卵管系膜组成，其中包括子宫动脉、静脉、附件及卵巢分支。其病理特征为发生扭转后静脉回流受阻，瘤内极度充血或血管破裂瘤内出血，导致瘤体迅速增大，后因动脉血流受阻，囊肿发生坏死变成紫黑色，可破裂和继发感染，表面渗出时，盆腹腔内出现游离液体。组织病理镜下表现：囊壁广泛出血，坏死，血管增生，扩张（图9-1-1）。

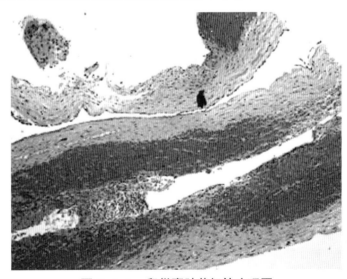

图9-1-1 卵巢囊肿蒂扭转病理图
囊壁广泛出血，坏死，血管增生，扩张

三、超声表现

（一）二维超声

根据扭转的程度及时间不同卵巢囊肿蒂扭转的超声图像有以下特点：①子宫周边可探及囊性肿块，多为中等大小。②肿块多有包膜，与周围组织边界清晰，探头加压或腹部加压肿块活动度好，部分肿块出现破口或渗出而与周围组织粘连时界限可变模糊。③发生蒂扭转时，囊壁因水肿而增厚，厚约 5mm 以上，囊内无回声暗区可因出血坏死有不同程度的低或强回声出现，可呈斑点状或团片样改变。④压痛明显处即为扭转的蒂部，是超声检查时寻找扭转蒂部的区域，扭转的蒂部回声杂乱，呈不均匀类实性团块样回声，是蒂扭转的特异性声像改

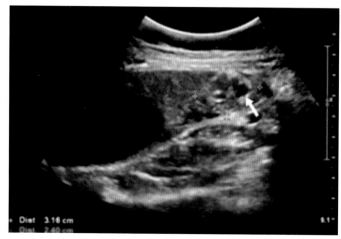

图 9-1-2　卵巢囊肿蒂扭转的二维声像图
囊肿的内侧可见呈同心圆样改变的"漩涡征"

变，部分可呈"靶环征""蜗牛壳样"或"漩涡征"改变（图 9-1-2），也可表现为同侧附件区出现双肿块图像，近宫角者为蒂部。"漩涡征"超声表现为同心圆样的高回声结构，是卵巢囊肿蒂扭转的特异性表现，通过"漩涡征"，诊断卵巢囊肿蒂扭转的阳性率从 55% 增加到 90%。它可以位于卵巢的外侧或内侧，有研究表明大的卵巢囊肿蒂扭转的漩涡征多位于卵巢外侧，较小的囊肿扭转的漩涡征多位于卵巢内侧，即子宫与卵巢之间。⑤伴或不伴盆腔、腹腔积液，如囊肿继发感染与破裂，透声差。

（二）彩色多普勒血流成像

囊肿或卵巢内血流完全消失或明显减少，部分可探及动脉频谱和静脉频谱，部分可观察到血管蒂扭转，蒂部血流信号呈消失、团块状或频谱异常（图 9-1-3）。有报道蒂部缺乏血流信号可使其诊断的准确度达 87%，并认为静脉血流消失是绞窄性蒂扭转的指标，应急诊手术。

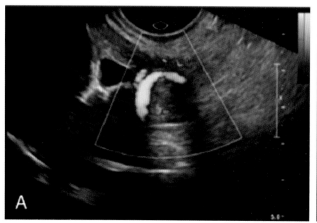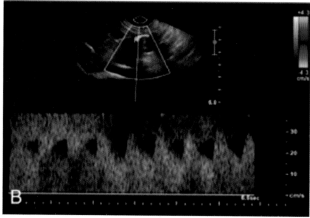

图 9-1-3　卵巢囊肿蒂扭转彩色多普勒及频谱多普勒声像图
A. 卵巢旁探及蒂部血管扭转，环形血流信号；B. 蒂血管可探及动脉样血流频谱

（三）超声造影

病灶内部早期呈不均匀增强，但增强水平低于子宫肌层，增强晚期呈明显低于子宫肌层，对于完全性扭转的病灶，其内部未探及血流信号，超声造影亦无增强。

超声诊断卵巢囊肿蒂扭转有三种检查方法，一是经腹部超声检查，二是经阴道超声检查，三是超声造影。经腹部超声检查对巨大卵巢囊肿蒂扭转的诊断更有优势，便于观察囊肿全貌，寻找扭转的蒂部，髂窝位置等高位囊肿不易漏诊；经阴道超声检查，其声像图分辨率高，针对中等大小或偏小的卵巢囊肿蒂扭转诊断更有敏感性，便于观察扭转蒂部局部微小结构，清楚显示囊肿壁血流信息；超声造影通过对卵巢囊肿微小血管的显示，更真实地反映瘤体内的血流灌注情况，弥补了彩色多普勒超声对低速血流及细小血管检测的不足。

四、鉴别诊断

由于急腹症患者临床表现相似，卵巢囊肿蒂扭转仍需与下列疾病进行区分：

1. 黄体破裂：多位于月经中后期，超声图像表现为卵巢内有皱缩的囊肿（图 9-1-4A），内回声杂乱，可探及黄体血肿内部的血流信号状态，盆、腹腔积液量较多，透声差（图 9-1-4B），超声造影肿块大部分无增强，可在局部见小环形增强或小片状高增强，增强强度多高于子宫肌层，消退晚于子宫肌层。

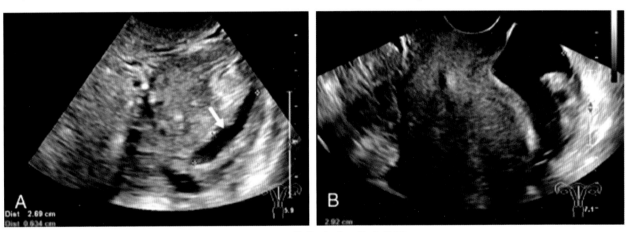

图 9-1-4 黄体破裂二维声像图
A.卵巢内探及皱缩的囊肿；B.盆腔大量积液

2. 阑尾周围脓肿：主要症状为转移性的右下腹疼痛，腹膜刺激征较易发现，主要特征为右下腹肌紧张、压痛、反跳痛，患者部分可发生体温上升、白细胞增多现象。超声检查提示病灶不易移动、边界欠清楚（图 9-1-5A），内可见密集细小光点，部分其内可见强回声（图 9-1-5B）。

3. 异位妊娠破裂：有停经史、尿妊娠试验阳性，主要症状是下腹部剧痛，阴道内无规律流血。超声发现不规则混合性包块（图 9-1-6A），偶尔可发现卵黄囊、心血管搏动和胎芽，盆腔可见大量积液（图 9-1-6B）。

4. 输卵管积水扭转：发生率相对较低，以下腹部急骤剧痛为主要临床表现，但无特异性的临床症状体征，超声表现为囊肿形态呈迂曲管状无回声（图 9-1-7A）和毗邻囊肿旁见"靶环征"（图 9-1-7B），但需手术准确区分其与卵巢囊肿蒂扭转。

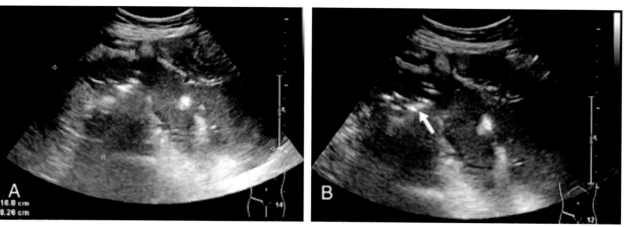

图 9-1-5　阑尾脓肿二维声像图
A.右下腹探及包块，边界欠清晰；B.包块内见密集细小光点

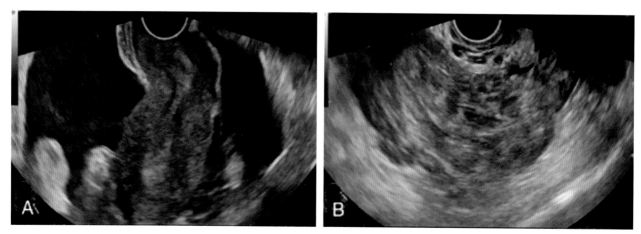

图 9-1-6　异位妊娠破裂二维声像图
A.盆腔大量积液，透声差；B.附件区见混合性包块

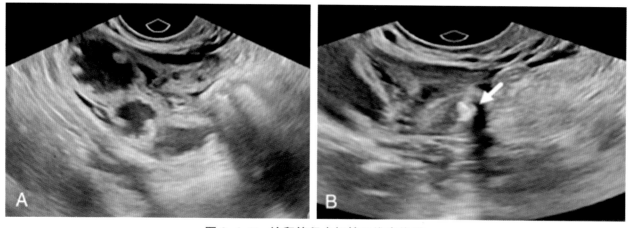

图 9-1-7　输卵管积水扭转二维声像图
A.附件区囊性包块呈迂曲管状无回声；B.囊肿的内侧可见呈同心圆样改变的"靶环征"

　　5.子宫内膜异位囊肿：二维超声显示囊肿与周边分界欠清，活动度差，内可见密集细小光点回声（图9-1-8），可有触痛感，但疼痛感较轻，超声造影子宫内膜异位囊肿壁可显示特征性的囊壁及囊内分隔成环形增强，囊壁及分隔稍厚，囊内实性部分无增强。

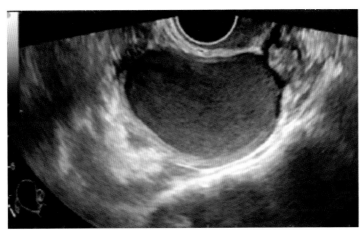

图 9-1-8　子宫内膜异位囊肿二维声像图
二维超声显示囊肿活动度差，内可见密集细小光点回声

五、临床病例

患者女，32 岁，因"停经 11⁺⁵ 周，右下腹痛 4 天"入院。

现病史：4 天前无诱因出现右下腹痛，呈阵发性绞痛，持续 2 小时自行缓解，未在意。3 天前无诱因再次出现右下腹痛，就诊当地医院，超声提示：宫内早孕（相当于 11 周），双侧卵巢未见明显占位，拟诊断"阑尾炎"收入院，予相应治疗有所缓解（具体不详）。1 日前腹痛加剧，呈持续性，再次行超声提示：右侧髂窝囊性占位伴周边高回声（附件囊肿伴扭转？），腹腔积液 13mm，建议手术治疗，拒绝，遂转诊我院。入院后超声提示：宫内早孕（活胎），右侧附件区囊性包块，大小约 7.9cm×6.1cm，其旁可见卵巢组织回声，其内侧另可见一不均质软组织团回声，范围：6.0cm×3.3cm，层次结构不清，子宫直肠窝见液性区，深 2.4cm。急诊拟"①卵巢囊肿蒂扭转。②早期妊娠"收入院。

既往体健。

妇科检查：宫体前位，如孕 3 个月大小，右侧附件区触及 8cm 包块，边界不清，触痛，无反跳痛，左侧附件区未及异常。

血清学检查：CA125：50.10U/ml（正常值：0~35U/ml），hCG：171042.00mU/ml（正常值：0~10μg/L），孕酮：34.84ng/ml（正常值：卵泡期 0.6~1.9nmol/L，排卵期 1.1~11.2nmol/L，黄体期 20.8~102.4nmol/L），余正常。

经腹部联合经阴道超声检查：宫内可见一胎儿，头臀长 5.2cm，可见胎心搏动。右侧附件区可见一囊性包块，大小约 7.4cm×5.6cm×7.2cm，壁厚约 0.2cm，内透声好（图 9-1-9A），其旁可见肿胀的右卵巢回声，范围约 6.6cm×3.2cm（图 9-1-9B），其内侧可探及不均匀类实性团块样回声，大小约 3.1cm×2.4cm，呈"漩涡征"（图 9-1-10A），CDFI：卵巢内血流信号减少。右侧卵巢旁可见液性区，范围约 1.7cm×1.5cm（图 9-1-10B）。左侧卵巢形态大小正常。

超声提示：①宫内单活胎。②右侧附件区囊性包块伴周围卵巢肿胀（考虑右侧卵巢囊肿伴蒂扭转）。③右侧卵巢旁积液。

术前诊断及依据：患者为青年女性，超声提示右侧附件区囊性包块伴周围卵巢肿胀，考虑右侧卵巢囊肿伴蒂扭转。拟行"经腹右卵巢囊肿剥除＋肠粘连松解术"。

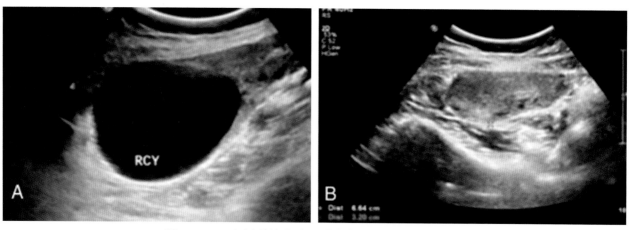

图 9-1-9　右侧附件囊肿及增大右侧卵巢二维声像图

A. 右侧附件区可见一囊性包块，壁厚，内透声好；B. 右侧卵巢肿胀增大

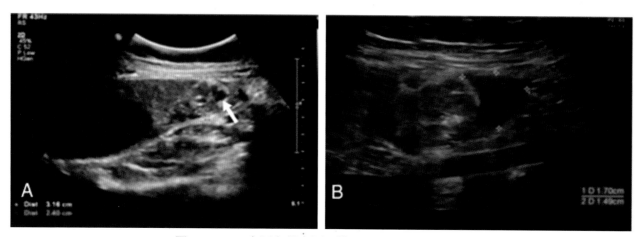

图 9-1-10　右侧卵巢内侧团块及卵巢旁积液声像图

A. 右侧卵巢内侧可探及不均匀类实性团块样回声，呈"漩涡征"；B. 右侧卵巢旁可见无回声，范围约 1.7cm×1.5cm

术中所见：术中见子宫如孕 3 月大，表面光滑。右侧附件顺时针扭转 540°（图 9-1-11A），右侧输卵管略水肿，右侧卵巢呈深紫色，无明显坏死，卵巢明显增大，内见 7cm×7cm 囊肿，囊液呈淡黄色，右侧附件与肠管疏松粘连，左侧附件外观未见明显异常。

术后病理：右侧卵巢孤立性滤泡性囊肿，囊壁肉芽组织增生（图 9-1-11B）。

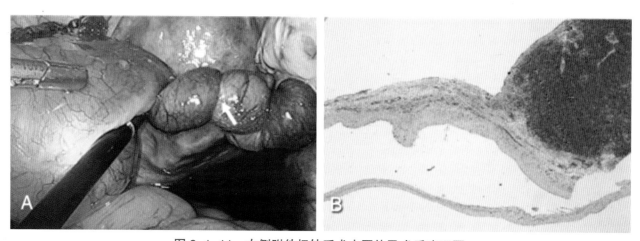

图 9-1-11　右侧附件扭转手术中图片及术后病理图

A. 右侧附件顺时针扭转 540°；B. 术后病理提示：右侧卵巢孤立性滤泡性囊肿，局部囊壁肉芽组织增生

六、相关知识拓展

卵巢囊肿蒂扭转是常见的妇科急腹症之一，发病急，病情重，发现需及时诊断及处理。本文中展示的病例比较特殊，系妊娠期发现卵巢囊肿蒂扭转，该病发生率为 0.05%，常见于孕 6~16 周，妊娠期发生卵巢囊肿蒂扭转可能与孕妇子宫明显增大，卵巢位置发生改变进入腹腔，活动空间变大，或妊娠期分泌激素作用使韧带松弛有关。妊娠合并卵巢囊肿蒂扭转比非孕期危害大，因孕期表现缺乏临床特异性，易导致误诊。因此妊娠期超声检查时，检查者更要注意扫查孕妇附件情况，特别是有急腹症的孕妇更要注意附件区扫查排查有无包块及附件扭转可能，避免漏诊误诊。

术前扭转血管蒂内的血流情况与术后卵巢活力有关，有研究表明当卵巢囊肿蒂扭转时，若扭转蒂可观察到动脉和静脉血流，卵巢存活的可预测性为 94%。卵巢囊肿扭转的蒂静脉血流存在是扭转卵巢可能存活的一个重要征象，有静脉血存在，预示卵巢正常或淤血早期。若动静脉血流均消失或仅动脉血流存在预示卵巢坏死。反之蒂血流的存在也并不能排除卵巢囊肿蒂扭转的可能。因此超声检查中应注意血流情况的判断，及时协助临床诊断及制定诊疗方案。

参考文献

[1] 乐杰. 妇产科学（第6版）[M]. 北京：人民卫生出版社，2005：306.

[2] 曹泽毅. 中华妇产科学（第3版）[M]. 北京：人民卫生出版社，2014.

[3] Emonts M，Doornewaard H，Admiraal J C. Adnexal torsion in very young girls：diagnostic pitfalls [J]. Eur J Obstet Gynecol Reprod Biol，2004，116（2）：207–210.

[4] 韩立明，梁伟，夏宇，等. 彩色多普勒超声诊断卵巢囊肿蒂扭转的应用价值分析 [J]. 实用妇科内分泌电子杂志，2019，6（14）：62–68.

[5] 鲁红，俞琤. 妇科超声诊断与鉴别诊断 [M]. 北京：人民军医出版社，2012.

[6] Oltmann S C，Fischer A，Barber R，et al. Cannot exclude torsion--a 15-year review [J]. J Pediatr Surg，2009，44（6）：1212–1217.

[7] Naiditch J A，Barsness K A. The positive and negative predictive value of t ransabdominal color Doppler ultrasound for diagnosing ovarian torsion in pediatric patients [J]. J Pediatr Surg，2013，48（6）：1283–1287.

[8] Ghandehari H，Kahn D，Tomlinson G，et al. Ovarian torsion：time limiting factors for ovarian salvage [J]. Emerg Med Open Access，2015，5（5）：5–6.

[9] 姜立新，沈国芳，胡兵. 超声"漩涡征"诊断卵巢囊肿蒂扭转 [J]. 中国医学影像学杂志，2012，20（7）：545–547.

[10] Valsky D V，Esh-Broder E，Cohen S M，et al. Added value of the gray-scale whirlpool sign in the diagnosis of adnexal torsion [J]. Ultrasound Obstet Gynecol，2010，36（5）：630–634.

[11] Navve D，Hershkovitz R，Zetounie E，et al. Medial or lateral location of the whirlpool sign in adnexal torsion：clinical importance [J]. J Ultrasound Med，2013，32（9）：1631–1634.

[12] 贺声，段云友，杨梦根，等. 多普勒超声检测卵巢肿瘤蒂扭转的临床意义 [J]. 中华妇产科杂志，

2001，36（3）：174–175.

[13] 张爱青，戚红，刘朝晖，等.超声在女性附件扭转诊断中的临床价值 [J]. 中华医学超声杂志（电子版），2010，7（7）：1168–1175.

[14] Yatsenko O，Vlachou P A，Glanc P. Predictive value of single or combined ultrasound signs in the diagnosis of ovarian torsion [J]. J Ultrasound Med，2020，8（9）：1–10.

[15] 程琦，范丽，王莎莎，等.超声造影在卵巢肿瘤及卵巢蒂扭转诊断中的应用 [J]. 中华临床医师杂志（电子版），2014，8（14）：41–44

[16] Mcnamara M C，Brook R. How long should we follow simple ovarian cysts with pelvic ultrasonography [J]. Cleve Clin J Med，2018，85（10）：745–747.

[17] 刘国珍，杨维民，罗柳萍.经阴道与经腹部超声诊断卵巢囊肿蒂扭转的对比性分析 [J]. 中国现代医生，2011，49（30）：95–96.

[18] Lee E J，Kwon H C，Joo H J，et al. Diagnosis of ovarian torsion with color Doppler sonography：depiction of twisted vascular pedicle [J]. J Ultrasound Med，1998，17（2）：83–89.

[19] Auslender R，Shen O，Kaufman Y，et al. Doppler and gray-scale sonographic classification of adnexal torsion [J]. Ultrasound Obstet Gynecol，2009，34（2）：208–211.

[20] Karaman E，Beger B，Cetin O，et al. Ovarian torsion in the normal ovary：a diagnostic challenge in postmenarchal adolescent girls in the emergency department [J]. Med Sci Monit，2017，23（13）：12–16.

（钟晓红　何晓琴）

第二节　卵巢黄体破裂

一、概述

卵巢黄体破裂是妇科急腹症之一，发病率约为 2.4%，也是卵巢破裂最常见的一种，约占卵巢破裂的 80%，好发于育龄女性，多发生于月经周期的黄体期，主要为卵巢卵泡膜血管破裂引起。卵巢黄体破裂可能与以下因素有关：①黄体囊肿的形成。正常的黄体直径小于 2cm，且非囊性。黄体囊肿形成，壁薄，张力大，是黄体破裂的好发因素之一。文献报道 79% 的黄体破裂病人有囊肿形成。②外伤、性交、妇科检查、卵巢直接或间接外力作用、盆腔炎症等其他因素均有可能导致卵巢黄体破裂。有文献报道黄体破裂多发生于右侧卵巢，左侧较少见。可能因为右侧卵巢动脉由腹主动脉直接分支而动脉压力较高，另外左卵巢有乙状结肠保护，不易受外力影响。③凝血机制异常，如长期抗凝治疗，亦可诱发黄体破裂。

卵巢黄体破裂的诊断主要通过临床表现，结合超声、尿或血 hCG、后穹隆穿刺等辅助检查确诊。黄体破裂后，腹腔内出血量不同可有不同程度的下腹痛、肛门坠胀感，伴恶心、呕吐。大量腹腔内出血时，患者可有晕厥发生。黄体破裂作为妇科急腹症的一种，尤其是出现大量腹腔内出血时，往往与异位妊娠难以区别。尿或血 hCG 检查可作鉴别。但血 hCG 检查需要时间，而尿 hCG 有一定的假阴性，并且在妊娠黄体破裂时为阳性，而阴道后穹隆穿刺特异性不足，这给鉴别诊断带来困难。超声可以发现黄体囊肿包块和囊肿及其周围的血凝块形成的囊实性包块，并可以测量盆、腹腔的游离液体，估计腹腔内出血量，对黄体破裂有诊断意义，有助于制订治疗方案。

二、病理

黄体是一种卵巢组织，它生长在卵泡破裂所产生的创面空间。残留的卵泡壁在排卵后形成塌陷，卵泡膜的毛细血管以及结缔组织等伸入到颗粒层。促黄体生成素进一步作用，使其演变成富含毛细血管、体积大并具有内分泌功能的细胞团，新鲜时显黄色。大多数情况下，排卵后的破裂口不久即被血凝块所堵塞。同时在卵巢内开始有黄体形成。此时若血块脱落，即能引起内出血，即黄体破裂出血。另外，在黄体发展到血管形成期，有很多新生血管从卵泡膜穿进黄体中心血块内，并一直延伸到腔的边缘，以致黄体腔内出血，血液可沿腔壁形成一带状区，有时可充满整个黄体腔，这时黄体为一较大的血性结构，直径可达 1~3cm，轻微隆起于卵巢表面（图 9-2-1）。在黄体发育到极盛期，若血肿继续扩大，内压增加，则极易发生破裂。

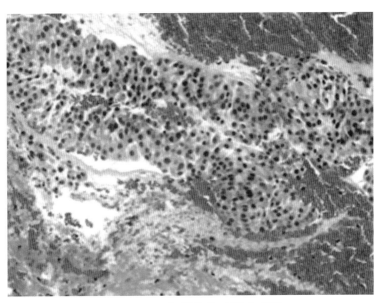

图 9-2-1　卵巢黄体破裂病理图
血液可沿腔壁形成一带状区，有时可充满整个黄体腔，黄体为一较大的血性结构

三、超声表现

黄体囊肿破裂超声图像表现的多样性与黄体囊肿形成过程中是否出血、出血量及出血吸收程度有关。

（一）二维超声

卵巢黄体破裂可表现为：①卵巢大小正常，内见黄体，可伴有卵巢周围低弱回声血肿包绕（图 9-2-2）。②卵巢体积增大，内见黄体囊肿，囊肿内伴纤细分隔和（或）絮状弱回声（图 9-2-3），卵巢周围见低弱回声血肿包绕。③附件区见混合回声包块，形态不规整，无法分辨内部结构（图 9-2-4）。

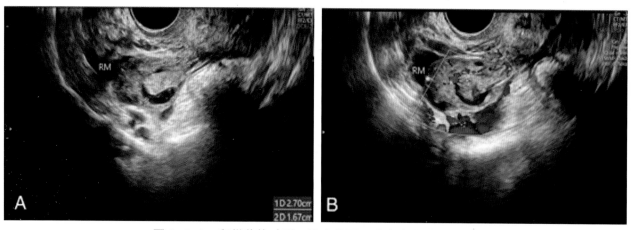

图 9-2-2 卵巢黄体破裂二维声像图及彩色多普勒声像图

A. 卵巢内探及一混合回声结节，大小约 2.70cm×1.67cm，内可见点状弱回声滚动；B. 该混合回声结节周边探及点状、条状血流信号

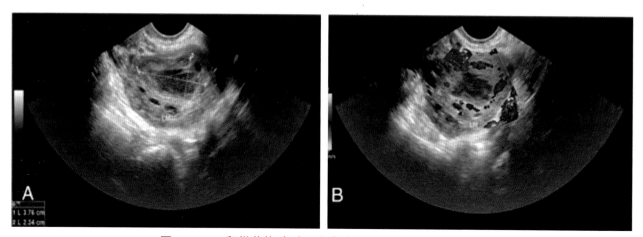

图 9-2-3 卵巢黄体破裂二维声像图及彩色多普勒声像图

A. 卵巢增大，卵巢内探及一混合回声结节，大小约 3.76cm×2.34cm，内可见纤细分隔；B. 该混合回声结节周边探及点状、条状血流信号

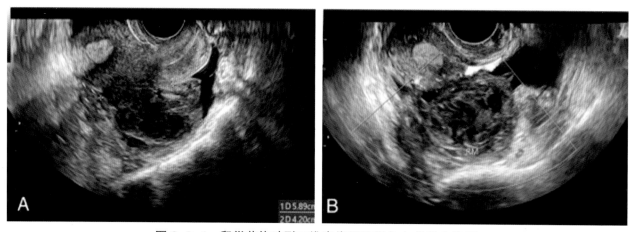

图 9-2-4 卵巢黄体破裂二维声像图及彩色多普勒声像图

A. 右侧附件区探及一混合回声包块，大小约 5.89cm×4.20cm，内可见纤细分隔；B. 该混合回声包块周边探及点状、条状血流信号

（二）彩色多普勒血流成像

黄体周围呈典型的环状或半环状血流信号。血流频谱为低阻力型频谱。

四、鉴别诊断

1. 输卵管妊娠：为最常见的鉴别诊断，多有停经史、早孕反应、阴道不规则流血等病史，hCG 阳性。未破裂时，多易于鉴别；破裂时，应于附件区观察卵巢大小、形态变化及周边有无孕囊样结构加以鉴别。卵巢黄体破裂包块多与卵巢关系密切，经腹部加压时二者呈同步运动，而输卵管妊娠包块与卵巢运动不同步，若破裂时间较长者，附件区出现混合包块、结构分辨不清时，仅凭超声图像则无法鉴别。另外，hCG 阳性时应充分考虑到卵巢黄体破裂和输卵管妊娠同时发生的可能性，仔细鉴别为哪种疾病引起的破裂，从而选择正确的治疗方案（图 9-2-5）。

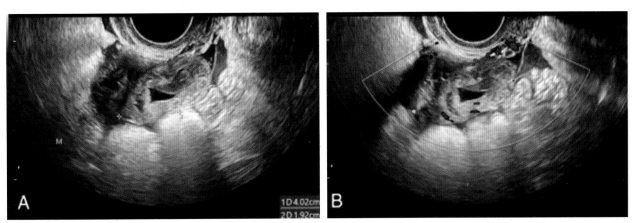

图 9-2-5　输卵管妊娠二维声像图及彩色多普勒声像图

A. 右侧附件区探及一混合回声结节，大小约 4.02cm×1.92cm，与卵巢分界清楚；B. 该混合回声结节内探及点状、条状血流信号

2. 腹盆腔炎性包块：急性盆腔炎多表现为下腹痛明显，伴发热。未形成包块时，超声无异常表现，当形成脓肿时超声显示为附件区囊性包块，伴分隔，囊腔内可伴有密集点状回声，包块与周围组织粘连，部分见盆腔积液（图 9-2-6）。

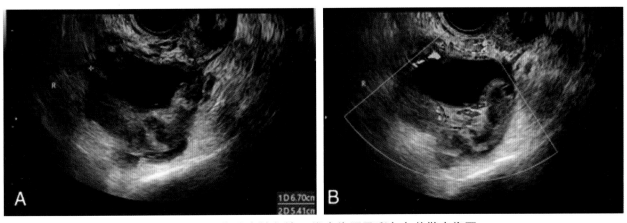

图 9-2-6　盆腔炎性包块二维声像图及彩色多普勒声像图

A. 盆腔探及一混合回声包块，大小约 6.70cm×5.41cm，内可见无回声区；B. 该混合回声包块内探及点状、条状血流信号

3.卵巢肿物蒂扭转：有卵巢肿物病史，突发下腹部持续剧痛，可伴恶心、呕吐，甚至出现休克。超声显示为附件区混合回声包块，肿物壁增厚，呈双边征，破裂后盆腔可见积液（图 9-2-7）。

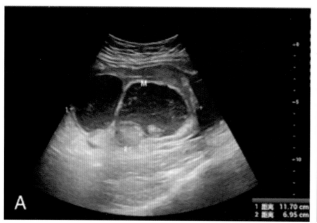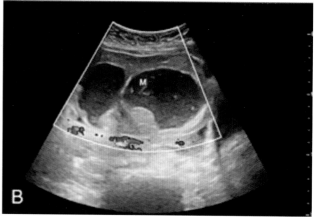

图 9-2-7　卵巢囊肿蒂扭转二维声像图及彩色多普勒声像图

A.盆腔探及一无回声包块，大小约 11.70cm×6.95cm，内透声差，并可见分隔；B.该混合回声包块内未探及明显血流信号

4.阑尾炎：多有转移性右下腹痛，体温升高，腹膜刺激征明显，白细胞升高，但无腹腔出血症状体征，超声显示为肿大阑尾伴网膜包绕、肿大淋巴结或右髂窝积液，穿孔后显示为右下腹部混合回声包块，阑尾结构紊乱（图 9-2-8）。

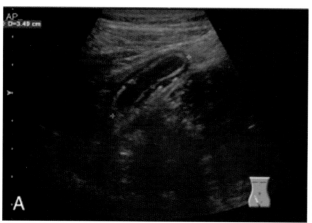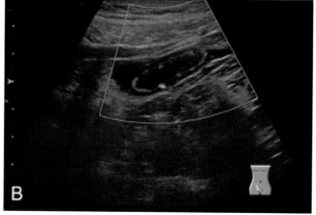

图 9-2-8　阑尾炎二维声像图及彩色多普勒声像图

A.右下腹盆腔探及一长条状混合回声包块，长约 3.49cm；B.该混合回声包块内探及条状血流信号

5.右输尿管结石：为右腹部或腰背部突发疼痛，多为阵发性。超声显示右肾积水，右输尿管内见强回声结石影像。

五、临床病例

患者女，32岁，以"同房后腹痛 5 小时"入院。

现病史：入院前 5 小时同房后出现腹痛，为持续性下腹部疼痛，伴恶心、呕吐，无发热、寒战，无胸闷、心悸，无阴道出血等不适，就诊我院急诊，彩超提示：①右侧附件区混合回声，性质待定，考虑黄体破裂并周边血肿形成。②盆腹腔积液。为进一步诊治，急诊拟"腹痛待查"收入院。

既往体健。

妇科检查：于右侧附件区触及一肿物，大小约 10cm×8cm，压痛，无反跳痛；左侧附件区轻压痛；子宫颈肥大，无接触性出血，有举摆痛。

尿妊娠反应试验：阴性。

血清学检查：血常规：WBC 15.5×10⁹/L〔正常值：（4-10）×10⁹/L〕，NEO 90.7（正常值：0.40~0.75），余正常。

经阴道彩超检查：右侧卵巢未探及。子宫右侧及后方探及一不规则蜂窝状混合回声，大小约 8.8cm×4.8cm。其内可见一椭圆形液性区，大小约 4.0cm×3.5cm，内见细网状结构。CDFI：周边可见条状血流信号，呈动脉频谱（图9-2-9）。盆、腹腔内探及游离无回声区，前后径：1.0cm（肝肾间隙）、2.6cm（右侧腹）、4.5cm（盆腔）。

超声造影：病灶内部呈现周边环状增强造影信号，其余部分无增强（图9-2-10）。

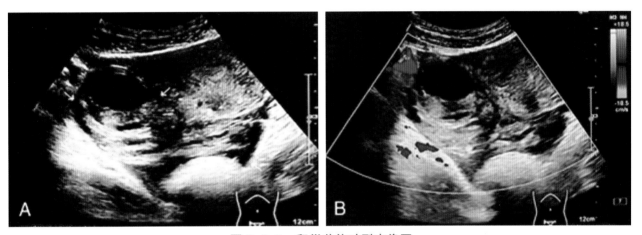

图 9-2-9　卵巢黄体破裂声像图

A.子宫右侧及后方探及一不规则蜂窝状混合回声包块；B彩色多普勒显示：上述包块的液性暗区周边见条状血流信号。

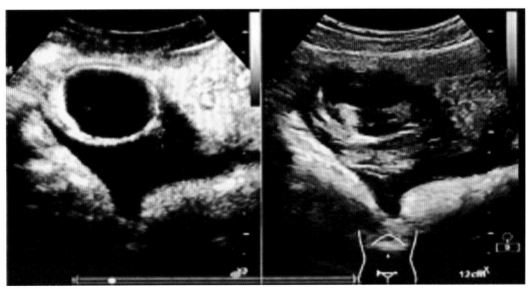

图 9-2-10　卵巢黄体破裂超声造影图及二维声像图

注入造影剂后包块内未见造影剂充盈，二维超声见包块内见细网状回声超声提示：①右侧附件区混合回声，性质待定，考虑黄体破裂并周边血肿形成。②盆腹腔积液。

治疗方案：予监测生命体征，"氨甲环酸注射液"静滴止血及补液等对症处理，患者腹痛渐缓解。

六、相关知识拓展

卵巢黄体破裂与输卵管妊娠破裂均是妇科常见急腹症，由于二者在临床表现上具有较大相似性，单从临床上很难明确诊断。超声已广泛应用于二者的鉴别之中，但相关研究表明，采用一般的二维超声检查进行两类患者的病症检查诊断具有较高的难度，容易出现误诊，如果联合经阴道彩色多普勒超声检查，则在二维超声基础上，综合患者的破裂部位、血流信号特征及其血流参数结果进行全面分析与判断，能够对其病症进行有效区别，从而提高诊断的准确率，为临床提供更加准确的诊断信息。超声造影也应用于二者鉴别中，当黄体显示为厚壁环状结构时，环壁内的无回声区为积血部分，超声造影时表现为无增强区，而环壁是由血管和结缔组织构成，因均有血流灌注而表现为完全增强，故不会出现厚壁环状输卵管妊娠破裂的无增强带及形成"三明治"样的超声造影图像，有助于二者的鉴别诊断。

参考文献

[1] 郭万学.超声医学（第 6 版）[M].北京：人民军医出版社，2012.

[2] 曹泽毅.中华妇产科学（第 3 版）[M].北京：人民卫生出版社，2014.

[3] 姜玉新，程玉芳，常欣.B 超对卵巢黄体破裂出血的诊断价值 [J].中国医学科学院学报，1995，2（1）：33–35.

[4] Ho WK，Wang YF，Wu HH，et al. Ruptured Corpus Luteum with Hemoperitoneum：Case Characteristics and Demographic Changes Over Time [J]. Taiwanese Journal of Obstetrics，Gynecology，2009，48（2）：108–112.

[5] Hallatt JG，Steele CH，Snyder M. Ruptured corpus luteum with hemoperitoneum：a study of 173 surgical cases. [J]. American Journal of Obstetrics & Gynecology，1984，149（1）：5–9.

[6] Wilbur AC，Goldstein LD，Prywitch BA.Hemorrhagic ovarian cysts in patients on anticoagulation therapy：CT findings. [J]. Journal of Computer Assisted Tomography，1993，17（4）：623.

[7] 宋月勤.阴道及腹部超声在卵巢黄体破裂患者诊断中的应用价值 [J].实用医学影像杂志，2019，20（4）：413–415.

[8] 黄莉.经阴道彩超对卵巢黄体破裂和宫外孕破裂鉴别诊断的价值探讨 [J].影像技术，2020，32（6）：15–18.

[9] 李凯，黄泽平.超声造影对厚壁环状输卵管妊娠和黄体的鉴别诊断 [J].临床超声医学杂志，2013，15（1）：60–62.

（林宁　陈晓琼）

第三节　异位妊娠

一、概述

异位妊娠（ectopic pregnancy，EP）是指受精卵着床种植在子宫体腔以外的部位，又叫宫外孕，异位妊娠是妇科常见的急腹症。异位妊娠破裂是孕早期孕妇死亡的主要原因，死亡率占孕产妇死亡总数的9%~10%。异位妊娠发生率约占所有妊娠的2%，异位妊娠的高危因素主要有：既往异位妊娠、盆腔炎、输卵管手术、剖宫产、辅助生育治疗、宫内节育器、子宫内膜异位症、吸烟和生殖系统解剖变异等，但约50%以上的异位妊娠没有明确的高危因素。

输卵管妊娠是异位妊娠最常见部位，约占所有异位妊娠的95%，其他少见部位包括剖宫产瘢痕部位、子宫颈、子宫角、残角子宫、卵巢、腹腔及后腹膜等。复合妊娠宫外孕是一种罕见的宫外孕，是指宫内妊娠、宫外妊娠共存的一种病理性妊娠。临床上对任何性生活活跃的育龄期女性，一旦出现腹痛及阴道出血，无论是否有避孕措施均应进行妊娠试验，除外异位妊娠可能；对伴有高危因素的女性，即使无明显症状也应完善筛查除外异位妊娠。经阴道超声联合血 β–hCG 检测是异位妊娠确诊的首选方法；如果患者不能接受经阴道超声检查，应告知经腹超声检查的局限性；对有停经史伴有阴道流血或腹痛的病人而言，超声检查子宫内未见妊娠囊、双侧附件区也未见包块时应扩大扫查范围，扫查整个腹腔内及后腹膜区域判断是否有少见部位的异位妊娠包块。

加拿大妇产科医师协会（Society of Obstetricians and Gynaecologists of Canada，SOGC）将异位妊娠分为输卵管异位妊娠、非输卵管异位妊娠和不明部位妊娠（pregnancy of unknown location，PUL）。血 β–hCG 阳性但是超声无法明确妊娠部位者被归类为不明部位妊娠，不明部位妊娠是诊断过程中的一个短暂状态，最终可能被诊断为可存活/不可存活的宫内妊娠、异位妊娠或持续不明部位妊娠，对于 β–hCG 阳性且超声未能明确为正常的宫内妊娠时，应严密随访，以明确是宫内妊娠、异位妊娠还是持续的不明部位妊娠。

二、输卵管妊娠

（一）病因与病理

由于输卵管管腔狭窄，管壁薄且缺乏黏膜下组织，其肌层远不如子宫肌壁厚与坚韧，妊娠时不能形成完好的蜕膜，不利于胚胎的生长发育，常发生流产、破裂、继发性腹腔妊娠等结局。子宫的变化和正常妊娠一样，合体滋养细胞产生 hCG 维持黄体生长，甾体激素分泌增加，致使月经停止来潮，子宫增大变软，子宫内膜出现蜕膜反应。卵巢与正常妊娠相似，卵巢黄体转变为妊娠黄体，有时还可见到黄素囊肿。送检标本镜下有绒毛、胚胎/胎儿组织即可确诊。

（二）临床表现

输卵管妊娠最典型的症状是停经后腹痛及阴道出血。停经史多为6~8周。但输卵管间质部妊娠停经时间较长。妊娠包块流产或破裂之前常表现为一侧下腹部隐痛或酸胀感；当包块破裂或流产时突发一侧下腹部撕裂样疼痛常伴有恶心、呕吐。血液积聚于子宫直肠窝时出现肛门坠胀感。注意异位妊娠症状可不典型而仅表现为乳房胀痛、呕心呕吐、头晕、乏力、晕厥、肩痛、肛门坠胀等。对于有性生活的育龄期女性，有停经史均应高度警惕输卵管妊娠可能。

输卵管妊娠尿妊娠试验阳性，血 β-hCG 定量测值小于正常宫内妊娠。

（三）超声表现

输卵管妊娠的声像图表现一般为子宫稍增大，子宫内膜明显增厚，但宫内无妊娠囊结构，有时可见宫腔内积血，形成假妊娠囊。根据症状轻重和结局分为未破裂型、破裂型、流产型和陈旧型。

1. 未破裂型：宫腔内未探及妊娠囊，附件区见"甜面圈征"（Donut 征），周围可测及类滋养层周围血流频谱。停经＞6周，经阴道超声可见卵黄囊、胚芽和原始心管搏动即含有卵黄囊和（或）胚芽的宫外孕囊，此时可明确诊断。盆腔和腹腔多无积液声像。当声束垂直于输卵管长轴切面上观察时妊娠囊的回声环与输卵管壁在声像图上表现为较厚的中强回声环围绕一个小的无回声区，似"甜面圈"，故称为"甜面圈征"（图 9-3-1A），若在囊内看见卵黄囊结构，则诊断输卵管异位妊娠的特异性 100%（图 9-3-1B）。彩色多普勒超声检查可记录到类滋养层周围血流频谱（图 9-3-1C）。

2. 流产型：附件区可见边界不清、形态不规则混合回声包块，包块内有时可以辨认类妊娠囊结构，盆腔内可见液体，量较少（图 9-3-2）。

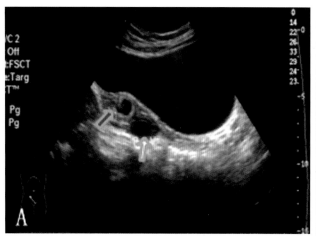
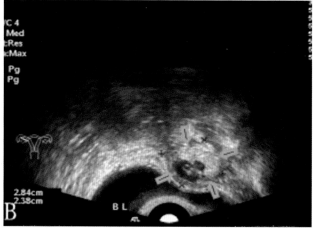
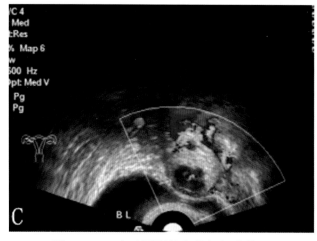

图 9-3-1　未破裂型输卵管妊娠声像图

A. 经腹超声检查，右侧附件区可见一包块，呈 Donut 征（红色箭头），其旁可见右侧卵巢（空心箭头）；B. 经阴道超声检查，右侧附件区可见一包块（红色箭头所示范围），内可见妊娠囊和卵黄囊；C. 彩色多普勒显示妊娠囊周围探及血流信号

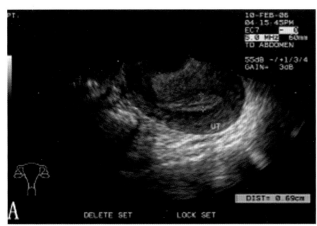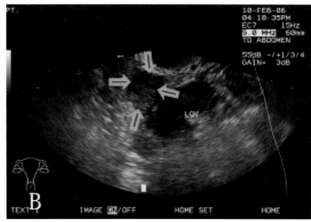

图 9-3-2 流产型输卵管妊娠声像图
A. 宫腔内未见妊娠囊；B. 左侧附件区见边界不清、形态不规则的混合回声包块

3. 破裂型：此型临床症状更明显，表现为严重而持续的腹痛以及失血而导致的低血容量症状。超声下附件区可见较大、形态不规则混合回声包块，无明显包膜，内部回声杂乱，难辨妊娠囊结构，盆腹腔内大量游离液体，内有大量细密点状回声或云雾状回声（图 9-3-3）。

4. 陈旧型：附件区可见实质性不均匀高回声包块，边界清楚，包块内不能辨认妊娠囊结构，可有少量盆腔积液，CDFI 包块内血流信号不丰富。此型常见于异位妊娠保守治疗后（图 9-3-4）。

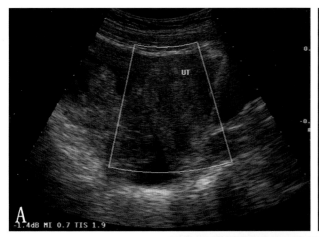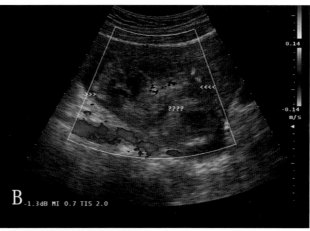

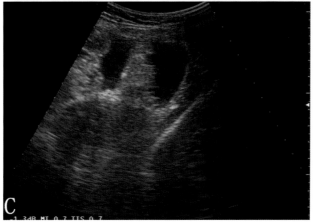

图 9-3-3 破裂型输卵管妊娠声像图
A. 宫内无妊娠囊结构；B. 右侧附件区可见一混合回声包块，形态不规则，边界清，包块内难辨妊娠囊回声；C. 结肠旁沟可见积血

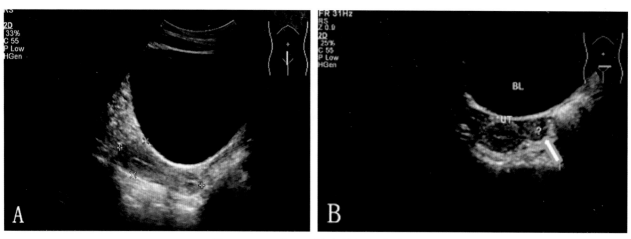

图 9-3-4　陈旧型输卵管妊娠声像图
A.宫腔内无妊娠囊　B.左侧附件区见实性包块

（四）鉴别诊断

1.黄体破裂：多发生在月经周期后期，一般无停经史，腹痛突然发生。超声表现子宫未见明显增大，子宫内膜无明显增厚，患侧卵巢增大，可见不规则混合回声包块，盆、腹腔可见积液。血、尿 hCG 阴性。

2.宫角妊娠：妊娠囊位于一侧宫角，妊娠囊与宫腔相连，子宫内膜在角部呈喇叭状，妊娠囊与内膜相连续。宫角妊娠可进展至足月，但并发症风险高，如出血、子宫破裂等。宫角妊娠有两种转归，如果大部分绒毛种植于宫腔内膜，妊娠过程中随着妊娠囊的增大，妊娠囊突入宫腔，成为正常妊娠，临床表现无特殊；若绒毛种植面正位于输卵管开口处，妊娠囊向输卵管间质部方向生长，则可发展成为输卵管间质部妊娠。

3.输卵管间质部妊娠：是一种较特殊的输卵管妊娠，与宫腔距离近，需要与宫角妊娠区分。输卵管间质部妊娠结局几乎都是破裂，由于间质部管腔周围肌层较厚，破裂较迟，约在妊娠 4 个月时发生，间质部血供丰富，破裂后出血甚多，往往在极短时间内发生致命性腹腔出血。超声表现为子宫内膜增厚，宫腔内无妊娠囊，宫底一侧向外突出一包块，内见妊娠囊结构、囊内胚芽或胚胎，妊娠囊周围有薄肌层围绕，包块不与子宫内膜相连，子宫内膜线在角部呈闭合状，子宫内膜与包块无连续关系（图 9-3-5）。

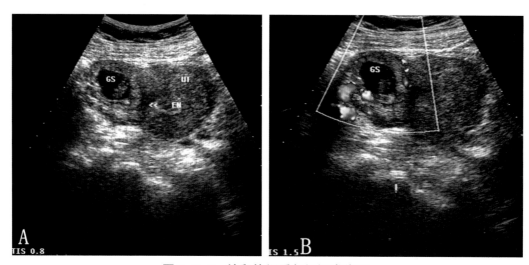

图 9-3-5　输卵管间质部妊娠声像图
A.右侧宫角处向外突起的妊娠囊结构，囊内见胚芽，子宫内膜与包块无连续关系；B.彩色多普勒显示异位妊娠囊周围及胚芽内的血流信号

三、子宫颈妊娠

（一）超声表现

子宫体内无妊娠囊。子宫颈增大，随着妊娠囊的增大，子宫颈内口关闭，子宫颈和宫体呈"葫芦样"改变，妊娠囊着床在子宫颈管内。CDFI 显示子宫颈肌层血管扩张，血流异常丰富。早早孕时期，子宫颈可无明显增大而缺乏"葫芦样"特征（图 9-3-6）。

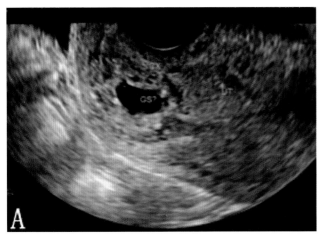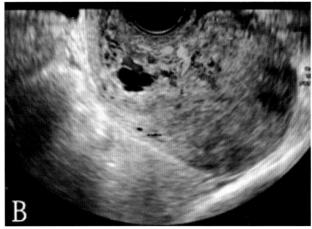

图 9-3-6　子宫颈妊娠声像图
A. 经阴道超声检查，子宫颈管内见妊娠囊，子宫颈内口闭合；B. 子宫颈血流丰富

（二）鉴别诊断

子宫颈妊娠容易与难免流产妊娠囊脱落至子宫颈管内相混淆。难免流产时宫腔内妊娠囊变形、下移，胚胎无胎心搏动，子宫颈大小正常，子宫颈内口张开，妊娠囊可在探头加压下轻轻滑动，也可变形，子宫颈肌层无低阻的滋养血流信号。

四、腹腔妊娠

（一）超声表现

宫腔内无妊娠囊，或中晚孕期子宫颈纵切面难以显示子宫颈与增大宫体肌壁组成的倒喇叭口的声像图。早期腹腔妊娠难以定位，因为妊娠囊可以异位到腹腔内任何部位。较大孕周的腹腔妊娠，妊娠囊或羊膜囊周围无光滑而较厚的低回声子宫肌壁包绕，胎儿与孕妇腹壁贴近。若胎儿死亡，胎体边界不清晰；由于羊水量不足，胎盘多处粘连及部分被肠管覆盖，胎盘呈境界不清的不均质回声包块。超声诊断腹腔妊娠的标准为：①胎儿在子宫外。②胎儿与膀胱之间的子宫壁未见。③胎儿部位与母体腹壁接近。④胎儿偏心位。⑤胎盘位于宫腔外。⑥胎盘紧邻胎儿胸部和头部，无羊膜腔。

腹腔妊娠最常见的着床部位是子宫周围，以及子宫的浆膜面和输卵管。其他部位包括肠、大网膜、肠系膜、肝脏、脾脏等。一旦成功植入，腹腔妊娠可能继续，没有并发症，甚至可能进展到足月。因此，腹腔妊娠可能到孕晚期才被诊断出来，或者被误诊为宫内妊娠。误诊或诊断延迟导致产妇死亡率比输卵管异位妊娠高 7.7 倍。如果血清 hCG 水平升高但超声在宫腔内不能检测到妊娠囊，则必须进行仔细的腹部超声检查以排除腹腔妊娠。

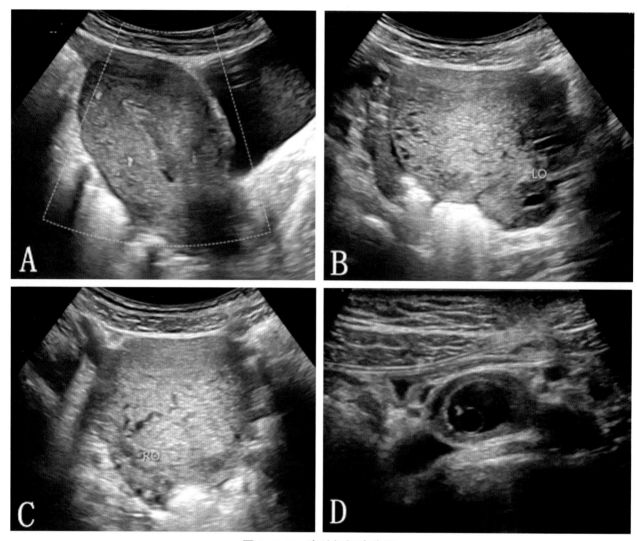

图 9-3-7　腹腔妊娠声像图
A、B、C.宫腔内及双侧附件区未见妊娠囊；D.上腹腔内见妊娠囊，内见卵黄囊及胚芽

（二）鉴别诊断

1.早期腹腔妊娠：与输卵管妊娠不易鉴别。位于盆腔以外如脾肾之间、肝肾之间的腹腔妊娠较易与输卵管妊娠鉴别。

2.残角子宫妊娠：较大孕周的残角子宫妊娠由于妊娠囊周边的低回声肌层十分薄，难以与腹腔妊娠时妊娠囊周边的腹膜、大网膜包裹鉴别，易误诊为腹腔妊娠。但残角子宫妊娠包块经多切面扫查能够显示其与子宫相连，腹腔妊娠包块不与子宫相连。

五、腹膜后异位妊娠

对于 hCG 异常升高，超声检查未在宫内及双侧附件区发现妊娠囊及异常团块者，应加大扫查范围，重点扫查上腹部及腹膜后大血管旁。

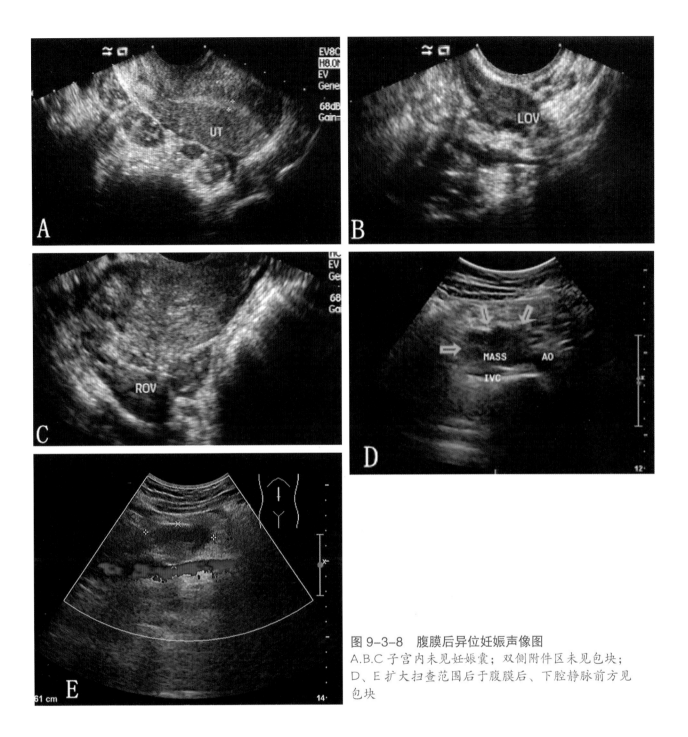

图 9-3-8　腹膜后异位妊娠声像图
A.B.C 子宫内未见妊娠囊；双侧附件区未见包块；
D、E 扩大扫查范围后于腹膜后、下腔静脉前方见
包块

六、剖宫产瘢痕妊娠

（一）分型

剖宫产瘢痕妊娠在超声上分 3 型：

Ⅰ型：①妊娠囊部分着床于子宫瘢痕处，部分或大部分位于宫腔内，少数或达宫底部宫腔。②妊娠囊可变形、拉长、下端成锐角。③妊娠囊与膀胱间子宫肌层厚度 > 3mm。④ CDFI：瘢痕处见滋养层血流信号（低阻血流）。

Ⅱ型：①妊娠囊部分着床于子宫瘢痕处，部分或大部分位于宫腔内，少数达宫底部宫腔。②妊娠囊

明显变形、拉长、下端成锐角。③妊娠囊与膀胱间子宫肌层厚度 ≤ 3mm。④ CDFI：瘢痕处见滋养层血流信号（低阻血流）。

Ⅲ型：①妊娠囊完全着床于子宫瘢痕处肌层并向膀胱方向外凸。②宫腔及子宫颈管内空虚。③妊娠囊与膀胱之间子宫肌层明显变薄、或缺失，厚度 ≤ 3 mm。④ CDFI：瘢痕处见滋养层血流信号（低阻血流）。

另外，Ⅲ型还有种特殊的包块型，其声像特点：①位于子宫下段瘢痕处的混合回声（呈囊实性）包块，有时呈类实性，包块或向膀胱方向隆起。②包块与膀胱间子宫肌层变薄、甚或缺失。③ CDFI：包块周边见较丰富的血流信号，少数仅见少许血流信号、或无血流信号。

（二）超声表现

二维超声诊断剖宫产瘢痕妊娠：① 空的宫腔和宫颈管。②妊娠囊或胎盘包埋于剖宫产瘢痕处。③早期妊娠囊和（或）胎盘靠近子宫切开术的瘢痕处，有胎儿或胎芽、卵黄囊伴或不伴心跳（取决于胎龄），妊娠早期（≤ 8 周），瘢痕憩室处的妊娠囊呈三角；妊娠 > 8 周时，妊娠囊可能为圆形或椭圆形。④孕囊和子宫前壁或膀胱壁之间的一层子宫肌层薄（1~3mm）或缺失。⑤宫颈管闭合。⑥彩色多普勒上可以看到孕囊周围丰富的血流信号，频谱呈高速低阻（图 9-3-9）。

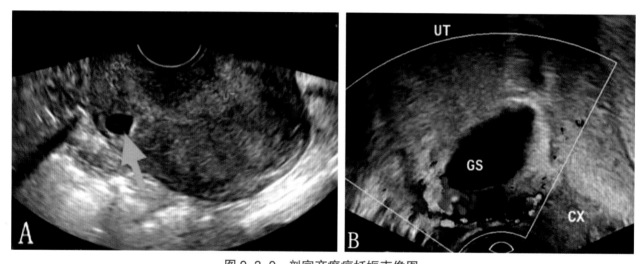

图 9-3-9　剖宫产瘢痕妊娠声像图
A.胎盘 / 孕囊的位置偏低、靠近子宫前壁；B.胎盘 / 妊娠囊与膀胱或子宫颈内口之间的血管异常增多

（三）鉴别诊断

1.宫颈妊娠：①子宫颈妊娠比较罕见，通常有剖宫产史的病人不会发生子宫颈妊娠。②子宫颈妊娠位置更低，即在子宫颈内口以下（宫颈管内）。③宫颈管异常膨大，内见妊娠囊或混合回声包块，宫颈内口紧闭、外口松弛。但是当妊娠周数较大或包块较大时，区分较困难。

2.难免流产："滑动征"阳性，通过阴道内探头对子宫轻轻加压，当压力释放时，妊娠囊会向子宫颈方向滑动。

七、临床病例

患者女性，21 岁，以"停经 38 天，下腹痛半天"为主诉入院。

现病史：入院前半天无明显诱因出现腹痛，为持续性下腹部疼痛，伴恶心、呕吐，无发热、寒战，无阴道出血等不适，就诊我院急诊，为进一步诊治，急诊拟"腹痛待查"收入院。

既往体健。

妇科检查：左侧附件区扪及，稍增厚，未扪及明显肿块，轻压痛，反跳痛阳性；右侧附件区未扪及增厚及明显肿块。

血清学检查：血常规：Hb 108g/L（正常值：110~150g/L），D-二聚体：1.12mg/L（正常值：0~0.5mg/L），β-hCG（稀释）：6952.00U/L（正常值：0~10μg/L）。

经腹联合经阴道超声检查：子宫增大，包膜光滑，宫壁回声尚均，宫腔内可见大片状无回声区，范围约4.57cm×3.20cm×5.75cm，内透声差。右侧卵巢形态大小回声均正常。左侧附件区探及一厚壁无回声包块，大小约1.92cm×3.08cm，内见胚芽。包块外上方可见左侧卵巢回声。腹腔内探及片状无回声区，内透声差。CDFI：左侧附件区无回声包块内探及原始心管搏动回声，周边可见较丰富彩色血流信号（图9-3-10）。

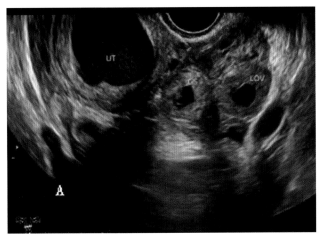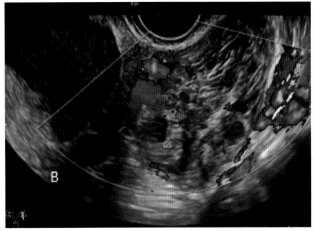

图9-3-10 异位妊娠并宫腔积液声像图

A.宫腔内可见大片状无回声区，左侧附件区探及一厚壁无回声包块，包块外上方可见左侧卵巢回声；B.左侧附件区无回声包块内探及原始心管搏动回声，周边可见较丰富彩色血流信号

超声提示：①左侧附件区异常回声包块：异位妊娠可能。②宫腔积液。③腹腔积液。

术前诊断及依据：患者为青年女性，hCG升高，超声提示左侧附件区异常回声包块：异位妊娠可能，拟行"左侧输卵管切除术伴去除输卵管妊娠"。

术中所见：腹盆腔内中量积血伴少量血块，量约300ml，左侧输卵管壶腹部扩张膨隆形成一包块，大小约4cm×3cm×1.5cm，表面呈紫蓝色，伞端见渗血，左侧输卵管与卵巢膜状粘连带，左侧卵巢及右侧附件外观正常。子宫稍增大，表面无突起，直肠窝无粘连。

术后病理：输卵管腔内查见绒毛、滋养叶细胞，伴出血，符合输卵管妊娠改变。

八、相关知识拓展

三维超声诊断异位妊娠：三维超声可同时显示横断面、矢状面和冠状面，通过体积重建获得子宫及附件的立体图像，直观显示子宫及附件空间位置关系，对包块与子宫、输卵管及卵巢位置关系的显示更清晰。弥补了传统二维超声在显示冠状面方面受限的缺陷。输卵管妊娠是最常见的异位妊娠，早期进行超声分型有利于指导临床治疗，在三维超声上，4种类型输卵管妊娠各具特征：①未破裂型：子宫体积轻度增大，内膜增厚，宫腔内无妊娠囊，附件区可见类妊娠囊回声，大部分可见"Donut"征，少数妊娠囊内可见卵黄囊、胎芽及胎心搏动。②流产型：子宫体积增大，内膜增厚，回声不均匀，宫腔内无妊娠囊或宫腔内见"假妊娠囊"，附件区见边界不清的不规则小肿块，包块内部呈不均质高回声，部分可见"Donut征"，周围包绕不等量的液性无回声区。③破裂型：子宫旁包块较大，无明显边界，内部回声杂乱，难以辨认妊娠结构，腹腔两侧髂窝或子宫直肠窝可见不同程度的不规则液性无回声区。④陈旧型：子宫旁见边界不规则混合性包块，包块内部呈不均质中等或高回声。在剖宫产瘢痕妊娠中，三维超声可以直观地显示剖宫产瘢痕处妊娠囊的几何形状以及妊娠囊与瘢痕的关系。三维超声的应用使薄的子宫前壁肌层和膀胱 – 子宫界面更加清晰可见，显著提高了瘢痕妊娠早期胎盘植入的检测水平。三维彩色 / 能量多普勒超声可以进一步显示血流，增强对细节的识别和诊断能力。

超声造影广泛应用于临床实践，利用微泡造影剂通过肘静脉大量注射，显示脏器内血流及微循环灌注，在血流显像方面具有明显优势。诊断异位妊娠时运用超声造影能够得到以下两方面的信息：①能明确鉴别实性组织与血块、坏死组织等，其中实性组织有血供，二维超声很难对其进行有效的分辨，彩色多普勒超声也很难对其进行有效的分辨。坏死组织等没有血供，但其声像图与实性组织极为相似。同时，超声造影还能够对输卵管壁、管内等的血块的回声进行有效的区分，将肿大积血的输卵管显示出来，从而有效鉴别诊断输卵管妊娠流产或破裂，这种情况尤其适用于缺乏典型二维声像图和病史、且没有"Dount征"的患者。②超声造影能够清晰显示出输卵管壁和孕囊之间的少量积血，而这是二维超声很难做到的。

剖宫产瘢痕妊娠孕囊型的超声造影特征如下：①妊娠囊内未形成微泡。②与子宫肌层相比，妊娠囊及受累子宫肌层着床部位早期强化、持续强化，强化程度高。③造影剂在剖宫产瘢痕妊娠处消退时间晚于子宫肌层，呈"快进慢出"强化模式。当胎盘 – 子宫肌层界面不清楚时，剖宫产瘢痕妊娠很有可能已经发生了早期的胎盘植入，并且累及的子宫肌层也会在早期快速强化。超声造影能实时提供妊娠囊的血流灌注证据，并能识别胚胎着床部位。还能分辨附近子宫肌层的浸润情况，准确测量妊娠囊周围子宫肌层的厚度，评估浆膜层的完整性，为临床治疗提供重要的诊断信息。正常子宫从浆膜层到子宫内膜呈连续强化。由于宫内妊娠时受精卵嵌在子宫内膜内，故造影剂到达妊娠囊的时间应晚于子宫肌层，然而，剖宫产瘢痕妊娠蜕膜层不足，瘢痕内植入绒毛，在浆膜层附近的子宫肌层与绒毛之间形成动静脉分流，造影剂到达妊娠囊的时间要早于子宫肌层。

超声引导局部注射甲氨蝶呤（MTX）治疗异位妊娠，这种治疗方式能够通过穿刺针直接进入孕囊，抽尽囊液，加速了孕囊及胚芽的枯萎死亡及 β–hCG 的下降；并且穿刺针进入病灶内血流丰富处，在破坏其滋养血流的基础上，MTX 直接注射到异位妊娠病灶部位，可使药物流失少、局部药物浓度高。MTX 是叶酸拮抗剂，可使四氢叶酸形成障碍，从而干扰 DNA 合成。局部注射 MTX 后滋养细胞生长受阻，使宫外胚胎停止发育。因此，此种治疗方法全身副作用小或无、相对方便安全，并尽量避免手术给患者带来的创伤和痛苦，保留患者生育功能，越来越引起妇科临床的重视。

参考文献

[1] KT B, MD S, CR G, et al. Risk factors for ectopic pregnancy in women with symptomatic first-trimester pregnancies [J]. Fertility and sterility, 2006, 86（1）：36–43.

[2] 曹泽毅. 中华妇产科学（第 3 版）[M]. 北京：人民卫生出版社，2014.

[3] American College of Obstetricians and Gynecologists' Committee on Practice Bulletins. ACOG practice

bulletin No.193：tubal ectopic pregnancy [J]. ObstetGynecol，2018，131（1）：91–103.

[4] Webster Katie，Eadon Hilary，Fishburn Sarah，et al. Ectopic pregnancy and miscarriage：diagnosis and initial management：summary of updated NICE guidance [J]. BMJ，2019，11（13）：1–3.

[5] Po Leslie，Thomas Jacqueline，Mills Kelsey，et al. Guideline No.414：manage-ment of pregnancy of unknown location and tubal and nontubal ectopic pre-gnancies [J]. J Obstet Gynaecol Can，2021，7（13）：13–19.

[6] TE G，HW L，Z X，et al. Surveillance for ectopic pregnancy-united states，1970-1989[J]. CDC surveillance summaries，1993，42（6）：73–85.

[7] AA C，CK S，CL B，et al. Trends in ectopic pregnancy mortality in the Uni-ted States：1980-2007 [J]. Obstetrics and gynecology，2011，117（4）：837–843.

[8] KT B，MD S，CR G，et al. Risk factors for ectopic pregnancy in women with symptomatic first-trimester pregnancies [J]. Fertility and sterility，2006，86（1）：36–43.

[9] EP L，S B，VS D. Diagnostic clues to ectopic pregnancy [J]. Radiographics，2008，28（6）：1661–1671.

[10] TS M，D L，B B. Treatment of ectopic pregnancy：is a human chorionic go-nadotropin level of 2,000 mIU/mL a reasonable threshold? [J]. Radiology，1997，205（2）：569–573.

[11] Ucisik-Keser FE，Matta EJ，et al. The many faces of ectopic pregnancies：demystifying the common and less common entities [J]. Abdominal Radiology，2021，3（46）：3–10.

[12] Jurkovic D D，Hacket E，Campbell S. Diagnosis and treatment of early cervical pregnancy：a review and a report of two cases treated conservatively [J]. Ultrasound Obstet Gynecol，1996，8（6）：373–380.

[13] Allibone G W，Fagan C J，Porter S C. The sonographic features of intra-abdominal pregnancy [J]. Journal of Clinical Ultrasound，2010，9（7）：383–387.

[14] A P，D H，EF M. Early abdominal ectopic pregnancies：a systematic review of the literature [J]. Gynecologic and Obstetric Investigation，2012，74（4）：249–260.

[15] Chukus A，Tirada N，Restrepo R，et al. Uncommon implantation sites of ectopic pregnancy：thinking beyond the complex adnexal mass [J]. Radiographics，2015，35（3）：946–959.

[16] Malian V，Lee J H E. MR imaging and MR angiography of an abdominal pregnancy with placental infarction[J]. Am J Roentgenol，2001，177（6）：1305–1306.

[17] Persson J，Reynisson P，et al. Histopathology indicates lymphatic spread of a pelvic retroperitoneal ectopic pregnancy removed by robot-assisted laparoscopy with temporary occlusion of the blood supply [J]. Acta Obstetricia Gynecologica Scandinavica，2010，89（6）：835–839.

[18] Iwama，Hidenori，Tsutsumi，et al. A case of retroperitoneal ectopic pregnancy following ivf-et in a patient with previous bilateral salpingectomy [J]. Am J Perinatol，2008，6（12）：15–26.

[19] Bae S U，Kim C N，Kim K H，et al. Laparoscopic treatment of early retroperitoneal abdominal pregnancy implanted on inferior vena cava [J]. Surgical Laparoscopy Endoscopy and Percutaneous Techniques，2009，19（4）：156–158.

[20] Salma O，Adib F A，Mohamed R，et al. Retroperitoneal ectopic pregnancy：diagnosis and therapeutic challenges [J]. Case Reports in Surgery，2017，7（10）：1–4.

[21] 靖翠英 . 腹膜后异位妊娠一例 [J]. 实用妇产科杂志，2015，31（5）：397.

[22] Wei J，Lv S，Sun L，et al. Diagnosis and treatment of retroperitoneal ectopic pregnancy：review of the literature [J]. Gynecologic and Obstetric Investigation，2014，77（4）：13–21.

[23] Huang X，Zhong R，et al. Conservative management of retroperitoneal ectopic pregnancy by computed tomographic methotrexate injection in the gestational sac：2 case reports and literature review-science direct [J]. Journal of Minimally Invasive Gynecology，2019，26（6）：1187–1192.

[24] Timor-Tritsch I E，Monteagudo A，Rdms R S，et al. The diagnosis，treatment，and follow-up of cesarean scar pregnancy[J]. American Journal of Obstetrics and Gynecology，2012，207（1）：1–5.

[25] Timor-Tritsch I E，Monteagudo A，Cali G，et al. Cesarean scar pregnancy and early placenta accreta share common histology [J]. Ultrasound in Obstetrics and Gynecology，2014，43（4）：383–395.

[26] Kaelin Agten A，Cali G，Monteagudo A，et al. The clinical outcome of cesarean scar pregnancies implanted on the scar versus in the niche [J]. American Journal of Obstetrics and Gynecology，2017，216（5）：126–135.

[27] Timor-Tritsch I E，Monteagudo A，et al. Easy sonographic differential diagnosis between intrauterine pregnancy and cesarean delivery scar pregnancy in the early first trimester[J]. American Journal of Obstetrics and Gynecology，2016，8（215）：221–225.

[28] 石有振，郑瑜，李蒙森. 经阴道三维超声联合断层超声显像技术在早期异位妊娠诊断中的应用 [J]. 中华医学超声杂志：电子版，2015，12（2）：128–135.

[29] Claudon Michel，Dietrich Christoph F，et al. Guidelines and good clinical practice recommendations for contrast enhanced ultrasound （CEUS）in the liver update 2012 [J]. Ultrasound in Medicine and Biology，2013，39（2）：187–210.

[30] Xi X，Ping Y，Chun G，et al. The value of contrast-enhanced ultrasound in the diagnosis of cesarean scar pregnancy [J]. BioMed Research International，2016，18（6）：1–5.

[31] 倪晓霞，邵秋杰，汪龙霞. 超声引导下局部注射药物治疗异位妊娠的进展 [J]. 中国医学影像技术，2007，23（4）：634–636.

[32] Dongmei L，Min Y，Qingqing W. Application of ultrasonography in the diagnosis and treatment of cesarean scar pregnancy [J]. Clinica Chimica Acta，2018，4（86）：291–297.

[33] 中华医学会妇产科学分会. 剖宫产术后子宫瘢痕妊娠诊治专家共识 [J]. 全科医学临床与教育，2017，15（1）：5–9.

（刘新秀　吴圣楠）

第十章　先天性生殖道发育异常

女性先天性生殖道发育异常的分类及超声诊断已于相应章节详述（详见上篇第一章第五节），本章介绍两种少见的先天性子宫发育异常及其相关疾病，即残角子宫妊娠和先天性阴道斜隔综合征。

第一节　残角子宫妊娠

一、概述

残角子宫是一种少见的先天性子宫发育畸形，是指在胚胎发育时期，两侧副中肾管发育不对称，一侧副中肾管发育完好，但另一侧副中肾管发育异常，形成与发育良好的子宫相连的残角子宫，患病率为 1/100 000。约 38% 残角子宫患者合并残角一侧肾脏缺如。残角子宫妊娠（rudimentary horn pregnancy，RHP）属于异位妊娠的一种，发病率仅为 1/140 000~1/75 000，比腹腔妊娠的发生率还低 10 倍左右。残角子宫妊娠早期多无明显症状，仅有与妊娠相关的非特异性的停经、腹痛、恶心、呕吐等症状，阴道流血较少见，也可因单角子宫蜕膜剥脱而有少量出血。部分患者既往有痛经、不孕、流产或"子宫畸形"病史，中晚孕的患者则常以胎动减少为主诉，部分患者甚至有足月分娩史而更增加了诊断的难度。由于十分罕见，且临床症状不典型，残角子宫妊娠术前极易误诊或漏诊，文献报道仅 22%~29% 的病例能够在术前得到正确诊断，并且随着妊娠进展其诊断敏感度进一步下降。由于残角子宫肌层发育不良，常于孕 3~4 个月发生破裂，造成腹腔内短时大量出血，严重危及孕妇生命，故在孕早期精准诊断残角子宫妊娠意义重大。

二、分型

按照 1988 年美国生育协会苗勒管异常分类，残角子宫分为 3 型。a 型：残角子宫有宫腔，与发育侧单角子宫相通；b 型：残角子宫有宫腔，与发育侧单角子宫不相通，83%~92% 残角子宫为此类型；c 型：残角子宫为发育不良的实体始基子宫，无宫腔，以纤维束与发育侧子宫相连。c 型残角子宫因无宫腔而无妊娠发生可能，故残角子宫妊娠只发生在 a 型和 b 型残角子宫。

三、超声表现

（一）二维超声

（1）子宫偏向盆腔一侧，宫底部横切面仅见一侧宫角内膜，宫腔内未见妊娠囊回声。

（2）盆腔另一侧见一囊实性包块，内可见妊娠囊结构。根据孕周不同，其内可见卵黄囊、胚芽、胎儿或胎盘结构；妊娠囊结构周边可见子宫肌层回声。该囊实性包块与子宫有宽窄不一的相连，但与宫腔及宫颈管不相通（图 10-1-1）。

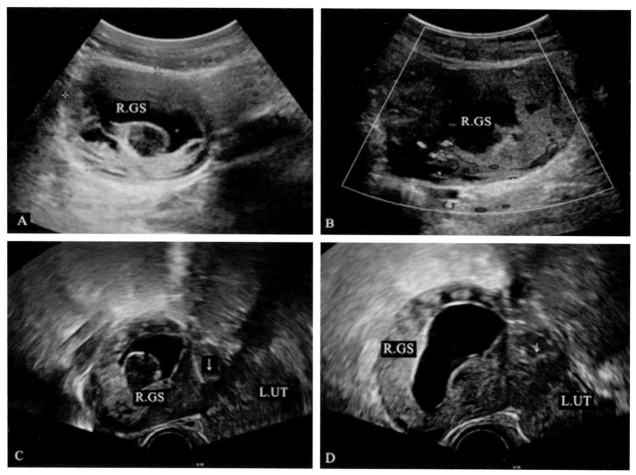

图 10-1-1　右侧残角子宫妊娠声像图

A&B. 经腹探查：盆腔偏右侧见妊娠囊样囊实性包块，CDFI：包块周边见较丰富的血流信号；C&D. 经阴道探查：妊娠囊样结构周边见肌层组织回声，连于子宫右侧壁（箭头），与宫腔不相通

R.GS：右侧妊娠囊样结构；L.UT：左侧子宫

（3）当孕周较小时，表现为不对称的双角子宫，小的宫腔内见妊娠囊回声，与对侧宫腔及宫颈管不相通。

（4）胚胎停止发育或残角子宫妊娠破裂时妊娠囊可表现为中高回声或混合回声，周边见丰富的血流信号。

（5）残角子宫妊娠破裂时可见盆腹腔积液。

（6）残角子宫侧肾缺如。

（二）彩色多普勒血流成像

妊娠囊结构周边血流信号较丰富。若为活胎，则在其内的胚芽及胎儿结构内可见血流循环；若胚胎停止发育，则胚芽及胎儿结构未见血流信号。

（三）三维超声

可见子宫偏向盆腔一侧，子宫内膜呈梭形，呈单角子宫。盆腔另一侧见囊实性包块与单角子宫相连。

四、鉴别诊断

1.间质部妊娠： 残角子宫妊娠与间质部妊娠均表现为盆腔内子宫一侧的妊娠囊样囊实性包块，与宫腔不相通，周边见较薄的肌层回声，且常于孕3~4个月破裂出血。但间质部妊娠时宫腔形态正常，而残角子宫妊娠时呈单角或双角子宫；间质部妊娠包块与子宫关系密切，而残角子宫妊娠包块与子宫之间仅以纤维带或较窄肌性回声相连（图10-1-2）。此外，若包块一侧肾脏缺如则支持残角子宫妊娠的诊断。

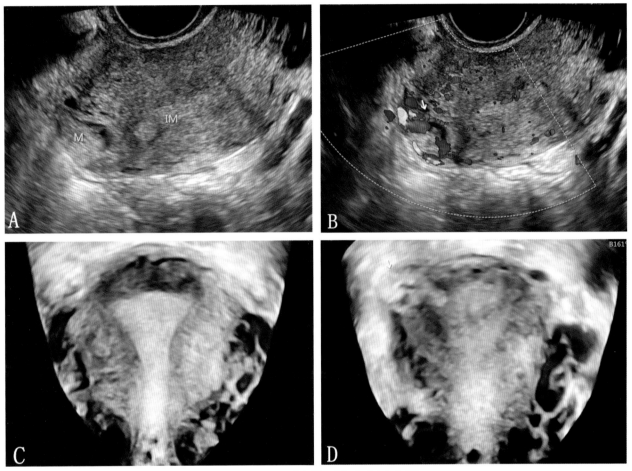

图 10-1-2　右侧间质部妊娠声像图
A.二维超声：右侧宫角部斜纵切面见右侧宫角部囊实性包块，包块周围未见明显肌层回声，与宫腔不相通；B. CDFI：包块内及周边探及丰富的血流信号；C.三维超声：子宫外形正常，宫腔形态正常，可见两侧宫角回声；D.三维超声：右侧宫角部囊实性包块（箭头），包块周围未见明显肌层回声

2.宫角妊娠：宫角妊娠声像图可见两侧宫角回声，宫底部外形未见明显凹陷，一侧宫角膨隆，其内见妊娠囊结构，与宫腔内膜相通，周边可见较厚肌层，妊娠囊可向输卵管间质部方向生长发展为间质部妊娠，或突入宫腔转归为正常妊娠（图10-1-3）。而残角子宫呈单角或双角子宫，妊娠囊与宫腔不相通，妊娠囊周边肌层较薄，常于孕3~4个月破裂大出血。

3.腹腔妊娠：腹腔妊娠之妊娠囊可位于腹腔的任何部位，周边无子宫肌层回声，子宫形态正常（图10-1-4）。而残角子宫妊娠子宫形态异常，周边见较薄的肌层回声。

4.双角子宫或双子宫合并一侧宫内妊娠：两个子宫大小对称，或妊娠囊位于相对较大的宫腔内，周边见较厚肌层回声（图10-1-5），可妊娠至足月，可经阴道分娩。而残角子宫妊娠时呈不对称的双角子宫，妊娠囊位于较小的宫腔内，妊娠囊周边肌层较薄，常于孕3~4个月破裂大出血。

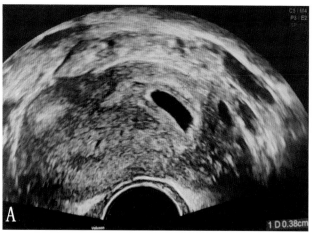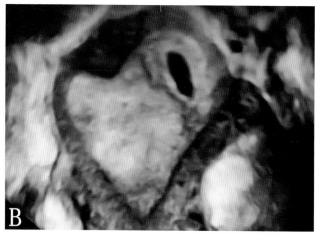

图 10-1-3 左侧宫角妊娠声像图

A.二维超声：盆腔横切面显示左侧宫角见妊娠囊回声，与宫腔内膜相通，其周边可见较厚肌层；B.三维超声：可见两侧宫角回声，一侧宫角膨隆，其内见妊娠囊结构，与宫腔内膜相通，周边可见较厚肌层

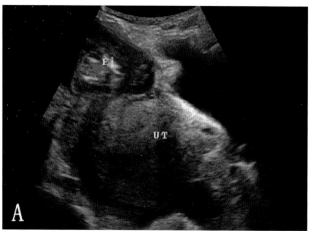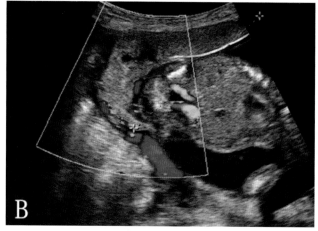

图 10-1-4 腹腔妊娠声像图

A.下腹纵切面显示子宫形态饱满，宫腔内未见妊娠囊回声，子宫前上方可见胎体，周边未见子宫肌层回声；B.中下腹横切面可见妊娠囊，内见胎体、羊水及胎盘回声，胎盘附着于前腹壁及肠系膜；彩色多普勒血流显像示胎盘附着处探及较丰富的血流信号，胎儿体内可见血流循环

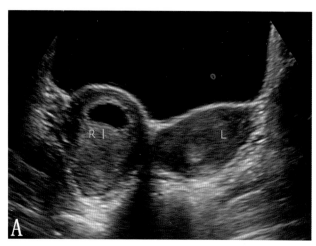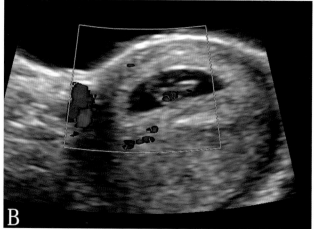

图 10-1-5 双子宫合并右侧宫内妊娠声像图

A.二维超声：盆腔横切面见两个完全分开的子宫回声，右侧宫腔内见妊娠囊回声，其周边可见较厚肌层；B.彩色多普勒血流显像：右侧宫腔内妊娠囊的胚芽组织可见彩色血流信号

五、临床病例

患者女，33 岁，以"停经 14 周，发现胚胎停止发育 3 天"为主诉入院。

现病史：3 天前彩超检查提示胚胎停止发育可能，无腹痛、阴道流血，无头晕、晕厥。

既往史：3 年前有足月剖宫产手术史。

妇科检查：宫体前位，增大如孕 10 周，左宫角突出，质实，无压痛，活动好。右侧附件区增厚，无压痛。

实验室检查：hCG：35715U/ml。

经腹及经阴道彩超检查：子宫前位，偏左侧，大小 6.7cm×4.7cm×4.4cm，宫壁回声均匀，未见占位性病变。子宫内膜厚：2.5cm，尚居中，宫腔较狭窄，回声较紊乱，未见明显妊囊回声。于子宫偏右侧探及一混合回声包块，大小约 6.1cm×6.3cm×5.0cm，其周边为不均匀的等回声，中间可见一不规则无回声区，大小为 4.3cm×4.6cm×3.0cm。彩色多普勒血流成像：子宫内膜血供较丰富。上述子宫右侧包块等回声部分探及丰富的血流信号。PW：子宫右侧包块等回声部分探及动脉样血流频谱，RI：0.25。

超声提示：盆腔内异常回声包块——左侧单角子宫，右侧残角子宫并妊娠、胚胎停止发育可能（图 10-1-1）。

盆腔 MRI：①盆腔右侧部占位：考虑异位妊娠，输卵管妊娠？残角子宫妊娠？请结合临床。②左侧单角子宫（图 10-1-6）。

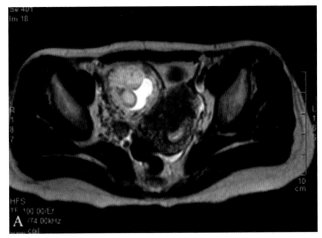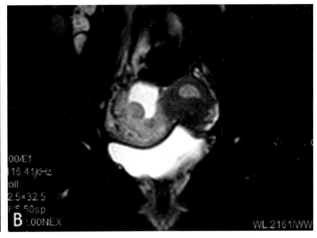

图 10-1-6　右侧残角子宫妊娠 MRI 影像
子宫位于盆腔左侧，宫腔较窄，盆腔右侧见类圆形混杂信号影。A. 横断面；B. 纵断面

术前诊断及依据：该患者为年轻女性，有停经史及 hCG 升高。超声及 MRI 检查均提示左侧单角子宫，右侧残角子宫妊娠。拟全麻下行"腹腔镜下残角子宫切除术（右侧）+ 腹腔镜下单侧输卵管切除术 + 宫腔镜检查 + 刮宫术"。

术中：宫腔镜下见：子宫内膜增厚，子宫呈左侧单角状，左侧输卵管开口可见，右侧输卵管开口未见，子宫右侧壁近子宫颈内口处可见一交通孔，宫腔检查镜无法进入。给予吸刮宫腔内膜组织约 20g，肉眼未见绒毛组织。腹腔镜下见：盆腔右侧见一残角子宫，大小约 6cm×7cm×5cm，表面呈紫蓝色，血运丰富，右侧输卵管及右侧卵巢肉眼观正常，连于右侧残角子宫，左侧子宫稍饱满，左侧输卵管及左侧卵巢肉眼观正常。

术后诊断：右侧残角子宫妊娠。

术后病理：（右侧残角子宫）胎盘绒毛组织并胎盘植入（图 10-1-7）。

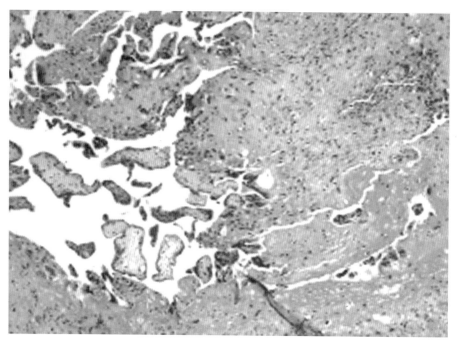

图 10-1-7　残角子宫妊娠病理图

术后病理：（右侧残角子宫）胎盘绒毛组织并胎盘植入

六、相关知识拓展

孕期子宫形态发生改变，给子宫畸形的诊断增加了难度，故建议非孕期即孕前进行超声检查，以检出子宫畸形患者，必要时行三维阴道超声、子宫输卵管造影进一步明确，为早孕超声诊断提供有力依据。而对于超声检查发现子宫偏向盆腔一侧，另一侧见妊子宫肌层及其内娠囊结构的可疑异位妊娠的患者，应注意排除残角子宫妊娠，此时仔细观察包块与子宫及宫腔的相对位置关系、包块与宫颈管是否相通以及盆腹腔有无游离积液及积液量等，可行三维超声了解子宫外形及宫腔形态是否异常，且应同时行泌尿系统超声检查排除泌尿系统畸形，为临床治疗提供更多、更准确的诊断信息。

参考文献

[1] American Fertility Society. The AFS classification of adnexal adhesions，distal tubal occlusion，tubal occlusion secondary to tubal ligation，tubal pregnancies，Mullerian anomalies and intrauterine adhesions [J]. Fertil Steril，1988，49：944-955.

[2] Parveen R.Detection and management of pregnancy in rudimentary horn of uterus [J].J Coll Physicians Surg Pak，2019，29（6）：S70-S72.

[3] 张春妤，刘朝晖，龚丽君，等.残角子宫妊娠的超声诊断及误诊分析[J].中华医学超声杂志（电子版），2020，17（5）：463-466.

[4] Jayasinghe Y，Rane A，Stalewski H，et al. The presentation and early diagnosis of the rudimentary uterine horn [J]. Obstet Gynecol，2005，105（6）：1456–1467.

[5] Cheng C，Tang W，Zhang L，et al. Unruptured pregnancy in a noncommunicating rudimentary horn at 37 weeks with a live fetus：a case report [J]. J Biomed Res，2015，29（1）：83–86.

[6] 卢瑾文，李家福，郑齐超. 残角子宫妊娠一例误诊分析并文献复习 [J]. 山西医药杂志，2016，45（6），691–694.

[7] 张多多，朱兰，郎景和. 残角子宫妊娠的临床特点 [J]. 中华妇产科杂志，2018，53（4）：274–277.

[8] Tsafrir A，Rojansky N，Sela HY，et al. Rudimentary horn pregnancy：first trimester prerupture sonographic diagnosis and confirmation by magnetic resonance imaging [J]. J Ultrasound Med，2005，24（2）：219–223.

[9] Mavrelos D，Sawyer E，Helmy S，et al. Ultrasound diagnosis of ectopic pregnancy in the non-communicating horn of a unicornuate uterus （cornual pregnancy）[J]. Ultrasound Obstet Gynecol，2007，30（5）：765–770.

（沈小玲　陈玉华）

第二节　阴道斜隔综合征

一、概述

阴道斜隔综合征（oblique vaginal septum syndrome，OVSS）是包括双子宫、双宫颈、双阴道，一侧阴道斜隔引起完全或不完全闭锁，且伴有同侧泌尿系统畸形的综合征。斜隔起源于两侧子宫颈之间，斜行附着于一侧阴道壁，遮蔽该侧子宫颈，隔后方与斜隔侧子宫颈之间形成"隔后腔"。子宫偶尔为双角子宫或纵隔子宫，泌尿系统畸形以肾缺如多见，也可为多囊性发育不良肾、重复肾、交叉融合异位肾或异位输尿管。

OVSS 发病率为 0.1%~3.8%。此疾病最早由 Purslow 在 1922 年报道，1971 年 Herlyn 和 Werner 报道了 1 例双阴道一侧阴道闭锁伴同侧肾缺如，并定义为 Herlyn-Werner 综合征（一侧阴道不完全闭锁伴同侧肾发育不全）。1976 年 Wunderlich 报道了 1 例双角子宫、右侧阴道闭锁、宫腔积血合并右肾缺如，因此国际上将其命名为 Herlyn-Werner-Wunderlich Syndrome（HWWS）。国内于 1985 年由卞美璐等将该病命名为"先天性阴道斜隔"，并在国内广泛推广应用。

OVSS 多数在青春期月经来潮后出现症状，积血引起的痛经、不规则阴道出血、盆腔肿块是最常见的临床表现，也常合并盆腔子宫内膜异位、盆腔感染。因泌尿系统畸形或阴道积血较多压迫膀胱可出现排尿困难、尿潴留、尿失禁、反复尿路感染。孕妇 OVSS 可表现为自然流产率和早产率明显增加。

二、病因与分型

OVSS 病因目前认为与妊娠第 8 周两侧副中肾管发育、吸收及融合失败有关，导致形成两套生殖管道，发育为双子宫、双子宫颈，副中肾管末端未与泌尿生殖窦相连、融合，形成盲端，即阴道斜隔。由于副中肾管与中肾管有共同的胚胎起源，因此副中肾管发育异常合并中肾管发育异常，导致输尿管出芽失败，影响肾脏及输尿管的分化，出现该侧肾脏及输尿管发育不全。所以，OVSS 是生殖系统畸形与泌尿系统畸形同时发生的一系列临床表现。

临床上 OVSS 分为 3 种类型（图 10-2-1）。

Ⅰ型：为无孔斜隔型，一侧阴道完全闭锁，隔后的子宫与外界及对侧子宫完全隔离，两子宫间和两阴道间无通道，宫腔积血聚积在隔后阴道腔。

Ⅱ型：有孔斜隔型，一侧阴道不完全闭锁，隔上有一个直径数毫米的小孔，隔后子宫亦与对侧隔绝，经血可通过小孔滴出，但引流不畅。

Ⅲ型：无孔斜隔合并宫颈瘘管型，一侧阴道完全闭锁，在两侧子宫颈之间或隔后阴道腔与对侧子宫颈之间有一小瘘管，隔侧的经血可通过另一侧宫颈排出，但也引流不畅。

2011 年北京协和医院提出了第Ⅳ型的分类，即无孔斜隔合并一侧子宫颈闭锁型，但此型极为罕见，且切除斜隔后症状并不能得到缓解，故该分型目前尚未得到广泛应用。

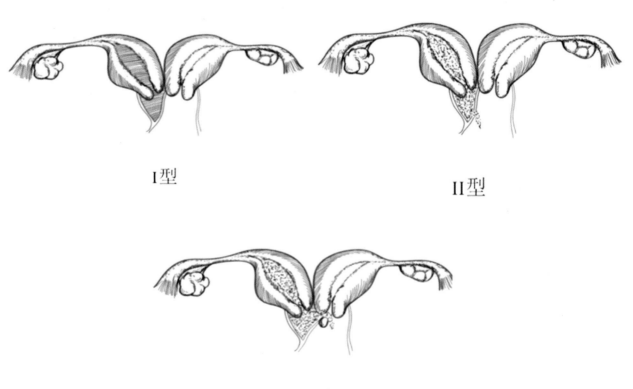

Ⅰ型   Ⅱ型

Ⅲ型

图 10-2-1　阴道斜隔综合征临床分型

三、超声表现

由于 OVSS 患者常于青春期就诊，故经腹超声为首选的检查方法，也可行经直肠或经会阴超声检查。对于有性生活史的女性可行经阴道超声检查。超声无法对 OVSS 进行临床分型。

（一）二维超声

（1）盆腔内见形态异常的子宫，多为双子宫畸形，两侧子宫可对称或不等大，也可以是双角子宫或纵隔子宫，可见双宫颈；一侧宫腔及宫颈管（斜隔侧）内常伴积液。

（2）斜隔侧子宫下方见一边界清楚的无回声区，内见点状回声，可见该无回声区与宫腔及宫颈管积液相连。当积液较多时，可表现为盆腔内囊性包块（图 10-2-2）。

（3）宫腔积血侧（斜隔侧）肾缺如。

（二）彩色多普勒血流显像

子宫腔、子宫颈及阴道内隔后腔积血内不能探及彩色血流信号。

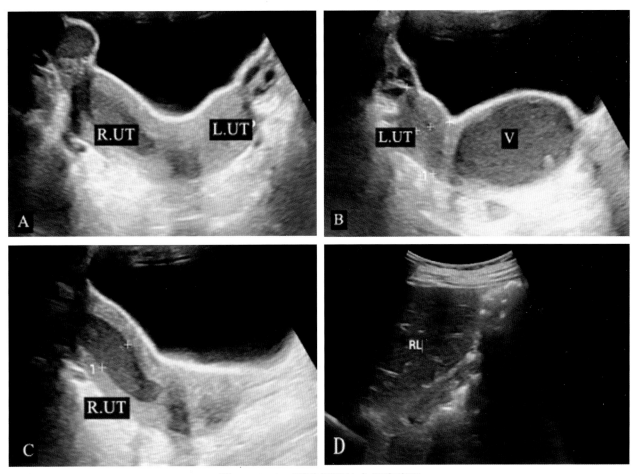

图 10-2-2　阴道斜隔综合征声像图

A. 盆腔横切面见两个宫体回声，呈双角子宫，右侧宫腔积液；B. 下腹斜纵切面见子宫下方囊性包块，内透声差，弥漫分布点状回声；C. 下腹斜纵切面见右侧宫腔积液，动态扫查可见其与子宫下方囊性包块相通；D. 右肋间斜冠状切面：右肝后下方肾窝未探及右肾回声
R.UT：右侧子宫；L.UT：左侧子宫；V：阴道；RL：右肝

（三）三维超声

由于 OVSS 患者就诊年龄较小，经阴道三维超声的应用相对较少。必要时可行经腹、经直肠或经会阴三维超声检查。三维超声有助于明确子宫畸形的类型，观察宫腔形态及隔后腔积血的情况。

四、鉴别诊断

1.阴道囊肿：阴道囊肿也表现为子宫颈下方的囊性包块，但子宫形态正常，一般无子宫腔及子宫颈积液（图 10-2-3），且无一侧肾缺如等泌尿系统畸形表现。

2.处女膜闭锁：处女膜闭锁常于青春期出现周期性腹痛，超声表现为阴道积液，也常合并子宫腔及子宫颈积液，但子宫形态正常（图 10-2-4），无一侧肾缺如等泌尿系统畸形表现。

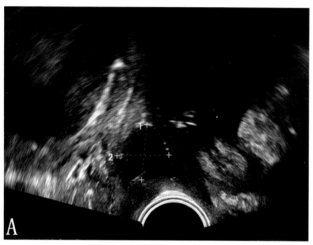
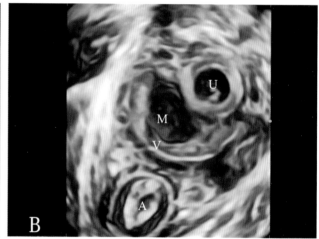

图 10-2-3 阴道囊肿声像图

A.二维超声：阴道前壁囊性包块（测量键所示）；B.盆底三维超声：阴道前壁囊性包块，与尿道无明显关系 U：尿道；V：阴道；A：肛管；M：阴道包块

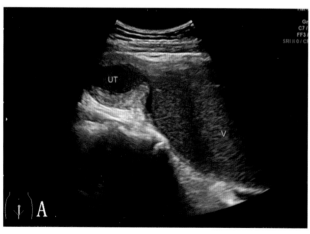
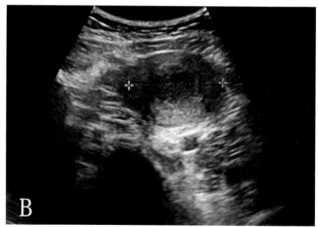

图 10-2-4 处女膜闭锁声像图

A.下腹正中矢状切面见子宫颈下方囊性包块，内透声差，充满点状弱回声，该包块与宫腔及宫颈管积液相通；
B.下腹横切面仅见与宫体回声，可见宫腔积液 UT：子宫；V：阴道

五、临床病例

患者女，因"进行性痛经1年，发现子宫畸形10天"入院。

现病史：11岁月经初潮，经期5天，经量中等，起初无痛经，1年前开始出现经期腹痛，呈持续性胀痛，程度较剧烈，持续整个月经周期，影响日常学习生活，需服用止痛药物缓解症状，月经过后痛经自行缓解，无月经周期、经期及经量改变，经间期无阴道不规则出血、排液或流脓，未诊治。10天前月经来潮后再次出现下腹痛，程度较前明显加剧，伴腰酸，经期5天后干净，但腹痛持续至今，无尿频、尿急、尿痛，无发热、腹痛、呕吐，无白带增多、阴道异常排液等不适，就诊当地医院查彩超提示：双子宫？宫腔液性团块（处女膜闭锁可能），孤立肾。予口服药物后好转（消炎止痛药），停药后症状复现。为进一步检查及治疗，就诊我院，门诊拟"阴道斜隔综合征可能"收住院。

既往史：无特殊。

妇科检查：直肠-腹部诊于低位盆腔偏右侧可触及一囊性包块，大小约10cm，界限清楚，压痛明显，不活动。

经腹超声检查：盆腔横切面见两个宫体回声，左侧子宫大小为4.3cm×2.7cm×2.7cm，右侧子宫大小为5.4cm×3.4cm×3.1cm，二者部分肌层相连，其间可见较深凹陷。右侧宫腔分离，前后径：1.5cm。子宫下方探及一无回声区，大小为6.6cm×6.1cm×4.9cm，内透声差，弥漫分布点状回声，与右侧宫腔相通。右肾窝未探及右肾回声（图10-2-2）。彩色多普勒血流显像：上述无回声区未见明显血流信号。

超声提示：子宫形态异常：双角子宫可能并右侧宫腔积液、阴道囊性包块，考虑阴道斜隔综合征。

术前诊断及依据：该患者为青春期女性，超声诊断双角子宫可能并右侧宫腔积液、阴道囊性包块，考虑阴道斜隔综合征。拟行"宫腔镜检查+超声引导下阴道病损切除术（斜隔）"。

术中见：阴道通畅，右侧穹隆部膨隆，可见一宫颈，位于偏左侧，经宫颈进入，见宫腔呈单角子宫状，可见左侧输卵管开口。超声引导下经阴道右侧顶端切开斜隔肌层，见暗红色血液流出，量约100ml，清理斜隔后腔积血后见右侧子宫颈口，进入右侧子宫颈后见右侧宫腔呈单角子宫状，可见右侧输卵管开口。

术后诊断：阴道斜隔综合征（双角子宫，双宫颈，右侧阴道斜隔，右肾缺如）。

六、相关知识拓展

超声检查以其准确、快捷、实时、无创等优势成为本病的首选诊断方法。超声检查时若发现双子宫、双角子宫、完全纵隔子宫等畸形合并阴道及一侧宫腔、宫颈积液，应想到本病可能，并积极探测肾脏情况，而不能仅停留于子宫畸形的诊断，以免延误治疗。

阴道斜隔闭锁的程度和类型决定了临床症状及超声征象。双子宫或纵隔子宫伴隔后腔积液及斜隔侧肾缺如为OVSS的三大超声声像图特征。双子宫或纵隔子宫同时合并单侧阴道积液和宫腔积液、输卵管积液、甚至卵巢子宫内膜异位囊肿等超声征象，高度提示OVSS的可能性，均需建议行泌尿系检查。大部分子宫畸形通过二维超声可以得到诊断，但是二维扫查无法得到子宫冠状切面，致使复杂的子宫畸形诊断有困难，多种成像模式的三维超声技术弥补了二维超声的不足。对于OVSS诊断，三维超声利用冠状切面三维成像模式显示子宫外形轮廓、子宫腔的形状、宫颈管形态尤其对阴道斜隔的重建，具有独特的优势。因此，全面认识OVSS声像图特征，对早发现、早治疗、降低并发症具有重要的意义。经腹超声与腔内超声、二维超声与三维超声均存在着互补关系，联合应用有助于提高检出率。尤其是三维超声对显示 OVSS 的声像特征极具优势，可作为诊断 OVSS 的首选方法。

参考文献

[1] Schlomer B， Rodriguez E， Baskin L. Obstructed hemivagina and ipsilateral renal agenesis （OHVIRA） syndrome should be redefined asipsilateral renal anomalies：cases of symptomatic atrophic and dysplastic kidney with ectopic ureter to obstructed hemivagina [J]. J Pediatr Urol, 2015, 11（2）: 77e1–6.

[2] Santos XM， Dietrich JE.Obstructed hemivagina with ipsilateral renal anomaly [J]. J Pediatr Adolesc Gynecol, 2016, 29（1）: 7–10.

[3] Herlyn U， Werner H. Simultaneous occurrence of an open Gartner-duct cyst, a homolateral aplasia of the kidney and a double uterus as a typical syndrome of abnormalities [J]. Geburtshilfe Frauenheilkd, 1971, 31（4）: 340–347.

[4] Wunderlich M. Unusual form of genital malformation with aplasia of the right kidney [J]. Zentralbl Gynakol, 1976, 98（9）: 559–562.

[5] 卞美璐，黄荣丽，吴葆桢，等. 先天性阴道斜隔 [J]. 中华妇产科杂志, 1985, 20（2）: 85–88.

[6] Piccinini PS， Doski J. Herlyn-Werner-Wunderlich syndrome：A case report [J]. Rev Bras Ginecol Obstet, 2015, 37（4）: 192–196.

[7] Zhu L, Chen N, Tong JL, et a1. New classification of Herlyn-Werner-Wunderlich syndrome [J]. Chin Med J, 2015, 128（2）: 222–225.

[8] 陈娜，朱兰，蒋宇林，等. 一种特殊类型的阴道斜隔综合征一例 [J]. 中华妇产科杂志, 2011, 46（5）: 396.

[9] 卞美璐，马莉. 阴道斜隔综合征分型和诊治 [J]. 中国实用妇科与产科杂志, 2013, 29（10）: 767–769.

[10] 谢红宁，朱云晓，李丽娟，等. 三维超声成像对特殊类型子宫畸形的诊断研究 [J]. 中国超声医学杂志, 2006, 22（3）: 221–223.

[11] 郭建萍，田可歌，任红英. 阴道三维彩超联合宫腔镜诊治阴道斜隔综合征的临床分析 [J]. 赣南医学院学报, 2013, 33（3）: 331–335.

[12] 王宇，吕金津，刘敏，等. 经腹联合腔内三维超声对阴道斜隔综合征的诊断价值 [J]. 中国妇产科临床杂志, 2016, 17（4）: 309–312.

（沈小玲　黄艳丽）

下 篇
妇科介入超声

XIAPIAN

FUKE JIERU CHAOSHENG

第十一章　介入超声概述

一、概述

随着医学的进步，微创技术在临床中的应用日益增多，超声引导下的介入治疗因其创伤小、恢复快、效果好、对身体的影响小，以及可以最大限度地保护正常的器官组织的功能，受到临床医师的青睐。介入超声涉及面广，相关的学科包括了内科、外科、妇科、儿科、麻醉科等。常用的介入超声技术主要包括穿刺活检、置管引流、囊肿硬化、注药治疗、消融治疗、高强度聚焦超声等。无论是介入超声的诊断还是治疗，规范的操作是保证诊疗高效安全、降低风险的重要前提。介入超声属于有创性诊疗方法，患者有可能出现出血、药物过敏甚至呼吸、心搏骤停等严重并发症。

二、介入超声术前评估及准备

介入超声诊疗前的评估及准备工作是每项操作前必备的工作。介入治疗中患者紧张焦虑的情绪，生命体征的应激波动，在穿刺操作过程中导致的疼痛、恶心、呕吐等将影响介入操作手术的安全性。

（一）术前评估及明确患者诊疗目的

介入操作风险来自患者、手术和麻醉三个方面。患者方面的风险因素包括病情的严重性以及患者对麻醉和手术的耐受能力。应了解患者的现病史及既往史，包括基础疾病、药物使用情况及相关过敏史等。手术方面的风险因素主要是手术的复杂性和创伤程度。麻醉方面的风险因素包括麻醉前评估失误、临时改变麻醉方式、急症手术的麻醉等。术前应明确患者就诊的目的是诊断还是治疗、或者两者兼有。

（二）术前准备及相关检验和检查评估

术前准备是在对患者进行全面评估的基础上进行的。首先是基本的生命体征和体格检查评估；所有介入超声操作前均需完善血常规、凝血功能、乙肝五项、血糖等检查。不同的诊疗项目术前检查的项目也有区别，如消融治疗前应完善尿常规及血生化检查等；甲状腺穿刺诊疗前需完善凝血功能检验。所有准备进行介入超声诊疗的患者均需进行超声评估，包括病灶在超声下的显示情况及与周边组织（血管及重要脏器等）的毗邻情况，拟行的穿刺路径等。消融或高强度聚焦超声治疗前建议行超声造影检查以明确肿瘤的血供情况及肿瘤周边的组织情况。

（三）介入超声诊疗前患者体质的准备

主要目的是改善全身情况，纠正紊乱的生理功能。根据不同的介入超声诊疗操作，准备也有所侧重。心血管系统：择期手术一般应在高血压得到有效控制后施行。消化系统：一般情况下，肝功能异常要求术前改善肝功能，但通常并不是麻醉和手术的禁忌。泌尿系统：对慢性肾病患者应对其并存疾病予以适当治疗，对慢性肾衰竭和急性肾病患者原则上忌施择期手术；对肾功能不全患者术中麻醉相关药物的使用剂量都需认真考虑。内分泌系统：疾病多复杂，应详细了解各个疾病的病理生理学特点，尽量纠正其引起的病理生理改变。中枢神经系统：对颅内高压需考虑是否进行紧急处理。血液系统：患者抵抗力差，容易并发各种感染，应尽量改善全身情况，纠正贫血。胃肠道：应积极采取措施如胃肠减压和抑制胃酸药以避免发生误吸以保证呼吸道通畅和防止严重肺部并发症。水、电解质和酸碱平衡，尽量纠正内环境紊乱。女性月经期间不宜手术。

（四）介入诊疗适应证及禁忌证的评估

对患者的一般情况、相关检验及检查结果进行分析，评估是否符合适应证，有无禁忌证的情况。针对不同的患者制订相应的介入诊疗方案。

（五）知情同意书的签署及相关准备

与患者及家属进行介入术前的沟通，包括病情的分析，备行的介入超声操作，该操作的优势，预期达到的治疗效果，介入超声操作的方法，可能的并发症和处理措施及相关费用等问题。患者及家属了解上述情况后签署知情同意书。根据不同的介入超声操作进行相关术前准备。

三、介入超声常用药物

介入超声术中常用药物的使用及注意事项，包括：局部麻醉药、硬化剂和造影剂。

1.盐酸利多卡因注射液（规格为 5ml ：100mg）：适用浸润麻醉、表面麻醉和神经传导阻滞。对利多卡因过敏者禁用；注意浸润麻醉时应防止误入血管；肝肾功能障碍、充血性心衰严重心肌受损、低血容量及休克等患者慎用。

2.己酸羟孕酮（规格为1ml ：0.25g）：适用于习惯性流产、月经失调、异常子宫出血、子宫内膜异位症。用于巧克力囊肿抽吸后留置，一次 0.5g。活动性肝炎、严重肝肾功能损害和过敏史患者、乳腺癌患者、血栓性疾病、产后 6 周内有母乳喂养者、高血压合并血管疾病的患者为禁忌；注意有乳房肿块者一般不宜使用，子宫肌瘤、高血压患者慎用。为防止过敏性休克，注射后应留观 15~20 分钟。

3.醋酸泼尼松龙（规格为 5ml ：0.125g）：适用过敏性与自身免疫性炎症疾病、关节炎性病变、腱鞘炎及腘窝囊肿。糖皮质激素过敏、严重精神疾病、癫痫、活动性消化性溃疡、骨折、严重骨质疏松、角膜溃疡、肾上腺皮质功能亢进症、高血压、糖尿病、孕妇等为禁忌。注意穿刺时应准确注入腱鞘内，防止注入血管腔及血管外膜下。

4.无水乙醇：无水乙醇使细胞脱水、固定、蛋白质变性从而产生凝固性坏死，达到治疗效果，其优点是囊肿壁凝固较彻底，治疗后囊肿治愈率高。缺点是无水乙醇刺激性强、疼痛发生率高，若外渗可造成局部组织坏死。

5.聚桂醇（规格为 10ml ：100mg）：适用食管曲张静脉出血止血治疗及曲张静脉的硬化治疗，囊肿硬化治疗。对本药过敏、患者处于休克状态、妊娠前 12 周和妊娠 36 周后为禁忌；注意防止注入动脉血管。聚桂醇与空气以 1 ：4 混合，通过三通管反复推注后将泡沫注入囊肿内，可以使药物与囊壁更充分接触，有利于提高硬化治疗效果（图 11-1-1 聚桂醇泡沫化）。

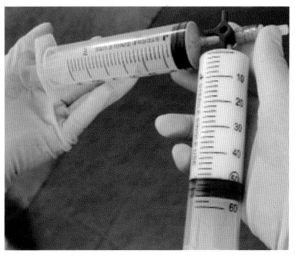

图 11-1-1　聚桂醇泡沫化

6.造影剂注射用六氟化硫微泡（规格为59mg）：适用于超声临床诊断，在超声影像中应用注射用六氟化硫微泡可以提高血液的回声强度和多普勒信号强度，从而增强对比显像。对六氟化硫或其他成分有过敏史，近期急性冠脉综合征，进行性心肌梗死，急性心力衰竭和成人呼吸窘迫综合征等患者禁用；严重慢性阻塞性肺疾病患者慎用。

7.尿激酶（规格为10万U）：对于囊内容物浓稠、囊壁附有较多的血凝块等原因导致抽吸困难者，以1：1000~2000浓度的尿激酶可快速溶解囊内及囊壁的血凝块，达到抽吸干净的效果。

四、不良反应

介入超声属有创性操作，有可能发生低血糖、出血、急性心肌梗死等不良反应。正确认识并充分评估患者病情可以降低不良反应的发生率。

五、超声引导下穿刺方法

超声引导下穿刺技术是所有介入超声诊疗的基础，也是介入诊疗是否成功的前提条件，掌握超声引导穿刺技术对于开展介入超声极其重要。超声引导下穿刺主要有超声引导下活检术和置管术。

（一）穿刺活检术

穿刺活检术适用于对病变脏器、组织和占位性病变进行取材，以获得病理诊断。主要操作步骤：①超声选择定位点。②局部麻醉（经皮），若经阴道穿刺无需局部麻醉。③超声引导下进针（图11-1-2超声引导下针进入目标肿物内）。④完成切割取材。⑤固定标本。

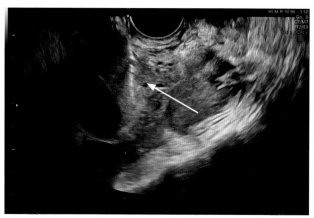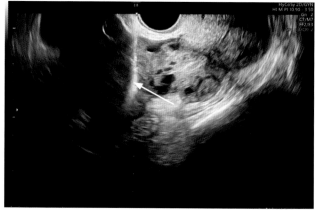

图11-1-2　超声引导下针进入目标肿物内（箭头所示为穿刺针）

（二）穿刺置管术

穿刺置管在临床上常用于心包积液、胸腹腔积液、脓肿、肝肾囊肿和胆汁引流等。主要穿刺方法有一步法（套管针法）和两步法（Seldinger法）。一步法置管所用的器具为组合套管针，包括引流管、金属支撑管和针芯等三个组件。主要操作步骤：①超声选择定位点。②局部麻醉。③超声引导下将组合套管针插入目标位置。④送入引流管并拔除金属支撑管和针芯。⑤固定引流管。

　　两步法的主要操作步骤：①超声选择定位点。②局部麻醉。③超声引导下将穿刺针插入目标位置。④通过穿刺针将引导钢丝送至目标腔内（图 11-1-3）。⑤拔出穿刺针，沿导丝插入扩皮器拓宽皮下通道。⑥退出扩皮器，沿导丝置入引流管至目标腔内后拔出引导钢丝。⑦固定引流管。

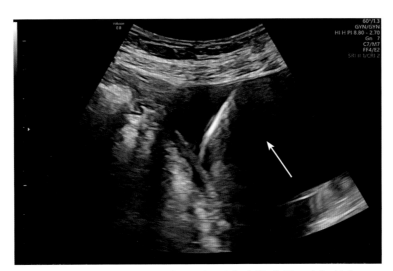

图 11-1-3　引导钢丝送至目标腔内（箭头所示为钢丝）

参考文献

[1] 梁萍，于晓玲，张晶.介入超声学科建设与规范 [M].北京：人民卫生出版社，2018.

[2] 陈敏华，梁萍，王金锐.中华介入超声学 [M].北京：人民卫生出版社，2017.

[3] 沈浩霖，杨舒萍，吕国荣.介入超声实用手册 [M].北京：人民卫生出版社，2020.

[4] 王琳玲，周琼，王月爱，等.超声引导下经皮穿刺置管引流联合聚桂醇泡沫硬化治疗单纯性肝囊肿患者疗效研究 [J].实用肝脏病杂志，2020，23（6）：909-912.

[5] 黎永滨，谢婷婷，钟洁瑜，等.聚桂醇在囊肿硬化的临床应用文献综述 [J].罕少疾病杂志，2018，25（4）：73-74.

[6] 王艳秋，汪龙霞，徐虹，等.超声引导下穿刺治疗盆腔巨大囊肿的疗效分析 [J].解放军医学院学报，2018，39（1）：36-38.

[7] 张冬萍，牛星燕，余婷，等.妇科恶性肿瘤术后淋巴囊肿发生及合并感染的相关因素及疗效分析 [J].国际妇产科学杂志，2020，47（2）：155-159.

[8] 张晶，汪龙霞，王军燕，等.女性盆腔单纯囊性肿物超声定性诊断与穿刺治疗病例选择.中国医学影像技术 [J].2004，20（1）：88-90.

[9] Gloor B，Ly Q，Candinas D.Role of lanparoscopy in hepatic cyst surgery [J].Dig Surg，2002，19（6）：494-499.

（沈浩霖　廖建梅）

第十二章 妇科含液病变治疗

第一节 附件囊性病变的治疗

一、概述

穿刺是介入诊断、治疗最基本的操作技术。随着影像技术及微创诊断治疗技术不断发展，目前穿刺已经从盲穿发展为在超声或者其他影像引导下进行。超声引导穿刺在所有影像引导中具有实时引导、超声监控下完成，全程可视进针点及穿刺针走行轨迹，以达到精准、安全的操作，且无辐射，是目前最常用的引导方法。

在实时超声引导下进行囊性包块的穿刺抽吸及药物硬化治疗，操作简便安全，已成熟应用于临床治疗。常用的硬化剂有无水乙醇和聚桂醇，硬化剂具有导致囊壁细胞坏死和纤维化闭塞的作用。

二、适应证及禁忌证

（一）适应证

（1）卵巢子宫内膜异位囊肿、卵巢单纯性囊肿及卵巢冠囊肿，直径＞4cm。

（2）经抗感染治疗后未吸收的输卵管积水。

（3）较大并有压迫症状的黄素囊肿。

（二）禁忌证

（1）囊性病变诊断不明确或可疑恶性。

（2）术前服用影响凝血功能的药物或严重出血倾向且难以纠正。

（3）黏液性或浆液性囊性病变。

（4）无合适的进针路径。

（5）合并其他严重疾病及精神疾患、不能配合或耐受治疗过程。

（6）子宫内膜异位囊肿患者合并急性外阴阴道炎。

三、操作步骤

（1）经腹部或经阴道穿刺，超声引导下选择合适的进针点。18G穿刺针进入包块，抽吸囊液，首管抽出的囊液送生化及细胞学检查（图12-1-1A）。

（2）抽完囊液，沿穿刺针注入造影剂，观察造影剂显影情况，以排除有无渗出盆腔。

（3）予0.9%氯化钠注射液反复冲洗，直至回抽的液体变为清澈。

（4）符合硬化治疗条件的患者，可应用无水乙醇或聚桂醇进行治疗。无水乙醇每次注入量为囊液的1/2~2/3，反复冲洗后抽出；聚桂醇硬化治疗时，先将空气与聚桂醇按4∶1比例混合泡沫化后再注入囊肿，注入量以达到囊肿体积的1/4为原则，将聚桂醇空气泡沫保留于囊腔（图12-1-1B，视频12-1-1）。

视频 12-1-1

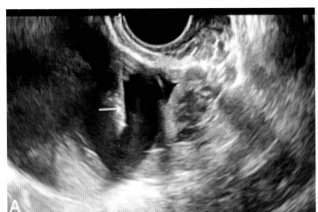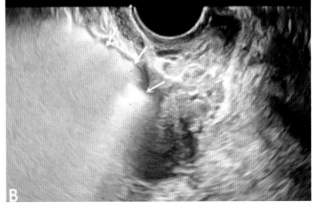

图12-1-1 卵巢单纯囊肿穿刺硬化治疗

A.穿刺针进入包块（箭头所示为穿刺针）；B.箭头所示，注入泡沫化聚桂醇

（5）若囊液较黏稠，可采用注入尿激酶稀释液（1∶1000）快速溶解囊内及囊壁的血凝块后再进行抽吸（图12-1-2，视频12-1-2）。药液注入前必须先抽出少量囊液，以避免因压力增加导致囊肿破裂。

视频 12-1-2

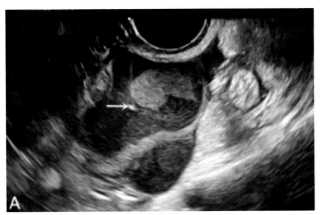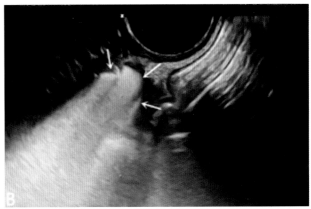

图12-1-2 卵巢巧克力囊肿穿刺硬化治疗

A.穿刺针进入包块，注入尿激酶稀释液溶解囊内及囊壁的血凝块（箭头所示为穿刺针针尖）；B.箭头所示，注入泡沫化聚桂醇

四、优势及评估

传统囊肿硬化采用的硬化剂为无水乙醇，治疗效果较好，但由于目前无水乙醇无法获得我国药品批准文号，各家医疗机构只能自行配置，无统一的生产标准和规格，临床医师使用时存在顾虑，同时也存在安全隐患。聚桂醇通过化学作用刺激囊壁，使囊壁上皮细胞变性、脱水、坏死，并产生无菌性炎症、

纤维组织增生，从而使囊腔粘连、缩小、闭合，逐步吸收并消失。无水乙醇也是相似的作用机制，但无水乙醇刺激性大，有文献报道如果某些末梢神经丰富的囊肿或者痛阈较低的患者注入无水乙醇可引起较明显的疼痛感觉，有些患者甚至出现休克需送抢救室恢复。

囊性包块的穿刺抽吸与治疗费用显著少于腹腔镜手术的费用。囊性包块的穿刺抽吸与治疗后 1~2h，待下腹酸胀痛缓解就可回家，无须住院。腹腔镜手术需住院及麻醉手术的风险。具体疗效评估如下。

（1）多数患者囊肿治疗后 2~3 个月内，体积缩小并不明显。治疗后第 1 个月由于渗出包块体积甚至比治疗前略有增大。较小的囊性包块（直径＜5cm）多在 3 个月完全消失，较大的包块（直径＞8cm）完全消失则需要至少半年的时间。

（2）一般认为囊性包块直径缩小 1/3 以上为治疗有效，2/3 以上为显效，完全消失为痊愈。

（3）患者随访时间为术后 1、3、6 个月及 1、2 年。

五、临床应用

无水乙醇与聚桂醇硬化治疗效果无明显差别。但是，由于符合国家药典标准的医用无水乙醇不易获得，同时聚桂醇具有疼痛和醉酒等不良反应少的优点，故可作为一线硬化剂优先选择使用。国外文献报道肝脏、肾脏、卵巢囊肿的聚桂醇硬化治疗不良反应少于无水乙醇。王氏等将 112 例单纯性肝囊肿（SHC）患者随机分为观察组 56 例和对照组 56 例，采用超声引导下经皮穿刺置管引流，分别注射聚桂醇泡沫硬化或聚桂醇硬化治疗。治疗结果，在术后半年随访，观察组总有效率为 100.0%，与对照组的 92.9% 比，无统计学差异（$P > 0.05$）；观察组不良反应发生率为 5.4%，显著低于对照组的 19.6%（$P < 0.05$）。在超声引导下经皮穿刺置管引流联合聚桂醇注射硬化治疗单纯性肝囊肿患者疗效肯定，采取聚桂醇泡沫注射能减少并发症的发生。福建省漳州市医院 134 例囊肿硬化治疗，总有效率为 96%，不良反应发生率 3.0%，与上述数据接近。

六、并发症及处理

（1）盆腔出血，肠管或者膀胱损伤：选择合适的进针路径，避开血管、肠管及膀胱。若出血，予止血对症处理。若肠管或者膀胱损伤，暂停硬化剂治疗，予观察及相关症状对症处理。

（2）阴道壁活动性出血：可用纱布留置于阴道内加压填塞并卧床休息，并嘱咐两小时左右取出。

（3）感染，发热：吸收热通常不高于 38℃，持续 2~3 天可消失。出现感染可予以抗感染治疗。

（4）治疗硬化剂过敏反应：立即暂停硬化剂治疗，给氧及相关症状对症处理。

参考文献

[1] 梁萍，于晓玲，张晶．介入超声学科建设与规范 [M]．北京：人民卫生出版社，2018．

[2] 陈敏华，梁萍，王金锐．中华介入超声学 [M]．北京：人民卫生出版社，2017．

[3] 沈浩霖，杨舒萍，吕国荣．介入超声实用手册 [M]．北京：人民卫生出版社，2020．

[4] 张晶，汪龙霞，王军燕，等．女性盆腔单纯囊性肿物超声定性诊断与穿刺治疗病例选择．中国医学影像技术 [J]，2004，20（1）：88–90．

[5] 张晶，汪龙霞，王军燕，等．超声引导洛欣溶解子宫内膜异位囊肿的研究．中华超声影像学杂志 [J]，

2004，13（11）：831–833.

[6] Qin S，Liu Y，Ning H，et al. EUS-guided lauromacrogol ablation of insulinomas：a novel treatment [J]. Scandinavian journal of gastroenterology，2018，53（5）：616–620.

[7] Vardakostas D，Damaskos C，Garmpis N，et al. Minimally invasive management of hepatic cysts：indications and complications [J]. Eur Rev Med Pharmacol Sci，2018，22（5）：1387–1396.

[8] Agarwal M，Agrawal M S，Mittal R，et al. A randomized study of aspiration and sclerotherapy versus laparoscopic deroofing in management of symptomatic simple renal cysts [J]. Journal of endourology，2012，26（5）：561–565.

[9] 王琳玲，周琼，等．超声引导下经皮穿刺置管引流联合聚桂醇泡沫硬化治疗单纯性肝囊肿患者疗效研究 [J]. 实用肝脏病杂志，2020，23（6）：909–912.

[10] Rabe E，Breu F X，Cavezzi A，et al. European guidelines for sclerotherapy in chronic venous disorders [J]. Phlebology，2014，29（6）：338–354.

[11] 黎永滨，谢婷婷，钟洁渝，等．聚桂醇在囊肿硬化的临床应用文献综述[J]. 罕少疾病杂志，2018，25（4）：73–74.

[12] 国家放射与治疗临床医学研究中心，中华医学会超声分会超声介入学组，中国医师协会介入医师分会超声介入委员会，中国超声医学工程学会介入超声委员会，上海医学会超声分会超声介入学组．卵巢子宫内膜异位囊肿超声引导穿刺硬化治疗专家共识 [J]. 中华超声影像学杂志，2020，29（12）：1013–1024.

（沈浩霖　卢发挥）

第二节　盆腔囊性病变的治疗

一、概述

妇科术后的包裹性积液、脓肿、血肿及盆腔淋巴囊肿为常见的并发症。在实时超声引导下进行各种囊性包块的穿刺抽吸治疗，操作简便安全，已广泛应用于临床治疗。最常用的技术是超声引导穿刺技术，常用的药物有尿激酶、糖皮质激素、抗生素等。

二、适应证及禁忌证

（一）适应证

（1）剖宫产术后血肿。

（2）妇科术后的包裹性积液。

（3）腹膜囊肿及盆腔淋巴囊肿。

（4）妇科及外科术后盆腔脓肿。

（二）禁忌证

（1）囊性病变诊断不明确或可疑恶性。

（2）术前服用影响凝血功能的药物或严重出血倾向且难以纠正。

（3）无合适的进针路径。

（4）合并其他严重疾病及精神疾患，不能配合或耐受治疗过程。

三、操作步骤

（1）经腹部或经阴道穿刺，超声引导下选择合适的进针点。穿刺针进入包块，抽吸囊液，首管抽出的囊液送生化及细胞学检查（图 12-2-1）。

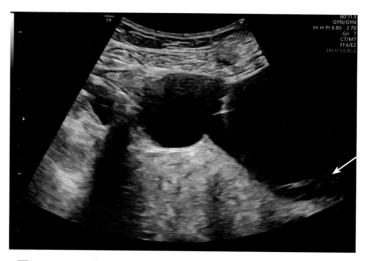

图 12-2-1　盆腔淋巴囊肿穿刺治疗（箭头所示为穿刺针）

（2）抽完囊液，沿穿刺针注入造影剂，观察造影剂显影情况，以排除有无渗出盆腔。

（3）若抽出液为脓液（图 12-2-2），予 0.9% 氯化钠注射液反复冲洗（视频 12-2-1），直至回抽的液体变为清澈，必要时可注入抗生素。

视频 12-2-1

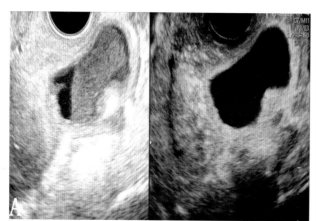
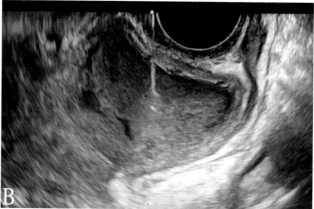

图 12-2-2　盆腔脓肿抽液治疗

A. 穿刺术前造影包块内未见造影剂进入；B. 箭头所示为穿刺针

（4）未并发感染、符合硬化治疗条件的患者，可应用无水乙醇或聚桂醇进行治疗（详见第十二章第一节）。

（5）若囊液为黏稠血性，可注入浓度为 1 ∶ 1000 尿激酶稀释液快速溶解囊内及囊壁的血凝块后再进行抽吸（图 12-2-3，视频 12-2-2）。药液注入前必须先抽出少量囊液，避免因压力增加导致囊肿破裂。

视频 12-2-2

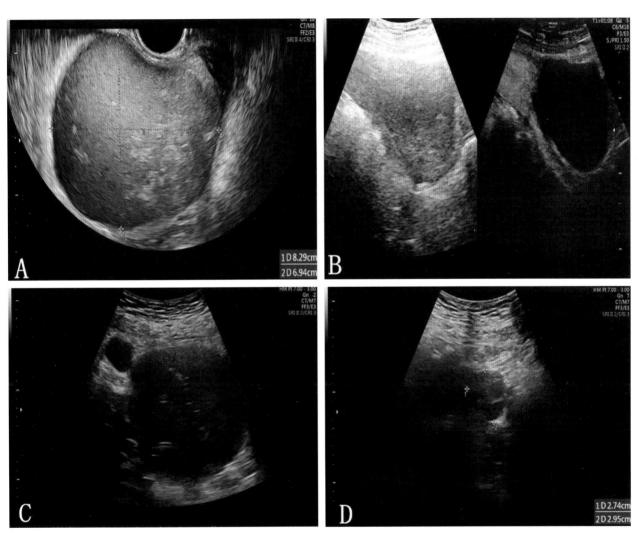

图 12-2-3　盆腔血肿穿刺治疗

A. 盆腔内探及一混合回声包块，大小约 8.3 cm×6.9 cm，内透声差；B. 造影显示，病灶内未见造影剂进入；C. 包块内置入引流管，尿激酶稀释液冲洗囊腔；D. 冲洗后抽吸，囊腔明显缩小，效果理想

四、优势及评估

对于有多次手术史的患者再次进行外科手术的风险增加，手术难度增加，可以选择微创穿刺治疗，治疗效果较好，创伤小，治疗费用少，恢复快。

囊性包块的穿刺抽吸与治疗疗效评估参考本章第一节。

五、临床应用

国外文献报道，肝脏、肾脏、卵巢囊肿的聚桂醇硬化治疗不良反应少于无水乙醇。囊肿较小且无临床症状者无需特殊处理，待其自行吸收；但对直径较大且合并感染等严重并发症者需积极处理。盆腔淋巴囊肿是妇科恶性肿瘤盆腔淋巴结切除术后常见并发症，文献报道其发生率为23%~65%。若淋巴囊肿合并感染，会严重影响术后治疗效果及患者生存质量。淋巴囊肿合并感染者均使用抗生素治疗，囊肿直径＞5cm时外加超声引导下的穿刺引流术。Hiramatsu 等研究对比了单纯抗生素治疗及抗生素联合超声引导下囊肿穿刺引流术两种治疗方法，发现联合治疗方案更有效。

六、并发症及处理

（1）盆腔出血，肠管或者膀胱损伤：选择合适的进针路径，避开血管、肠管及膀胱。若出血，予止血对症处理。

（2）阴道壁活动性出血：可用纱布留置于阴道内加压填塞并卧床休息，并嘱咐两小时左右取出。

（3）发热：吸收热通常不高于38℃，持续3天可消失。

（4）合并感染：应先引流，应用抗菌药物冲洗治疗。

参考文献

[1] 梁萍，于晓玲，张晶.介入超声学科建设与规范 [M].北京：人民卫生出版社，2018.

[2] 陈敏华，梁萍，王金锐.中华介入超声学 [M].北京：人民卫生出版社，2017.

[3] 沈浩霖，杨舒萍，吕国荣.介入超声实用手册 [M].北京：人民卫生出版社，2020.

[4] 张晶，汪龙霞，王军燕，等.女性盆腔单纯囊性肿物超声定性诊断与穿刺治疗病例选择.中国医学影像技术 [J]，2004，20（1）：88–90.

[5] Hiramatsu K，Kobayashi E，Ueda Y，et al. Optimal timing for drainage of infected lymphocysts after lymphadenectomy for gynecologic cancer [J]. Int J Gynecol Cancer，2015，25（2）：337–341.

[6] Gasparri ML，Ruscito I，Bolla D，et al. The Efficacy of Fibrin sealant patches in reducing the incidence of lymphatic morbidity after radical lymphadenectomy：a meta -analysis [J]. Int J Gynecol Cancer，2017，27（6）：1283–1292 .

[7] Benito V，Romeu S，Esparza M，et al. Safety and feasibility analysis of laparoscopic lymphadenectomy in pelvic gynecologic malignancies：a prospective study [J]. Int J Gynecol Cancer，2015，25（9）：1704–1710.

[8] Kawamura I，Hirashima Y，Tsukahara M，et al. Microbiology of pelvic lymphocyst I nfection after lymphadenectomy for malignant gynecologic tumors [J]. Surg Infect（Larchmt），2015，16（3）：244–246.

（沈浩霖　廖建梅）

第十三章　妇科实性病变治疗

第一节　子宫肌瘤高强度聚焦超声（HIFU）治疗

一、概述

子宫肌瘤又称子宫平滑肌瘤（uterine leiomyoma），是发生在子宫平滑肌及纤维结缔组织的良性肿瘤，是女性最常见的良性肿瘤。在育龄期女性中，其发病率可达 20%~40%，其中 40~50 岁育龄期女性发病率高达 51.2%~60.9%，目前我国子宫肌瘤患者已超过 6500 万人。

子宫肌瘤的分类和分型方法有多种，按生长部位可分为子宫体肌瘤（占 90%）和子宫颈肌瘤（占10%）。按肌瘤与子宫壁的关系，可分为 4 种：肌壁间肌瘤、黏膜下肌瘤、浆膜下肌瘤及阔韧带肌瘤。而目前子宫肌瘤的分型广泛采用国际妇产科联盟（International Federation of Gynecology and Obstetrics, FIGO）分型标准，将子宫肌瘤分 9 型，以阿拉伯数字 0~8 或希腊文 I ~ VIII 表示（图 13-1-1）。子宫肌瘤的 FIGO 分型侧重于描述肌瘤所发生的部位以及与子宫内膜的关系，数字越小，肌瘤就越靠近子宫内膜；数字越大，肌瘤越靠近子宫浆膜。

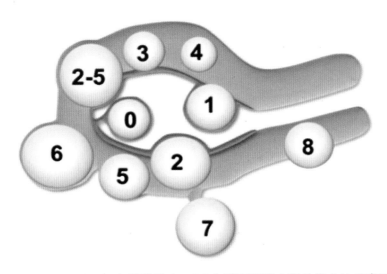

图 13-1-1　国际妇产科联盟（FIGO）子宫肌瘤 3 型分类方法示意图

0：0 型（有蒂黏膜下肌瘤）；1：I 型（无蒂膜下肌瘤，向肌层扩展 ≤ 50%）；2：II 型（无蒂膜下肌瘤，向肌层扩展 >50%）；3：III 型（肌壁间肌瘤，位置靠近宫腔，瘤体外缘距子宫浆膜层 ≥ 0.5cm）；4：IV 型（肌壁间肌瘤，位置靠近子宫浆膜层，瘤体外缘距子宫浆膜层 <0.5cm）；5：V 型（肌瘤贯穿全部子宫肌层）；6：VI（肌瘤突向浆膜）；7：VII 型（肌瘤完全位于浆膜下，有蒂）；8：VIII 型（其他特殊类型或部位的肌瘤，子宫颈肌瘤）

高强度聚焦超声（high intensity focused ultrasound, HIFU）作为一项局部治疗肿瘤的非侵入性治疗手段，目前已成功应用于治疗子宫肌瘤。它是将体外低能量超声波通过特殊聚焦装置聚焦于体内，靶区组织温度达到 65~80℃，使细胞发生凝固性坏死，而靶区外正常组织无明显损伤。凝固性坏死的组织逐渐被吸收或瘢痕化，子宫肌瘤体积逐渐缩小，进而缓解患者的临床症状。2001 年中国首次报道了超声引导高强度聚焦超声消融治疗子宫肌瘤的临床研究。2004年美国FDA批准MRI引导聚焦超声治疗子宫肌瘤的临床应用。目前临床上使用的高强度聚焦超声治疗仪主要是通过超声和MRI这两种影像方式引导，它们具有各自的优缺点，但无论是其治疗安全性、可靠性和有效性都得到了临床广泛的认可。相对而言，超声引导聚焦超声治疗系统具有更好的性价比。

二、适应证及禁忌证

（一）适应证

已明确诊断并有临床治疗指征的符合相关技术适应证的子宫肌瘤，均可视为超声消融的临床适应证。

（1）有临床症状的子宫肌瘤患者。

（2）有临床症状无手术指征的子宫肌瘤患者。

（3）无临床症状有心理负担的子宫肌瘤患者。

（4）有手术指征、但不能耐受手术的子宫肌瘤患者。

（二）禁忌证

（1）妊娠期女性。

（2）无安全声通道者，如盆腔粘连严重或盆腔内有异物者。

（3）不能被焦域覆盖的肌瘤：如后屈子宫的后壁肌瘤。

（4）合并重要器官的器质性病变：如6个月之内的心脑血管意外病史。

（5）合并胶原结缔组织病、腹部放疗史及抽脂史。

（6）合并盆腔的急性及亚急性感染。

（7）子宫肌瘤大于10cm，血流丰富，可疑子宫肉瘤和富细胞型肌瘤。

（8）合并子宫及附件的非良性病变。

（9）患者认知障碍，不能正确与医生、护士沟通交流者。

（10）有出血倾向及凝血功能障碍者或正在进行抗凝治疗的患者。

（11）治疗区域相关皮肤存在破溃及感染，或接受过45Gy以上放疗者。

三、HIFU治疗方法、操作步骤

（一）治疗设备

高强度聚焦超声肿瘤治疗设备由6个系统组成：超声功率源、治疗床系统、运动系统、控制系统、水处理系统及供电系统。

（二）HIFU治疗方案

HIFU消融子宫肌瘤的基本方式是在超声引导下，将体外低能量的超声波聚焦于子宫肌瘤部位，形成高能量的焦点，使聚焦到子宫肌瘤治疗部位的组织快速升温，在短时间内发生凝固性坏死。对于子宫肌瘤患者，最佳治疗时机是月经前的1~2周，此时子宫内膜显示最清晰，在治疗时可最大程度减小对子宫内膜的损害。HIFU作为局部非侵入性治疗方法，可根据患者的年龄、症状、生育情况，并基于子宫肌瘤的位置等具体信息，制订个性化的治疗方案。

（三）具体操作步骤

1. 患者术前准备：

（1）完善治疗前常规检查：血常规、尿常规、凝血功能、心电图、盆腔增强 MRI。

（2）了解患者诉求，详细告知患者 HIFU 治疗方法的优势、预期疗效和可能的并发症，消除患者紧张焦虑的情绪。

（3）确认患者盆腔无金属植入物或已取出。

（4）患者本人或授权人签署 HIFU 治疗知情同意书。

（5）患者皮肤准备：常规下腹部备皮，一定要将毛发刮干净，不遗留刺手的毛发，且不要刮破损伤皮肤。

2. 仪器设备准备：开启机器，制备脱气水，聚焦超声系统初始化。

3. 治疗前超声探头定位：患者处于舒适的仰卧位；外置超声探头再次确认肌瘤的位置、回声、大小及与周围组织毗邻关系，并确定皮肤与计划治疗区域的垂直距离。

4. 内置超声探头定位：切换探头至内置超声探头，确定入射声通道的中心位置位于肌瘤中心，声通道内无含气肠道。治疗区域皮肤要与水囊耦合良好。

5. 治疗区域规划及参数设定：通过操控治疗探头位置，选定合适的声通道，注意避开周围肠道及神经。将治疗头的焦点位置定在肌瘤内部，根据肌瘤大小划定治疗范围，并距肌瘤边缘不小于 0.5cm。根据患者治疗深度及患者耐受程度调节增益、脉冲工作时间、脉冲等待时间、脉冲数、点间距、行间距、点及层的等待时间等具体治疗参数。

（四）辅助方法

1. 子宫肌瘤的磁共振 T2 信号为高信号，即肌瘤信号高于子宫肌层的信号；增强造影显示肌瘤为明显增强，这类肌瘤通常为富细胞型肌瘤，以细胞成分为主，纤维成分较少，其瘤体血流丰富，代谢非常活跃。故对超声波吸收能力极差，同时散热能力强，因此应用 HIFU 难以完全消融此类肌瘤，且消融后残余组织复发也比较快（图 13-1-2）。

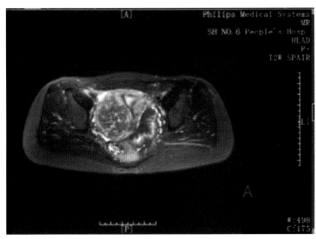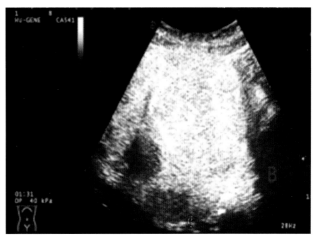

图 13-1-2　子宫肌瘤 MRI 和超声造影图
A. 子宫肌瘤的磁共振 T2 信号为高信号；B. 子宫肌瘤超声造影显示血流丰富，与肌层相比呈高增强表现

2.血供丰富且磁共振 T2 信号为高信号的子宫肌瘤患者拒绝常规手术治疗，可以选用以下辅助方法增强 HIFU 消融的效果。

（1）高强度聚焦超声联合促性腺激素释放激素（GnRHa）消融方案：肌内注射 GnRHa，3.75mg，每月注射一次，3 次全部注射完成后可使肌瘤缩小和血供明显减少，然后再进行 HIFU 治疗。

（2）经静脉团注或滴注超声造影剂联合高强度聚焦超声消融方案：采用 2.0ml 配置好的 sonovue 经肘静脉团注，在造影剂注射后 1min 开始治疗，分别在 1、3、5 分钟进行 HIFU 治疗，1 分钟时效果最好。静脉连续滴注超声造影剂是将六氟化硫冻干粉加入 100ml 生理盐水中静脉滴注，在造影剂滴注后即刻开始治疗。

（3）高强度聚焦超声联合缩宫素消融方案：即先使用 5% 葡萄糖溶液或 0.9%NaCl 溶液 100ml，加入 40U 缩宫素静滴，同时进行 HIFU 治疗。

（4）高强度聚焦超声联合乙醇消融方案：HIFU 治疗前 1 天，子宫肌瘤内注射乙醇，乙醇的量计算为（肌瘤长度 × 宽 × 高 ×0.5233）×1/20 至 1/12，乙醇最大量不超过 30ml。

四、高强度聚焦超声（HIFU）治疗子宫肌瘤的优势及评估

（一）HIFU 治疗子宫肌瘤的优势

（1）HIFU 作为一种非侵入性治疗子宫肌瘤方法，具有无创伤、无放射性、不良反应少、疗效安全可靠的优势。

（2）HIFU 治疗可实时监控患者体征，根据患者治疗反应及时调整治疗参数，并在监控超声上实时观察消融效果。

（3）HIFU 治疗不损害子宫肌瘤周围的正常组织，保留了患者子宫及生育功能，治疗结束后可正常受孕。

（二）高强度聚焦超声治疗子宫肌瘤的评估

1.子宫肌瘤 HIFU 治疗前影像学评估：包括盆腔磁共振检查和超声检查。超声检查主要是通过二维超声观察肌瘤位置、回声，测量肌瘤大小等，彩色多普勒超声评价肌瘤血流丰富程度，超声造影观察子宫肌瘤血流灌注情况。磁共振检查主要通过 T2 信号分析子宫肌瘤与子宫正常肌层，通过增强 MRI 评价子宫肌瘤血流灌注情况，并与正常子宫肌层进行比较（图 13-1-3）。

2.子宫肌瘤 HIFU 治疗后影像学评估：包括盆腔增强 MRI、超声造影，其目的在于确定治疗靶区是否发生组织凝固性坏死并评估坏死范围，决定是否需要再次 HIFU 治疗。MRI 对软组织的分辨率高于超声，有利于观察子宫和肌瘤的解剖结构和细节，并能较清楚地反映 HIFU 治疗后各个阶段的影像学变化。超声造影能清楚显示 HIFU 治疗后的无灌注区域、肌瘤残留大小及其血供情况。首次评估在治疗后 1 个月内，其后每个月评估一次，观察肌瘤大小变化，治疗区域是否出现无灌注区。

3.患者临床症状的评估：包括患者月经量是否较前减少，月经期是否缩短、月经周期是否延长，痛经是否较前缓解等。

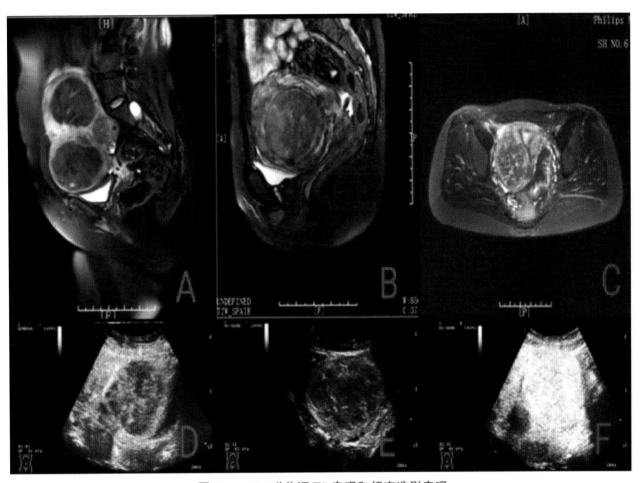

图 13-1-3 磁共振 T2 表现和超声造影表现

A.子宫肌瘤为低信号；B.子宫肌瘤为等增强；C.子宫肌瘤为高信号；D.子宫肌瘤为低增强，E.子宫肌瘤为等增强；F.子宫肌瘤为高增强

五、临床应用

（一）病例摘要

患者，女性，42 岁。体检时超声检查发现肌瘤 3 年，肌瘤逐渐增大 1 年，月经量增多，经期延长，贫血，并伴有下腹部坠胀感、尿频等症状。

（二）治疗前影像学评估

子宫肌瘤治疗前超声检查：子宫肌瘤位于后壁，肌瘤大小为 8.9cm×6.8cm×6.0cm，呈低回声表现，超声造影显示血流较丰富，呈低增强表现（视频 13-1-1）。磁共振检查：肌瘤 T2 信号为低信号，增强 MRI 显示子宫肌瘤增强的强度低于子宫正常肌层（图 13-1-4）。

视频 13-1-1

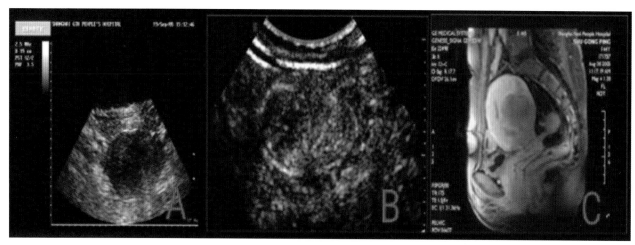

图 13-1-4　子宫肌瘤超声和 MRI 检查图

A.子宫肌瘤位于后壁，呈低回声；B.超声造影显示子宫肌瘤内部血流较丰富，呈低增强表现；C.增强 MRI 显示子宫肌瘤增强的强度低于子宫正常肌层，为低增强

（三）治疗中影像学评估

超声引导下进行子宫肌瘤 HIFU 消融治疗，确定治疗区域，根据治疗深度、肌瘤大小及血流情况确定治疗参数，治疗中超声实时动态观察病灶灰度的变化，靶区肌瘤组织 HIFU 消融治疗后由低回声变为高回声（图 13-1-5）。

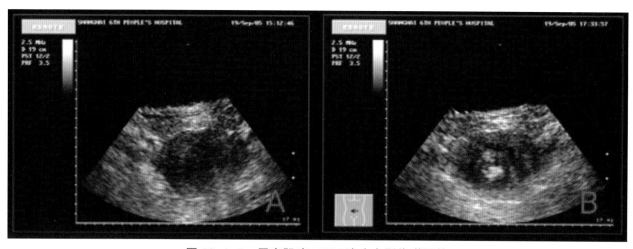

图 13-1-5　子宫肌瘤 HIFU 治疗中影像学评估

A.显示子宫肌瘤位于后壁，治疗前呈较均匀的低回声区，治疗中超声引导监控，HIFU 照射子宫肌瘤；B.显示其内靶区组织由低回声变为高回声

（四）治疗后影像学评估

1.超声评估：治疗后二维超声观察子宫肌瘤回声改变（图 13-1-6）、并测量肌瘤大小，随访肌瘤体积变化，分别于术后即刻，术后 1 月（图 A）、术后 2 个月（图 B）、术后 6 月（图 C）及术后 1 年（图 D）进行超声检查，超声检查提示：原肌瘤明显缩小，最大径线由 8.9cm 缩小到 3.4cm，体积缩小率达 90%。超声造影显示治疗后原肌瘤血流灌注区域呈明显充盈缺损改变，无明显造影剂灌注（图 13-1-7），视频 13-1-2。

视频 13-1-2

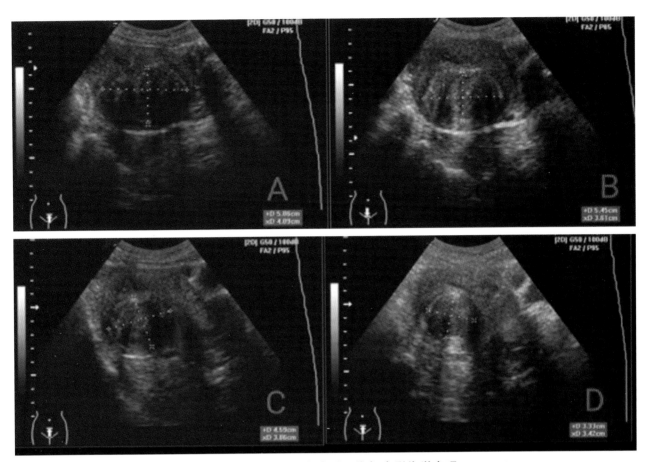

图 13-1-6　HIFU 治疗后二维超声影像学表现

观察子宫肌瘤回声改变、并测量肌瘤大小，随访肌瘤体积变化，分别于术后即刻，术后 1 月（图 A）、术后 2 个月（图 B）、术后 6 个月（图 C）及术后 1 年（图 D）进行超声检查，超声检查提示：原肌瘤明显缩小，体积缩小率达 90%

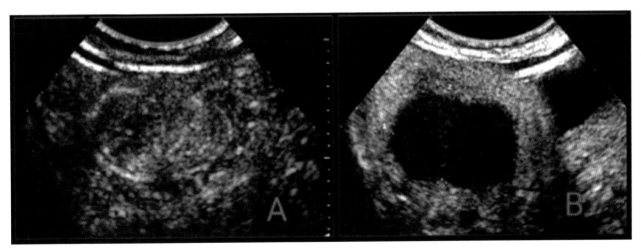

图 13-1-7　HIFU 治疗后超声造影表现

A. 超声造影显示治疗前子宫肌瘤为后壁低增强血流灌注区域；B. HIFU 治疗后原子宫肌瘤血流灌注区域呈明显充盈缺损改变，无明显造影剂灌注

　　2. MRI 评估：磁共振增强造影（图 13-1-8）显示治疗前子宫肌瘤为后壁低增强血流灌注区域（图 A 及图 C），治疗后原子宫肌瘤血流灌注区域呈明显充盈缺损改变，无明显造影剂灌注（图 B 及图 D）。

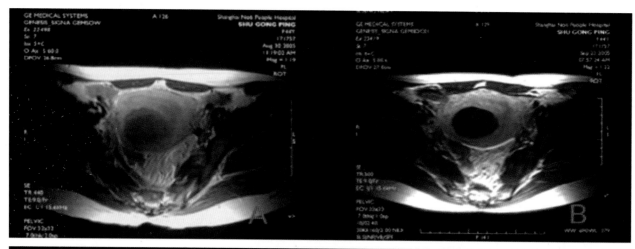

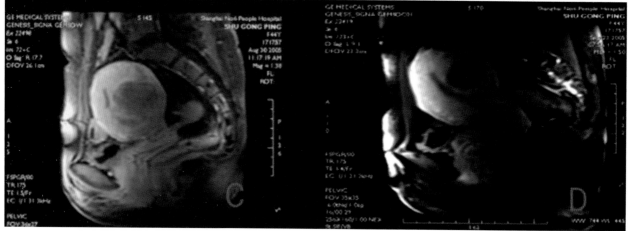

图 13-1-8　磁共振增强造影

显示治疗前子宫肌瘤为后壁低增强血流灌注区域，治疗后原子宫肌瘤血流灌注区域呈明显充盈缺损改变，无明显造影灌注。A.为治疗前横断面，B.为治疗后横断面，C.为治疗前矢状面，D.为治疗后矢状面

六、并发症及其处理

高强度聚焦超声消融治疗后并发症，包括一般并发症（如治疗后发热、血尿、腹痛等）与聚焦超声消融治疗相关的特定并发症（表 13-1-1）。据最近的一项多中心研究结果显示：超声消融子宫肌瘤治疗后并发症发生率为0.18%，其中A类约占99.6%，无E类和F类并发症发生。

表 13-1-1　国际介入放射治疗协会并发症分级标准

A	无需治疗，无不良后果
B	有简单治疗，观察，无不良后果
C	有必要的住院治疗，无不良后果（＜48小时）
D	有重要的治疗，护理等级提高，住院时间延长（＞48小时）
E	永久性后遗症
F	死亡

（一）一般并发症

1.局部皮肤烫伤：皮肤烫伤属于超声消融治疗中最常见的并发症，可涂抹烫伤膏，按照常规烫伤处理。

2.发热：超声消融治疗后患者出现发热的发生率为1.8%~2%，由于超声能量吸收导致治疗过程中患者体温升高，多为一过性，不需要特殊处理。治疗后吸收热或者应激反应性发热多为低热，持续时间1~3天，也不需要特殊处理。

3.月经周期变化：治疗后可出现月经周期短暂性变化，一般可自行恢复；如出现闭经及月经周期过长，需排除其他妇科疾病后对症处理。

4.便秘或腹泻：部分患者术后会出现便秘或腹泻，一般无需处理，短期可恢复。

5.腹股沟痛或会阴痛：治疗头的边缘与耻骨联合或髂骨接触过紧，压迫局部皮肤或治疗时声束通过耻骨联合导致疼痛，可通过调整治疗头位置改善症状。

6.腰骶部疼痛：可能是骶骨对治疗超声远场残余超声的界面反射所致，可以通过改变治疗头的角度、减少膀胱充盈度等降低超声经过骶骨的能量。

7.腹壁水肿：由于存在腹壁损伤高危因素所致，如腹壁脂肪厚度超过5cm、腹壁存在明显手术瘢痕等。腹壁水肿如果皮肤完整，经对症治疗，短期可恢复。

8.阴道流液：无需特殊处理，治疗结束后1~2天症状可消失。在治疗过程中要尽量避免损伤子宫内膜，尤其对有生育要求的患者。如阴道排液持续增多伴异味，应进行妇科检查以排除炎症及其他妇科疾病。

9.血尿：可嘱患者多饮水，血尿大多数在1~3天内消失。

（二）严重并发症

1.肠穿孔：是HIFU治疗后比较罕见且严重的并发症，患者出现腹痛，发热，查体可见腹膜炎体征。肠穿孔处理以外科手术治疗为主。

2.骶尾部损伤：焦点距离骶尾骨较近，治疗时间较长，导致骶尾骨吸收较多后场能量，从而出现骶尾部损伤。一般表现为骶尾部疼痛，对活动功能无影响，对症治疗即可，可自愈。

3.神经损伤：部分肌瘤与神经毗邻，治疗中后场能量直接刺激神经，导致治疗中及治疗后出现放射痛。可采取抑制炎症反应、止痛、促进神经再生等治疗方法。

参考文献

[1] 聚焦超声消融手术临床应用技术规范专家共识（2020年版）[J].中华医学杂志，2020，100（13）：974-977.

[2] Munro MG，Critchley HO，Broder MS，et al. FIGO classification system （PALM-COEIN）for causes of abnormal uterine bleeding in nongravid women of reproductive age [J]. Int J Gynaecol Obstet ,2011,113(1)：3-13.

[3] Stewart EA. Clinical practice.Uterine fibroids [J]. N Engl J Med，2015，372（17）：1646-1655.

[4] 姜立新，沈国芳，郭倩，等.高强度聚焦超声消融滋养动脉治疗子宫肌瘤的临床价值[J].声学技术，2010，29（6）：603-606.

[5] 张晓君，胡兵，姜立新，等.超声造影评价高强度聚焦超声消融治疗子宫肌瘤疗效的初步应用[J].上海医学影像，2006（4）：263-265.

[6] 许永华，杨利霞．聚集超声消融手术治疗子宫良性疾病 [M].上海：上海科学技术出版社，2021：259–282.

[7] Yang S，Kong F，Hou R，et al.Ultrasound guided high-intensity focused ultrasound combined with gonadotropin releasing hormone analogue（GnRHa）ablating uterine leiomyoma with homogeneous hyperintensity on T2 weighted MR imaging [J]. Br J Radiol，2017，90（1073）：20160760.

[8] Isern J，Pessarrodona A，Rodriguez J，et al.Using microbubble sonographic contrast agent to enhance the effect of high intensity focused ultrasound for the treatment of uterine fibroids [J]. Ultrason Sonochem，2015，27：688–693.

[9] Yu SC，Cheung EC，Leung VY，et al. Oxytocin-augmented and non-sedating high-intensity-focused ultrasound（HIFU）for uterine fibroids showed promising outcome as compared to HIFU alone or uterine artery embolization [J]. Ultrasound Med Biol，2019，45（12）：3207–3213.

[10] Yang Z，Zhang Y，Zhang R，et al.A case-control study of high-intensity focused ultrasound combined with sonographically guided intratumoral ethanol injection in the treatment of uterine fibroids [J]. Ultrasound Med，2014，33（4）：657–665.

[11] 中华医学会．高强度聚焦超声肿瘤治疗系统临床应用指南（试行）[J]. 中华医学杂志，2005，85（12）：796–797.

[12] 中国医学装备协会磁共振应用专业委员会微创治疗学组．MR 引导聚焦超声治疗子宫肌瘤中国专家共识 [J]. 中华放射学杂志，2020，54（08）：737–744.

[13] 郎景和．子宫肌瘤的诊治中国专家共识 [J]. 中华妇产科杂志，2017，52（12）：793–800.

[14] Lyon PC，Rai V，Price N，et al.Ultrasound-guided high intensity focused ultrasound ablation for symptomatic uterine fibroids：preliminary Clinical Experience.Ultraschallgesteuerte hochintensive fokussierte ultraschallablation bei symptomatischen Uterusmyomen：eine vorläufige klinische erfahrung [J]. Ultraschall Med，2020；41（5）：550–556.

（姜立新）

第二节　微波消融在子宫疾病的应用

一、概述

在国内，微波热消融主要用于治疗肝、肺、肾、前列腺等器官的实性肿瘤。近年随着微波热消融技术的不断改进和发展，该技术逐渐应用于子宫肌瘤、子宫腺肌瘤的介入治疗，且发展迅速。微波消融治疗子宫肌瘤及子宫腺肌瘤原理：微波高频电场使生物体内极性分子高速运动，靶组织分子偶极被震荡和旋转，致该部位温度瞬间升高，细胞发生热凝固坏死。超声引导热消融子宫肌瘤及子宫腺肌瘤是在超声实时引导监控下将辐射器穿刺植入肌瘤及腺肌瘤内，利用致热效应，使电极周围组织温度短时间内升高，肌瘤及腺肌瘤瘤体发生脱水、凝固、变性、坏死的治疗新技术。

郝氏等报道微波消融 123 例子宫肌壁间肌瘤后 1 年肌瘤体积缩小率达 74.5%。瞿炜等报道微波消融治疗子宫肌瘤的总有效率达 93.55%（29/31）。

李氏等报道患有严重痛经、药物治疗无效的 40 例子宫腺肌瘤患者的 64 个病灶微波消融治疗后均成功消融，痛经明显减轻，无严重并发症发生，术后 1 年无复发。张晶等尝试用超声引导经皮微波消融技术对 22 例弥漫性子宫腺肌病病灶进行治疗，结果表明微波消融治疗弥漫性子宫腺肌病安全有效，近期疗效肯定。

热消融治疗子宫肌瘤和子宫腺肌瘤是安全有效的微创治疗方法，随着新型水冷天线微波针及术中监测评价方法的改进，联合应用辅助治疗，临床疗效得到进一步提高。

二、适应证及禁忌证

（一）热消融治疗子宫肌瘤适应证

经 MRI 及超声检查明确诊断的 FIGO 1~6 级的子宫肌瘤，伴有月经过多，继发性贫血或压迫等症状，并至少符合以下条件之一。

（1）强烈希望保留子宫，拒绝手术切除者。

（2）子宫肌壁间肌瘤直径＞ 5cm，黏膜下肌瘤直径＞ 2cm，宽蒂的浆膜下肌瘤直径＞ 5cm 且＜ 10cm，蒂部宽＞ 4cm。

（3）经其他方法治疗后肌瘤及相关症状复发。

（4）未生育强烈生育要求者，拒绝其他治疗或者治疗无效。

（5）自愿选择经皮微波消融治疗者。

（二）热消融治疗子宫腺肌瘤适应证

经超声明确诊断的子宫腺肌症伴有月经量多、进行性加重的痛经、贫血等症状持续 1 年以上，并至少符合以下条件之一。

（1）强烈希望保留子宫，拒绝手术切除者。

（2）病灶厚度＞ 3cm。

（3）痛经症状评分＞ 3 分或 Hb ≤ 90g/L。

（4）经过其他保守方法治疗后症状无明显改善或继续加重。

（5）未生育强烈生育要求者，拒绝其他治疗或者治疗无效。

（6）自愿选择经皮微波消融治疗者。

（三）热消融治疗子宫肌瘤及腺肌瘤禁忌证

（1）不能除外子宫肉瘤者。

（2）月经期、怀孕期或哺乳期。

（3）子宫颈上皮内瘤变（cervical intraepithelial neoplasias，CIN）Ⅲ级以上。

（4）伴子宫内膜重度不典型增生。

（5）未被控制的急性盆腔炎症及阴道重度炎症。

（6）出凝血功能严重障碍者。血小板＜ 50×10^9/L，凝血酶原时间＞ 25s，凝血酶原活动度＜ 40%。

（7）肝肾等重要脏器功能障碍。

（8）病变与肠管、膀胱、大血管等重要脏器严重粘连者为相对禁忌。

三、操作步骤及辅助方法

（一）子宫肌瘤及腺肌瘤微波消融方法及步骤

（1）患者仰卧位，静脉麻醉或者全麻后彩超引导下精确定位病灶并选择穿刺点及进针方向和角度。

（2）穿刺区域皮肤常规消毒铺巾，1% 盐酸利多卡因局部麻醉，首先行彩超引导下腹腔穿刺注入 0.9% 氯化钠溶液。

（3）行彩超引导下子宫壁低回声病灶穿刺活检手术，手术刀切 2mm 小口，避开彩色多普勒血流处，以 18G 针在彩超探头支架引导下，进针至病灶前缘扣动穿刺枪扳机，取出组织 2 条，送病理检查。

（4）在超声引导下将微波电极植入子宫肌瘤内，开始能量辐射，电极辐射功率为能量：50~60W，分多点移动消融。

（5）超声动态观察肿块区被强回声覆盖时停止消融。

（二）辅助方法

（1）硬化剂瘤体周围注射。于子宫肌瘤周围注射硬化剂破坏滋养血管。

（2）人工腹腔积液的应用。Hai 等在 2017 年于消融术前采用人工腹腔积液的方法游离子宫与周围脏器后进行微波消融治疗。方法：超声引导下 18G 静脉穿刺导管置入腹腔，若子宫表面有肠管，先注入少量 0.9% 氯化钠溶液让两者分离，逐渐加深穿刺位置，重复上述操作至穿刺针到达合适位置，拔出针芯，注入 0.9% 氯化钠溶液，使子宫周围水隔离带 ≥ 0.5cm，然后进行微波消融。在微波消融过程中，导管内持续滴入 0.9% 氯化钠溶液至消融结束。无任何并发症发生。

四、消融的优势及评估

（一）微波热消融治疗子宫肌瘤及腺肌瘤的优势

1.升温快：瘤内温度短时间内快速上升。

2.消融范围大：微波穿透性强，升温快，对于直径 > 3cm 的肿瘤消融作用明显。

3.安全：子宫肌瘤及子宫腺肌瘤的滋养血管可带走部分热量，可避免周围组织热损伤。辐射器介入病灶内，辐射能转换为热能，组织加热后产生气泡，超声图像表现为高回声。根据高回声扩散边界，能预估消融范围。

（二）微波热消融评估

超声实时监测引导可用于微波消融子宫肌瘤及子宫腺肌瘤的全过程。目前文献报道的微波消融治疗评价方法主要包括二维超声、超声造影、彩色多普勒和三维能量多普勒超声成像、声弹性成像、三维与实时二维超声图像融合导航等。目前子宫消融评估多采用超声造影。

消融前子宫肌瘤的造影，在肌壁间肌瘤有假包膜时，包膜首先增强呈包绕的环状，随后造影剂进入瘤体内部，表现为均匀性等增强或高增强（视频 13-2-1）。消融时二维超声表现，肌瘤所在区域出现消融产生的强回声，随着消融进行，强回声逐渐覆盖肌瘤区域（视频 13-2-2）。消融后子宫肌瘤造影，动态多切面的扫查观察肌瘤所在区域内未见造影剂灌注（视频 13-2-3），提示消融有效（图 13-2-1）。

视频 13-2-1

视频 13-2-2

视频 13-2-3

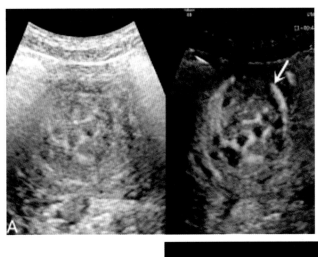
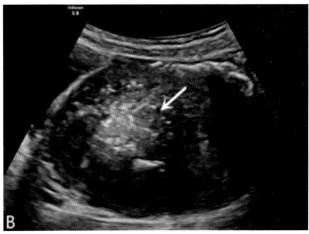
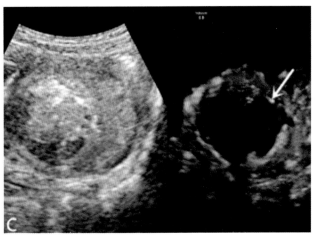

图 13-2-1　子宫肌瘤微波消融

A. 箭头所示，子宫肌瘤微波消融前超声造影；B. 箭头所示，子宫肌瘤微波消融时二维超声；C. 箭头所示，微波消融后超声造影肌瘤内未见造影剂灌注

　　子宫腺肌瘤消融前超声造影时肌层病变区灌注表现为多样化，开始灌注时间可较正常子宫提前、同步或延后，整个病变区呈非均匀性、多灶性增强，与周围正常肌层分界模糊（视频 13-2-4）；消融时二维超声表现，腺肌瘤所在区域出现消融产生的强回声，随着消融进行，强回声逐渐覆盖腺肌瘤区域。消融后子宫腺肌瘤的造影，动态多切面的扫查观察腺肌瘤所在区域内未见造影剂的灌注（视频 13-2-5），消融有效（图 13-2-2）。

视频 13-2-4

视频 13-2-5

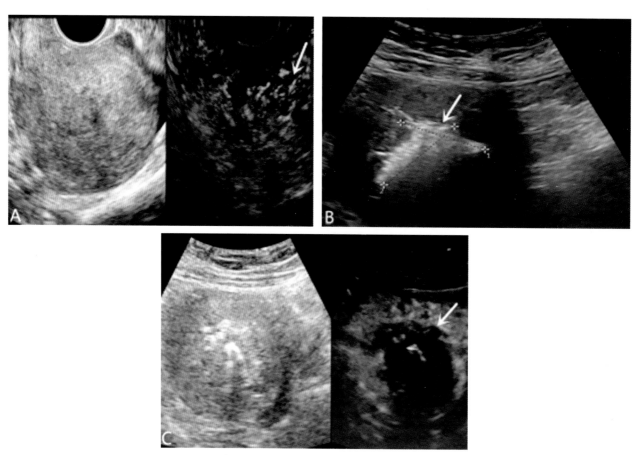

图 13-2-2　子宫腺肌瘤超声造影

A. 箭头所示，子宫腺肌瘤微波消融前超声造影；B. 箭头所示，子宫腺肌瘤微波消融时二维超声；C. 箭头所示，微波消融后超声造影腺肌瘤所在区域未见造影剂灌注

五、临床应用

目前常用的治疗子宫肌瘤及腺肌瘤的手术方式有肌瘤（腺肌瘤）切除术及子宫切除术，子宫切除术可以保证肌瘤或者腺肌瘤引起的症状永久缓解，但同时也导致一些并发症和不孕。许多患者不愿意接受子宫切除术。张晶等于 2016 年我国开展的多中心研究结果显示，微波消融术后 3 个月、6 个月、12 个月肌瘤的平均缩小率分别为 63.5%、78.5%、86.7%，血红蛋白水平术后显著提高，症状严重性评分下降，和健康相关生活质量评分比术前显著提高。张晶等于 2011 年使用微波消融治疗子宫腺肌瘤，全部患者对治疗耐受良好，随访发现临床效果显著，术后 1 年症状严重程度评分提高了 99.3%。微波消融治疗子宫肌瘤及子宫腺肌瘤能够有效减轻甚至完全消除相关临床症状，通过缩小肌瘤体积和根除腺肌瘤组织来提高患者生活质量。相较于肌瘤（腺肌瘤）切除术及子宫切除术，微波消融有操作简便、创伤小、安全及保留子宫的优势。

六、并发症预防及注意事项

（一）常见并发症

（1）穿刺针道的损伤及肠损伤。

（2）穿刺路径出血、腺肌瘤瘤体内经血异位种植。

（3）热消融术后，所有患者均有不同程度的下腹部疼痛，大部分为轻微疼痛，术后第二天明显缓解。

（4）经阴道进针的患者在术后有少量阴道流液，可自行好转。

（二）并发症的预防及注意事项

根据术中超声显示子宫肌瘤或者子宫腺肌瘤的位置采用不同的进针方法，随着消融穿刺针的改进及穿刺路径的合理选择，穿刺针道损伤已很少见。在热消融术前采用人工腹腔积液的方法游离子宫与周围脏器后可安全地进行热消融治疗子宫肌瘤。对穿刺路径出血及异位种植的穿刺路径的处理方式是边消融边拔针至皮下，确保整个穿刺路径完全消融。有明显疼痛者，用止痛药后，临床观察 1~2 天疼痛可缓解；有发热者，对症治疗后症状可消失。

参考文献

[1] 梁萍，于晓玲，张晶.介入超声学科建设与规范 [M].北京：人民卫生出版社，2018.

[2] 东蓓，任琼珍.微波消融治疗子宫肌瘤的研究现状及发展前景 [J].中华医学超声杂志（电子版），2018，152：97-100.

[3] 郝艳丽，张晶，韩治宇，等.子宫肌壁间子宫肌瘤经皮微波消融后中远期疗效研究 [J].中华医学杂志，2014，94（9）：664-666.

[4] 瞿炜，王怡，周宁明，等.超声引导下微波消融治疗子宫肌瘤的疗效评价 [J].中国超声医学杂志，2012，282：170-173.

[5] 李珏颖，杨顺实，赵小禹.经阴道超声引导腹腔镜下经皮微波消融治疗子宫腺肌瘤的效果 [J].中国医学影像学杂志，2017，25（8）：613-616.

[6] 张晶，韩治宇，冯蕾，等.经皮穿刺微波消融治疗弥漫性子宫腺肌病 [J].中华医学杂志，2011，91（39）：2749-2752.

[7] Hai N，Zhang J，Xu R，et al. Percutaneous microwave ablation with artificial ascites for symptomatic uterine adenomyosis：initial experience [J]. Int J Hyperthermia，2017，336：646-652.

（廖建梅　陈惠君）

第三节　超声引导微创治疗慢性盆腔疼痛

一、概述

（一）发病因素

2020 年，美国妇产科医师学会将慢性盆腔疼痛（chronic pelvic pain，CPP）定义为由各种功能性或器质性原因引起的以盆腔及其周围组织疼痛为主要症状，疼痛持续至少 6 个月的疼痛综合征。CPP 可导致消极的认知、行为、性和情感反应，同时可引发下尿路、性器官、肠道、盆底、肌筋膜或盆底功能出现不良症状。该指南没有纳入痛经，但将性交痛作为 CPP 的一个组成部分。CPP 常见致病因素主要分为脏源性、神经肌肉骨骼系统及社会心理因素（表 13-3-1）。

慢性盆腔痛与急性盆腔痛的不同点在于：急性疼痛通常由炎症、感染或创伤性损伤引起，经过治疗和修复可消失。当疼痛持续存在，则可产生一种慢性应激型表型，并对患者生理及心理产生一系列恶性循环后果。

表 13-3-1　与慢性盆腔疼痛相关的常见疾病

脏源性	神经肌肉骨骼系统	社会心理因素
妇科	**纤维肌痛**	**虐待**
○子宫内膜异位症	**肌筋膜综合征**	○身体、情感、性
○子宫腺肌瘤	○尾骨痛	**抑郁症**
○附件肿瘤	○肛提肌综合征	○重度抑郁症
○慢性盆腔炎 / 子宫内膜炎	**姿势症候群**	○持续性抑郁障碍（心境恶劣）
○残余卵巢综合征	**腹壁综合征**	○物质性或药物源性
○盆腔粘连	○肌肉损伤	**焦虑障碍**
○前庭大腺炎	○触发点	○广泛性焦虑障碍
○外阴痛	**神经系统**	○恐慌症
胃肠系统	○腹型癫痫	○社交焦虑障碍
○乳糜泻	○腹型偏头痛	○物质性或药物源性
○结直肠癌和癌症治疗后	○神经痛	**躯体症状性疾病**
○憩室性结肠炎	○神经源性痛	○以疼痛为特征
○炎症性肠病		○以躯体活动障碍为特征
○肠易激综合征		**药物使用不当**
泌尿系统		○药物滥用
○膀胱癌及癌症治疗后		○药物依赖
○慢性或复杂性尿路感染		
○间质性膀胱炎		
○膀胱疼痛综合征		
○尿道憩室		

（二）病理生理学

最新的证据支持中枢敏化在 CPP 中的重要性。中枢敏化定义为外周疼痛引起中间神经元的过度反应，从而放大了疼痛感知。由此产生的病理变化包括中枢神经系统特定脑区、下丘脑 - 垂体 - 肾上腺轴和自主神经系统的过度激活，从而导致患者的心理痛苦。中枢致敏作用解释了为什么慢性盆腔疼痛患者对无害刺激（痛觉超敏）有疼痛反应，而对疼痛刺激（痛觉过敏）反应增强。感觉信息的异常中枢处理可以解释尽管子宫内膜异位症治疗有效，疼痛依旧可以持续存在的原因。

内脏病因包括妇科、胃肠道和泌尿系统的疾病。内脏疼痛是由于器官感受器受伤害刺激引起，这些感受器对扩张、缺血和炎症特别敏感。由于内脏感觉神经分布的密度不同及输入中枢神经系统的分散性，疼痛通常弥漫且缺乏空间辨别力。

神经肌肉骨骼疼痛的病理生理学尚不清楚，可能是由于反复的微创伤、急性创伤或姿势失调从而导致肌肉张力增高，从而导致肌筋膜疼痛综合征。有研究表明，肌筋膜源性慢性盆腔疼痛与盆底肌肉压痛均与肌肉的高张力状态存在着密切的联系。

心理社会因素在所有类型的疼痛中都扮演着重要角色，可以影响症状的严重程度和预后。心理社会因素不会导致内脏或神经肌肉骨骼疼痛的发生，但会加重相关的症状和心理负担。将心理社会因素视为独立且同样重要的疼痛因素，可以提高女性对疼痛感知的认识，促进其康复。

盆腔充血综合征为慢性盆腔疼痛相关的盆腔静脉功能不全。虽然静脉充血似乎与慢性盆腔疼痛有关，但目前的证据不足以得出有因果关系的结论，需要进一步的研究来建立一致性的诊断和同质性的治疗方案。

二、临床诊断和建议

（一）临床诊断初步评估

应进行详细的病史和体格检查评估，特别是腹部和盆腔神经肌肉骨骼检查。患者就诊前应完成详细的自查报告、症状统计表和既往治疗史。除了详细的腹部触诊外，体格检查评估应包括下背部、骶髂关节、耻骨联合以及生殖器的触诊。神经肌肉骨骼系统源性的 CPP 体格检查阳性征象包括患者的盆底肌肉压痛和腹壁压痛。目前认为 FABER 试验阳性（患者盆底肌肉压痛或强迫屈曲、外展和外旋疼痛阳性）可考虑神经肌肉骨骼源性疼痛。腹部检查发现与 CPP 最相关的是卡内特试验。卡内特试验阳性结果是指在腹壁肌肉收缩，压痛加剧或无缓解；若鼓腹减轻而松腹加重则提示痛源于腹腔内脏器。另有研究认为，卡内特试验阳性结果与 CPP 的严重程度独立相关。对导致 CPP 的非妇科性疾病的评估应包括间质性膀胱炎或膀胱疼痛综合征、肠易激综合征、憩室炎和共病情绪障碍（抑郁、焦虑）的筛查。对于筛选出上述任何一种疾病阳性的患者，需进行相应的检测或转诊。对于考虑妇科性疾病的因素，应进一步借助影像学检查。

（二）影像学检查

2018 年，美国放射学会（American College of Radiology Appropriateness Criteria，ACR）以证据为基础制定了适用于特定临床条件的 CPP 影像学应用指南。该指南认为经腹联合经阴道盆腔超声检查是评估 CPP 的首选影像学研究。超声可以提供子宫大小、子宫内膜及双附件的解剖情况。CPP 超声检查可见盆腔积液、输卵管积水或积脓、附件炎性肿块等。当怀疑盆腔粘连时，应动态检查该病变部位的活动度并保存动图。尽管 ACR 指南将多普勒超声成像作为一个单独的成像程序进行评定，但专家小组认为一个标准盆腔超声检查应常规使用彩色多普勒和频谱多普勒来评估盆腔的内部血管，并区分液体、囊肿与软组织。CPP 患者子宫动脉可呈现低阻力血流信号。当盆腔发生充血时，盆腔静脉血流频谱可出现异常波形。当临床怀疑盆腔静脉疾病时，彩色多普勒和频谱多普勒可探及子宫周围静脉和卵巢周围静脉充血（直径 ≥ 0.8cm）并出现低速血流，嘱患者行 Valsalva 动作或操作者手加压、放松，可出现卵巢静脉血流逆行及充盈的盆腔静脉与肌层弓状静脉直接相通。盆腔静脉疾病的患者可出现多囊卵巢综合征的超声形态学表现（卵巢增大、中央间质回声增强，周边环绕排列的小卵泡），但多囊卵巢综合征可合并多毛和闭经等症状，结合激素检查也可鉴别。目前有研究认为盆腔静脉疾病与雌激素过度刺激有关，绝经后症状可消退，但该观点目前仍缺乏明确的定义和高质量的证据。

虽然体格检查可触及大多数会阴、外阴或阴道的疾病，但是与局限于骨盆深部的盆腔疼痛一样，由于经腹超声可提供详细的盆底解剖情况，经阴道超声具有更高的空间分辨力和对比度分辨力成像，因此经腹联合经阴道超声也是检查会阴、外阴或阴道疼痛的首选影像学方法。

（三）治疗

当考虑为非妇科源性 CPP 时，应针对相应症状进行的检测或转诊。妇科源性、神经肌肉骨骼系统、社会心理因素 CPP 治疗方式包括盆底理疗、认知行为疗法、神经类药物治疗、阿片类镇痛药等。根据美国妇产科医师学会指南，对于肌筋膜源性的 CPP，触发点注射生理盐水、麻醉剂、类固醇或阿片类药物等，不论单独治疗或与其他治疗方式相结合，均可缓解疼痛、改善盆底肌功能（B 级证据）。因此本节重点介绍超声引导经会阴盆底肌内注射，注射药物为肉毒素 A（botulinum toxin-A，BoNT-A）。

盆底肌肉及其筋膜撑托盆腔脏器并封闭骨盆出口，盆底肌肉松弛及损伤可导致盆底功能障碍，出现尿失禁、脏器脱垂及盆底疼痛综合征等。经会阴超声检查可显示各层次的盆底肌肉、筋膜及韧带等软组织，并可对盆底软组织进行动态评估，同时超声引导下盆底肌内注射可作为慢性盆腔痛的治疗方案。

1. 相关解剖：封闭骨性盆底的肌肉主要包括：肛提肌（由髂骨尾骨肌、耻骨尾骨肌及耻骨直肠肌构成的肌群）、尾骨肌、梨状肌、闭孔肌（闭孔内肌和闭孔外肌）以及会阴深、浅横肌（图 13-3-1）。在直肠肛管周围还分布有肛门内、外括约肌，主要协助和控制排便。

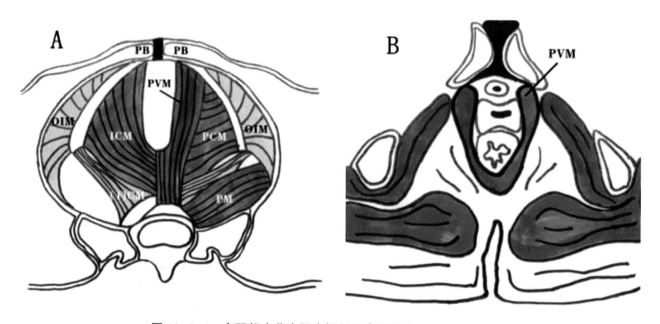

图 13-3-1 会阴超声盆底肌肉解剖示意图（上面观和下面观）
PVM：耻骨内脏肌（肛提肌耻骨部分），呈 "V" 形环绕尿道、阴道和肛管；PB：耻骨，PCM：耻尾肌，ICM：髂尾肌，OIM：闭孔内肌，PM：梨状肌

2.超声引导穿刺的准备：

（1）准备：①常规：排空膀胱，术前进行盆底肌控制训练（控制大便/尿液失禁的动作）及Valsalvas动作。治疗前向患者做好解释工作，说明治疗目的，消除患者紧张情绪，以得到患者的配合。签署知情同意书及治疗同意书。②体位：常取截石位，便于暴露会阴。③探头：选用三维容积探头，频率4~8MHz，匹配3D/4D弧形探头（RAB4~8MHz），最大容积取样角设置在矢状面85°、冠状面90°，以便能获取完整的盆腔切面。

（2）方法：常规消毒铺巾，在探头套外均匀涂抹超声耦合剂，轻柔地将超声探头放置于会阴部。探头呈矢状位放置，并调整探头直到直肠角、膀胱和耻骨联合在矢状面清晰可见。静息状态下采集盆底3D、4D图像。嘱患者收缩盆底肌做Valsalva动作；持续收缩盆底10s，在最大收缩状态下采集3D、4D图像。超声图像显示肌肉为低回声区，筋膜、韧带为高回声区，骨骼亦为高回声区并在其下方有声影。盆底四维超声肛提肌裂孔显像特点见图13-3-2。

（3）确定进针部位a点（图13-3-3）。从体表定位，该进针部位在阴道系带外侧1cm处，针头方向稍侧向阴道。先注射1~2ml生理盐水确定注定部位，而后将配置好的BoNT-A平均分成3份，先在a点注射三分之一，然后分别在a点的头侧b点和尾侧c点各注射三分之一，超声可显示耻骨内脏肌横径膨大，长径变长。同样的方法注射对侧耻骨内脏肌（白色箭头所示）。

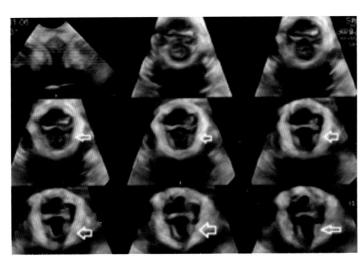

图 13-3-2 四维图像重建后的肛提肌裂孔声像图
图片显示4D图像重建后肛提肌裂孔平面上可观察高回声的"V"字形耻骨内脏肌（白色箭头所示）

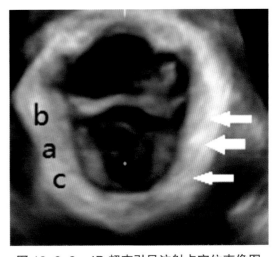

图 13-3-3 4D超声引导注射点定位声像图

3.并发症：

（1）出血：穿刺损伤尿道或直肠会导致尿血或便血，多为一过性。若为活动性出血，可直接通过压迫或填塞止血，同时静脉滴注止血药物。需要注意的是，穿刺点越靠近中线出血的风险越高。

（2）感染：通常由于损伤直肠导致，常见的致病菌有大肠埃希菌、厌氧菌、革兰阴性菌。若出现感染，常用的抗生素为喹诺酮类。

（3）疼痛不适：穿刺针对盆底组织的损伤可导致疼痛不适，因此术前应加强沟通，术前服用非甾体消炎镇痛药可减轻患者术中的疼痛不适。

参考文献

[1] Expert Panel on Women's Imaging，Katherine EM，Esma AA，et al. ACR appropriateness criteria postmenopausal subacute or chronic pelvic pain[J].J Am Coll Radiol，2018，15（11S）：S365–S372.

[2] American College of Obstetricians and Gynecologists'Committee on Practice Bulletins.Chronic Pelvic Pain：ACOG Practice Bulletin，Number 218[J].Obstet Gynecol，2020，135（3）：e98–e109.

[3] Nesbitt-Hawes EM，Dietz HP，Abbott JA，et al. Four-dimensional ultrasound guidance for pelvic floor Botulinum toxin-A injection in chronic pelvic pain：a novel technique[J]. Ultrasound Obstet Gynecol，2018，51（3）：396–400.

（王霞丽　吕国荣）